中华医学百科全书

中医药学

中药化学

国家出版基金项目
NATIONAL PUBLICATION FOUNDATION

中国协和医科大学出版社

图书在版编目 (CIP) 数据

中华医学百科全书·中药化学 / 匡海学主编 . —北京：中国协和医科大学出版社，2020.2
ISBN 978-7-5679-1486-5

Ⅰ . ①中…　Ⅱ . ①匡…　Ⅲ . ①中药化学　Ⅳ . ① R284

中国版本图书馆 CIP 数据核字（2020）第 014267 号

中华医学百科全书·中药化学

主　　编：匡海学

编　　审：袁　钟

责任编辑：李亚楠

出版发行：**中国协和医科大学出版社**
　　　　　（北京东单三条九号　邮编 100730　电话 010-6526 0431）

网　　址：www.pumcp.com

经　　销：新华书店总店北京发行所

印　　刷：北京雅昌艺术印刷有限公司

开　　本：889×1230　1/16

印　　张：14.5

字　　数：425 千字

版　　次：2020 年 2 月第 1 版

印　　次：2020 年 2 月第 1 次印刷

定　　价：185.00 元

ISBN 978-7-5679-1486-5

《中华医学百科全书》编纂委员会

总顾问　吴阶平　韩启德　桑国卫

总指导　陈　竺

总主编　刘德培

副总主编　曹雪涛　李立明　曾益新

编纂委员（以姓氏笔画为序）

B·吉格木德		丁　洁	丁　樱	丁安伟	于中麟	于布为
于学忠	万经海	马　军	马　骁	马　静	马　融	马中立
马安宁	马建辉	马烈光	马绪臣	王　伟	王　辰	王　政
王　恒	王　硕	王　舒	王　键	王一飞	王一镗	王士贞
王卫平	王长振	王文全	王心如	王生田	王立祥	王兰兰
王汉明	王永安	王永炎	王华兰	王成锋	王延光	王旭东
王军志	王声湧	王坚成	王良录	王拥军	王茂斌	王松灵
王明荣	王明贵	王宝玺	王诗忠	王建中	王建业	王建军
王建祥	王临虹	王贵强	王美青	王晓民	王晓良	王鸿利
王维林	王琳芳	王喜军	王晴宇	王道全	王德文	王德群
木塔力甫·艾力阿吉		尤启冬	戈　烽	牛　侨	毛秉智	毛常学
乌　兰	卞兆祥	文卫平	文历阳	文爱东	方以群	尹　佳
孔北华	孔令义	孔维佳	邓文龙	邓家刚	书　亭	毋福海
艾措千	艾儒棣	石　岩	石远凯	石学敏	石建功	布仁达来
占　堆	卢志平	卢祖洵	叶　桦	叶冬青	叶常青	叶章群
申昆玲	申春悌	田景振	田嘉禾	史录文	代　涛	代华平
白春学	白慧良	丛　斌	丛亚丽	包怀恩	包金山	冯卫生
冯学山	冯希平	边旭明	边振甲	匡海学	邢小平	达万明
达庆东	成　军	成翼娟	师英强	吐尔洪·艾买尔		吕时铭
吕爱平	朱　珠	朱万孚	朱立国	朱华栋	朱宗涵	朱建平
朱晓东	朱祥成	乔延江	伍瑞昌	任　华	任钧国	华　伟
伊河山·伊明		向　阳	多　杰	邬堂春	庄　辉	庄志雄
刘　平	刘　进	刘　玮	刘　蓬	刘大为	刘小林	刘中民
刘玉清	刘尔翔	刘训红	刘永锋	刘吉开	刘伏友	刘芝华
刘华平	刘华生	刘志刚	刘克良	刘更生	刘迎龙	刘建勋
刘胡波	刘树民	刘昭纯	刘俊涛	刘洪涛	刘献祥	刘嘉瀛

刘德培	闫永平	米玛	米光明	许媛	许腊英	那彦群
阮长耿	阮时宝	孙宁	孙光	孙皎	孙锟	孙长颢
孙少宣	孙立忠	孙则禹	孙秀梅	孙建中	孙建方	孙建宁
孙贵范	孙晓波	孙海晨	孙景工	孙颖浩	孙慕义	严世芸
苏川	苏旭	苏荣扎布	杜元灏	杜文东	杜治政	杜惠兰
李龙	李飞	李东	李宁	李刚	李丽	李波
李勇	李桦	李鲁	李磊	李燕	李冀	李大魁
李云庆	李太生	李曰庆	李玉珍	李世荣	李立明	李永哲
李志平	李连达	李灿东	李君文	李劲松	李其忠	李若瑜
李松林	李泽坚	李宝馨	李建勇	李映兰	李莹辉	李晓明
李继承	李森恺	李曙光	杨凯	杨恬	杨健	杨硕
杨化新	杨文英	杨世民	杨世林	杨伟文	杨克敌	杨国山
杨宝峰	杨炳友	杨晓明	杨跃进	杨腊虎	杨瑞馥	杨慧霞
励建安	连建伟	肖波	肖南	肖永庆	肖海峰	肖培根
肖鲁伟	吴东	吴江	吴明	吴信	吴令英	吴立玲
吴欣娟	吴勉华	吴爱勤	吴群红	吴德沛	邱建华	邱贵兴
邱海波	邱蔚六	何维	何勤	何方方	何绍衡	何春涤
何裕民	余争平	余新忠	狄文	冷希圣	汪海	汪受传
沈岩	沈岳	沈敏	沈铿	沈卫峰	沈心亮	沈华浩
沈俊良	宋国维	张泓	张学	张亮	张强	张霆
张澍	张大庆	张为远	张世民	张华敏	张志愿	张丽霞
张伯礼	张宏誉	张劲松	张奉春	张宝仁	张宇鹏	张建中
张建宁	张承芬	张琴明	张富强	张新庆	张潍平	张德芹
张燕生	陆华	陆林	陆小左	陆付耳	陆伟跃	陆静波
阿不都热依木·卡地尔	陈文	陈杰	陈实	陈洪	陈琪
陈楠	陈薇	陈士林	陈大为	陈文祥	陈代杰	陈红风
陈尧忠	陈志南	陈志强	陈规化	陈国良	陈佩仪	陈家旭
陈智轩	陈锦秀	陈誉华	邵蓉	邵荣光	武志昂	
其仁旺其格	范明	范炳华	林三仁	林久祥	林子强	林江涛
林曙光	杭太俊	欧阳靖宇	尚红	果德安	明根巴雅尔	易定华
易著文	罗力	罗毅	罗小平	罗长坤	罗永昌	罗颂平
帕尔哈提·克力木		帕塔尔·买合木提·吐尔根		图门巴雅尔	岳建民
金玉	金奇	金少鸿	金伯泉	金季玲	金征宇	金银龙
金惠铭	郁琦	周兵	周林	周永学	周光炎	周灿全
周良辅	周纯武	周学东	周宗灿	周定标	周宜开	周建平
周建新	周荣斌	周福成	郑一宁	郑家伟	郑志忠	郑金福

郑法雷 郑建全 郑洪新 郎景和 房 敏 孟 群 孟庆跃
孟静岩 赵 平 赵 群 赵子琴 赵中振 赵文海 赵玉沛
赵正言 赵永强 赵志河 赵彤言 赵明杰 赵明辉 赵耐青
赵继宗 赵铱民 郝 模 郝小江 郝传明 郝晓柯 胡 志
胡大一 胡文东 胡向军 胡国华 胡昌勤 胡晓峰 胡盛寿
胡德瑜 柯 杨 查 干 柏树令 柳长华 钟翠平 钟赣生
香多·李先加 段 涛 段金廒 段俊国 侯一平 侯金林
侯春林 俞光岩 俞梦孙 俞景茂 饶克勤 姜小鹰 姜玉新
姜廷良 姜国华 姜柏生 姜德友 洪 两 洪 震 洪秀华
洪建国 祝庆余 祝蕛晨 姚永杰 姚祝军 秦 川 袁文俊
袁永贵 都晓伟 晋红中 栗占国 贾 波 贾建平 贾继东
夏照帆 夏慧敏 柴光军 柴家科 钱传云 钱忠直 钱家鸣
钱焕文 倪 鑫 倪 健 徐 军 徐 晨 徐永健 徐志云
徐志凯 徐克前 徐金华 徐建国 徐勇勇 徐桂华 凌文华
高 妍 高 晞 高志贤 高志强 高学敏 高金明 高健生
高树中 高思华 高润霖 郭 岩 郭小朝 郭长江 郭巧生
郭宝林 郭海英 唐 强 唐朝枢 唐德才 诸欣平 谈 勇
谈献和 陶·苏和 陶广正 陶永华 陶芳标 陶建生 黄 峻
黄 烽 黄人健 黄叶莉 黄宇光 黄国宁 黄国英 黄跃生
黄璐琦 萧树东 梅长林 曹 佳 曹广文 曹务春 曹建平
曹洪欣 曹济民 曹雪涛 曹德英 龚千锋 龚守良 龚非力
袭著革 常耀明 崔 蒙 崔丽英 庾石山 康 健 康廷国
康宏向 章友康 章锦才 章静波 梁显泉 梁铭会 梁繁荣
谌贻璞 屠鹏飞 隆 云 绳 宇 巢永烈 彭 成 彭 勇
彭明婷 彭晓忠 彭瑞云 彭毅志 斯拉甫·艾白 葛 坚
葛立宏 董方田 蒋力生 蒋建东 蒋建利 蒋澄宇 韩晶岩
韩德民 惠延年 粟晓黎 程 伟 程天民 程仕萍 程训佳
童培建 曾 苏 曾小峰 曾正陪 曾学思 曾益新 谢 宁
谢立信 蒲传强 赖西南 赖新生 詹启敏 詹思延 鲍春德
窦科峰 窦德强 赫 捷 蔡 威 裴国献 裴晓方 裴晓华
管柏林 廖品正 谭仁祥 谭先杰 翟所迪 熊大经 熊鸿燕
樊飞跃 樊巧玲 樊代明 樊立华 樊明文 樊瑜波 黎源倩
颜 虹 潘国宗 潘柏申 潘桂娟 薛社普 薛博瑜 魏光辉
魏丽惠 藤光生

《中华医学百科全书》学术委员会

主任委员　巴德年

副主任委员（以姓氏笔画为序）

汤钊猷　　吴孟超　　陈可冀　　贺福初

学术委员（以姓氏笔画为序）

丁鸿才	于是凤	于润江	于德泉	马遂	王宪	王大章
王文吉	王之虹	王正敏	王声湧	王近中	王邦康	王晓仪
王政国	王海燕	王鸿利	王琳芳	王锋鹏	王满恩	王模堂
王澍寰	王德文	王翰章	乌正赉	石学敏	平其能	巴德年
邓伟吾	石一复	石中瑗	石四箴	吕传真	朱预	卢世璧
卢光琇	史俊南	皮昕	吕军	刘正	刘耀	朱大年
朱元珏	朱家恺	朱晓东	仲剑平	刘桂昌	刘敏如	刘又宁
刘宝林（口腔）		刘宝林（公共卫生）		江世忠	闫剑群	刘景昌
刘新光	刘嘉瀛	刘镇宇	刘德培	孙曼霁	纪宝华	汤光
汤钊猷	阮金秀	孙燕	孙汉董	李传胪	李仲智	严隽陶
苏志	苏荣扎布	杜乐勋	李亚洁	李巍然	杨莘	李连达
李若新	李济仁	李钟铎	李舜伟	肖培根	吴坤	杨圣辉
杨宠莹	杨瑞馥	肖文彬	肖承悰	吴观陵	吴希如	吴蓬
吴乐山	吴永佩	吴在德	吴军正	谷华运	邹学贤	吴孟超
吴咸中	邱蔚六	何大澄	余森海	张世臣	张丽霞	汪华
汪仕良	张乃峥	张习坦	张月琴	张洪君	张致平	张伯礼
张金哲	张学文	张学军	张承绪	陈子江	陈文亮	张博学
张朝武	张蕴惠	陆士新	陆道培	陈在嘉	陈君石	陈世谦
陈可冀	陈立典	陈宁庆	陈尧忠	陈寅卿	邵铭熙	陈育德
陈治清	陈洪铎	陈家伟	陈家伦	罗启芳	罗爱伦	范乐明
范茂槐	欧阳惠卿	罗才贵	罗成基	周俊	周仲瑛	罗慰慈
季成叶	金义成	金水高	金惠铭	段富津	侯云德	周荣汉
赵云凤	胡永华	钟世镇	钟南山	姜庆五	恽榴红	侯惠民
俞永新	俞梦孙	施侣元	姜世忠	贾福星	顾美仪	姚天爵
姚新生	贺福初	秦伯益	贾继东	栾文明	郭定	顾觉奋
顾景范	夏惠明	徐文严	翁心植	黄洁夫	黄璐琦	郭子光
郭天文	唐由之	唐福林	涂永强	盛志勇	康广盛	曹仁发
曹采方	曹谊林	龚幼龙	龚锦涵			章魁华

梁文权　　梁德荣　　彭名炜　　董　怡　　温　海　　程元荣　　程书钧
程伯基　　傅民魁　　曾长青　　曾宪英　　裘雪友　　甄永苏　　褚新奇
蔡年生　　廖万清　　樊明文　　黎介寿　　薛　淼　　戴行锷　　戴宝珍
戴尅戎

《中华医学百科全书》工作委员会

主任委员　郑忠伟

副主任委员　袁　钟

编审（以姓氏笔画为序）

开赛尔	司伊康	当增扎西	吕立宁	任晓黎	邬扬清	刘玉玮
孙　海	何　维	张之生	张玉森	张立峰	陈　懿	陈永生
松布尔巴图	呼素华	周　茵	郑伯承	郝胜利	胡永洁	侯澄芝
袁　钟	郭亦超	彭南燕	傅祚华	谢　阳	解江林	

编辑（以姓氏笔画为序）

于　岚	王　波	王　莹	王　颖	王　霞	王明生	尹丽品
左　谦	刘　婷	刘岩岩	孙文欣	李　慧	李元君	李亚楠
杨小杰	吴桂梅	吴翠姣	沈冰冰	宋　玥	张　安	张　玮
张浩然	陈　佩	骆彩云	聂沛沛	顾良军	高青青	郭广亮
傅保娣	戴小欢	戴申倩				

工作委员　刘小培　罗　鸿　宋晓英　姜文祥　韩　鹏　汤国星　王　玲　李志北

办公室主任　左　谦　孙文欣　吴翠姣

中医药学

总主编

　　王永炎　　中国中医科学院

　　曹洪欣　　中国中医科学院

本卷编委会

主　编

　　匡海学　　黑龙江中医药大学

副主编

　　孔令义　　中国药科大学

　　冯卫生　　河南中医药大学

　　窦德强　　辽宁中医药大学

　　祝晨蔯　　广州中医药大学

　　杨炳友　　黑龙江中医药大学

编　委（以姓氏笔画为序）

　　才　谦　　辽宁中医药大学

　　王　炜　　湖南中医药大学

　　王知斌　　黑龙江中医药大学

　　王秋红　　广东药科大学

　　王彦志　　河南中医药大学

　　尹　莲　　南京中医药大学

　　孔令义　　中国药科大学

　　左月明　　江西中医药大学

　　卢汝梅　　广西中医药大学

　　田树革　　新疆医科大学

　　付雪艳　　宁夏医科大学

　　白玉霞　　内蒙古民族大学

　　冯卫生　　河南中医药大学

匡海学	黑龙江中医药大学
刘美凤	华南理工大学
关　枫	黑龙江中医药大学
李　帅	中国医学科学院药物研究所
李　强	北京中医药大学
李医明	上海中医药大学
杨东辉	北京大学
杨秀伟	北京大学
杨鸣华	中国药科大学
杨炳友	黑龙江中医药大学
吴　霞	首都医科大学
吴锦忠	福建中医药大学
何桂霞	湖南中医药大学
沈志滨	广东药科大学
宋小妹	陕西中医药大学
张　宇	佳木斯大学
张　健	苏州大学
陈建真	浙江中医药大学
罗永明	江西中医药大学
罗建光	中国药科大学
周媛媛	黑龙江中医药大学
孟永海	黑龙江中医药大学
祝晨蔯	广州中医药大学
夏永刚	黑龙江中医药大学
郭　玫	甘肃中医药大学
唐　丽	中央民族大学
窦德强	辽宁中医药大学
蔡程科	北京中医药大学
裴妙荣	山西中医药大学

前　言

《中华医学百科全书》终于和读者朋友们见面了！

古往今来，凡政通人和、国泰民安之时代，国之重器皆为科技、文化领域的鸿篇巨制。唐代《艺文类聚》、宋代《太平御览》、明代《永乐大典》、清代《古今图书集成》等，无不彰显盛世之辉煌。新中国成立后，国家先后组织编纂了《中国大百科全书》第一版、第二版，成为我国科学文化事业繁荣发达的重要标志。医学的发展，从大医学、大卫生、大健康角度，集自然科学、人文社会科学和艺术之大成，是人类社会文明与进步的集中体现。随着经济社会快速发展，医药卫生领域科技日新月异，知识大幅更新。广大读者对医药卫生领域的知识文化需求日益增长，因此，编纂一部医药卫生领域的专业性百科全书，进一步规范医学基本概念，整理医学核心体系，传播精准医学知识，促进医学发展和人类健康的任务迫在眉睫。在党中央、国务院的亲切关怀以及国家各有关部门的大力支持下，《中华医学百科全书》应运而生。

作为当代中华民族"盛世修典"的重要工程之一，《中华医学百科全书》肩负着全面总结国内外医药卫生领域经典理论、先进知识，回顾展现我国卫生事业取得的辉煌成就，弘扬中华文明传统医药璀璨历史文化的使命。《中华医学百科全书》将成为我国科技文化发展水平的重要标志、医药卫生领域知识技术的最高"检阅"、服务千家万户的国家健康数据库和医药卫生各学科领域走向整合的平台。

肩此重任，《中华医学百科全书》的编纂力求做到两个符合。一是符合社会发展趋势：全面贯彻以人为本的科学发展观指导思想，通过普及医学知识，增强人民群众健康意识，提高人民群众健康水平，促进社会主义和谐社会构建。二是符合医学发展趋势：遵循先进的国际医学理念，以"战略前移、重心下移、模式转变、系统整合"的人口与健康科技发展战略为指导。同时，《中华医学百科全书》的编纂力求做到两个体现：一是体现科学思维模式的深刻变革，即学科交叉渗透/知识系统整合；二是体现继承发展与时俱进的精神，准确把握学科现有基础理论、基本知识、基本技能以及经典理论知识与科学思维精髓，深刻领悟学科当前面临的交叉渗透与整合转化，敏锐洞察学科未来的发展趋势与突破方向。

作为未来权威著作的"基准点"和"金标准"，《中华医学百科全书》编纂过程中，制定了严格的主编、编者遴选原则，聘请了一批在学界有相当威望、具有较高学术造诣和较强组织协调能力的专家教授（包括多位两院院士）担任大类主编和学科卷主编，确保全书的科学性与权威性。另外，还借鉴了已有百科全书的编写经验。鉴于《中华医学百科全书》的编纂过程本身带有科学研究性质，还聘请了若干科研院所的科研管理专家作为特约编审，站在科研管理的高度为全书的顺利编纂保驾护航。除了编者、编审队伍外，还制订了详尽的质量保证计划。编纂委员会和工作委员会秉持质量源于设计的理念，共同制订了一系列配套的质量控制规范性文件，建立了一套切实可行、行之有效、效率最优的编纂质量管理方案和各种情况下的处理原则及预案。

《中华医学百科全书》的编纂实行主编负责制，在统一思想下进行系统规划，保证良好的全程质量策划、质量控制、质量保证。在编写过程中，统筹协调学科内各编委、卷内条目以及学科间编委、卷间条目，努力做到科学布局、合理分工、层次分明、逻辑严谨、详略有方。在内容编排上，务求做到"全准精新"。形式"全"：学科"全"，册内条目"全"，全面展现学科面貌；内涵"全"：知识结构"全"，多方位进行条目阐释；联系整合"全"：多角度编制知识网。数据"准"：基于权威文献，引用准确数据，表述权威观点；把握"准"：审慎洞察知识内涵，准确把握取舍详略。内容"精"："一语天然万古新，豪华落尽见真淳。"内容丰富而精练，文字简洁而规范；逻辑"精"："片言可以明百意，坐驰可以役万里。"严密说理，科学分析。知识"新"：以最新的知识积累体现时代气息；见解"新"：体现出学术水平，具有科学性、启发性和先进性。

《中华医学百科全书》之"中华"二字，意在中华之文明、中华之血脉、中华之视角，而不仅限于中华之地域。在文明交织的国际化浪潮下，中华医学汲取人类文明成果，正不断开拓视野，敞开胸怀，海纳百川般融入，润物无声状拓展。《中华医学百科全书》秉承了这样的胸襟怀抱，广泛吸收国内外华裔专家加入，力求以中华文明为纽带，牵系起所有华人专家的力量，展现出现今时代下中华医学文明之全貌。《中华医学百科全书》作为由中国政府主导，参与编纂学者多、分卷学科设置全、未来受益人口广的国家重点出版工程，得到了联合国教科文等组织的高度关注，对于中华医学的全球共享和人类的健康保健，都具有深远意义。

《中华医学百科全书》分基础医学、临床医学、中医药学、公共卫生学、军事与特种医学和药学六大类，共计 144 卷。由中国医学科学院/北京协和医学院牵头，联合军事医学科学院、中国中医科学院和中国疾病预防控制中心，带动全国知名院校、科研单位和医院，有多位院士和海内外数千位优秀专家参加。国内知名的医学和百科编审汇集中国协和医科大学出版社，并培养了一批热爱百科事业的中青年编辑。

回览编纂历程，犹然历历在目。几年来，《中华医学百科全书》编纂团队呕心沥血，孜孜矻矻。组织协调坚定有力，条目撰写字斟句酌，学术审查一丝不苟，手书长卷撼人心魂……在此，谨向全国医学各学科、各领域、各部门的专家、学者的积极参与以及国家各有关部门、医药卫生领域相关单位的大力支持致以崇高的敬意和衷心的感谢！

《中华医学百科全书》的编纂是一项泽被后世的创举，其牵涉医学科学众多学科及学科间交叉，有着一定的复杂性；需要体现在当前医学整合转型的新形式，有着相当的创新性；作为一项国家出版工程，有着毋庸置疑的严肃性。《中华医学百科全书》开创性和挑战性都非常强。由于编纂工作浩繁，难免存在差错与疏漏，敬请广大读者给予批评指正，以便在今后的编纂工作中不断改进和完善。

刘德培

凡　例

一、《中华医学百科全书》（以下简称《全书》）按基础医学类、临床医学类、中医药学类、公共卫生类、军事与特种医学类、药学类的不同学科分卷出版。一学科辑成一卷或数卷。

二、《全书》基本结构单元为条目，主要供读者查检，亦可系统阅读。条目标题有些是一个词，例如"蒽醌"；有些是词组，例如"大孔树脂色谱法"。

三、由于学科内容有交叉，会在不同卷设有少量同名条目。例如《中医基础理论》《针灸学》都设有"十二经脉"条目。其释文会根据不同学科的视角不同各有侧重。

四、条目标题上方加注汉语拼音，条目标题后附相应的外文。例如：

dāntáng
单糖 （monosaccharide）

五、本书条目按学科知识体系顺序排列。为便于读者了解学科概貌，卷首条目分类目录中条目标题按阶梯式排列，例如：

醌类化学成分 …………………………………………………………………………
　苯醌 ……………………………………………………………………………………
　　百里醌 ………………………………………………………………………………
　　密花醌 ………………………………………………………………………………
　　信筒子醌 ……………………………………………………………………………

六、各学科都有一篇介绍本学科的概观性条目，一般作为本学科卷的首条。介绍学科大类的概观性条目，列在本大类中基础性学科卷的学科概观性条目之前。

七、条目之中设立参见系统，体现相关条目内容的联系。一个条目的内容涉及其他条目，需要其他条目的释文作为补充的，设为"参见"。所参见的本卷条目的标题在本条目释文中出现的，用蓝色楷体字印刷；所参见的本卷条目的标题未在本条目释文中出现的，在括号内用蓝色楷体字印刷该标题，另加"见"字；参见其他卷条目的，注明参见条所属学科卷名，如"参见□□□卷"或"参见□□□卷□□□□"。

八、《全书》医学名词以全国科学技术名词审定委员会审定公布的为标准。同一概念或疾病在不同学科有不同命名的，以主科所定名词为准。字数较多，释文中拟用简称的名词，每个条目中第一次出现时使用全称，并括注简称，例如：甲型病毒性肝炎（简称甲肝）。个别众所周知的名词直接使用简称、缩写，例如：B 超。药物名称参照《中华人民共和国药典》2015 年版和《国家基本药物目录》2012 年版等。

九、《全书》量和单位的使用以国家标准 GB 3100～3102—1993《量和单位》为准。援引古籍或外文时维持原有单位不变。必要时括注与法定计量单位的换算。

十、《全书》数字用法以国家标准 GB/T 15835—2011《出版物上数字用法》为准。

十一、正文之后设有内容索引和条目标题索引。内容索引供读者按照汉语拼音字母顺序查检条目和条目之中隐含的知识主题。条目标题索引分为条目标题汉字笔画索引和条目外文标题索引，条目标题汉字笔画索引供读者按照汉字笔画顺序查检条目，条目外文标题索引供读者按照外文字母顺序查检条目。

十二、部分学科卷根据需要设有附录，列载本学科有关的重要文献资料。

目　录

中药化学……………………………………… 1

中药化学成分生物合成途径…………………… 3

　　乙酸－丙二酸途径………………………… 4

　　甲戊二羟酸途径…………………………… 4

　　桂皮酸途径………………………………… 4

　　莽草酸途径………………………………… 5

　　氨基酸途径………………………………… 5

　　复合途径…………………………………… 5

中药化学成分提取方法………………………… 5

　　溶剂提取法………………………………… 6

　　　　煎煮法………………………………… 7

　　　　浸渍法………………………………… 7

　　　　渗漉法………………………………… 7

　　　　回流提取法…………………………… 7

　　　　连续回流提取法……………………… 8

　　超临界流体萃取法………………………… 8

　　超声波提取法……………………………… 9

　　微波辅助提取法…………………………… 9

　　水蒸气蒸馏法……………………………… 9

　　升华法……………………………………… 10

　　压榨法……………………………………… 10

　　吸收法……………………………………… 10

　　分子蒸馏法………………………………… 10

　　连续动态逆流提取法……………………… 11

　　闪式提取法………………………………… 11

　　固相萃取法………………………………… 12

　　半仿生提取法……………………………… 12

　　酶提取法…………………………………… 12

　　空气爆破法………………………………… 12

中药化学成分分离方法………………………… 12

　　溶剂分离法………………………………… 13

　　　　溶剂萃取法…………………………… 13

　　　　酸碱溶剂法…………………………… 13

　　　　pH 梯度萃取法……………………… 14

　　沉淀分离法………………………………… 14

　　　　溶剂沉淀法…………………………… 14

　　　　铅盐沉淀法…………………………… 14

　　　　专属试剂沉淀法……………………… 14

　　　　盐析沉淀法…………………………… 14

　　分馏分离法………………………………… 15

　　膜分离法…………………………………… 15

　　吸附澄清法………………………………… 15

　　结晶分离法………………………………… 15

　　色谱分离法………………………………… 16

　　　　吸附柱色谱法………………………… 16

　　　　分配柱色谱法………………………… 17

　　　　大孔树脂色谱法……………………… 17

　　　　凝胶滤过色谱法……………………… 17

　　　　离子交换色谱法……………………… 17

　　　　液相色谱法…………………………… 18

　　　　　　中低压液相色谱法……………… 18

　　　　　　高效液相色谱法………………… 18

　　　　　　超高效液相色谱法……………… 18

　　　　　　液相色谱和质谱联用法………… 18

　　　　　　液相色谱和核磁共振波谱联用法… 19

　　　　气相色谱法…………………………… 19

　　　　　　气相色谱和液相色谱联用法…… 20

　　　　　　气相色谱和质谱联用法………… 20

　　　　分子印迹色谱法……………………… 20

　　　　贯流色谱法…………………………… 20

　　　　亲和色谱法…………………………… 21

　　　　逆流连续萃取色谱法………………… 21

　　　　液滴逆流色谱法……………………… 21

　　　　高速逆流色谱法……………………… 22

　　　　制备薄层色谱法……………………… 22

　　电泳分离法………………………………… 22

　　　　高效毛细管等电聚焦电泳法………… 23

　　　　毛细管区带电泳法…………………… 23

　　　　毛细管胶束电动色谱法……………… 23

　　　　毛细管凝胶电泳法…………………… 23

非水毛细管电泳法…………………………… 23

中药化学成分结构鉴定方法…………………… 24

紫外－可见吸收光谱 ………………………… 24

红外光谱……………………………………… 24

质谱…………………………………………… 25

电子轰击质谱………………………………… 25

化学电离质谱………………………………… 26

场解吸质谱…………………………………… 26

快原子轰击质谱……………………………… 26

基质辅助激光解吸电离质谱………………… 26

电喷雾电离质谱……………………………… 27

高分辨质谱…………………………………… 27

核磁共振波谱………………………………… 27

核磁共振氢谱………………………………… 27

化学位移…………………………………… 28

偶合常数…………………………………… 28

核增益效应………………………………… 28

核磁共振碳谱………………………………… 28

质子宽带去偶法…………………………… 28

选择性去偶法……………………………… 29

偏共振去偶法……………………………… 29

低灵敏核极化转移增强法………………… 29

无畸变极化转移增强法…………………… 29

二维核磁共振谱……………………………… 30

同核化学位移相关谱……………………… 30

通过 ^{1}H 核检测的异核多量子相关谱………… 30

通过 ^{1}H 核检测的异核单量子相关谱………… 31

通过 ^{1}H 核检测的异核多键相关谱………… 31

全相关谱…………………………………… 31

旋光光谱……………………………………… 32

圆二色谱……………………………………… 32

X 射线衍射技术……………………………… 33

糖类化学成分………………………………… 34

单糖…………………………………………… 34

阿拉伯糖……………………………………… 34

鼠李糖………………………………………… 35

葡萄糖………………………………………… 35

甘露糖………………………………………… 35

果糖…………………………………………… 35

氨基葡萄糖…………………………………… 35

葡萄糖醛酸…………………………………… 35

木糖醇………………………………………… 36

山梨醇………………………………………… 36

卫矛醇………………………………………… 36

低聚糖………………………………………… 36

低聚果糖……………………………………… 36

低聚壳聚糖…………………………………… 36

大豆低聚糖…………………………………… 37

巴戟天低聚糖………………………………… 37

多聚糖………………………………………… 37

艾叶多糖……………………………………… 38

白术多糖……………………………………… 38

百合多糖……………………………………… 38

红花多糖……………………………………… 38

红芪多糖……………………………………… 38

芦荟多糖……………………………………… 38

麻黄多糖……………………………………… 38

麦冬多糖……………………………………… 39

牛膝多糖……………………………………… 39

南瓜多糖……………………………………… 39

人参多糖……………………………………… 39

大黄多糖……………………………………… 39

当归多糖……………………………………… 39

党参多糖……………………………………… 39

枸杞多糖……………………………………… 40

山药多糖……………………………………… 40

商陆多糖……………………………………… 40

树舌多糖……………………………………… 40

锁阳多糖……………………………………… 40

乌头多糖……………………………………… 40

银杏多糖 …………………………… 40

黄精多糖 …………………………… 40

黄芪多糖 …………………………… 41

虫草多糖 …………………………… 41

槲寄生多糖 ………………………… 41

汉防己多糖 ………………………… 41

何首乌多糖 ………………………… 41

南沙参多糖 ………………………… 41

山茱萸多糖 ………………………… 42

无花果多糖 ………………………… 42

仙人掌多糖 ………………………… 42

肉苁蓉多糖 ………………………… 42

车前子多糖 ………………………… 42

刺五加多糖 ………………………… 42

五味子多糖 ………………………… 42

金银花多糖 ………………………… 43

决明子多糖 ………………………… 43

鱼腥草多糖 ………………………… 43

化橘红多糖 ………………………… 43

绿藻多糖 …………………………… 43

褐藻多糖 …………………………… 43

红藻多糖 …………………………… 43

昆布多糖 …………………………… 43

灵芝多糖 …………………………… 44

云芝多糖 …………………………… 44

茯苓多糖 …………………………… 44

苷类化学成分 ………………………… 44

氧苷 …………………………………… 45

红景天苷 …………………………… 45

丹皮苷 ……………………………… 45

虎杖苷 ……………………………… 46

毛茛苷 ……………………………… 46

天麻苷 ……………………………… 46

土大黄苷 …………………………… 46

熊果苷 ……………………………… 46

山慈菇苷 A ………………………… 47

苦杏仁苷 …………………………… 47

野樱苷 ……………………………… 47

亚麻氰苷 …………………………… 47

垂盆草苷 …………………………… 47

靛苷 ………………………………… 47

硫苷 …………………………………… 48

萝卜苷 ……………………………… 48

氮苷 …………………………………… 48

巴豆苷 ……………………………… 48

碳苷 …………………………………… 48

荭草苷 ……………………………… 48

芒果苷 ……………………………… 49

牡荆苷 ……………………………… 49

醌类化学成分 ………………………… 49

苯醌 …………………………………… 50

百里醌 ……………………………… 50

密花醌 ……………………………… 50

信筒子醌 …………………………… 51

鲍迪木醌 …………………………… 51

环裂豆醌 …………………………… 51

2,6- 二甲氧基对苯醌 ……………… 51

萘醌 …………………………………… 51

胡桃醌 ……………………………… 52

蓝雪醌 ……………………………… 52

柿醌 ………………………………… 52

紫草素 ……………………………… 52

异紫草素 …………………………… 52

翼核果素 …………………………… 53

梅笠草素 …………………………… 53

指甲花醌 …………………………… 53

菲醌 …………………………………… 53

丹参酮 I …………………………… 53

二氢丹参酮 I ……………………… 53

丹参醌 II A ………………………… 54

丹参醌 Ⅱ B ·····54
丹参新醌甲 ·····54
丹参新醌乙 ·····54
丹参新醌丙 ·····54
丹参新醌丁 ·····55
隐丹参醌 ·····55
紫丹参甲素 ·····55
蒽醌 ·····55
大黄酚 ·····55
大黄酸 ·····55
大黄素 ·····56
芦荟大黄素 ·····56
大黄素甲醚 ·····56
茜草素 ·····56
羟基茜草素 ·····56
柯桠素 ·····57
钝叶决明素 ·····57
橙钝叶决明素 ·····57
甲基钝叶决明素 ·····57
芦荟苷 ·····57
蒽酚 ·····57
蒽酮 ·····58
中位二蒽酮 ·····58
番泻苷 ·····58
二蒽醌 ·····59
山扁豆双醌 ·····59
去氢二蒽酮 ·····59
日照蒽酮 ·····59
中位萘骈二蒽酮 ·····59
金丝桃素 ·····60
苯丙素类化学成分 ·····60
简单苯丙素类化学成分 ·····61
松柏醇 ·····61
紫丁香苷 ·····61
桂皮醛 ·····62

阿魏酸 ·····62
丹参素 ·····62
丹酚酸 B ·····62
桂皮酸 ·····63
芥子酸 ·····63
咖啡酸 ·····63
绿原酸 ·····63
迷迭香酸 ·····63
大车前苷 ·····64
香豆素类化学成分 ·····64
简单香豆素 ·····64
七叶内酯 ·····64
七叶苷 ·····65
滨蒿内酯 ·····65
蛇床子素 ·····65
瑞香内酯 ·····65
白蜡树内酯 ·····65
毛两面针素 ·····65
呋喃香豆素 ·····66
补骨脂素 ·····66
异补骨脂素 ·····66
佛手柑内酯 ·····66
异佛手柑内酯 ·····66
欧前胡素 ·····67
异欧前胡素 ·····67
紫花前胡苷元 ·····67
紫花前胡苷 ·····67
吡喃香豆素 ·····67
紫花前胡素 ·····68
北美芹素 ·····68
白花前胡丙素 ·····68
异香豆素 ·····68
虎耳草素 ·····68
木脂素类化学成分 ·····68
简单木脂素 ·····69

叶下珠脂素·········· 69

单环氧木脂素·········· 69

木脂内酯·········· 69

　牛蒡子苷·········· 70

　牛蒡子苷元·········· 70

　台湾脂素 A·········· 70

环木脂素·········· 70

　异紫杉脂素·········· 70

环木脂内酯·········· 71

　去氧鬼臼脂素·········· 71

　异苦鬼臼脂酮·········· 71

　赛菊芋脂素·········· 71

双环氧木脂素·········· 71

　l- 细辛脂素·········· 72

　丁香脂素·········· 72

　连翘脂素·········· 72

　连翘苷·········· 72

联苯环辛烯型木脂素·········· 73

　五味子醇甲·········· 73

　五味子酯甲·········· 73

　五味子甲素·········· 73

　五味子乙素·········· 73

联苯型木脂素·········· 74

　和厚朴酚·········· 74

　厚朴酚·········· 74

倍半木脂素·········· 74

　拉帕酚 A·········· 74

双木脂素·········· 74

黄酮类化学成分·········· 75

黄酮·········· 76

　芹菜素·········· 76

　黄芩素·········· 76

　芫花素·········· 77

　汉黄芩素·········· 77

　木犀草素·········· 77

川陈皮素·········· 77

黄芩苷·········· 77

芹菜苷·········· 78

忍冬苷·········· 78

汉黄芩苷·········· 78

大蓟苷·········· 78

黄酮醇·········· 79

　芦丁·········· 79

　山奈酚·········· 79

　槲皮素·········· 79

　杨梅素·········· 79

　桑色素·········· 80

　异鼠李素·········· 80

　高良姜素·········· 80

　萹蓄苷·········· 80

　槲皮苷·········· 80

　异槲皮苷·········· 81

二氢黄酮·········· 81

　杜鹃素·········· 81

　甘草素·········· 81

　甘草苷·········· 81

二氢黄酮醇·········· 82

异黄酮·········· 82

　大豆素·········· 82

　葛根素·········· 82

　染料木素·········· 82

　大豆苷·········· 82

二氢异黄酮·········· 83

　紫檀素·········· 83

　高丽槐素·········· 83

　鱼藤酮·········· 83

查耳酮·········· 83

　异甘草素·········· 84

黄烷醇·········· 84

　儿茶素·········· 84

表儿茶素…… 84
花色素…… 84
飞燕草素…… 85
屾酮…… 85
异芒果苷…… 85
高异黄酮…… 85
麦冬高异黄酮 A…… 85
双黄酮…… 85
白果素…… 85
扁柏黄酮…… 86
萜类化学成分…… 86
单萜…… 87
香叶醇…… 87
百里香酚…… 87
紫苏醛…… 87
龙脑…… 87
紫罗兰酮…… 88
草酚酮…… 88
芍药苷…… 88
丁香苦苷…… 88
龙胆苦苷…… 88
当药苦苷…… 88
倍半萜…… 89
薁…… 89
青蒿素…… 89
环桉醇…… 89
吉马酮…… 89
苍术酮…… 90
莪术二酮…… 90
泽兰内酯…… 90
马桑内酯…… 90
二萜…… 90
瑞香毒素…… 90
冬凌草素…… 91
芫花酯甲…… 91
防己内酯…… 91
银杏内酯…… 91
穿心莲内酯…… 91
雷公藤内酯…… 91
松脂酸…… 92
松香酸…… 92
甜菊苷…… 92
苍术苷…… 92
二倍半萜…… 93
三萜…… 93
四环三萜…… 93
块苓酸…… 93
20（S）－原人参二醇…… 93
20（S）－原人参三醇…… 94
人参二醇…… 94
人参三醇…… 94
大戟醇…… 94
雪胆甲素…… 95
川楝素…… 95
环黄芪醇…… 95
五环三萜…… 95
芦竹素…… 95
雷公藤红素…… 96
蒲公英醇…… 96
白桦脂醇…… 96
白桦脂酸…… 96
羽扇豆醇…… 96
木栓酮…… 97
商陆酸…… 97
熊果酸…… 97
积雪草酸…… 97
金合欢酸…… 97
甘草次酸…… 98
齐墩果酸…… 98
坡模醇酸…… 98

三萜皂苷 ·· 98
　人参皂苷 ··· 98
　甘草皂苷 ··· 99
　黄芪皂苷 ··· 100
　地榆皂苷 ··· 100
　合欢皂苷 ··· 101
　积雪草皂苷 ·· 101
　瞿麦皂苷 ··· 101
　仙茅皂苷 ··· 102
　白头翁皂苷 ·· 102
　罗汉果皂苷 ·· 103
四萜 ··· 103
　β-胡萝卜素 ·· 103
　β-隐黄素 ··· 103
　玉米黄素 ··· 104
　番茄红素 ··· 104
多萜 ··· 104
挥发油 ·· 104
　薄荷油 ·· 105
　　薄荷醇 ··· 105
　　薄荷酮 ··· 106
　　乙酸薄荷酯 ······································· 106
　樟脑油 ·· 106
　　樟酮 ·· 106
　　樟醇 ·· 106
　桉叶油 ·· 106
　　1,8-桉叶素 ······································· 107
　莪术油 ·· 107
　　莪术醇 ··· 107
　广藿香油 ··· 107
　　广藿香醇 ·· 107
　　广藿香酮 ·· 107
　桂皮油 ·· 108
　鱼腥草油 ··· 108
　　癸酰乙醛 ·· 108

柴胡挥发油 ··· 108
　4-萜品醇 ··· 108
　α-姜黄烯 ··· 108
丁香油 ·· 108
　丁香酚 ·· 109
茴香油 ·· 109
　茴香醚 ·· 109
石菖蒲挥发油 ·· 109
　α-细辛醚 ··· 109
　β-细辛醚 ··· 109
欧细辛醚 ··· 110
甾体类化学成分 ·· 110
强心苷 ·· 110
　甲型强心苷 ·· 111
　　洋地黄毒苷 ······································· 111
　　异羟基洋地黄毒苷 ······························ 111
　　紫花洋地黄苷A ·································· 112
　　吉他洛苷 ·· 112
　　铃兰苷 ··· 112
　　铃兰毒苷 ·· 112
　　铃兰毒醇苷 ······································· 113
　　黄夹苷甲 ·· 113
　　黄夹次苷甲 ······································· 113
　　K-毒毛旋花子苷 ································ 114
　　去乙酰毛花洋地黄苷丙 ························ 114
　　辛诺苷 ··· 114
　　羊角拗苷 ·· 115
　　加拿大麻苷 ······································· 115
　乙型强心苷 ·· 115
　　原海葱苷A ······································· 115
　　海葱苷A ·· 116
　　华蟾毒精 ·· 116
　　脂蟾毒配基 ······································· 116
　　蟾毒灵 ··· 117
　　蟾毒它灵 ·· 117

日蟾毒它灵 ···············117
蟾毒它里定 ···············117
甾体皂苷 ···············117
螺甾烷醇型皂苷 ···············118
知母皂苷 A－Ⅲ ···············119
菝葜皂苷 ···············119
异螺甾烷醇型皂苷 ···············119
薯蓣皂苷 ···············119
麦冬皂苷 D ···············119
呋甾烷醇型皂苷 ···············120
变型螺甾烷醇型皂苷 ···············120
醉茄内酯 ···············120
洋金花苷 ···············120
酸浆苦素 ···············121
C_{21} 甾体化学成分 ···············121
植物甾醇 ···············122
β－谷甾醇 ···············122
豆甾醇 ···············122
α－菠甾醇 ···············122
昆虫变态激素 ···············122
牛膝甾酮 ···············122
川牛膝甾酮 ···············123
α－蜕皮素 ···············123
蜕皮甾酮 ···············123
胆汁酸 ···············123
胆酸 ···············124
去氧胆酸 ···············124
猪去氧胆酸 ···············124
熊去氧胆酸 ···············124
鹅去氧胆酸 ···············125
牛磺胆酸 ···············125
生物碱类化学成分 ···············125
吡咯烷类生物碱 ···············126
红古豆碱 ···············126
水苏碱 ···············126

莨菪烷类生物碱 ···············127
阿托品 ···············127
莨菪碱 ···············127
东莨菪碱 ···············127
山莨菪碱 ···············127
樟柳碱 ···············128
哌啶类生物碱 ···············128
胡椒碱 ···············128
槟榔碱 ···············128
荜茇明碱 ···············128
半边莲碱 ···············128
番木瓜碱 ···············129
里西啶类生物碱 ···············129
苦参碱 ···············129
氧化苦参碱 ···············129
一叶萩碱 ···············130
金雀花碱 ···············130
多榔菊碱 ···············130
大叶千里光碱 ···············130
阔叶千里光碱 ···············130
苯丙胺类生物碱 ···············131
麻黄碱 ···············131
伪麻黄碱 ···············131
秋水仙碱 ···············131
益母草碱 ···············131
异喹啉类生物碱 ···············131
罂粟碱 ···············132
小檗碱 ···············132
那可丁 ···············132
青藤碱 ···············132
萨苏林 ···············132
粉防己碱 ···············133
木防己碱 ···············133
山豆根碱 ···············133
延胡索乙素 ···············133

喹啉类生物碱·······················134
　奎宁··································134
　辛可宁······························134
　白鲜碱······························134
　茵芋碱······························134
　喜树碱······························134
吖啶酮类生物碱····················135
　芸香吖啶酮·······················135
　降山油柑碱·······················135
吲哚类生物碱·······················135
　大青素······························135
　麦角新碱··························135
　相思豆碱··························136
咪唑类生物碱·······················136
　毛果芸香碱·······················136
萜类生物碱··························136
　乌头碱······························136
　关附甲素··························136
　交让木碱··························137
甾体类生物碱·······················137
　辣茄碱······························137
　藜芦胺······························137
　介藜芦胺··························137
　澳洲茄胺··························138
鞣质类化学成分····················138
　可水解鞣质·······················139
　　没食子鞣质····················139
　　　五倍子鞣质·················139
　　　诃子酸·······················139
　　　表没食子儿茶素没食子酸酯·······139
　　逆没食子鞣质·················140
　　　特里马素Ⅱ·················140
　　　老鹳草素····················140
　　　地榆素 H-2·················141
　　　月见草素 B·················141

木麻黄亭··························141
仙鹤草因··························141
可水解鞣质低聚体·················142
　地榆素 H-11·····················142
　山茱萸素 A·······················142
C-苷鞣质··························142
　旌节花素··························143
　木麻黄宁··························144
咖啡鞣质··························144
　3,4,5-三咖啡酰奎宁酸·········144
缩合鞣质··························144
　槟榔鞣质 A1······················144
复合鞣质··························145
　红山茶鞣质 A····················145
有机酸类化学成分·················145
　脂肪族有机酸····················145
　　琥珀酸··························145
　　奎宁酸··························146
　芳香族有机酸····················146
　　莽草酸··························146
　　丁香酸··························146
　　白果酸··························146
　　没食子酸·······················147
　　原儿茶酸·······················147
　　香草酸··························147
脂肪酸类化学成分·················147
　饱和脂肪酸·······················148
　　硬脂酸··························148
　　棕榈酸··························148
　不饱和脂肪酸····················148
　　亚油酸··························148
　　亚麻酸··························149
　　棕榈油酸·······················149
　　花生四烯酸····················149
蛋白质类化学成分·················149

半夏蛋白·····················150
金属硫蛋白·····················150
球蛋白·····················150
天花粉蛋白·····················150
酶类化学成分·····················151
脲酶·····················151
淀粉酶·····················151
胰蛋白酶·····················151
木瓜蛋白酶·····················152
蚯蚓纤溶酶·····················152
超氧化物歧化酶·····················152
肽类化学成分·····················153
谷胱甘肽·····················153
瞿麦环肽 C·····················153
瞿麦环肽 E·····················154
氨基酸类化学成分·····················154
赖氨酸·····················154
精氨酸·····················154
组氨酸·····················155
亮氨酸·····················155
牛磺酸·····················155
脯氨酸·····················155
苏氨酸·····················155
缬氨酸·····················156

三七素·····················156
蒜氨酸·····················156
刀豆氨酸·····················156
南瓜子氨酸·····················156
使君子氨酸·····················156
γ－氨基丁酸·····················157
有机含硫化合物·····················157
大蒜辣素·····················157
大蒜新素·····················157
薤菜素·····················158
白芥子苷·····················158
黑芥子苷·····················158
矿物药化学成分·····················159
动物药化学成分·····················159
中药化学成分结构转化·····················160
中药化学成分生物转化·····················160
中药有效成分代谢·····················161
中药化学成分结构修饰·····················161
中药复方化学成分·····················161

索引·····················163
条目标题汉字笔画索引·····················163
条目外文标题索引·····················173
内容索引·····················183

zhōngyào huàxué

中药化学（chemistry of Traditional Chinese Medicine）

以中医药基本理论为指导，结合临床用药经验，主要运用化学理论和方法及其他现代科学理论和技术等研究中药防治疾病的物质基础即化学成分（主要是有效成分）的学科。

发展简史　中药化学成分研究的起源可以追溯到古人通过炼丹发展汞、锌等制剂的历史，他们开创了无机化学制备药物的先河，有的药物至今仍在临床中应用。明代医书出现用发酵法从五倍子中获得没食子酸的记载，李时珍《本草纲目》中亦有"看药上长起长霜，药则已成矣"的记载。"长霜"指没食子酸结晶，这是世界上最早用发酵法从中药，也是从天然药物中分离得到有机酸结晶的记载。此后约两百年，瑞典化学家K·W·舍勒于1796年将酒石（酒石酸氢钾）转化为钙盐，再用硫酸法分解制得酒石酸。又如《本草纲目·卷三十四》详细记载了用升华法等制备、纯化樟脑的过程，而欧洲直到18世纪下半叶才成功完成类似研究。

中国中药化学研究近现代发展历程　在中国，中药化学的近代研究和开发基本是从20世纪20年代麻黄碱的相关研究开始，30年代则以延胡索的研究为代表，分离出延胡索乙素等止痛成分。自20世纪80年代以来，伴随着中国改革开放取得的令人瞩目的伟大成就，中药学特别是中药化学的研究成果丰硕，从中草药中发现800余个新化合物，而有关中草药生物活性方面的研究论文达2000余篇。90年代以后则每年有百余个新化合物及三四百篇有关论文递增。多年来，中药化学研究已遍及全国各省市医药研究机构及许多大专院校。中国已拥有一只相当规模的科研队伍在从事中药有效成分及药效物质基础的提取、分离、活性筛选以及结构鉴定工作，研究步伐大大加快，研究水平有了很大提高，研究成果更是不断涌现，越来越多的中药有效成分及药效物质基础被成功揭示。

进入21世纪以来，生命科技迅猛发展，回归自然成为世界潮流。在国家经济发展需求及民族医药产业发展的背景下，中药产业显现出巨大的潜在优势，大力发展中医药已经成为国家的发展战略之一。科技部等国家多个部委分别在中药产业链的科研、产业化推进、产业化示范等各个环节上给予了政策倾斜和强有力的扶持，例如国家"九五""十五"的科技攻关计划、"十一五"的科技支撑计划以及"863"计划和"973"计划等，特别是2008年以来开展的国家科技重大专项课题、"重大新药创制"专项计划项目等从中药的源头研究到新药上市等各个环节的基础研究和应用基础研究上给予了高度的关注和支持。

国际中药化学相关研究发展　国际上对中药的研究主要集中在中国周边国家，以日本和韩国为主；美国、德国以及俄罗斯等国家也对中医药或天然植物药产生了浓厚的兴趣，开展了大量相关研究工作，取得了许多重要的研究成果。

日本是除中国以外研究应用中药历史最久、范围最广、水平较高、研究人员最多的国家。特别是最近几十年，日本学者较深入地研究了人参、黄芪、葛根、芍药、柴胡、附子、桔梗、酸枣仁等多种常用中药的化学成分，不仅基本阐明了它们的主要化学成分，对这些中药的种质资源、栽培加工、质量评价、药理作用及作用机制、临床应用等也都进行了系统的研究，取得了一批领先世界的研究成果，为日本产品占领世界中药市场打下了良好的基础。韩国的中药基础研究也比较活跃，其着眼点是通过基础性研究工作来提高研制中药的现代化水平，已取得可观的经济利润。

印度和巴基斯坦应用植物药的历史也很悠久。近几十年，这两个国家对药用植物的研究都很重视，并已成功地从植物药中分离出大量的天然产物，同时对一部分化合物进行了药理活性筛选等工作。

美国对植物药的活性成分筛选工作力度日益加大，并于2000年颁布了《植物药新药研究指南》。美国国立卫生研究院（NIH）每年对千余种药用植物进行活性筛选，以开发各种新的药物。同时设立了替代医学研究办公室，对包括中药在内的传统药物进行评估，并协同艾滋病防治中心分别对300余种中草药进行筛选和有效成分研究。一些著名大学如斯坦福大学、哈佛大学和加州大学等纷纷开展了中西医结合研究，斯坦福大学更是设立了"美国中药科学研究中心"，集中人才从事研究开发。一些制药公司也向中国购买中药材和中药提取物或制剂，进行有效成分的分离、结构测定及药理作用筛选。

俄罗斯（包括苏联）及东欧国家也很重视对植物药的研究，同时也注意吸收东方医学的经验，并以研究强壮药特别是人参、红景天、五味子、刺五加、楤木等为其特点。研究发现这些药物能提高机体的适应能力和防御能力，并将这些成果应用于运动医学和航天医学方面。近三十年来，俄罗斯已对100余种中药进行了详细的化学、药理学研究，从中发现了一批有生物活性的物质和新化合物，发表论文千余篇。他们还利用计算机分析158个中医处方，发现共使用233种常用药，从中筛选出使用最多的30种进行了深入研究。其他如德国、法国、捷克、瑞士等对植物药的基础性研究亦展开多年，也取得了一定的成绩，许多国家正在探求与中国合作的可能性。

研究范围 中药化学主要研究中药（重点是植物药）及其复方中有效成分或药效物质基础的化学结构与类型、理化性质、提取分离方法与技术、结构鉴定方法、检识与分析方法以及生物合成途径和必要的化学结构修饰或改造等，同时也涉及有效成分或药效物质基础的结构与药效之间的关系以及外界条件对这些成分消长的影响等方面的内容。

中药化学成分结构与类型研究 对中药化学成分的结构类型及具体结构进行研究。中药化学成分的常见类型主要有苷类化学成分、醌类化学成分、苯丙素类化学成分、黄酮类化学成分、萜类化学成分、挥发油类化学成分、甾体类化学成分、生物碱类化学成分、鞣质类化学成分以及有机酸类化学成分、脂肪酸类化学成分等，各种类型化合物种类繁多，取代复杂，结构变化多端，又衍生出多种二级、三级结构类型，奠定了中药作用多样性的物质基础，汇聚成一个无比丰富的中药化学成分库，是中药化学研究的重点内容之一。

中药化学成分理化性质研究

对中药化学成分进行理化性质研究既是化学类学科的基本要求，也是对中药有效成分进行提取分离的重要基础，同时对化学成分的检识亦具有重要的意义。物理性质方面主要研究颜色、形态、溶解性以及挥发性、升华性等，化学性质方面主要研究酸性、碱性和水解反应、加成反应、氧化反应、还原反应以及特征的呈色反应等。

中药化学成分提取分离方法研究 利用中药化学成分溶解性、挥发性、酸性、碱性等性质进行提取分离，从而制备出所需要的有效成分、有效部位、有效部位群等，以进一步对原药材开展深入的开发利用，是中药化学研究的另一个重点内容。常用中药化学成分提取方法主要有溶剂法、水蒸气蒸馏法、超临界流体萃取法等，常用中药化学成分分离方法主要有结晶法、沉淀法、膜法、色谱法等。提取分离过程一般均应在生物活性或药理学指标跟踪下进行。

中药化学成分结构鉴定方法研究 是中药化学研究体系的关键内容。随着科学技术的发展，化学成分的结构鉴定工作已由原来的化学方法为主转为谱学方法为主。红外光谱（IR）、紫外光谱（UV）、核磁共振波谱（NMR）和质谱（MS）等波谱分析方法在结构鉴定过程中各自发挥着重要的作用。尤其是超导核磁共振技术的普及和各种二维核磁共振谱（2D-NMR）及质谱各种新技术的开发和利用，大大地加快了化合物结构确定的速度，并且提高了准确性。

中药化学成分检识方法研究 主要是利用中药化学成分的颜色、性状、溶解性、酸碱性、呈色反应等进行鉴别检识，以达到对已知具体成分的鉴定和未知成分初步类型确定的目的。

中药化学成分生物合成研究 植物在体内物质代谢过程中发生着不同的生物合成反应，且由不同的生物合成途径产生出结构千差万别的代谢产物。研究中药化学成分生物合成途径不仅对中药化学成分进行结构分类或者推测中药化学成分的结构有所帮助，对中药化学分类学以及仿生合成等学科的发展也具有重要的理论指导意义，对采用组织培养方法进行中药活性物质生产也有实际指导意义。

中药化学成分代谢与生物转化研究 中药多以口服方式用药，从口服直到排出体外一般要经过吸收（absorption）、分布（distribution）、代谢（metabolism）和排泄（excretion）四个主要过程，简称为药物的ADME。中药代谢就其本质来说，是其所含化学成分在生物体内和人体内的ADMET/Act.过程，其中T代表药物的毒性（toxicity），Act.代表药物的活性（activity）。中药代谢研究的意义主要体现在可以促进新药设计与开发、促进新种肠内菌及新酶的发现、促进器官或组织生化特性的研究、促进对中医"证"的认识加深等。

中药化学成分的生物转化指利用生物体系（包括微生物、植物或动物组织的培养体系）或生物体系的相关酶制剂对中药化学成分进行结构修饰的过程。利用生物体对底物作用的多样性可以丰富中药活性化合物的结构，从中寻找活性更好的先导化合物，进行新药研究与开发。

中药复方化学成分研究 中药复方按中医药理论以中药配伍

而成，它不仅包含着中医学独特的医理和思辨，其药物选择还蕴含着严格的配伍规律，而中药复方能体现这些医理、规律的内涵是其中的有效成分。对中药复方化学成分的研究可从更深的层面阐释中医药理论，让人们充分认识中医药理论的科学性。随着中药复方化学成分的深入研究，必将有越来越多的现代中药化学研究涌现，从而大大加快中药现代化的步伐。

同邻近学科的关系 中药化学研究既不同于一般含义的植物化学研究，也不同于现代药学体系中的天然药物化学研究，是中药学类专业知识结构体系中非常重要的学科之一，具有承上启下、融会贯通的重要作用。中药化学是中医药理论与现代科学如化学、物理学、生物学、植物学、现代医药学等理论和技术相互渗透、相互结合的一门交叉学科，属于应用基础学科领域。一方面，中医药理论与现代科学、医药学等不断为本学科发展进步提供不竭的营养与动力；另一方面，又与中医药其他学科理论与技术相互交叉渗透，不断形成新的学科或研究领域。如中药化学与中药药性理论的结合，形成中药药性（性味）化学；中药化学与方剂学的结合，形成方剂化学；中药化学与药物代谢动力学的结合，形成中药药代动力学；中药化学与血清药理学的结合，形成中药血清药物化学；中药化学与中药炮制学的结合，形成中药炮制化学；中药化学与中药资源学的结合，形成中药资源化学；中药化学与分析化学的结合，形成中药质量分析学等。由此可见，推动中药化学学科的进步与发展，具有重大的科学意义。

应用 中药化学研究在中医药现代化和中药产业化进程中都有着极为广泛的应用。

在中医药现代化进程中的应用 通过对中药及复方化学成分（主要是有效成分）的研究，不仅可以阐明中药性味及功效即防治疾病的物质基础、寻找或发现可供创制新药的新的有效物质或提供先导化合物，也对建立中药及复方的质量评价体系与标准，提高、保证中药材及中药制品的质量与其在国际市场上的竞争力，开发新的天然药物资源，探讨中药及复方防治疾病的机制，促进和提高中医基础理论研究和临床研究的整体水平，加快整个中医药研究的步伐，都具有极其重要的意义。

在中药产业化进程中的应用 为了更好地控制中药的质量，在严格按照中药材栽培质量管理规范（GAP）的要求进行中药材栽培、生产，以及严格按照药品生产质量管理规范（GMP）的要求进行中药制剂生产的同时，越来越多地应用中药化学的检识反应、鉴别方法、各种色谱法、波谱法对中药材及其制剂进行定性鉴别和含量测定，并尽可能对其生产的全过程进行监控。中药化学在中药制剂研制中具有重要应用，中药有效成分或有效部位的溶解性、酸碱性、挥发性、稳定性、生物利用度等性质是中药制剂剂型选择的主要参考因素。如水溶性较好的可制成注射液、口服液、颗粒剂等，难溶于水的则可考虑制成片剂、胶囊剂、滴丸等。

中药化学与天然药物化学的研究已得到世界各国政府和医药科技界的广泛重视，对其在中药与天然药物的开发利用中的基础性和不可或缺性的认识也越来越高。为了进一步彰显中药化学在中药现代化、产业化进程中的重要地位，快速高效地推进学科发展，需要重点在以下几个关键问题领域取得突破：①充分利用现代科技发展成果，大力开展中药性味理论的化学领域研究，促进中药传统理论内涵的科学诠释，积极探索中药科学化、世界化的新途径、新方法。②更加注重以活性为指标进行追踪的有效成分分离，尤其要重视建立符合中医药理论的活性指标和动物模型，以使研究更能体现中医药特色及为发展中医药学服务。③在单味药研究的基础上，进一步加大中药复方研究力度，针对或根据临床医疗实际的需要，努力发现和研制对严重危害或影响人类健康和生存的疾病（如各类肿瘤疾病、艾滋病、心脑血管系统疾病、病毒性疾病等）的安全高效制剂。

（匡海学）

zhōngyào huàxué chéngfèn shēngwù héchéng tújìng

中药化学成分生物合成途径
（chemical biosynthesis pathway of Traditional Chinese Medicine）

在生物体内一系列生物合成酶作用下，将营养成分转变为中药有效成分所经历的一系列反应过程。是生物体内进行的同化反应的总称。按照植物体内的物质代谢与生物合成过程，中药化学成分可分为一次代谢产物和二次代谢产物。维持生命活动不可缺少的过程称之为一次代谢过程，几乎存在于所有绿色植物中；糖、蛋白质、脂质、核酸等这些对植物机体生命活动来说不可缺少的物质，则称之为一次代谢产物（primary metabolites）。在特定条件下，一些重要的一次代谢产物（如乙酰辅酶A、丙二酸单酰辅酶A、莽草酸及一些氨基酸等）作为原料或前体，进一步经历不同的代谢过程，生成生物碱、萜类等化合物。因为这一过程并非在所有的植物中都能发生，与一次代谢不同，称之为二次代谢过程；生物碱、萜类等化合物则称之为二次代谢产物（secondary metabolites）。二次代谢产物往往反映植物科、属、种的特征，且大多具有特殊、显著的生理活性。因而成为中药化学的主要研究对象之一。

研究意义 中药化学成分生物合成研究的主要目的是探讨生物体中次级代谢产物的合成途径，研究从前体经各个中间体直至形成最后产物的历程以及有关的反应机制，进而用生物方法实现难以用一般化学方法完成的某些反应，进一步为现代药物化学的新药先导化合物的发现提供仿生的研究手段，也为中药资源的可持续发展和利用提供新的研究途径。此外，尽管现代波谱学技术和X射线单晶衍射的广泛应用使得中药化学成分的鉴定发展迅速，但利用中药化学的生源学说既可以大大节省结构鉴定的时间和费用，又为新化学反应及其机制的阐明提供非常有价值的信息，还能对推动中药化学分类学及仿生合成等学科的发展有着重要的理论指导意义，对采用组织培养方法进行中药活性物质的生产也有实际指导意义。

研究内容 中药二次代谢产物的生物合成途径主要可归纳为五类，即乙酸－丙二酸途径、甲戊二羟酸途径、莽草酸途径、氨基酸途径和复合途径。生物体化学成分的代谢是一个完整统一的过程，存在着复杂的调节机制。生物体的代谢调节在三种不同的水平上进行，即分子水平调节、细胞水平调节及多细胞整体水平调节，但它们的调节机制都是在酶的作用下进行的，其反应机制与有机合成反应有着本质的不同。中药化学成分的生物合成研究为阐明各种中药的化学成分的来源和联系提供了理论依据。多数天然产物由特定的生物合成途径形成，但也有少数例外。

（窦德强）

yǐsuān-bǐng'èrsuān tújìng

乙酸－丙二酸途径（acetate-malonate pathway）

以乙酰辅酶A等为反应起始物，丙二酸单酰辅酶A起延伸碳链作用的生物合成反应途径。简称AA-MA途径。是中药化学成分在植物体内代谢形成的重要生物合成反应途径之一。

研究意义 由乙酸－丙二酸途径可生成脂肪酸类、酚类、蒽醌类、蒽酮类、聚酮类等类型的化学成分，这些成分类型大多具有 C_2 结构单元。该途径的深入研究可为具有此相同结构特征的化学成分的结构推测及利用组织培养方法进行中药活性成分的生产提供理论及实际应用指导。

研究内容 主要包括脂肪酸类等化学成分的生物合成。①脂肪酸类：乙酰辅酶A为这一生合成过程的起始物质，丙二酸单酰辅酶A起延伸碳链的作用。由缩合及还原两个反应交叉进行，生成各种长碳链的脂肪酸，得到的饱和脂肪酸均为偶数。如果起始物质为丙酰辅酶A，则产生碳链为奇数的脂肪酸。支链脂肪酸的起始物质则为异丁酰辅酶A、 α -甲基丁酰辅酶A及甲基丙二酸单酰辅酶A等。②酚类：这类化合物的生物合成过程中只发生缩合反应。乙酰辅酶A直线聚合后再进行环合生成各种酚类化合物，其特点是生成的化合物具有间苯酚样结构。③醌类或聚酮类：由多酮环合生成各种醌类化合物或聚酮类化合物。

（窦德强）

jiǎwù'èrqiǎngsuān tújìng

甲戊二羟酸途径（mevalonic acid pathway）

以甲戊二羟酸为前体物质的中药化学成分的生物合成反应途径。简称MVA途径。是中药化学成分在植物体内代谢形成的重要生物合成反应途径之一。

研究意义 由甲戊二羟酸途径可生成萜类、甾体类等类型的化学成分，这些成分类型大多具有 C_5 结构单元。该途径的深入研究可为萜类及甾体类化学成分的结构分类与结构推测等提供理论及实际应用指导。

研究内容 此途径甲戊二羟酸（MVA）是由乙酰辅酶A转化而成，进一步生成焦磷酸二甲烯丙酯（DMAPP）及其异构体焦磷酸异戊烯酯（IPP），后两者是生物体内真正的异戊烯单位。然后相互衔接，一般通过头－尾相接，形成萜类及甾体类化合物。单萜和倍半萜主要由DMAPP和IPP直接相接形成，而三萜的生物合成则是两个倍半萜尾－尾相接而成。各种萜类分别经由对应的焦磷酸酯得来，三萜及甾体则由反式角鲨烯转化而来，进而再经过氧化、还原、环合等化学反应，生成各种三萜类及甾类化合物。

（窦德强）

guìpísuān tújìng

桂皮酸途径（cinnamic acid pathway）

以桂皮酸为前体物质的中药化学成分的生物合成反应途径。是中药化学成分在植物体内代谢形成的重要生物合成反应途径之一。早期桂皮酸途径一直以其前体——莽草酸命名，称为莽草酸途径。由于莽草酸也是酪氨酸、色氨酸等其他芳香氨基酸类前体，后者又与生物碱的生物合成密切相关，故若命名莽草酸途径将无法限定为仅由桂皮酸而来的苯丙素类化合物，故单独命名为桂皮酸途径。

研究意义　由桂皮酸途径可生成苯丙素类化学成分，这些成分类型大多具有 C_6-C_3 结构单元。该途径的深入研究可为具有此相同结构特征的化学成分的结构分类与结构推测等提供理论及实际应用指导。

研究内容　具有 C_6-C_3 骨架的苯丙素类、香豆素类、木质素类、木脂素类均由桂皮酸途径生成。由莽草酸通过脱羧、氧化等反应生成苯丙氨酸（见莽草酸途径），进一步经苯丙氨酸脱氨酶（phenylalanine ammonialyase，PAL）催化脱去氨基而得到桂皮酸，进而生成具有结构单元的化学成分。

苯丙素类化合物经过环化、氧化、还原等反应，进一步可生成具有 C_6-C_2、C_6-C_1 及 C_6 等类型的化合物。而与丙二酸单酰辅酶 A 结合，可生成 C_6-C_3-C_6 骨架的二氢黄酮类化合物。两分子的苯丙素类通过 β-位聚合得到木脂素类化合物。

（窦德强）

mǎngcǎosuān tújìng

莽草酸途径（shikimic acid pathway）　以莽草酸为前体物质的中药化学成分的生物合成反应途径。由于莽草酸是第一个被鉴定出来的合成途径中间体，故此得名。

研究意义　由莽草酸途径可生成具有 C_6-C_3 骨架的化合物。该途径的深入研究为具有此相同结

构特征的化学成分的结构推测及利用组织培养方法进行中药活性成分的生产提供理论及实际应用指导。

研究内容　该途径起始物是磷酸戊糖途径的中间物赤藓糖 4-磷酸（E4P）和糖酵解的中间物磷酸烯醇式丙酮酸（PEP），经 4 步反应生成莽草酸，之后经 3 步反应生成分支酸，分支酸经不同的酶催化，分别生成酪氨酸、色氨酸、苯丙氨酸 3 种芳香族氨基酸。苯丙氨酸可进一步生成苯丙素类衍生物。

（窦德强）

ānjīsuān tújìng

氨基酸途径（amino acid pathway）　以氨基酸为前体物质的中药化学成分的生物合成反应途径。是中药化学成分在植物体内代谢形成的重要生物合成反应途径之一。

研究意义　由氨基酸途径可生成生物碱类化学成分。该途径的深入研究为生物碱类化学成分的结构分类、结构推测及生物合成提供理论及实际应用指导。

研究内容　氨基酸途径是生物碱类中药化学成分的主要合成途径。可作为生物碱前体的氨基酸主要包括脂肪族氨基酸中的鸟氨酸、赖氨酸，芳香族中的苯丙氨酸、酪氨酸及色氨酸等。其中芳香族氨基酸来自莽草酸途径，脂肪族氨基酸则大多来自三羧酸循环及糖分解途径中形成的 α-酮酸经还原氨化后生成。氨基酸脱羧成为胺类，再经过甲基化、氧化、还原、重排等一系列化学反应而转变成生物碱类成分。

（窦德强）

fùhé tújìng

复合途径（composite pathway）　由两个或两个以上不同的生物

合成途径形成的中药化学成分的生物合成反应途径。是中药复杂化学成分在植物体内代谢形成的重要生物合成反应途径。

研究意义　复合途径的深入研究对于结构复杂的中药化学成分的结构分类、结构推测以及结构修饰与合成均具有重要的指导意义。

研究内容　复杂的中药化学成分一般具有两个或两个以上基本结构单位，如 C_2、C_5 等单位，其不同的结构单位来源于不同的生物合成途径，如查尔酮、二氢黄酮类化合物的 A 环和 B 环分别由乙酸-丙二酸途径和桂皮酸途径生成；一些萜类生物碱则来自氨基酸途径和甲戊二羟酸途径的复合途径。常见的复合途径有乙酸-丙二酸-桂皮酸途径、乙酸-丙二酸-甲戊二羟酸途径、氨基酸-甲戊二羟酸途径、氨基酸-乙酸-丙二酸途径、氨基酸-桂皮酸途径等。

（窦德强）

zhōngyào huàxué chéngfèn tíqǔ fāngfǎ

中药化学成分提取方法（extraction methods of chemical composition of Traditional Chinese Medicine）　依据不同的工作原理，从原药材中制备得到中药中的化学成分（有效成分）的方法。中药化学成分的提取在中国已有悠久的历史，商代伊尹首创的汤液可能是中药化学成分提取最早的有目的地应用。近现代不断涌现出许多新的提取技术，提取效率已得到了显著的提高。探索符合中医药内涵的现代提取技术成了提高中药研发水平的关键所在。从中药及复方中最大限度地保留有效成分，要在中医药配伍理论指导下，依据系统性、相关性、有序性及动态性的原则，探索科

学、合理、简便、统一的中药提取方法。

研究意义 中药化学成分提取方法的系统深入研究是中药基础研究与临床应用的重要保障。①研究中药化学成分的基础要求：中药化学成分的提取是研究中药化学成分（尤其是有效成分）的基础。在进行中药化学成分提取之前，应对中药材的基源、产地、药用部位、采集时间与方法等进行考察，并系统查阅文献，根据拟提取的目标成分的主要理化性质和各种提取技术的原理及特点，选择提取方法，设计提取工艺，使所需要的成分能充分地得到提取，进而可以开展后续的相关研究。②实现中药现代化、产业化的重要保障：中药所含的化学成分一般都非常复杂，一味中药就可能会含有上百种的化学成分，既有有效成分，又有无效成分和有毒成分。有效成分一般含量都很低微，多则百分之十几，少则百万分之几，甚至更少，且往往多种有效成分共存。在这样的背景下，合理选择中药提取方法，促进中药提取现代化，以达到最大程度上提取和利用其中的有效成分或有效部位是非常重要的。提取方法和技术选择是否合理直接影响到药材资源的利用率、进一步的分离效果乃至最终目标成分的收得率，这也是中药现代化、产业化进程中的重要保障。

研究内容 按照方法形成的先后和应用的普遍性，中药化学成分提取方法可分为经典提取方法和现代提取方法。

经典提取方法 出现比较早、技术比较成熟、已经得到普遍应用的提取方法。主要包括溶剂提取法、水蒸气蒸馏法、升华法等。其中应用最多的是溶剂提取法。

溶剂提取法具体操作方法包括煎煮法、浸渍法、渗漉法、回流法、连续回流法等，其中煎煮法是在中国使用最多的、应用最早的提取方法。经典方法多具有操作简便、对工艺、设备要求不高等优点，但同时也存在缺点，如由于高温操作会引起热敏性有效成分的大量分解；提取过程中有机溶剂有可能与有效成分作用，使其失去原有效用；非有效成分不能被最大限度地除去，浓缩率不够高；提取液中杂质较多等。

现代提取方法 随着现代科学的发展，超声波提取法、超临界流体萃取法、微波辅助提取法、半仿生提取法、酶提取法、空气爆破法等现代提取技术在中药提取中得到应用，这些提取方法统称为现代提取方法。其提取物纯度高、方法简便、高效节能，日益显示其优越性，促进了传统中药的现代化研究与开发，进一步提高了中药产品生产效率和质量。但许多新方法还仅限于实验室研究，难以适应工业化大生产的实际需求。

中药成分复杂，不同的提取方法对不同药物有效成分的提取率不同，其用法用量、提取条件对提取效果的影响也很大，具体应用时，应根据中药被提取组分的性质和特点以及各种提取方法各自的优势，选择不同方法进行提取，或多种提取方法的联合运用，最大可能保留活性成分，除去杂质，提高有效成分的提取效率。

（杨炳友）

rōngjì tíqǔfǎ

溶剂提取法（solvent extraction method） 利用特定溶剂、以特定方法将中药中的化学成分（主要是有效成分）提取出来的方法。

研究意义 溶剂提取法是最常用的中药化学成分提取方法，具有操作简便、技术设备要求不高等优势，在中药化学成分的制备及中药现代化、产业化进程中发挥着重要的作用。

研究内容 溶剂提取法的研究内容主要包括提取原理、提取溶剂、提取方法等。

提取原理 依据极性"相似相溶"的原理，选用对有效成分溶解度大、对杂质溶解度小的溶剂，可将有效成分从药材中溶解出来。当溶剂加到中药原料（需适当粉碎）中时，溶剂由于扩散、渗透作用逐渐通过细胞壁透入到细胞内，溶解了可溶性物质，而造成细胞内外的浓度差，于是细胞内的浓溶液不断向外扩散，溶剂又不断进入药材组织细胞中，直至细胞内外溶液浓度达到动态平衡时，将此饱和溶液滤出，继续多次加入新溶剂，就可以把所需要的成分近于完全溶出或大部分溶出。

提取溶剂 影响提取的主要因素之一就是提取溶剂。中药成分在溶剂中的溶解度直接与溶剂性质有关。常用溶剂主要包括水、亲水性有机溶剂及亲脂性有机溶剂三类。①水：一种强极性溶剂。中药中的亲水性成分（如无机盐、糖类、鞣质、氨基酸、蛋白质、有机酸盐、生物碱盐及苷类等）都能被水溶出。为了增加某些成分的溶解度，也常采用酸水及碱水作为提取溶剂。酸水提取，可使生物碱与酸生成盐类而溶出，碱水提取可使有机酸、黄酮、蒽醌、内酯、香豆素以及酚类成分溶出。但用水提取容易造成苷类成分的酶解，某些含果胶、黏液质类成分的中药，其水提取液常常很难过滤，因此这些成分不适宜用水作为提取溶剂。此外，用水提取会溶出大量杂质，且提取液长时间放置容易发霉变质。②亲水性有机溶剂：主要包括甲醇、乙醇、丙酮等，它们能与水按任意比例混合，又能和大多数亲脂性有机溶剂混合，渗入药材细胞能力较强，能溶解大多数中药成分。一般来说，甲醇比乙醇有更好的提取效果，但因其毒性较乙醇大，故多数情况下仅在实验室研究中应用，而乙醇更适于工业化生产。③亲脂性有机溶剂：不能与水混溶，如石油醚、苯、三氯甲烷、乙醚、乙酸乙酯、二氯乙烷等，适合特定成分类型的提取，专属性较强。

选择溶剂应注意以下3点：①溶剂对有效成分溶解度大、对杂质溶解度小。②不能与中药成分发生化学反应或即使反应也应属于可逆性反应。③溶剂的沸点应适中、易回收、低毒安全且价廉易得。

提取方法　常选用冷提取和热提取两类形式。其中，冷提取包括浸渍法、渗漉法等，热提取包括煎煮法、回流提取法和连续回流提取法等。

（杨炳友）

jiānzhǔfǎ
煎煮法（decoction method）
将中药粗粉加水加热煮沸提取的方法。提取中药化学成分的常用方法之一。

一般操作　取药材切制或粉碎成粗粉，置适宜煎器中（如搪瓷锅、砂锅或不锈钢锅等），加水浸没药材，加热至沸，保持微沸提取一定时间，分离提取液，药渣依法提取数次（一般2至3次）至提取液味淡薄为止，收集各次提取液，低温浓缩至规定浓度或制成相应液体制剂。

应用特点　煎煮法是最传统、经典的提取方法，操作简单，由于整个过程需要加热，提取效率高于冷浸法。

适用范围　适用于大部分中药化学成分的提取，但含挥发性成分及加热易破坏的成分的中药不宜使用。采用水煎煮法时，易出现糊化现象，提取液中水溶性杂质较多，水煎液放置时间过长容易发生霉变，应引起注意。此外，多糖类成分含量较高的中药水煎煮后黏度较大，过滤困难。

（杨炳友）

jìnzìfǎ
浸渍法（impregnation method）
选择特定溶剂、在一定温度下将药材浸泡一定的时间以提取中药化学成分的方法。

一般操作　将中药粗粉装在适当容器中，加入溶剂浸渍药材一定时间，反复数次，合并浸渍液，减压浓缩即可。按照所用提取溶剂的温度，可分为冷浸法和温浸法。

应用特点　浸渍法是一种静态浸出方法，属于液－固萃取的范畴，利用溶剂对药材的浸润与渗透、解吸与溶解、浸出成分扩散三个阶段而达到提取药物有效成分的目的。

适用范围　适用于遇热易破坏或挥发性成分的提取以及淀粉或黏液质含量较多的中药的成分提取。不适用于贵重药材、毒性药材及高浓度的制剂的提取。本法溶剂用量大，提取时间长，效率不高。如果以水为提取溶剂时，应注意防止提取液发霉变质。

（杨炳友）

shènlùfǎ
渗漉法（percolation method）
将适度粉碎的中药材置于渗漉装置中，不断添加溶剂使溶剂渗过药材层向下流动以提取出中药化学成分的方法。

一般操作　一般以渗漉筒或其他同类装置作为提取容器，水（或稀酸水、稀碱水）或低浓度的乙醇作为提取溶剂，先浸渍一段时间，待药材完全溶胀后再装入渗漉装置（图），然后由下口开始收集提取液（渗漉液）。

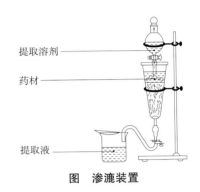

提取溶剂

药材

提取液

图　渗漉装置

应用特点　渗漉法属于动态浸出方法，由于在提取过程中随时保持较大的浓度梯度，故提取效率高于浸渍法，由浸渍法进一步发展而来。

适用范围　渗漉法溶剂利用率高，有效成分浸出完全，可直接收集浸出液，适用于大多数中药成分的提取，但新鲜的及易膨胀的药材、无组织结构的药材的提取不宜选用。

（杨炳友）

huíliú tíqǔfǎ
回流提取法（reflux extraction）
用乙醇等易挥发的有机溶剂提取药材成分时，采用回流加热装置加热提取液，使溶剂受热蒸发，经冷凝装置冷凝后变为液体流回提取容器中浸提药材，这样循环直至有效成分提取完全的方法。

一般操作　利用大多数药物有效成分在适宜的有机溶剂中溶解度较大的原理，用乙醇等易挥发的有机溶剂提取药材成分时，为减少溶剂的挥发损失，保持溶剂与药材持久的接触，采用回流加热装置加热提取液，使溶剂受热蒸发，经冷凝装置冷凝后变为液体流回提取容器中浸提药材，这样循环直至有效成分提取完全。即一般多采用反复回流法，往往第一次回流一定时间后，滤出提取液，加入新鲜溶剂重新回流，如此反复数次，合并提取液，减压回收溶剂即得提取物。各种回流装置示意如图。

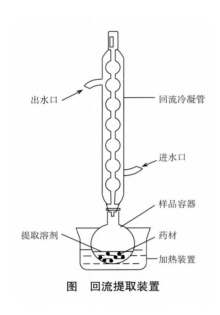

图　回流提取装置

应用特点　提取效率高于渗漉法，但受热易破坏的成分不宜用，且溶剂消耗量仍然较大，操作较麻烦。

适用范围　由于提取液受热时间较长，故只适用于对热稳定的药材成分的提取。

（杨炳友）

liánxù huíliú tíqǔfǎ

连续回流提取法（continuous refluxing）

采用索氏提取器对药材有效成分进行回流提取的方法。

一般操作　与回流法相似，整个过程也经过溶剂的受热蒸发、冷凝回滴至提取装置，由于提取装置具有索氏提取器（由萃取瓶、提取器、回流冷凝管组成）这一

特殊部分，待溶剂液面高于提取器中虹吸管的上端时，在虹吸作用下，浸出液流入圆底烧瓶。溶液在圆底烧瓶中继续受热，蒸发、回流、渗漉，而溶液中的溶质则留在圆底烧瓶内。因此随提取的进行，圆底烧瓶内溶液越来越浓，而每次进入提取器的均为新鲜溶剂，这样提取器中的药材始终与新鲜溶剂或浓度较低的溶剂接触，从而逐渐地将药材中的成分转移到了圆底烧瓶内。连续回流提取装置如图。

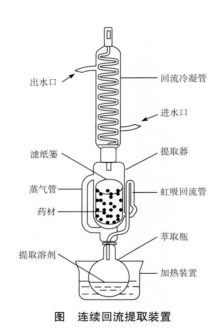

图　连续回流提取装置

应用特点　该法属于液-固萃取的范畴，由于均是新鲜溶剂提取药材化学成分，故而提取效率高，溶剂消耗量小，操作简便。

适用范围　该法适用于脂溶性化合物的提取，药量少时多用该法进行提取。也常用于种子药材的脱脂以及植物药材中叶绿素的去除。但连续回流提取法的提取液受热时间较长，故而受热后不稳定的成分不易采用此法，尤其值得注意的是采用沸点较高的

有机溶剂时，更应该注意化学成分的分解问题。

（杨炳友）

chāolínjiè liútǐ cuìqǔfǎ

超临界流体萃取法（supercritical fluid extraction method）

在特定的温度和压力下，以超临界流体为介质提取中药化学成分的方法。超临界流体（supercritical fluid, SF）是处于临界温度（Tc）和临界压力（Pc）以上、介于气体和液体之间的流体。这种流体具有液体和气体的双重特性，它的密度与液体相近，黏度与气体相近，扩散系数为液体的10~100倍。物质的溶解与溶剂的密度、扩散系数成正比，与黏度成反比，因此超临界流体对许多成分具有较好的溶解能力。

一般操作　将萃取原料装入萃取釜，选用合适的超临界溶剂（常见的有二氧化碳、一氧化亚氮、六氟化硫等）。超临界溶剂气体经热交换器冷凝成液体，用加压泵把压力提升到工艺过程所需的压力，同时调节温度，使其成为超临界流体。超临界流体作为溶剂从萃取釜底部进入，与被萃取物料充分接触，选择性溶解出所需的化学成分。含溶解萃取物的高压流体经节流阀降压到低于临界压力以下进入分离釜，超临界流体溶解度急剧下降而析出溶质，自动分离形成溶质和气体两部分，前者为过程产品，定期从分离釜底部放出，后者为循环的气体状态的萃取流体，经过热交换器冷凝成液体再循环使用。

应用特点　超临界流体萃取中药成分，具有提取效率高、操作周期短、传质速率快、渗透能力强、蒸发潜热低、选择性易于调节等优点。

适用范围　特别适合于热敏

性成分以及挥发油、小分子萜类、部分生物碱等亲脂性成分的提取，且能实现无溶剂残留。如果在超临界流体中加入甲醇、乙醇、丙酮、水等夹带剂以及增加压力，该法还可用于提取黄酮类、皂苷类等非挥发性或极性较大的成分。

（杨炳友）

chāoshēngbō tíqǔfǎ

超声波提取法（ultrasonic extraction method） 利用超声波产生强烈的空化效应、机械振动及加热效应等作用来增大物质分子运动频率和速度，破坏植物的细胞，增加溶剂穿透力，加速药物有效成分进入溶剂，从而提高中药中有效成分的溶出速度和溶出浓度，促进提取进行的方法。

一般操作 在容器中加入提取溶剂（水、乙醇或其他有机溶剂等），将中药根据需要粉碎后放入提取溶剂中。容器的外壁连接换能器振子或将振子密封于不锈钢盒投入容器中。开启超声波发生器，振子向提取溶剂中发出超声波，超声波使有效成分呈游离状态并溶入提取溶剂中。提取完成后，过滤提取液并蒸馏回收溶剂即得浓缩提取物。

应用特点 超声波提取法无须高温加热，常压提取，且具有提取效率高、提取时间短、能耗少、操作简单、成本低廉、杂质少等优点。

适用范围 超声波提取法提取中药材的最佳温度在40~60℃，该法适合于遇热不稳定、易水解或氧化的药材的提取。且不受成分极性、分子量大小的限制，适用范围较为广泛。但由于提取设备往往规模较小，超声波提取法受到一定的限制。

（杨炳友）

wēibō fǔzhù tíqǔfǎ

微波辅助提取法（microwave-assisted extraction method） 用微波能加热与样品相接触的溶剂，将所需化合物从样品基体中分离进入溶剂中的提取方法。

一般操作 主要包括药材预处理、微波提取和液料分离与浓缩等环节。①药材预处理：主要是根据药材的性质将药材进行适当的粉碎（一般以2~10mm为宜）；将溶剂预热到使用的温度；对于含水量低的种子类药材等，在提取前将药材用提取溶剂浸泡。②微波提取：将待提取药材与提取溶剂按一定的料液比加入到微波提取釜中，设定微波功率、辐射时间、提取温度等参数后进行微波提取。③液料分离与浓缩：提取完毕后冷却、抽滤获得提取液，再加入一定量的提取溶剂洗涤滤渣，合并提取液，蒸馏回收溶剂即得浓缩提取物。

应用特点 与传统煎煮法相比较，克服了药材细粉易凝聚、易焦化的弊病，且升温快速均匀，产品纯度高，节省时间，节省试剂，设备简单。

适用范围 在中药的浸提过程中，经典的溶剂提取法如浸渍法、渗漉法、回流提取法等均可以用微波进行辅助提取，该技术已广泛用于生物碱、皂苷、多糖、挥发油、萜类等多种中药有效成分的提取中。

（杨炳友）

shuǐzhēngqì zhēngliúfǎ

水蒸气蒸馏法（steam distillation method） 将含有挥发性成分的药材与水共蒸馏，使挥发性成分随水蒸气一并馏出，再经冷凝分取挥发性成分的方法。水蒸气蒸馏法按操作方式不同又可分为共水蒸馏法、通水蒸气蒸馏法、水上蒸馏法。

一般操作 将含挥发性成分药材的粗粉或碎片浸泡湿润后，直火加热蒸馏或通入水蒸气蒸馏，也可在多功能式中药提取罐中对药材边煎煮边蒸馏，药材中的挥发性成分随水蒸气蒸馏而带出，经冷凝后收集馏出液，一般需再蒸馏一次，以提高馏出液的纯度和浓度，最后收集一定体积的蒸馏液；但蒸馏次数不宜过多，以免挥发油中某些成分氧化或分解。常用水蒸气蒸馏装置如图。

应用特点 水蒸气蒸馏法设备简单、操作方便。中药中挥发油的提取常采用此法。

适用范围 水蒸气蒸馏法适用于能随水蒸气蒸馏且不被破坏、不与水发生反应、难溶或不溶于水且具有一定挥发性的中药有效成分的提取。

（杨炳友）

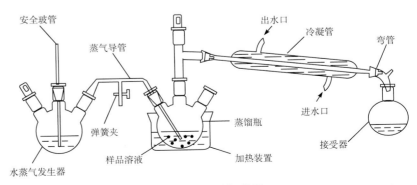

图 水蒸气蒸馏装置

shēnghuáfǎ

升华法（sublimation method）

利用某些固体成分具有升华特性、使之从中药中提取出的方法。主要分为常压升华和减压升华两种方法。

一般操作 常压升华（图1）的基本操作程序是将被升华的固体化合物烘干，放置在蒸发皿中，铺匀，上面覆盖一张略大于漏斗底口的滤纸（在滤纸上漏斗能罩住的范围内扎一些小孔），毛面向下，将一个直径与蒸发皿大小相当的玻璃漏斗倒盖在上面，用少量棉花堵在漏斗颈口。在石棉网上渐渐加热蒸发皿，控制温度在熔点以下，慢慢升华。如晶体不能及时析出，可在漏斗外面用湿布冷却。对于常压下不能升华或升华很慢的一些物质，常常在减压下进行升华。减压升华（图2）时可将样品放入试管或瓶中，在其上口安装"指形冷凝器"，然后接通冷凝水，将抽气口与水泵或油泵连接好，打开泵，关闭安全瓶上的放气阀，进行抽气。将此装置放入电热套或水浴中加热，使固体在一定压力下升华，收集凝聚物即可。

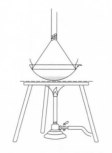

图1 常压升华装置

应用特点 升华法虽然简单易行，但是在实际提取时较少采用，因升华温度较高，中药容易炭化，炭化后产生的挥发性焦化

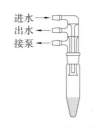

进水
出水
接泵

图2 减压升华装置

物，容易黏附在升华物上，不易精制除去。其次，升华操作产率比较低，有时还伴随有分解现象。

适用范围 利用升华可除去不挥发的杂质或分离不同挥发度的固体混合物。对于易潮解、易与溶剂作用以及在溶剂中易离解的固体物质用这种方法提取效果较好。中药中具有升华性质的成分，可采用升华法直接提取，如从樟木中提取樟脑等。

（王秋红）

yāzhàfǎ

压榨法（expression method）

利用机器加压方法使液固组织发生体积变化和组织破碎，从而提取中药化学成分的方法。

一般操作 将药材进行预处理（包括净制、粉碎等）后进行压榨。提取油脂类成分前还需蒸炒，破坏细胞组织从而提高出油率。压榨方式一般分为干压榨法和湿压榨法。干压榨法是在压榨过程中不加水或不稀释压榨液，只用压力压榨不再出汁为止，用这种方法只能榨出部分汁，不能把所有的有效成分都榨取出来，因为提取效率低不常用；湿压榨法是在压榨过程中不断加水或稀汁，直到把全部汁或有效成分都被榨取出来为止，此法已被广泛采用。

应用特点 用压榨法提取水溶性物质可通过反复加水再榨，获得较高的收率，而且可以使得到的产品成分不受破坏，但提取

脂溶性物质的收率偏低。考虑到某些芳香油浸出工艺和水蒸气蒸馏所得到的产品气味不如压榨法所得的油气味品质好，因此该法尚不能被其他方法取代。

适用范围 主要适用于新鲜中药中对热不稳定成分的提取。如中药陈皮、青皮和鲜品沙棘、大蒜等。

（王秋红）

xīshōufǎ

吸收法（absorption method）

利用油脂类吸收提取贵重挥发油的方法。分为冷吸收法及温浸吸收法两种。

一般操作 通常用无臭味的猪油3份与牛油2份混合，均匀地涂在面积为50cm×100cm的玻璃板两面，然后将此玻璃板嵌入高5~10 cm的木制框架中，在玻璃板上面铺放金属网，网上放一层待吸收挥发油的药材，这样一个个的木框玻璃板重叠起来，药材被包围在两层脂肪的中间，挥发油逐渐被油脂所吸收，待脂肪充分吸收芳香性成分后，刮下脂肪，即为"香脂"，称为冷吸收法。或者将原料浸泡于油脂中，于50~60℃条件下低温加热，让芳香成分溶于油脂中，称为温浸吸收法。吸收挥发油后的油脂可直接供香料工业用，也可加入无水乙醇共搅，醇溶液减压蒸去乙醇即得挥发油。

应用特点 过程中一般不加热或者低温加热，能很好地保留挥发油的品质。

适用范围 主要适用于含贵重挥发油类中药的提取。

（王秋红）

fēnzǐ zhēngliúfǎ

分子蒸馏法（molecular distillation method）

在高真空下，由于蒸气分子的平均自由程大于

蒸发表面与冷凝表面之间的距离，可利用料液中各组分蒸发速率的差异，提取液体成分的方法。

一般操作 将料液从进料口加入分子蒸馏装置，料液随即经过降膜、刮膜或离心的方式形成一定厚度的液膜，并不断地推进。在此过程中，从加热面上逸出的轻分子，几乎没有碰撞，经过短的路线到内置冷凝器上冷凝成液，并沿冷凝器管流下，通过出料管排出；残液即重分子在加热区下面的通道中收集，再通过侧面的出料管流出。常用分子蒸馏装置示意如图1、图2。

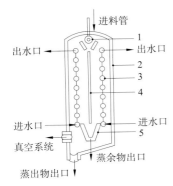

图1 降膜式分子蒸馏装置
注：1.分布器；2.分离柱；3.冷凝管；4.蒸发表面；5.蒸余物收集器

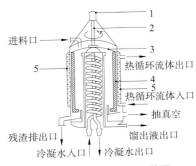

图2 刮膜式分子蒸馏装置
注：1.马达；2.轴；3.导向盘；4.滚动滑动片；5.加热套

应用特点 分子蒸馏是一种特殊的液-液分离技术，具有蒸馏温度低、真空度高、传热效率高，且整个提取过程无毒、无害、无污染、无残留，可得到纯净安全的产物，操作工艺简单。但是分子蒸馏设备价格昂贵，分子蒸馏装置必须保证体系压力达到的高真空度，对材料密封要求较高，且蒸发面和冷凝面之间的距离要适中，设备加工难度大，造价高。

适用范围 分子蒸馏技术适用于高沸点、热敏性、易氧化成分的提取以及不同物质相对分子质量差别较大的液体混合物体系的分离。也可用于相对分子质量接近但性质差别较大的物质的分离，并且可用于脱除液体中的低分子质量物质。由于分子蒸馏是在高真空条件下进行，还可用于去除溶剂萃取后或化学反应产品残留的微量溶剂。

（王秋红）

连续动态逆流提取法（continuous dynamic countercurrent extraction method）

liánxù dòngtài nìliú tíqǔfǎ

提取过程中物料和溶剂同时连续运动且运动方向相反的方法。

一般操作 连续动态逆流提取设备主要有罐组式逆流提取设备、拖链型连通器式连续逆流浸出提取设备和螺旋式连续逆流提取设备，均力争在尽量短的操作时间内取得最大传质速率和收率。操作前将药材适当粉碎后通过以上特殊设计的逆流提取设备，对物料施加剪力场，改进流程，充分强化传质过程，使溶剂能够快速深入地进入药材组织，加速溶质的内扩散进程，不断更新药材颗粒和周围溶剂的接触界面，使传质动力尽可能最大。

应用特点 溶液作连续逆流流动同时固体物料做连续移动，便于最大程度地更新液固接触面，溶剂耗量大大降低，且有效降低能耗；通过机械挤压方式造成适当的力场，周期性揉搓、疏松药材组织，排除细胞内部妨碍溶剂扩散的气体，使溶剂反复浸润渗透药材组织，强化固液之间传质过程，有效提高提取效率；同时连续进液和连续出液的过程中，溶剂中存在连续的浓度梯度，从而使提取液可以获得比较快的浸出速度，也可以获得比较高的提取液浓度。

适用范围 该法适宜处理大批量生产的中药品种，生产过程中真正实现连续操作，各提取段可单独监测、控制加热温度、溶剂流量、物料移动速度等操作条件，适应中药现代化发展的方向，在大规模中药提取生产中将发挥更大作用。

（王秋红）

闪式提取法（flash extraction method）

shǎnshì tíqǔfǎ

在适当溶剂存在下，利用高速旋转的特殊刀具将药材充分剪断至微米程度，使细胞组织中的成分快速转移至溶剂中的提取方法。

一般操作 根据所要提取的药材性质及所含成分的化学性质，选择适宜的提取溶剂，将提取溶剂和待提取药材放入闪式提取器中进行提取。提取完毕后，抽滤，即得提取液。闪式提取器由高速电机、破碎提取刀头和控制系统三部分组成，结构设计简洁，紧凑，合理，便于操作。

应用特点 闪式提取法提取时间短，室温提取，避免了任何不耐热成分破坏的可能性，新鲜原料、坚硬原料、韧性原料等均可应用。同时，操作过程高效节能，操作简便。

适用范围 广泛适用于中药的提取。

（王秋红）

gùxiàng cuìqǔfǎ

固相萃取法（solid phase extraction）

基于液相和固相的物理萃取过程进行中药有效成分提取的方法。萃取过程中固相对分析物的吸附力大于样品基液，当样品通过固相柱时分析物吸附在固体填料表面，其他样品组分则通过柱子，分析物可用适当溶剂洗脱下来，从而提取和净化样品。

一般操作 在固相萃取中通常将固体吸附剂装在一个针筒状的柱子里，使样品溶液包括分离物和干扰物通过吸附剂床，吸附剂选择性地保留分离物和一些干扰物，其他干扰物通过吸附剂。用适当的溶剂淋洗吸附剂，使先前保留的干扰物选择性地淋洗掉，分离物保留在吸附剂床上。最后需要纯化、浓缩的分离物从吸附剂上被洗脱剂置换下来。

应用特点 固相萃取法具有样品用量少、被测样品选择性高、溶质更易洗脱、几乎无空白值和复现性好等特点。提取、富集、取样一步完成，特别适合提取含量微小的挥发性、半挥发性物质，且操作简单快速。与蒸馏法相比，最大限度地减少了制样过程中挥发油的丢失，可灵敏、准确、有效地检测挥发油成分。

适用范围 固相萃取作为化学成分富集和纯化的一个强有力工具用于痕量样品的前处理，在制药、生物医学、有机合成等领域起到越来越重要的作用。

（王秋红）

bànfǎngshēng tíqǔfǎ

半仿生提取法（semi-bionic extraction method）

模仿口服药物在胃肠道的转运过程，采用特定 pH 值的酸水溶液或碱水溶液进行提取的方法。是从生物药剂学的角度将整体药物研究法与分子药物研究法相结合进行提取的有效方法。

一般操作 将提取液的酸碱度加以生理模仿，先将药粉以一定 pH 值的酸水提取，再用一定 pH 值的碱水提取，提取液分别滤过、浓缩、制剂。

应用特点 半仿生提取法的主要特点：①提取过程应符合中药配伍、临床用药的特点和口服药物在胃肠道转运吸收的特点。②在具体工艺选择上，既考虑活性混合成分又以单体成分作指标，这样不仅能充分发挥混合物的综合作用，又能利用单体成分控制中药制剂的质量。③有效成分损失少，成本低，生产周期短。

适用范围 不仅适合单味药物的提取，也适合中药复方的提取。该法符合药物经胃肠道转运过程，适合工业化生产。

（王秋红）

méi tíqǔfǎ

酶提取法（enzyme extraction method）

在传统提取方法的基础上，利用酶反应所具有的极高催化活性和高度专一性等特点、选择相应的酶进行提取的方法。

一般操作 将待提取药材粉碎至一定的粒度，与一定量的适宜的酶共同加入煎煮器皿中，加适量的水浸泡一段时间后，进行煎煮或温浸。其余操作方法同煎煮法。

应用特点 酶提取法主要采用酶破坏细胞壁结构，具有反应条件温和、选择性高的特点，而酶的专一性可避免对底物外其他物质的破坏。在提取热稳定性差或含量较少的化学成分时，优势更为明显。酶提取法预处理减少了中药材中有效成分的溶出及溶剂提取时的传质阻力，缩短了提取时间，提高了提取率，具有很大的应用价值。同时，酶提取法是绿色高效的植物提取技术，可利用相关的酶制剂来提高提取物的极性，从而减少有机溶剂的使用，降低成本。

适用范围 研究较多的是纤维素酶、果胶酶及各种蛋白质酶等在提取中的应用。主要用于多糖、黄酮、皂苷、生物碱等成分的提取。

（王秋红）

kōngqì bàopòfǎ

空气爆破法（air blasting method）

利用植物组织中的空气受压缩后而突然减压时释放出的强大力量冲破植物细胞壁而进行提取的方法。

一般操作 药材粉碎后用溶剂润湿。关闭爆破装置的进气阀和减压阀，加入预先湿润的药材粗粉。打开进气阀，使罐内压强（0.2~0.25MPa）在常温下保持一段时间。保压结束后关闭进气阀，打开减压阀，利用罐内压力使药粉迅猛地爆喷入盛药器，且有效成分集中分布于最初阶段的浸出液中，起到显著的浓缩效果。

应用特点 该法通过撕裂植物组织使药材结构疏松，有利于溶剂渗入药材内部，从而大幅度增加接触面积，提高提取效率。

适用范围 适用于植物的根、茎、皮、叶等多纤维药材的提取，但不宜用于短纤维和含大量淀粉的药材，否则爆破后的药渣会给后续的过滤及纯化带来困难。

（杨炳友）

zhōngyào huàxué chéngfèn fēnlí fāngfǎ

中药化学成分分离方法（separation methods of chemical constituents of Traditional Chinese Medicine）

将中药提取物进行精制、纯化的各种方法。中药的分离方法经历了不断地摸索与改进，从最初的结晶法等传统方法发展到日趋仪器化的色谱方法，如高效液相色谱－质谱联用技术（HPLC－MS）、高效液相色谱－紫外检测技术（HPLC－UV）、液相色谱－质谱联用技术（LC－MS）、超临界流体色谱（SFC）、高速逆流色谱（HSCCC）等，分离方法的日渐完善，显示了现代科学技术发展在各门学科间的渗透与融合。随着填料、色谱方法以及仪器设备的发展，特别是人们分离纯化经验的积累，分离制备单体化合物已不是中药化学研究的瓶颈，如何快速、高效、低成本地获得目标化合物是中药化学成分分离的关键。

研究意义　中药化学成分是中药防治疾病的物质基础。因此，从中药中分离纯化单体化合物至关重要，分离纯化得到的单体化合物可以作为对照品用于分析，也可以用于活性筛选及构效关系的研究，进而应用于新药的研究和开发。因而，中药化学成分分离方法的研究与应用在中药现代化、产业化的进程中均具有重要的意义。

研究内容　中药化学成分分离方法的研究主要包括常规方法及选用原则等方面。

常规方法　常规的中药化学分离方法主要包括溶剂分离法、沉淀分离法、分馏分离法、膜分离法、吸附澄清法、升华分离法、结晶分离法、色谱分离法等，其中以色谱法最为常用，其最大的优点在于分离效能高、快速简便。在中药提取物的有效部位中，往往含有结构相似、理化性质相似的几种成分的混合物，用一般的化学方法很难分离，通过选用不同分离原理、不同操作方式、不同色谱材料或将各种色谱组合应用，可达到对各类型中药成分的分离和精制，同时也可用于化合物的鉴定。

选用原则　中药化学成分分离方法的选用，要根据所分离成分的性质的不同而进行选择。如生物碱可与无机酸成盐溶于水，借此与非碱性难溶于水的成分分离，也可用雷氏铵盐等生物碱沉淀试剂与生物碱类生成沉淀，分离生物碱与非生物碱类成分或水溶性生物碱与其他生物碱；具有羧基或酚羟基的酸性成分，难溶于酸水可与碱成盐而溶于水；具有内酯或内酰胺结构的成分可被皂化溶于水，与其他难溶于水的成分分离；胆甾醇能和甾体皂苷沉淀，与三萜皂苷分离；明胶可沉淀鞣质，用于分离和除去鞣质；从三颗针中分离小檗碱时，可加入氯化钠盐析，使其在水中溶解度降低析出；某些小分子生物碱、香豆素等含有升华性物质，可用升华法进行分离。

（祝晨蓁）

róngjì fēnlífǎ

溶剂分离法（solvent separation method）　以适当的溶剂对中药提取物进行分离的方法。主要包括酸碱溶剂法和溶剂萃取法（也称溶剂分配法）等。根据极性相似者相溶及酸碱成盐等原理，并根据预分离混合物中各化合物的具体性质，以适当的溶剂进行分离。该法是分离中药化学成分的常用方法。

（祝晨蓁）

róngjì cuìqǔfǎ

溶剂萃取法（solvent extraction method）　利用混合物中各成分在两相溶剂中分配系数不同而达到分离的方法。又称溶剂分配法。混合物中各成分在两相中分配系数相差越大，则分离效果越高。

一般操作　溶剂萃取法常用于中药化学成分的初步分离，很多情况下溶剂萃取法可在分液漏斗中进行（图）。将混合物溶于水，利用各组分极性差别，依次以正己烷（或石油醚）、三氯甲烷（或二氯甲烷）、乙酸乙酯、正丁醇等溶剂萃取，分别减压回收各有机层溶剂，得到相应极性的中药成分。被有机溶剂萃取后的水层，减压浓缩至干，残留物用甲醇（或乙醇）处理，又可得到甲醇（或乙醇）可溶部分及不可溶部分。

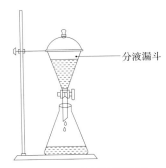

分液漏斗

图　常规溶剂萃取装置

应用特点　该法的主要优点是具有选择性、能与其他纯化步骤（结晶、蒸馏）相配合、将产品及时转移到具有不同理化特性的第二相中，可减少由于水解引起的产品损失、可从潜伏的降解过程中（代谢或微生物过程）分离产物、传质速度快、便于连续操作等。

适用范围　主要适用于在两相溶剂中分配系数差异较大的混合物中化学成分的分离。

（祝晨蓁）

suānjiǎn róngjìfǎ

酸碱溶剂法（acid and alkali solvent method）　利用混合物中各组分酸碱性的不同而进行分

离的方法。

一般操作 将待分离的中药化学成分总提物溶于亲脂性有机溶剂，用酸水、碱水分别萃取，将总提物分成酸性、碱性、中性三个部位；也可将总提物溶于水，调节 pH 值后用有机溶剂萃取，如此所得碱性或酸性部位中，存在着碱度或酸度不同的成分，还可用 pH 梯度法萃取进一步分离碱度或酸度不同的成分。

应用特点 应用该法进行成分分离，在剧烈条件下某些化合物结构发生变化或结构不能回复到原本存在于中药的状态。因此，应用时要注意酸性或碱性的强度、与被分离成分接触的时间、加热温度和时间等。

适用范围 该法主要适用于生物碱类、羧酚类或具有内酯或内酰胺结构的成分的分离。

(祝晨蓁)

pH tīdù cuìqǔfǎ

pH 梯度萃取法（pH gradient extraction method） 在不同 pH 的缓冲溶液与有机溶剂中进行分配，从而可以使酸性、碱性、中性及两性化合物得以分离的方法。

一般操作 对于酚酸类中药化学成分，可使其溶于有机溶剂（如二氯甲烷）中，依次用 5% 碳酸氢钠、5% 碳酸钠、0.2% 氢氧化钠、4% 氢氧化钠的水溶液萃取而达到分离的目的。分离碱性强弱不同的游离生物碱，可用 pH 值由高至低的酸性缓冲溶液依次萃取，使碱性由强到弱的生物碱分别被萃取出来。

应用特点 该法操作方便，实用性较强。

适用范围 主要适用于酸碱性强弱不同的游离蒽醌、游离黄酮以及生物碱的分离。

(祝晨蓁)

chéndiàn fēnlífǎ

沉淀分离法（precipitation separation method） 基于有些中药化学成分能与某些试剂生成沉淀，或加入某些试剂后可降低某些成分在溶液中的溶解度，而自溶液中析出的分离方法。如果将需要分离获得的成分生成沉淀，此时所应用的沉淀反应必须是可逆的。如果是不需要的成分，则可将生成的沉淀除去，故此时所应用的沉淀反应可以是不可逆的。

该法主要包括等电点沉淀法、溶剂沉淀法、铅盐沉淀法、专属试剂沉淀法、盐析沉淀法等。

(祝晨蓁)

róngjì chéndiànfǎ

溶剂沉淀法（solvent precipitation method） 在药材的提取浓缩液中加入与该提取液能互溶的溶剂，改变提取液中某些成分的溶解度使其从溶液中析出而进行分离的方法。也可以在混合组分的溶液中改变加入溶剂的极性或数量而使沉淀逐步析出，此法又被称为溶剂分级沉淀法。

一般操作 将药材提取液浓缩，药液放冷后，边搅拌边缓慢加入溶剂，静置，滤过。

应用特点 该法实用性强，乙醇等有机溶剂易挥发除去，不会残留于成品中。

适用范围 在不同溶剂中溶解度有一定差异的成分的分离。

(祝晨蓁)

qiānyán chéndiànfǎ

铅盐沉淀法（lead salt sedimentation method） 利用中性醋酸铅或碱式醋酸铅在水或稀醇溶液中能与许多化学成分生成沉淀而进行分离的方法。

一般操作 通常将中草药的水或醇提取液先加入醋酸铅浓溶液，静置后滤出沉淀，并将沉淀洗液并入滤液，于滤液中加碱式醋酸铅饱和溶液至不发生沉淀为止，这样就可得到醋酸铅沉淀物、碱式醋酸铅沉淀物及母液三部分。然后将铅盐沉淀悬浮于新溶剂中，通以硫化氢气体，使原沉淀物分解并转为不溶性硫化铅而沉淀。

应用特点 可用于沉淀有效成分，也可以用于除去杂质。一般只能作为精制纯化的方法，很难得到单体化合物。

适用范围 中性醋酸铅可沉淀有机酸、蛋白质、氨基酸、黏液质、鞣质、酸性皂苷、树脂、部分黄酮苷和花色苷等。碱式醋酸铅沉淀范围更广，除上述可被中性醋酸铅沉淀的成分外，还可沉淀某些中性皂苷、异黄酮苷、糖类和一些碱性较弱的生物碱等。

(祝晨蓁)

zhuānshǔshìjì chéndiànfǎ

专属试剂沉淀法（exclusive reagent precipitation method） 利用某些试剂能选择性地沉淀某类化学成分而进行分离的方法。

一般操作 根据被分离成分的性质及特点，选择专属性试剂进行沉淀操作，通过固液分离，最终达到纯化、分离。

应用特点 操作简便，专属性强。

适用范围 雷氏铵盐等生物碱沉淀试剂能与生物碱类生成沉淀，可用于生物碱与非生物碱类成分的分离、水溶性生物碱与其他生物碱的分离。胆甾醇能与甾体皂苷形成稳定沉淀，可使其与三萜皂苷分离。明胶能沉淀鞣质，可用于分离或除去鞣质。

(祝晨蓁)

yánxī chéndiànfǎ

盐析沉淀法（salting-out precipitation method） 在中药水提取液中加入无机盐至达到饱和状态，

使某些成分在水中的溶解度降低、沉淀析出或被有机溶剂萃取出从而与水溶性杂质分离的方法。常用的无机盐有氯化钠、硫酸钠、硫酸镁、硫酸铵等。

一般操作 最常用的是固体硫酸铵加入法。欲从较大体积的粗提取液中沉淀蛋白质时，往往使用固体硫酸铵，加入之前要先将其研成细粉不能有块，要在搅拌下缓慢均匀少量多次地加入，尤其到接近计划饱和度时，加盐的速度更要慢一些，尽量避免局部硫酸铵浓度过大而造成不应有的蛋白质沉淀。盐析后要在冰浴中放置一段时间，待沉淀完全后再离心与过滤。在低浓度硫酸铵中盐析可采用离心分离，高浓度硫酸铵常用过滤方法。

应用特点 该法操作简单，成本低，不需要特别设备。但一般需结合结晶操作才能得到单体化合物。

适用范围 常用于三七皂苷、防己碱、小檗碱的规模化生产。有些成分如原白头翁素、麻黄碱、苦参碱等水溶性较大，提取时亦常先在水提液中加一定量的食盐，促进成分的沉淀析出。

（祝晨蕖）

分馏分离法（fractional distillation method） 蒸馏液体混合物、使沸点相近的混合物进行分离的方法。利用普通蒸馏法分离液态有机化合物时，要求其组分的沸点至少相差30℃，且只有当组分间的沸点相差110℃以上时，才能用蒸馏法充分分离。

一般操作 分馏可在常压或减压下进行。在常压下进行，可获得低沸点馏分；在减压状况下进行，获得高沸点馏分。分馏法并不能经一次操作便将混合物完全分离，每个馏分中还含有多种化合物，可以再进一步分馏。

应用特点 该法操作相对简便，但需要特殊的装置才能进行。

适用范围 主要适用于液态混合物或具有挥发性的化学成分。

（祝晨蕖）

膜分离法（membrane separation method） 以天然或人工合成的高分子选择性透过膜为分离介质进行分离的方法。当膜两侧存在某种推动力（如压力差、浓度差、电位差或外加压力等）时，原料侧组分选择性透过膜，以达到对混合物溶液中的化学成分进行分离、分级、提纯和富集。其中，溶剂透过膜的过程称为渗透，溶质透过膜的过程称为渗析。

一般操作 膜分离法的常规操作基本相同，均为使溶质或溶剂透过选择的特定膜而达到分离。根据膜的分离原理和推动力不同，可将膜分离法分为反渗透膜分离法、超滤膜分离法、纳滤膜分离法、微孔膜分离法、膜蒸馏分离法、渗透气化分离法和电渗析膜分离法等。其中反渗透、超滤、微滤、电渗析法为已开发的最为成熟的膜分离技术。

应用特点 与传统的分离方法相比，膜分离法分离时无相变，不消耗有机溶剂（尤其是乙醇），可以缩短生产周期，降低有效成分的损失，分离选择性高，适用范围广，选择合适的膜材料进行过滤可以截留中药提取液中的鞣质、淀粉、树脂和一些蛋白质。同时，该法可以实现连续化和自动化，易与其他生产过程匹配，满足中药现代化生产的要求。

适用范围 主要适用于大分子成分的富集及纯化。

（祝晨蕖）

吸附澄清法（adsorption clarification method） 应用吸附澄清剂（主要是絮凝剂）对不稳定的胶体溶液或混悬液进行处理，通过澄清剂的电中和、吸附架桥等作用除去体系中的悬浮物及胶体粒子使之澄清稳定的分离纯化方法。又称絮凝澄清法。此方法应用的吸附澄清剂（絮凝剂）主要分为无机絮凝剂和有机絮凝剂。①无机絮凝剂：作用原理主要是中和作用，包括碳酸钙、硫酸铝、硫酸钠、硅藻土、高岭土和皂土等。②有机絮凝剂：作用主要原理为吸附架桥作用，包括甲壳素及其衍生物（壳聚糖）、ZTC 1+1天然澄清剂、101果汁澄清剂、明胶、海藻酸钠、蛋清等。

一般操作 向一定浓度的水提取液中加入选定的一定量的吸附剂，搅拌，静置，过滤，收集滤液，经过适当的处理后可得目标化学成分。

应用特点 该法具有操作简便、效率高、专属性强、有效成分损失少、成品稳定、安全无毒、无污染、成本低等优点。

适用范围 广泛用于中药制剂的工艺改进与分析。

（祝晨蕖）

结晶分离法（crystallization separation method） 利用在一定溶剂中各种化学成分溶解度的不同和化合物在冷、热溶剂中溶解度的差异而采用结晶方式进行分离、纯化的方法。结晶过程包括过饱和溶液的形成、晶核形成、晶体生长。一般初析出的结晶会带有杂质，因此需要通过反复结晶，才能得到纯度高的单一晶体。再次进行的结晶过程称为重结晶。

一般操作 结晶法分离化学

成分的基本操作程序：热饱和溶液配制→热过滤→冷却析晶→减压抽滤→晶体洗涤→干燥→目标成分。

应用特点 结晶法是纯化化合物最后阶段常采用的方法，也是与其他方法结合最为紧密的方法。只要能够选择到适宜的结晶用溶剂，经过多次结晶操作，一般均可以得到单体化合物。

适用范围 适用于所有能够结晶的中药化学成分的分离。

（祝晨蔯）

sèpǔ fēnlífǎ

色谱分离法（chromatographic isolation method） 依据混合物中各化学成分与固定相和流动相之间的相互作用不同，致使各组分通过固定相的速率不同而得到分离的方法。

色谱分离法有许多类型，从不同的角度可以有不同的分类方法。①按两相所处的状态可分为气相色谱法和液相色谱法。气相色谱又分为气－固色谱法和气－液色谱法，液相色谱法又分为液－固色谱法和液－液色谱法。②按固定相被固定的形态又可将其分为柱色谱和平面色谱。按照柱色谱操作终止的方式，分为干柱色谱和洗脱柱色谱。平面色谱分为薄层色谱、纸色谱等，在薄层上进行的称薄层色谱，在纸上进行的称纸色谱。③根据分离原理不同，可将色谱法分为吸附色谱、分配色谱、离子交换色谱、凝胶色谱、亲和色谱、电泳色谱等。利用物质吸附能力不同进行分离的称为吸附色谱，利用物质在两相不互溶的溶剂中的分配比不同进行分离的称为分配色谱，利用物质解离程度不同进行分离的称为离子交换色谱，利用物质分子大小不同进行分离的称为凝胶色谱，利用电流通过时离子趋电性不同进行分离的称为电泳色谱。

研究意义 色谱分离法已有200余年的历史，特别适于分离多组分的试样，是分离技术中效率较高和应用最广的一种，在生命科学、环境科学、材料科学等前沿领域发挥着不可替代的作用，是应用最广泛的中药化学成分的分离方法。色谱法的应用以及新型填料的不断出现，使得中药化学成分的分离工作难度大大降低，重大研究成果不断涌现，对于推进中药现代化的进程具有重要的意义。

研究内容 主要集中在以下几个方面。

新型固定相 固定相和流动相是色谱分离法应用的主要方面，新固定相的研究不断扩展着色谱分离法的应用领域，如手性固定相使色谱法能够分离和测定手性化合物。

色谱－光谱联用技术 各种色谱－光谱联用技术使化合物的分离和结构的测定可以同时进行，如色谱－质谱、色谱－红外光谱、色谱－紫外光谱、色谱－核磁共振等的联用技术使得化合物的分离及结构研究工作的效率大大提高。

色谱专家系统 色谱专家系统是色谱学与信息技术结合的产物，由于应用色谱法进行分离要根据研究内容选择不同的流动相、固定相、预处理方法以及其他条件，因此需要大量的实践经验，色谱专家系统是模拟色谱专家的思维方式为色谱使用者提供帮助的程序，专家系统的知识库中存储了大量色谱专家的实践经验，可以为使用者提供关于色谱柱系统选择、样品处理方式、色谱分离条件选择、定性和定量结果解

析等帮助。

色谱分离新方法 高效毛细管电泳法是研究最多的色谱新方法，这种方法没有流动相和固定相的区分，而是依靠外加电场的驱动令带电离子在毛细管中沿电场方向移动，由于离子的带电状况、质量、形态等的差异使不同离子相互分离。高效毛细管电泳法没有高效液相色谱法（HPLC）中存在的传质阻抗、涡流扩散等降低柱效的因素，纵向扩散也因为毛细管壁的双电层的存在而受到抑制，因而能够达到很高的理论塔板数，有极好的分离效果。

（冯卫生）

xīfùzhù sèpǔfǎ

吸附柱色谱法（adsorption column chromatography） 以固体吸附剂为固定相、以有机溶剂或缓冲液为流动相，利用吸附剂对被分离化合物分子的吸附能力的差异而实现分离的柱色谱法。吸附剂的吸附作用主要通过氢键、络合作用、静电引力、范德华力等而产生，吸附柱色谱法常用的吸附剂包括硅胶、氧化铝、活性炭、聚酰胺等。

一般操作 以硅胶吸附柱色谱为例，柱色谱的主要操作过程包括分离条件的确定、装柱、上样、洗脱与流分收集、检视与合并等。根据色谱的结果，可将成分相同的洗脱液合并。

应用特点 硅胶是最常用的吸附剂，它具有价廉、分离效果好、再生容易、适用范围广、不易与有机酸、酚类以及色素等类化合物形成不可逆吸附，样品损失较少、回收率较高、副反应较少等优点。氧化铝对含有羧基的化合物、酸性较强的酚类化合物等能形成死吸附，对于一些对碱性敏感的化合物如内酯类、强心

苷类、某些萜类等易发生内酯环开裂、酯的水解、异构化、聚合及脱氯化氢形成双键等副反应。活性炭的特点是原料来源较易、价格便宜、载样量较大、分离效果较好，适合于大量制备分离。聚酰胺吸附柱色谱对于含有羧酸的化合物以及含有羰基的化合物的分离具有独特的优势。

适用范围 硅胶吸附柱色谱应用较广泛，中药各类化学成分大多均可用其进行分离。氧化铝柱色谱主要用于碱性或中性亲脂性成分的分离，如生物碱、甾体、萜类等成分。活性炭柱色谱主要用于分离水溶性成分（如氨基酸、糖类及某些苷类等）。聚酰胺柱色谱主要用于具有羰基或酚羟基基团的化合物的分离，如黄酮类、蒽醌类及鞣质类等。

（冯卫生）

fēnpèizhù sèpǔfǎ

分配柱色谱法（column partition chromatography）

利用化学成分在互不相溶的两相溶剂中的分配系数不同而达到分离的柱色谱法。分配色谱法是用一种多孔性物质作为支持剂，将极性溶剂在色谱过程中始终固定在支持剂上，用另一种极性较小的溶剂来洗脱，从而使混合物中各成分达到彼此分离的目的。分配色谱法有正相与反相之分。在正相分配色谱法中，流动相的极性小于固定相的极性。固定相常采用强极性溶剂，如水、缓冲溶液等。流动相则用三氯甲烷、乙酸乙酯、丁醇等弱极性有机溶剂；反向色谱与之相反，常用反相硅胶填料是将普通硅胶进行化学修饰，键合上长度不同的烃基（R）形成亲脂性表面而成，根据烃基为乙基还是辛基或十八烷基分别命名为RP-2、RP-8及RP-18。流动相则用水或甲醇等强极性溶剂。

一般操作 基本操作与吸附柱色谱法大体相同，主要包括装柱、加样、洗脱等。

应用特点 分配柱色谱对性质相近的化学成分分离效果比较理想。所用的支持剂有硅胶、硅藻土、纤维素等。由于硅胶规格不同，分离结果常不易重现。硅藻土由于所含的氧化硅质地较致密，几乎不发生吸附作用。

适用范围 正相分配柱色谱主要用于分离水溶性或极性较大的成分。反向色谱主要用于非极性及中等极性成分的分离。

（冯卫生）

dàkǒngshùzhī sèpǔfǎ

大孔树脂色谱法（macroporous resin chromatography）

以大孔吸附树脂为填料、结合吸附性和分子筛原理进行成分分离的色谱技术。根据骨架材料是否带功能基团，大孔树脂可分为非极性、中等极性与极性三类。

一般操作 主要操作过程包括树脂的预处理、装柱、上样与洗脱、树脂的再生等。使用后如果树脂颜色较深，可依次用水、稀酸、稀碱、乙醇、丙酮等溶剂进行洗涤再生。

应用特点 大孔吸附树脂具有多孔性，并具有较大的比表面积和较强的吸附能力，属于不溶性的大分子聚合物，容易洗脱，机械强度高，对酸、碱以及氧化剂等都较稳定，抗污染能力强，使用后可再生。

适用范围 不仅适合于离子型化合物如生物碱类、有机酸类、氨基酸类等的分离和纯化，而且也适合于非离子型化合物如黄酮类、萜类、苯丙素类、皂苷类等的分离和纯化。

（冯卫生）

níngjiāo lùguò sèpǔfǎ

凝胶滤过色谱法（gel filtration chromatography）

依据混合物中各组分分子量大小不同而被分离的柱色谱法。又称为分子筛色谱、排阻色谱。最早使用的固定相是葡聚糖凝胶（Sephadex G），现在已有各种性能规格的凝胶商品，如丙烯酰胺凝胶（商品名为Bio-gel P）、琼脂糖凝胶（商品名为Bio-gel A）、羟丙酰基交联葡聚糖凝胶（Sephadex LH-20）等。

一般操作 凝胶柱色谱主要操作过程包括凝胶的选择、装柱、上样、洗脱、收集和检出、凝胶的再生等。

应用特点 所需设备简单，操作方便，凝胶可以再生，可反复多次使用，但价格昂贵。

适用范围 可用作水溶性生物大分子的分离和分子量的测定。在中药化学成分的研究中，主要用于分离蛋白质、酶、多肽、氨基酸、多糖、苷类、甾体以及某些黄酮、生物碱等成分。

（冯卫生）

lízǐ jiāohuàn sèpǔfǎ

离子交换色谱法（ion exchange chromatography）

利用混合物中各成分解离程度的差异进行分离的色谱法。该方法以离子交换树脂为固定相，用水或与水混合的溶剂为流动相。当两种具不同解离度的化合物被交换在树脂上，解离度小的化合物先于解离度大的化合物被洗脱，从而达到分离。

一般操作 离子交换色谱一般都在色谱柱中进行。操作过程主要包括离子交换树脂的预选、离子交换树脂的预处理、装柱、样品的交换、样品的洗脱以及离子交换树脂的再生。使用过的树脂，如果还要继续交换同一个样品，可把盐型转换为游离型即可继续使用。如果要改为交换其他样品，则需要用预处理的方法进行再生，然后再继续使用。

应用特点 在离子交换树脂中，强酸型和强碱型的应用范围最广。但要注意溶液的 pH 对离子交换的影响。被交换成分在溶液中的浓度应较低，低浓度时离子交换树脂对被分离成分交换的选择性较大，高浓度时不仅被分离成分的离解度会降低，而且也会影响到离子交换树脂对被分离成分交换的选择性和交换顺序。

适用范围 主要适用于氨基酸、肽类、生物碱、有机酸以及酚类等化合物的分离精制。

（冯卫生）

yèxiàng sèpǔfǎ

液相色谱法（liquid chromatography）

以液体为流动相的色谱分离方法。依据溶质在两相间分配系数、亲和力、吸附能力、离子交换或分子大小不同进行化合物的分离。根据固定相的状态不同，液相色谱分为液－固色谱、液－液色谱，其中应用最广的是以硅胶为填料的液－固色谱和以微硅胶为基质的键合相色谱；根据固定相被固定的形态不同，可以分为柱色谱法、纸色谱法、薄层色谱法等；根据分离原理不同，可分为吸附色谱、分配色谱、离子交换色谱和凝胶滤过色谱等；根据操作时的压力大小不同，可分为快速色谱、中低压液相色谱、高压液相色谱。

（冯卫生）

zhōngdīyā yèxiàng sèpǔfǎ

中低压液相色谱法（medium and low pressure liquid chromatography）

一般在 2~3 个兆帕压力以下操作的液相色谱。所用的仪器种类较多，有简单的快速操作系统，仅由单泵和色谱柱组成；

也有完全自动化的操作系统，由双泵、自动进样器、色谱柱、检测器、流分收集器等组成。

一般操作 首先根据样品的性质，确定色谱分离条件，如进样量、色谱柱、洗脱系统等，继而平衡柱子，上样，洗脱，最后收集并检识流分。

应用特点 简单易行、价格便宜、重现性良好、分离速度快，可获得一定纯度和产量的目标物。中低压液相色谱在分离过程中可以使用颗粒更小的吸附剂，从而获得更高的分离效果。敏感化合物在进行长时间的常用色谱分离时，其结构可能会发生变化，中低压液相色谱缩短了分离时间，可以避免这种变化的发生。

适用范围 单体化合物大量制备时常常选用该法。在生物化学、生物工程产品（如动物脏器提取液）的纯化制备以及合成化学、制药工业、食品等方面应用较多。

（冯卫生）

gāoxiào yèxiàng sèpǔfǎ

高效液相色谱法（high performance liquid chromatography，HPLC）

在经典液相柱色谱的基础上引入气相色谱的塔板理论，在技术上采用高压输液泵、高效固定相和高灵敏的检测器实现分析速度快、分离效率高和操作自动化的液相色谱。

一般操作 首先应根据样品的性质和组成，确定色谱的分离条件，如固定相、进样量、洗脱系统、检测器等。然后准备所需的流动相和待分离的样品，开机和设定相关参数，变更流动相并排气泡，随后平衡系统，进样，根据色谱图接收流分。最后清洗色谱柱和管路。

应用特点 具有适用范围广、

分离效果好、速度快、流动相可选择范围宽、色谱柱可反复使用、流出组分易收集等特点。

适用范围 对于高沸点、热稳定性差、相对分子量大的有机物，原则上都可以用高效液相色谱法进行分离。

（冯卫生）

chāogāoxiào yèxiàng sèpǔfǎ

超高效液相色谱法（ultra performance liquid chromatography，UPLC）

借助高效液相色法的理论及原理，涵盖小颗粒填料、非常低系统体积及快速检测手段等全新技术，增加了分析的通量、灵敏度及色谱峰容量的液相色谱法。超高效液相色谱是一个新兴的领域，作为世界第一个商品化 UPLC 产品的 Waters ACQUITY UPLCTM 超高效液相色谱系统在 1996 年问世。

一般操作 与高效液相色谱法（HPLC）操作基本相同。

应用特点 与传统的 HPLC 相比，UPLC 的速度、灵敏度及分离度分别是 HPLC 的 9 倍、3 倍及 1.7 倍。它缩短了分析分离时间，同时减少了溶剂用量，降低了成本。但由于实验过程中仪器内部压力过大，也会产生相应的问题。如泵的使用寿命会相对降低，仪器的连接部位老化速度加快，单向阀等部位零件容易出现问题等。

适用范围 特别适合微量复杂组分的分析，主要应用于药物分析、生化分析、食品分析、环境分析等领域。

（冯卫生）

yèxiàng sèpǔ hé zhìpǔ liányòngfǎ

液相色谱和质谱联用法（liuqid chromatography-mass spectrometry，LC-MS）

以液相色谱作为分离系统，质谱作为检测系统的联用分离方法。常用形式为高效液相色谱－质谱联用。样品通过液相色谱分离后进入接口，然后进入质谱的质量分析器中，根据质核比的大小对离子进行分离，用检测器检测分离后的离子，并将离子信号转变为电信号放大输出，输出的信号经过计算机采集和处理后，可以得到总离子流色谱图、质量色谱图、质谱图。

一般操作 首先根据样品的性质选择 LC-MS 分析条件，然后将样品进行前处理，最后进样检测分析。

应用特点 LC-MS 技术可以提供分子的色谱和质谱信息，一般不需要对样品进行烦琐的前处理以及对极性化合物的衍生化，特别适合含量少、不易分离或在分离过程中容易丢失的极性组分以及没有紫外吸收或吸收极弱的中药化学成分的分析。但仪器价格昂贵，操作比较复杂。同时，没有商品化的谱库可以对比查询，应用受到一定的限制。

适用范围 适于非挥发性、极性及热不稳定性化合物和大分子化合物的分析测定。

（冯卫生）

yèxiàng sèpǔ hé hécígòngzhèn bōpǔ liányòngfǎ

液相色谱和核磁共振波谱联用法（liquid chromatography-nuclear magnetic resonance spectroscopy，HPLC-NMR）

将具高分离能力的高效液相色谱与可提供最丰富结构信息的核磁共振波谱相结合的联用方法。可一次性完成样品的分离纯化、峰的检测、结构测定和定量分析。

一般操作 首先确定 HPLC-NMR 条件，如液相色谱的色谱柱、流动相、流速、柱温等以及核磁测定条件（如谱宽、采集时间、弛豫时间等）。然后进行样品分析，采集数据，分析核磁数据确定结构并进行含量分析。

应用特点 HPLC-NMR 联用技术能弥补高效液相色谱－紫外光谱联用（HPLC-UV）或高效液相色谱－质谱联用（HPLC-MS）方法提供结构信息不足的弱点，提高了分析的效率和结果的准确性。与传统的离线 NMR 检测手段相比，HPLC-NMR 可防止样品在分离之后至 NMR 检测之间的结构变化，并能够缩短检测时间，且较准确地给出化合物特别是同分异构和立体异构体的结构信息，进行复杂样品分析。

适用范围 适于复杂试样如中药活性成分、生物样品中的药物及其代谢物等微量组分的定性分析和结构鉴定。

（冯卫生）

qìxiàng sèpǔfǎ

气相色谱法（gas chromatography，GC）

以气体为流动相的色谱法。气相色谱法按固定相所处的状态可分为：①气－固色谱法。固定相在使用温度下为固体的。②气－液色谱法。固定相在使用温度下为液体的。按色谱柱的直径和填充情况可分为填充柱色谱法和毛细管柱色谱法，填充柱色谱法使用的色谱柱是将固定相填充在内径约 4mm 的金属或玻璃管内而成；毛细管柱色谱法使用内径为 0.1~0.5mm 的玻璃或石英管。按分离原理可分为吸附色谱法和分配色谱法；按用途可分为分析型色谱和制备型色谱。与气－固色谱相比，气－液色谱可选择的固定液多，应用范围更为广泛。

气相色谱法因检测器灵敏度高、分析速度快、效率高、选择性能高，已经成为当代有效的多组分混合物分离分析的重要方法。气相色谱仪由气路系统、进样系统、分离系统、温控系统、检测记录系统五大系统组成。分离系统和检测系统是仪器的核心。载气由高压瓶中流出，经减压阀降低到所需压力，通过净化干燥器使载气净化，在经过流量调节阀和转子流量计，以稳定的压力和恒定的速度流经气化室与气体的样品混合，样品气体带入色谱柱中进行分离，分离后的各组分随着载气先后流入检测器，然后载气放空。检测器将物质的浓度或质量的变化转变为一定的电信号，经放大后在记录仪上记录下来，就得到了色谱流出曲线。气相色谱工作流程如图。根据色谱流出曲线上得到的每个峰的保留时间，可以进行定性分析，根据峰面积

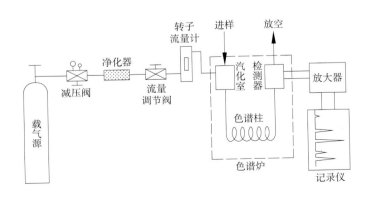

图 气相色谱工作流程示意

或峰高的大小进行定量分析。

（冯卫生）

qìxiàng sèpǔ hé yèxiāng sèpǔ liányòngfǎ

气相色谱和液相色谱联用法

（gas chromatography-liquid chromatography，GC-LC） 以液相色谱分离提纯复杂介质中的低浓度成分，继而用高效、高灵敏度的毛细管气相色谱实现分离分析的联用方法。

一般操作 首先根据样品确定分离和检测条件，继而将试样由注射器引入液相色谱柱粗分，通过液相检测器监测流分并选择适当的切换时间，将所测组分通过接口转移至气相色谱的保留间隙，溶剂部分或全部蒸发除去，由载气将测定组分送入气相毛细管柱进一步分离，并被气相色谱检测器检测。最后进行定性和定量分析。

应用特点 与气相色谱单独分析比较，联用具有以下优点：①不需对试样进行预处理和预富集，避免了烦琐冗长的样品预处理步骤，有助于缩短分析时间，减少样品消耗，消除试样污染、提高测量精度。②可显著改善系统的分离能力，提高峰容量，增加鉴定信息。③通过液相色谱对样品进行预富集，提高痕量组分的浓度，有利于改善痕量分析的灵敏度。

适用范围 对复杂有机试样有较强的处理、富集、分离和检测能力，特别适合于复杂介质中痕量有机物的直接分离和测定。

（冯卫生）

qìxiàng sèpǔ hé zhìpǔ liányòngfǎ

气相色谱和质谱联用法

（gas chromatography-mass spectrometry，GC-MS） 将气相色谱从多组分混合物中分离出的单组分以在线方式逐一送入质谱仪而进行定性分析的联用方法。多用毛细管气相色谱与质谱联用，检测限已达 $10^{-12}\sim10^{-9}$g 水平。

一般操作 首先根据样品确定分离和检测条件，继而根据仪器操作说明书进样分离，最后根据气相色谱－质谱系统分析得到的各组分质谱图，用计算机检索结合人工解析和文献辅助确定化合物的结构。以质谱离子峰面积归一化法测得这些成分各自的相对百分含量。

应用特点 该检测方法利用气相色谱分离能力强、分析速度快的优点和质谱鉴别能力强、灵敏度高、响应速度快的长处，不仅获得了气相色谱中保留时间、强度信息，还有质谱中质核比的信息，能使样品分离、鉴定和定量一次快速地完成。通过气相色谱－质谱联用，可以给出未知组分的分子量、判断化合物分子结构，修正单独色谱分析的错误判断。同时，利用多离子检测技术，可以检定出部分分离甚至未分离开的色谱峰。

适用范围 适于能气化的混合样品的分离和分析。

（冯卫生）

fēnzǐ yìnjì sèpǔfǎ

分子印迹色谱法

（molecularly imprinted chromatography） 以分子印迹技术为基础的色谱方法。分子印迹技术（molecularly imprinted technique，MIT）：又称为分子印迹模板技术，是一种通过模拟自然界所存在的分子识别作用（如酶与底物、抗体与抗原等），以目标分子为模板合成聚合物来获得对印迹分子具有构效预定性和特异识别性聚合物的制备技术。分子印迹聚合物是通过分子印迹技术合成的对特定目标分子（模板分子）及其结构类似物具有特异性识别和选择性吸附的聚合物。

一般操作 首先制备分子印迹聚合物，然后将分子印迹聚合物作为色谱的固定相，根据不同形式的色谱选择具体的操作方法进行。

应用特点 该法对被分离物质具有高度的选择性，同时分子印迹聚合物具有良好的物理化学稳定性，能够耐受高温、高压、酸碱有机溶剂等，容易保存，制备简便，易于实现工业化生产。但同样存在着缺陷：①大多只能在有机相中应用，而天然的分子识别系统大多在水溶液中进行，如何能在水溶液或极性溶剂中进行分子印迹和识别仍是一项难题。②目标分子与分子印迹聚合物结合位结合慢，引起拖尾而且分离效率降低。③印迹聚合物的"印迹"容量低，一些结合位常被埋藏在聚合物的三维结构中而不能被利用等。

适用范围 主要用于氨基酸、蛋白质、肽、有机酸的手性拆分以及萜类、生物碱、蒽醌、多酚等成分的提取分离。

（冯卫生）

guànliú sèpǔfǎ

贯流色谱法

（perfusion chromatography） 采用大孔填料，在高流速下产生溶质随流动相穿透填料粒子的传质方式的新型色谱方法。

一般操作 贯流色谱填料的制备过程是首先合成微球，然后将其进一步聚集形成聚集体，最后经逐步的再聚集合成所需粒径的分离介质。然后对色谱分离条件（如色谱柱型号、洗脱液的组成和 pH 值、流速、检测器等）进行确定。

应用特点 该法具有高流速、高效率、高样品负载量和低操作压力的特点。

适用范围 利用现有表面键合技术，在贯流色谱填料上键合带有不同官能团的色谱配基，可获得反相、离子交换、疏水和亲和等多种模式色谱填料，可以分离各种不同类型的样品。尤其在生物大分子分离方面具有独特的优势。

（冯卫生）

qīnhé sèpǔfǎ

亲和色谱法（affinity chromatography）

以偶联了亲和配基的亲和吸附介质为固定相吸附目标产物而达到分离的色谱方法。又称亲和层析。许多生物活性物质具有与其他某些物质可逆结合的性质，生物物质这种结合能力称为亲和力。生物亲和力具有高度的特异性，如酶与基质（或抑制剂）、抗原与抗体、激素与受体等。当把一对亲和分子的一方作为固定相时，另一方随流动相流经该固定相，双方即亲和络合，然后利用亲和络合物的可逆性质，选择适当的流动相将它们解离，从而得到与固定相有特异亲和能力的某一特定成分。常见的亲和色谱固定相载体主要有琼脂糖、葡聚糖、聚丙烯酰胺、硅胶等。

一般操作 亲和色谱法一般在色谱柱中进行。色谱固定相按照一般的湿法进行装柱，随后进行上样操作。样品一般利用柱的平衡液进行溶解，在待分离的样品溶液全部加入到色谱柱中后，用一定量的平衡液冲洗柱子，去掉样品液中的杂质，只留下配基的亲和物在色谱柱内。然后利用洗脱液将色谱柱内的亲和物洗脱出来。

应用特点 亲和色谱突出的优点是亲和吸附的特异性，经亲和色谱一次纯化可以得到高纯度的物质。此外，该法从药物和靶标分子亲和作用的角度寻找活性物质，为中药中有效成分的提取、分离和天然活性物质的高通量筛选提供了新的途径。

适用范围 广泛应用于生物分子的分离和纯化，如结合蛋白、酶、抑制剂、抗原、抗体、激素、激素受体、糖蛋白、核酸及多糖类等；也可以用于分离细胞、细胞器、病毒等。

（冯卫生）

nìliú liánxù cuìqǔ sèpǔfǎ

逆流连续萃取色谱法（countercurrent continuous extraction chromatography）

基于液－液多级逆流萃取的分离技术、利用溶质在两种互不相溶的溶剂中分配系数的不同从而实现分离的色谱方法。

一般操作 以螺旋管连续逆流萃取色谱为例，色谱一端以较大流速泵入固定相使之充满整个螺旋管，排尽螺旋管中的空气，保证螺旋管内无气泡。再从色谱另一端以适当流速泵入流动相来排挤管中的固定相，使流动相和固定相在管中保留达到平衡。当流动相和固定相在管中达到平衡后，从中间位置泵入一定量的待分离样品。当进料完毕后，切换泵入固定相。泵完固定相，切换到从另一端泵入流动相，再切换泵入样品。如此循环，从而实现分离。

应用特点 与其他制备型色谱相比，螺旋管连续逆流萃取色谱具有如下的优势：①固定相和流动相之间可以互换使用，操作灵活。②可以对含有颗粒或沉淀物质的样品进行分离而不会造成色谱柱填料的堵塞，简化了样品

预处理工作。③在有限管程内即能实现完整的色谱洗脱、多级逆流萃取分馏等不同形式的分离过程。④具有操作简便、可连续进料、易于自动化控制等特点。

适用范围 适用于天然产物、蛋白质和多肽、抗生素、精细化工等附加值高且较难分离物质的连续制备型分离。

（冯卫生）

yèdī nìliú sèpǔfǎ

液滴逆流色谱法（droplet countercurrent chromatography，DCCC）

在逆流分配法基础上改进的、流动相以液滴形式通过固定相柱的液－液分配色谱方法。液滴在细的分配萃取管中与固定相有效地接触、摩擦不断形成新的表面，促进溶质在两相溶剂中的分配，使混合物中的各化学成分在互不相溶的两相液滴中因分配系数不同而达到分离。典型的DCCC仪包含200至600根直立的、小孔径的硅烷化玻璃管柱（其长度为20~60cm），管柱之间以聚四氟乙烯毛细管连接，流动相液滴不断地穿过充满固定相的管柱体系并于尾端收集（图）。

一般操作 首先要选择适合于分离样品的两相溶剂系统，然后取两相中的一相作为固定相充满仪器的整个管柱体系。样品溶于轻相或重相，也可以溶于两相的混合液中，注入进样器。将流动相通过进样器连续地将样品溶液泵入第一根管柱中，使样品溶液形成一串液滴进入与之互不混溶的固定相之中。样品连续地在两相中分配，经过一定时间的分离，最后达到检测器，由自动流分收集器收集。

应用特点 该法可分离毫克级至克级的粗提物样品，实现了逆流色谱操作的自动化，设备轻

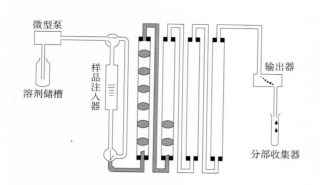

图　液滴逆流色谱装置示意

巧简便，操作和清洗方便，溶剂用量少，分离效果好，且不产生乳化现象。但这种方法也存在一些不足，如分离时间较长、对两相溶剂的要求很高、在连接处很容易发生渗漏等，因此在应用上具有很大的局限性。

适用范围　该法特别适于分离苷类和其他一些极性成分。

（冯卫生）

gāosù nìliú sèpǔfǎ

高速逆流色谱法（high-speed countercurrent chromatography，HSCCC）

使相对移动的互不相溶的两相在螺旋管中实现高效的接触、混合、分配和传递，并按照各组分在两相中分配系数的不同依次洗脱而获得分离的连续高效液－液分配色谱方法。高速逆流色谱仪包括液罐、泵、螺旋管分离柱、检测器、色谱工作站、数据采集软件或记录仪以及馏分收集器等。其关键部分为螺旋管分离柱，由聚四氟乙烯管绕制而成。螺旋管柱在齿轮的带动下，实现在绕中心轴线公转的同时，绕自转轴作相同方向相同速度的自转。靠近公转轴时，管内两相溶剂混合，远离公转轴时两相溶剂静置分层。高速逆流色谱法分离原理见图。

一般操作　主要操作步骤如

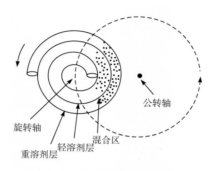

图　HSCCC 分离原理示意

下：①预测要分离物质的极性和溶解性，设计溶剂系统进行预实验。②测定目标化合物的分配系数。③进行高速逆流色谱分离。④根据色谱图收集流分。

应用特点　与传统的液相色谱相比较，HSCCC 具有样品回收率高、分离效率高、重现性好等优点。但操作要求较高，且工业化受到限制。

适用范围　HSCCC 可采用不同物化特性的溶剂体系和多样性的操作条件，具有较强的适应性，适用于分离不同种类、成分复杂的中药样品。

（冯卫生）

zhìbèi báocéng sèpǔfǎ

制备薄层色谱法（preparative thin layer chromatography，PTLC）

应用薄层色谱进行制备型分离的方法。

一般操作　制备薄层色谱法的主要操作过程包括铺制薄层板、点样、展开、显色与检识等步骤，将吸附有样品的吸附剂按色带的位置刮下，分别置于垂熔漏斗中，再用丙酮、甲醇等适当溶剂洗脱，回收溶剂，即可得到分离的纯品。

应用特点　该法具有分离时间短（一般只需几分钟到几十分钟即可获得结果）、分离能力强、斑点集中以及灵敏度高、显色方便、制得的单体纯度和得率也都较高等特点，且可与常压柱色谱配合使用。

适用范围　广泛用于中药中各类化学成分的分离。

（冯卫生）

diànyǒng fēnlífǎ

电泳分离法（electrophoretic separation method）

在电场作用下，依据待分离样品中各种带电性质以及分子本身大小、形状等性质的差异，使带电分子产生不同的迁移速率，从而对样品进行分离、鉴定或提纯的方法。在电解质溶液中，位于电场中的带电离子在电场力的作用下，以不同的速度向其所带电荷相反的电极方向迁移的现象，称为电泳。电泳分离技术广泛应用于各个学科领域的新型分离技术，已经日益广泛地应用于分析化学、生物化学、临床化学、毒剂学、药理学、免疫学、微生物学、食品化学等领域。

根据分离原理不同，电泳可以分为区带电泳、移动界面电泳、等速电泳和等电聚焦电泳，其中区带电泳应用最为广泛。根据支持物的不同可分为纸电泳、粉末电泳、凝胶电泳、缘线电泳、毛细管电泳和芯片电泳等。按支持物的装置形式不同，区带电泳又可分为平板电泳、垂直板电泳、柱状电泳和圆盘电泳等。与传统的电泳相比，高效毛细管电泳主要的特点有分离效率高、快速、微量、易微型化、分离模式多样化等。

(冯卫生)

gāoxiào máoxìguǎn děngdiàn jùjiāo diànyǒngfǎ

高效毛细管等电聚焦电泳法

（capillary isoelectric focusing electrophoresis，CIEF） 在自由界面电泳基础上建立起来的，利用蛋白质或其他两性分子的等电点不同，在具有稳定的、连续的、线性的 pH 梯度毛细管内进行分离的电泳分离法。

一般操作 首先确定分离条件，如毛细管长度、聚焦时间、电压等。然后平衡柱子，进样，加压聚焦，待电流稳定后停止聚焦。聚焦完成后，以微流泵推动聚焦条带通过检测器检测。

应用特点 该法具有分辨率高、扩散影响小、重现性良好等优点。

适用范围 仅限于多肽、蛋白质和两性分子的分离分析。

(冯卫生)

máoxìguǎn qūdài diànyǒngfǎ

毛细管区带电泳法（capillary zone electrophoresis，CZE）

基于各被分离物质的静电荷与质量之间比值的差异而进行分离的电泳分离法。又称毛细管自由溶液区带电泳。是应用最广泛的一种电泳分离模式。

一般操作 研究样品本身的分子结构和物化性质与迁移行为的关系，确定分离条件，如电压、缓冲溶液浓度和 pH 值、添加剂、温度、进样条件、毛细管尺寸等，然后进行电泳操作。

应用特点 该法具有简单、高效、易自动化操作等特点。

适用范围 特别适合分离带电荷的化合物，包括无机阴离子、无机阳离子、有机酸、胺类化合物、氨基酸、蛋白质等。

(冯卫生)

máoxìguǎn jiāoshù diàndòng sèpǔfǎ

毛细管胶束电动色谱法（micellar electrokinetic chromatography，MEKC）

在毛细管中进行，以胶束为准固定相的区带电泳色谱。是电泳技术和色谱技术的巧妙结合。以十二烷基磺酸钠（SDS）胶束应用最为普遍。

一般操作 操作方法和操作条件与电泳操作基本相同，差别是在操作缓冲液中加入大于临界胶束浓度的表面活性剂。

应用特点 该法具有分离效率高（可达到 50 000 ～ 500 000 理论塔板数）、速度快（分离时间通常小于 30 分钟）等特点。

适用范围 除能分离离子化合物外，还能分离不带电荷的中性化合物。通过改变流动相和胶束相的组成来增加分离的选择性。适合于分离分子量小于 5 000 的生物碱、蒽醌、强心苷、蜕皮素、香豆素、黄酮、异黄酮、萜烯、原花青素、皂苷等化学成分，尤其适合手性化合物的分离。

(冯卫生)

máoxìguǎn níngjiāo diànyǒngfǎ

毛细管凝胶电泳法（micellar electrokinetic chromatography，MEKC）

以多孔凝胶作为固定相的电泳分离法。

一般操作 首先确定分离条件，如毛细管的规格、柱体温度、进样电压、进样时间、分离电压、缓冲溶液等。然后进行毛细管柱的预处理和样品溶液的制备，最后进行电泳检测分析。

应用特点 该法分离效果较为理想，但由于凝胶由聚合反应形成，凝胶柱制备较困难，且进样端易堵，柱寿命较短。

适用范围 可用于大分子化学成分如蛋白质、多肽、核酸、多糖的分离分析。

(冯卫生)

fēishuǐ máoxìguǎn diànyǒngfǎ

非水毛细管电泳法（nonaqueous capillary electrophoresis，NACE）

被分析物在有机溶剂中进行分离分析的电泳分离法。使用非水相介质时，能够增加方法的选择性，并有利于非水溶性成分的分离。该方法常用的有机溶剂主要有甲醇、乙醇、正丙醇、异丙醇、醋酸、甲酰胺、N- 甲基甲酰胺、N,N- 二甲基甲酰胺、二甲基亚砜和乙腈等。

一般操作 首先确定分离条件，如毛细管的规格、柱体温度、运行电压、检测波长、背景电解质溶液、有机溶剂等。然后进行毛细管柱的预处理和样品溶液的制备，最后进行电泳检测分析。

应用特点 相对于水溶液体系，非水相毛细管电泳法具有许多潜在的优点：①增加了电泳分析对象，拓宽了电泳分析领域。②增多了可优化参数，使选择性改变，有更大的灵活性。③增大了进样量，分离效率更高，提高了检测灵敏度。但同时非水毛细管电泳法也存在一定的局限性，如有机试剂毒性大且对检测会产生一定的干扰；有机试剂挥发性大可致溶液组成的改变，使重现性降低等。

适用范围 在分析难溶于水的成分、在水中不稳定成分、中性成分以及手性成分分析方面具有独特的优势。

(冯卫生)

zhōngyào huàxué chéngfèn jiégòu jiàndìng fāngfǎ

中药化学成分结构鉴定方法

（structural identification methods of chemical constituents of Traditional Chinese Medicine）

研究中药化学成分的平面结构和立体构型的方法。主要包括化学方法及各种波谱技术，如紫外－可见吸收光谱（UV）、红外光谱（IR）、核磁共振波谱（NMR）、质谱（MS）、旋光光谱（ORD）、圆二色谱（CD）及 X 射线单晶衍射技术等。

研究意义 只有首先确定中药化学成分的化学结构，才能对其开展药效学、药理学、人工合成或结构修饰等研究。因此，化学成分的结构鉴定方法是中药化学成分研究中的一项重要内容。

研究内容 中药化学成分结构鉴定方法主要包括经典的化学方法及新发展起来的谱学方法。

经典化学方法 包括点滴反应、化学降解和化学转换等。其涉及的反应类型主要有氧化反应、水解反应和衍生化反应等。其中，点滴反应是初步结构鉴定中最常用的手段，主要依靠各类天然产物成分的显色反应和沉淀反应等特征性反应来推定化合物类型。其对样品需要量少，且大多数天然产物都可以通过该法加以鉴别。化学降解和化学转换则常被用于分析和验证各类化合物的残基组成（如糖苷类化合物苷元和糖的组成）。

现代谱学方法 紫外光谱主要用以判定分子结构中共轭体系与共轭体系相关的取代基的位置、种类和数目。红外光谱主要用以判定分子结构中官能团的结构信息。核磁共振谱用以推测分子中的碳原子、氢原子及其化学环境

信息，已成为结构分析中最重要的方法之一。质谱是通过各种技术将目标分子离子化并对其进行质量检测，进而确定或推测分子结构信息。旋光光谱和圆二色谱被广泛应用于具有光学活性化合物的构型确定。X 射线单晶衍射技术是测定化合物分子晶体结构的方法，不仅能确定分子的空间结构和绝对构型，还能给出键长键角等详细结构信息。

（孔令义）

zǐwài-kějiàn xīshōu guāngpǔ

紫外－可见吸收光谱

（ultraviolet-visible absorption spectra）

利用分子吸收紫外－可见光区的电磁波而产生吸收光谱进行化合物分子结构研究的方法。分子中的电子可因光线照射从基态跃迁至激发态，其中 $\pi \to \pi^*$ 跃迁以及 $n \to \pi^*$ 跃迁等可因吸收紫外光及可见光所引起。

一般操作 化合物的紫外－可见光谱图由紫外－可见吸收光谱仪测得。普通光谱仪主要由光源、单色器、样品池（吸光池）、检测器、记录装置组成。一般将定量的化合物溶解在易溶的溶剂中，配制成一定的浓度，通过光谱仪测得谱图。

应用特点 紫外－可见光谱图是关于吸收度和波长的曲线图，

图谱的表示通常是以吸收度（A）或者摩尔吸光系数（ε 或 $\lg\varepsilon$）为纵坐标，以波长（λ）为横坐标，如图所示的 β－藏茴香酮的紫外－可见光谱图。紫外－可见光谱是带状光谱，吸收带出现的波长范围和吸收强度与化合物的结构有关，通常根据跃迁类型的不同，将吸收带分为 R 带、K 带、B 带、E 带四种。

适用范围 紫外－可见光谱的应用广泛，不仅可以利用吸收峰的特性进行中药化学成分的定性分析和简单的结构分析，还可以对中药化学单体成分或某类成分进行定量分析。紫外－可见光谱在化合物结构研究中的应用主要包括：①确定未知化合物是否含有与某一已知化合物相同的共轭体系。②确定未知结构中的共轭结构单元。③确定构型和构象。④确定互变异构体。

（孔令义）

hóngwài guāngpǔ

红外光谱（infrared spectra，IR）

利用分子中价键的伸缩及弯曲振动在光的红外区域（即 $4000\sim500\,\mathrm{cm}^{-1}$ 处）引起吸收而测得吸收图谱的方法。是有机化合物结构鉴定最常用的方法之一。其中 $4000\sim1300\,\mathrm{cm}^{-1}$ 称为特征区，此区内的化合物特征官能团

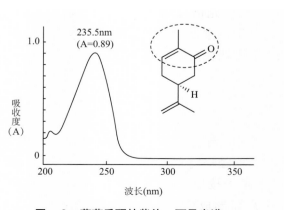

图 β－藏茴香酮的紫外－可见光谱

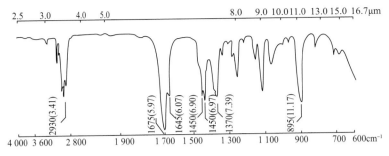

图　β-藏茴香酮的 IR 图谱

峰相对位置较稳定，易于辨认；1300~660cm⁻¹ 称为指纹区，指纹区域的光谱常由于化合物相邻键之间的振动偶合而成，并与整个分子的骨架结构有关，因此比较复杂。图为 β-藏茴香酮的红外光谱图谱。

一般操作　测定时，首先需对仪器进行校正，以使吸收谱带在其固有的波数或波长处被观察到。固体样品常以研糊、压片或沉积为透明的薄膜进行测定；液体可以在纯液体状态或在溶液中注入吸收池内进行测定；测定气体样品时，使样品气化膨胀进入已抽真空的吸收池中，即可进行气体或低沸点液体的气相红外光谱测定。

应用特点　红外光谱法特征性强，既可用于定性分析，又可用于结构鉴定。其应用范围广，分析速度快，样品用量少，且不破坏样品。

适用范围　红外光谱对未知结构化合物的鉴定，主要用于功能基的确认、芳环取代类型的判断等。

（孔令义）

zhìpǔ

质谱（mass spectrum，MS）　将带电荷的分子或经一定方式裂解形成的碎片离子按照质荷比（*m/z*）大小排列而形成的图谱。质谱仪的组成部分大体可以分为

6 个部分，即进样系统、离子源、质量分析器、检测器、数据处理系统及真空系统。进样系统是将样品传输到离子源的装置，为适合不同样品进入离子源，可以用不同的进样装置。离子源的作用主要有两个方面：一是将被分析的样品电离成离子，二是将正离子引出、加速和聚焦。质量分析器是指将不同质荷比（*m/z*）的离子分离的装置，是质谱仪的核心组成部分。检测器的作用是将质量分析器分离后的不同质荷比（*m/z*）的离子流信号接收和检测。数据处理系统主要是完成数据的采集、储存、处理、打印、检索等。真空系统主要是为离子源、质量分析器及检测器提供一个真空环境。

研究意义　早期的质谱仪主要是用于同位素测定和无机元素分析，而后计算机的应用使质谱分析法发生了飞跃的发展，技术更加成熟，使用更加方便。一些新的质谱技术（如快原子轰击质谱、基质辅助激光解吸电离质谱、电喷雾电离质谱等）以及随后发展的液相色谱-质谱联用仪、感应耦合离子体质谱仪等使质谱分析方法进一步取得了长足的进展，利用低分辨质谱能直接推出化合物分子量，高分辨质谱可以直接测定化合物分子式，结合对碎片离子的分析还可以确认官能团及

结构片段，对确定化学成分的结构意义重大。

研究内容　质谱的应用研究，早期主要集中于元素质量、稳定同位素的发现及其丰度测定，而后逐步用于有机化学中研究化合物的结构确证、质谱裂解规律以及用于多肽、蛋白质等生物大分子的研究。根据质谱的应用研究内容，可以将其分为四大类型，即同位素质谱、无机质谱、有机质谱和生物质谱。其中，有机质谱是应用最为广泛和热点的领域，也是中药化学成分鉴定中确定分子量和分子式最常用的手段。质谱本身的技术开发研究及其应用范围拓展研究主要围绕组成质谱的离子源、质量分析器、检测器来展开，已开发出多种类型的质谱仪，如电子轰击质谱、化学电离质谱、场解吸质谱等。

（孔令义）

diànzǐ hōngjī zhìpǔ

电子轰击质谱（electron impact mass spectrometry，EI-MS）　被加热气化的样品分子与经电磁场作用加速的电子流相互作用实现样品分子离子化，进而获得质谱图的方法。又称电子电离质谱。

一般操作　在离子源中样品经气化后，呈气态的样品分子存在于较高温度和较高真空的电离室内。与此同时将用金属钨或铼制成的灯丝在高真空中加热发射电子，电子在电离电压作用下经加速达到 70eV 而进入离子源电离室中。而被气化后的样品分子被导入电离室后扩散到电子束当中，从而使气态分子受到电子束的轰击失去电子产生带正电荷的分子离子及其碎片离子。产生的离子被电离室内的推斥电极推出离子源，并被加速电压送出出口狭缝进入质量分析器，检测获得

EI-MS 图谱。

应用特点　此法技术成熟，离子源结构简单，离子峰重现性好，具有标准数据及图谱库，方便检索。同时，离子化效率高，碎片离子多，对推测化合物的结构信息具有重要的意义。但该法需要在较高温度下实现样品的气化，应用范围相对较窄。

适用范围　电子轰击质谱一般适用于相对分子质量小于 1000 的易挥发、极性小、热稳定性高的化合物的测定。

（孔令义）

huàxué diànlí zhìpǔ

化学电离质谱 （chemical ionization mass spectrometry，CI-MS）

一定能量的电子流轰击大量的反应气体，使样品分子随之与反应气体发生交换反应而实现离子化，进而获得质谱图的方法。

一般操作　先将离子源中通入大量的反应气体（反应气体常用异丁烷、氢气、甲烷、氨气等），经电磁场作用加速而形成的电子束轰击导入的反应气体使其电离。向这种环境中引入气化后的样品分子，在离子化能量和质子亲和力作用下，使反应离子再与样品分子发生质子转移、电荷交换等离子与分子反应实现离子化。产生的离子被电离室内的推斥电极推出离子源，并被加速电压送出出口狭缝进入质量分析器，检测获得 CI-MS 图谱。

应用特点　在离子化过程中，可以根据不同的反应气体使样品分子选择性电离，不同类型的化合物可被特定的正或负反应离子实现差异性电离。但该法在离子化过程中产生的碎片离子相对较少，可获得的结构信息有限。此外，其离子化过程中，需要样品在较高温度下实现气化，应用范围相对比较窄。

适用范围　适用于易挥发、极性小及热稳定的小分子化合物的测定。

（孔令义）

chǎngjiěxī zhìpǔ

场解吸质谱 （field desorption mass spectrometry，FD-MS）

浸渍或注射被测样品在场致电离源的阳极表面形成一层液膜而进行场致电离离子化，进而获得质谱图的方法。

一般操作　将样品吸附在作为离子发射体的金属丝上，进而在阳极表面形成一层液膜，将其送入离子源，在细丝上通以微弱的电流，解吸出来的样品即扩散到高场强的场发射区域进行离子化，通过检测器检测能够获得 FD-MS 图谱。

应用特点　此法无需将样品加热气化即可使化合物离子化，故特别适用于难气化和热稳定性差的固体样品分析。但其所得到的总离子流比其他电离方法低，碎片离子峰较少，可提供的有关结构方面信息少。

适用范围　适用于难气化和热稳定性差的固体样品分析，如有机酸、甾体类、糖苷类、生物碱、氨基酸、肽和核苷酸等。

（孔令义）

kuàiyuánzǐ hōngjī zhìpǔ

快原子轰击质谱 （fast atom bombardment mass spectrometry，FAB-MS）

采用高能量的高速中性原子束或离子束轰击涂布在金属靶上且溶解在液体基质中的样品溶液实现样品基质的离子化，获得质谱图的方法。

一般操作　将样品溶解于合适的基质中，形成样品－基质溶液，将其涂布与金属靶上，再用具有高能量的快原子轰击金属靶上的样品使其离子化，通过检测器检测获得 FAB-MS 图谱。

应用特点　此法在离子化过程中样品不需要加热气化，产生的准分子离子峰强，便于提供化合物分子量信息。但该法影响离子化效率的因素较多，图谱重现性较差。

适用范围　此法适用范围较广，几乎各类天然成分都能利用它来测得分子量和获得主要碎片离子的信息，尤其适用于极性大、难气化、热稳定性差的化合物的分析。

（孔令义）

jīzhì fǔzhù jīguāng jiěxī diànlí zhìpǔ

基质辅助激光解吸电离质谱 （matrix-assisted laser desorption mass spectrometry，MALDI-MS）

将样品与基质形成共结晶体，将激光聚集于样品表面使样品凝集相解吸实现样品的离子化，进而获得质谱图的方法。

一般操作　通常是先将样品的溶液和某种基质溶液相混合，蒸发溶剂，得到样品与基质形成的共结晶体或半晶体，再用一定波长的脉冲式激光进行照射，基质分子能有效吸收激光的能量，使基质分子和样品获得能量投射到气相并得到电离，通过检测器，最终实现检测获得快原子轰击质谱（FAB-MS）图谱。

应用特点　此法需要样品量较少，且对被测样品的纯度要求相对较低，并能使一些难于电离的样品电离而无明显的碎裂，得到完整的被分析物的分子电离产物。此外，由于应用的是脉冲式激光，其与飞行时间（TOF）测距技术结合构成的 MALDI-TOF-MS 是最理想的质谱技术，广泛应用于生物大分子等领域。

适用范围　此方法主要适用

于多肽及蛋白质等生物大分子样品的分析。

（孔令义）

diànpēnwù diànlí zhìpǔ

电喷雾电离质谱（electrospray ionization mass spectrometry，ESI-MS）

样品溶液在强静电场作用下喷出并进一步雾化、电离实现样品分子离子化，进而获得质谱图的方法。

一般操作 将样品溶液由泵输送至不锈钢毛细管被加以高电场（2~5kV），并在雾化气（氮气）作用下在毛细管端口发生喷雾，产生高电荷的雾状小液滴。液滴沿着被不断抽真空的管道运动，同时在干燥辅助气（氮气）或加热去溶剂等作用下，溶剂不断被蒸发而缩小，其表面上的电荷密度不断增大。当电荷间的排斥力足以克服表面张力时，液滴分裂成很小的微滴。经过反复的溶剂挥发－液滴分裂过程，最终导致离子从小液滴表面发射形成，产生单电荷或多电荷离子。通过检测器检测获得 ESI-MS 图谱。

应用特点 此法是最为温和的电离技术质谱，通常能给出带单电荷或多电荷的分子离子峰。但由于样品测定需要在溶液状态下实现离子化，因此对样品制备要求比较高。

适用范围 该法应用范围较广，既可以用于不稳定、难挥发、极性大的化合物的研究，还可用于混合物的直接分析，也可用于蛋白质等生物大分子的测定。

（孔令义）

gāofēnbiàn zhìpǔ

高分辨质谱（high resolution mass spectrum，HR-MS）

配备高灵敏度的检测器、可给出精确到小数点后四位的质量数、用以分辨质荷比相差较小的分子离子或碎片离子的质谱方法。是相对低分辨质谱而言的。

一般操作 所采用的离子化方式与低分辨质谱类似，包括电子轰击电离、化学电离、电喷雾电离等。因此，操作方法与电子轰击质谱、化学电离质谱、电喷雾电离质谱等方法相似。

应用特点 此法不仅能确定化合物的分子式，而且还能确定质谱测定过程中生成的碎片离子的分子组成，由此对分子结构的确定具有重要的作用。

适用范围 广泛应用于小分子及生物大分子等领域定性定量分析。

（孔令义）

hécígòngzhèn bōpǔ

核磁共振波谱（nuclear magnetic resonance spectra，NMR）

化合物分子在磁场中受到强电磁波的辐射时，有磁矩的原子核（如 ^1H、^{13}C 等）吸收一定的能量产生核能级的跃迁（即发生核磁共振），以吸收峰的频率对吸收强度作图所得的图谱。图为盐酸小檗碱的核磁共振氢谱（^1H-NMR）谱。

研究意义 作为一门蓬勃发展的边缘性交叉学科和重要的现代测定综合技术，关于核磁共振研究和应用的势头方兴未艾。分子量在 1000 以下、仅有几个毫克的微量物质甚至单用 NMR 测定技术也可确定它们的分子结构。因此，在进行天然药物化学成分的结构测定时，NMR 谱与其他谱图相比作用尤为重要。

研究内容 在有机化合物结构测定中，核磁共振谱能够提供有机化合物分子中氢或碳原子的类型、数目、互相连接方式、周围化学环境以及分子构型、构象的结构信息。随着超导核磁技术的普及，各种同核（如 ^1H-^1H、^{13}C-^{13}C）及异核（如 ^1H-^{13}C）二维相关谱的测试与解析技术等的开发应用日新月异，不断得到发展和完善，从而大大加快了结构测定工作的步伐。

（孔令义）

hécígòngzhèn qīngpǔ

核磁共振氢谱（proton nuclear magnetic resonance，^1H-NMR）

化合物分子在磁场中受电磁波的辐射后氢核产生跃迁，以吸收峰的频率对吸收强度作图所得的图谱。核磁共振氢谱是研究最充分的核磁共振波谱，已经总结了很多规律用于化合物的分子结构研究，其可提供有关分子中氢类型、相对个数、周围化学环境乃至空间排列等结构信息，在确定有机化合物分子的结构中发挥着巨大作用。对于复杂图谱，可采用强外磁场仪器、双共振、使用

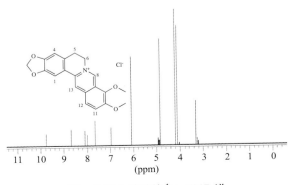

图　盐酸小檗碱的 ^1H-NMR 谱

化学位移试剂、变换溶剂或选择性氘代技术等使图谱简化，以便进行结构的确定。

（孔令义）

化学位移（chemical shift）

huàxué wèiyí

表示同种磁性核的不同自旋体系核磁共振信号位置（共振频率 v_0）差别的物理量。表达符号为 δ。不同类型氢核因所处化学环境不同，共振峰将分别出现在磁场的不同区域。精确测定其绝对值相当困难，因此在实际工作中多将待测氢核共振峰所在位置与某基准物氢核共振峰所在位置进行比较，求其相对距离，即为化学位移值。化学位移反映原子所处的化学环境，对有机化合物的结构分析十分重要。

（孔令义）

偶合常数（coupling constant）

ǒuhé chángshù

在核磁共振氢谱中，两个（组）氢核之间相互偶合产生的氢信号裂分间的距离。表达符号为 J。单位通常以赫兹（Hz）表示。磁不等同的两个或两组氢核，在一定距离内因相互自旋偶合干扰而使信号发生裂分，表现出不同裂分，如 s（单峰，singlet）、d（二重峰，doublet）、t（三重峰，triplet）、q（四重峰，quartet）及 m（多重峰，multiplet）等。

在低级偶合系统中，某一质子裂分后的谱线数为 n+1，其中 n 为干扰核的数目。各种不同环境下 ^{1}H 核相邻结构具有一定的偶合常数值。间隔的键数越少，则 J 值越大；反之则越小。一般相互偶合的两个或两组 ^{1}H 核信号其偶合常数相等。所以测量并比较裂分间的距离对于判断 ^{1}H 核之间是否相关很重要。

（孔令义）

核增益效应（nuclear overhauser effect，NOE）

hézēngyì xiàoyìng

两个（组）不同类型质子即使没有偶合，若空间距离较接近，照射其中一个（组）质子会使另一（组）质子的信号强度增强的现象。NOE 通常以照射后信号增强的百分率表示，其与空间距离的 6 次方成反比，故其数值大小直接反映了相关质子的空间距离，可以据此确定分子中某些基团的空间相对位置、立体构型及优势构象，对研究分子的立体化学结构具有重要的意义。

（孔令义）

核磁共振碳谱（carbon nuclear magneticresonance，^{13}C-NMR）

hécígòngzhèn tànpǔ

化合物分子在磁场中受电磁波的辐射，有磁矩的 ^{13}C 原子核吸收一定的能量产生能级的跃迁（即发生核磁共振），以吸收峰的频率对吸收强度作图所得的图谱。测定有机化合物的结构，与核磁共振氢谱（^{1}H-NMR）相比，^{13}C-NMR 起着更为重要的作用，具有化学位移范围宽、弛豫时间长、测试技术多、谱图简单、能给出季碳信息等特点。图为 β-紫罗兰酮质子的非去偶谱。

（孔令义）

质子宽带去偶法（broad band decoupling，BBD）

zhìzǐ kuāndài qùǒufǎ

采用宽频的电磁辐射照射所有 ^{1}H 核使之饱和后测定核磁共振碳谱的核磁共振方法。又称质子噪音去偶法（proton noise decoupling spectrum）或全氢去偶法（proton complete decoupling，COM）。简称全去偶。该法可以消除 ^{1}H 的所有偶合影响，从而简化图谱的方法，图为青蒿素质子宽带去偶谱。

一般操作 用一个脉冲射频

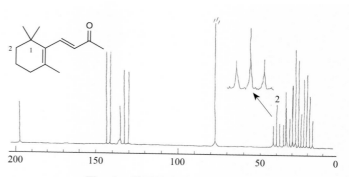

图 β-紫罗兰酮质子的非去偶谱

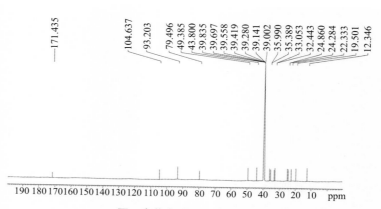

图 青蒿素质子宽带去偶谱

^{1}H 照射样品中各个碳核的同时，用另一去偶射频 H_2（H_2 具有较宽的射频范围，能覆盖样品中所有质子的拉莫频率）照射样品中所有的氢核，使达到饱和。

应用特点 信号分离度好，在分子中没有对称因素和不含 F、P 等元素时，每个碳原子对应一个峰；信噪比高，质子去偶和核增益效应（NOE）使 ^{13}C 信号增强；不能区分伯仲叔季碳。

适用范围 在噪音去偶谱中，分子中所有碳核均表现为单峰，常用于确定分子中不等价碳的数目以及测定碳的化学位移值，但不能区分碳的类型。

（孔令义）

xuǎnzéxìng qùǒufǎ

选择性去偶法（selective proton decoupling，SEL）

在已明确氢信号归属的前提下，用弱或很弱的能量选择性照射某种或某组特定的氢核以分别消除它们对相关碳的偶合影响的核磁共振测定方法。此时图谱上峰形发生变化的信号只是与之有偶合相关或远程偶合相关的 ^{13}C 信号，可以用于归属碳 – 氢关系。

一般操作 用弱的能量选择性照射某一特定质子，选择的照射频率与该特定氢核的共振频率相同，使得只与该特定质子相连的碳信号作为单峰出现。

应用特点 对 ^{1}H 核的化学位移位置进行照射，可使相应的 ^{13}C 核信号得到准确归属，但测定一次，只能解决一个碳的关系，现已被异核二维相关谱通过 ^{1}H 核检测的异核多量子相关谱（HMQC）、通过 ^{1}H 核检测的异核单量子相关谱（HSQC）等取代。

适用范围 主要用于复杂碳谱中某些信号的辨认。

（孔令义）

piāngòngzhèn qùǒufǎ

偏共振去偶法（off-resonance decoupling，OFR）

以偏离所有 ^{1}H 共振频率一定距离的电磁照射 ^{1}H 核测得核磁共振碳谱的方法。因不能完全消除直接相连的氢的偶合影响，据此可判断碳的类型。

一般操作 采用一个范围很小（一般 0.5~1kHz）、频率略高于待测样品所有 ^{1}H 核共振吸收位置的射频照射 ^{1}H 核，使碳原上的质子在一定程度上去偶，偶合常数变小。

应用特点 OFR 谱中保留了同碳质子的偶合信息，谱峰数符合 n+1 规律；长距离偶合消失，谱图大大简化。但有核增益效应（NOE），信噪比较高。

适用范围 偏共振去偶可补充全去偶中的结构信息和偶合情况，但信号裂分峰易重叠，对结构复杂的天然产物不适用。

（孔令义）

dīlíngmǐn héjíhuà zhuǎnyí zēngqiángfǎ

低灵敏核极化转移增强法（insensitive nuclei enhanced by polarization transfer，INEPT）

以特殊的脉冲序列将灵敏度高的 ^{1}H 核磁化转移至灵敏度低的 ^{13}C 核上，利用异核间的偶合对碳信号进行调制，从而有效识别碳原子类型的方法。

一般操作 采用特殊脉冲序列，将高灵敏度的 ^{1}H 核磁化转移至低灵敏度的 ^{13}C 核上，调节弛豫时间，对 ^{13}C 信号进行调制。

应用特点 INEPT 法可有效识别碳原子类型，但对 ^{13}C-^{1}H 自旋偶合常数差别很大的碳核给出强度较低甚至错误的信号，易发生畸变，已被无畸变极化转移增强法（DEPT）取代。

适用范围 主要用于识别化合物结构中的碳原子类型。

（孔令义）

wújībiàn jíhuà zhuǎnyí zēngqiángfǎ

无畸变极化转移增强法（distortionless enhancement by polarization transfer，DEPT）

利用特殊的脉冲序列分别作用于高灵敏度的 ^{1}H 核和低灵敏度的 ^{13}C 核，将灵敏度高的 ^{1}H 核磁化转移至灵敏度低的 ^{13}C 核上，改变照射 ^{1}H 的脉冲宽度或不同的的弛豫时间，使不同类型的 ^{13}C 信号在谱图上呈单峰并分别朝上或下，从而有效确定碳原子类型的方法。已成为核磁共振碳谱（^{13}C-NMR）的一种常规测定方法。

一般操作 采用特殊脉冲序列，将高灵敏度的 ^{1}H 核磁化转移至低灵敏度的 ^{13}C 核上并测定其 ^{13}C-NMR 谱图，改变照射 ^{1}H 的第一脉冲宽度 θ，使做 45°、

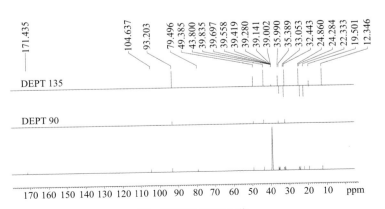

图　青蒿素 DEPT 谱

90°、135° 变化而分别记录谱图。图为青蒿素 DEPT 谱。

应用特点 DEPT 技术可获得—CH、—CH₂、—CH₃ 彼此分离的偶合谱，在较宽 J 范围内也能有效抑制多重峰的畸变。此外，实验所需时间合理，样品量少，灵敏度高。

适用范围 主要用于确定化合物结构中的伯、仲、叔、季碳等信息。

（孔令义）

èrwéi hécí gòngzhènpǔ

二维核磁共振谱（two-dimensional NMR spectroscopy，2D-NMR）

能将化学位移、偶合常数等参数展开在二维平面上、同时检测出信号之间的相关性的核磁共振谱。作为现代核磁共振波谱学最重要的里程碑，2D-NMR 极大地促进了复杂化合物结构鉴定工作。二维谱信号是两个独立频率（或磁场）变量的函数，共振信号分布在两个频率轴组成的平面上，即将化学位移、耦合常数等参数分散在二维平面上，使图谱解析和寻找核之间的相互作用更为容易。

常用的二维核磁共振谱有同核化学位移相关谱、异核化学位移相关谱和增益效应谱（NOESY）类相关谱。同核化学位移相关谱分为氢-氢化学位移相关谱和碳-碳化学位移相关谱，指同一自旋偶合体系里质子之间或碳与碳之间的偶合关系。异核化学位移相关谱是两种不同核的拉莫尔（Larmor）频率通过标量偶合建立起来的相关谱，以 ¹³C-¹H 相关应用最为广泛。二维核磁共振谱已成功地运用于有机化合物，特别是解析溶液中结构复杂的生物大分子的化学结构，可测定中等大小的蛋白质及分子量高达 15 000

的核苷酸片断在溶液中的化学结构，并使溶液中蛋白质的立体结构测定成为可能。

（孔令义）

tónghé huàxué wèiyí xiāngguānpǔ

同核化学位移相关谱（homonuclear chemical shift correlation spectroscopy）

体现同一自旋偶合体系中质子之间或碳与碳之间偶合关系的二维核磁共振谱。可分为氢-氢化学位移相关谱和碳-碳化学位移相关谱，最常用的是氢-氢化学位移相关谱（¹H-¹H COSY 谱）。

¹H-¹H COSY 谱是同一个自旋偶合体系中质子之间的偶合相关谱，可以确定质子化学位移以及质子之间的偶合关系和连接顺序。图为青蒿素的氢-氢化学位移相关谱，对角线上的峰为一维谱，对角线两边相应的交叉峰与对角线上的峰连成正方形，该正方形对角线上的两峰即表示有偶合相关关系。在 ¹H-¹H COSY 谱中，通过任一交叉

峰即可确定相应的两个峰的偶合关系。

（孔令义）

tōngguò ¹H héjiǎncè de yìhé duōliàngzǐ xiāngguānpǔ

通过 ¹H 核检测的异核多量子相关谱（¹H detected heteronuclear multiple quantum coherence，HMQC）

利用多量子相关，以 ¹³C 化学位移为 F₁ 域、¹H 化学位移为 F₂ 域，依据直接相连的 ¹³C 与 ¹H 可在对应的 ¹³C 和 ¹H 化学位移的交点处给出相关信号的特征进行化合物结构研究的核磁共振波谱。又称逆检测技术。是通过天然丰度高的核（如 ¹H）间接检测低峰度的核（如 ¹³C）的新技术。HMQC 把 ¹H 核与其直接相连的 ¹³C 关联起来，所以其图谱上只显示 ¹³C-¹H 直接相关信号。优点是脉冲序列较简单，参数设置容易。缺点是碳谱一维（F₁）分辨率低。在 HMQC 谱中，由相关信号分别沿两轴画平行线，就可将相连的

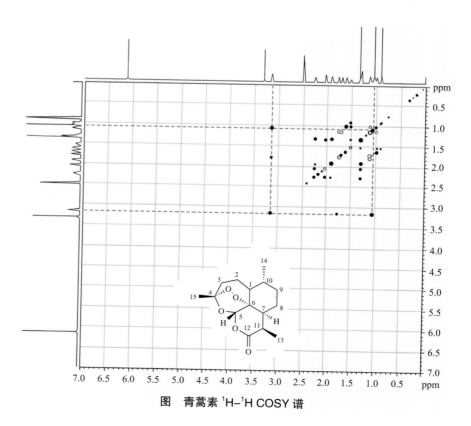

图　青蒿素 ¹H-¹H COSY 谱

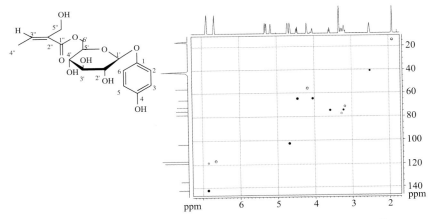

图 6'-［（E）-2"-羟甲基，2"-丁烯酰基］熊果苷的 HMQC 谱

^{13}C 与 ^{1}H 信号予以直接归属，化合物 6'-［（E）-2"-羟甲基，2"-丁烯酰基］熊果苷的 HMQC 谱如图所示。

（孔令义）

tōngguò ^{1}H héjiǎncè de yìhé dānliàngzǐ xiāngguānpǔ

通过 ^{1}H 核检测的异核单量子相关谱（^{1}H detected heteronuclear single quantum coherence，HSQC）

利用单量子相关，以 ^{13}C 化学位移为 F_1 域、^{1}H 化学位移为 F_2 域，依据直接相连的 ^{13}C 与 ^{1}H 可在对应的 ^{13}C 和 ^{1}H 化学位移的交点处给出相关信号的特征，进行化合物结构研究的核磁共振波谱。

通过 ^{1}H 核检测的异核单量子相关谱只检测 $^{13}C-^{1}H$ 相关，解析方法与通过 ^{1}H 核检测的异核多量子相关谱（HMQC）相同，直接相连的 ^{1}H 和 ^{13}C 将在对应的 ^{1}H 化学位移和 ^{13}C 化学位移的交点处给出相关信号。因此，只要从 ^{1}H 或 ^{13}C 的峰出发沿 ^{13}C 或 ^{1}H 轴画平行线即可找到与之相连的 ^{13}C 或 ^{1}H 峰，化合物青蒿素的通过 ^{1}H 核检测的异核单量子相关谱（图），可找到各碳、氢的相关峰，由此可容易确定各碳氢的归属。

（孔令义）

tōngguò ^{1}H héjiǎncè de yìhé duōjiàn xiāngguānpǔ

通过 ^{1}H 核检测的异核多键相关谱（^{1}H detected heteronuclear multiple bond correlation，HMBC）

通过多量子相干，以 ^{13}C 化学位移为 F_1 域、^{1}H 化学位移为 F_2 域，选择性地增加某些碳信号的灵敏度，把 ^{1}H 核和与其远程偶合的 ^{13}C 核关联起来，从而进行化合物结构研究的核磁共振波谱。HMBC 是测定远程 $^{1}H-^{13}C$ 相关的十分灵敏的方法，特别适用于检测与甲基质子有远程偶合的碳。从 HMBC 谱中可得到有关碳链骨架的连接信息、有关季碳的结构信息以及因为杂原子存在而被切断的偶合系统之间的结构信息，化合物青蒿素的 HMBC 放大谱如图。

（孔令义）

quánxiāngguānpǔ

全相关谱（total correlation spectroscopy，TOCSY）

可给出被杂原子或季碳隔离的结构片段上每个质子与其他所有质子的交叉峰信号、可有效确定连续质子化结构片段的相关谱。又称同核哈特曼–哈恩谱（homonuclear Hartmann-Hahn spectroscopy，HOHAHA 谱）。类似于化学位移相关谱（COSY），基本原理是自旋锁定。把 COSY 序列中的第二个脉冲以及增益效应谱序列中最后两个脉冲（包括混合时间）用一个长射频脉冲取代，把自旋沿着旋转坐标系的一个轴锁定，在此条件下，不存在化学位移差，即一个 AMX 自旋系统简化成 AA'A"，因为存在强耦合，很容易发生通过标量耦合的磁化转移，这种"混合"是由强射频场实现的，导致了全部相关，如化合物青蒿素的 TOCSY 放大谱如图。

TOCSY 解谱方法与 $^{1}H-^{1}H$ COSY 相同，即沿对角峰对称分布着质子之间的相关信号。不同点是 $^{1}H-^{1}H$ COSY 的相关峰需要

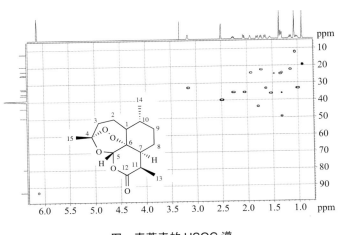

图 青蒿素的 HSQC 谱

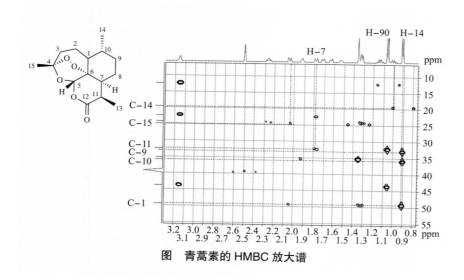

图 青蒿素的 HMBC 放大谱

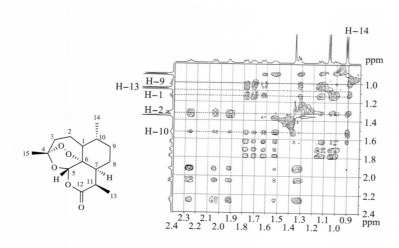

图 青蒿素的 TOCSY 放大谱

质子之间有直接的耦合作用，但在 TOCSY 中的相干峰来源于接力相干转移，即在参数设置合适的情况下，TOCSY 能比 ^{1}H-^{1}H COSY 反映相隔更远质子之间的关系，但前提是这些质子必须在同一自旋体系下。

（孔令义）

xuánguāng guāngpǔ

旋光光谱（optical rotatory dispersion，ORD） 用不同波长（200~760nm）的偏振光照射光学活性化合物，并用波长对比旋光度[α]或摩尔旋光度[φ]作图所得的谱图。

研究意义 偏振光偏振平面的旋转是法国物理学家阿拉戈（Arago）在 1811 年研究石英光学性质时发现的。天然石英有两种，它们的晶体不具有任何对称性。其中之一能导致偏振光偏振平面向右旋转，称为"右旋石英"；另一则为"左旋石英"，这种能使偏振光偏振平面旋转的能力被称为"旋光性"。有机化合物具有旋光性这一重要现象的发现，被认为是立体化学的开始。随着科学技术的发展，旋光仪被研制成功。旋光谱的测定已成为研究化合物立体结构的重要手段。

研究内容 旋光光谱的特征由手性化合物的构型和构象所决定。对于在紫外和可见光区没有发色团的饱和化合物，其谱线在一个象限内延伸，既没有峰也没有谷，称为正常的或平坦的旋光光谱线，其应用范围较窄，只适用于两个类似化合物中，已知其中一个的构型，通过比较两者正常的 ORD 曲线来确定另一个的构型的情况。如果手性化合物分子中有发色团，其旋光光谱产生峰和谷的现象，这就是科顿效应（Cotton effect）。科顿效应谱线呈现的特征和化合物所含的生色团的吸收光谱、化合物的结构特点等有关，所以旋光谱的特征曲线对手性化合物的构型和构象分析有重要的作用。经过大量的研究，科研工作者们建立了一些经验或半经验的规则应用于旋光光谱测定化合物的构型和构象，如内酯扇形区规律、共轭双烯和共轭不饱和酮的螺旋规律、α,β-不饱和酮的八区律等。

（孔令义）

yuán'èr sèpǔ

圆二色谱（circular dichroism，CD） 利用旋光性化合物对的圆二色性，以 Δε（摩尔吸光系数）之差或有关量为纵坐标、波长为横坐标绘制得到的图谱。1847 年 Haidenger 报道了紫晶石英晶体对左旋和右旋圆偏振光具有不同吸收的现象，称其为圆二色性，从此开启了圆二色谱在手性化合物构型方面的研究。

研究意义 近几十年来，通过在手性分子中引入各种发色团，圆二色谱技术得到了扩展性应用。通过计算机获得理论模拟图谱的方法，利用圆二色谱研究化合物的立体结构有了新的途径。圆二色谱技术不仅成为测定小分子光学活性最为方便的技术，而且已从封闭研究蛋白质等生物大分子和小分子的状况发展到了研究它们的相互作用，并开始运用到了药物的筛选环节中。同时，各种相关技术的不断推出与成熟，如荧光圆二色谱（FDCD）、高通量圆二色谱（HTCD）、手性柱检测的高效液相色谱 – 圆二色谱（HPLC–CD）联用技术等，可以适应多种静态和动态立体化学研究的需要。因此，圆二色谱在推断手性分子的构型和构象方面具有非常重要的意义。

研究内容 圆二色谱的主要研究内容包括以下几个方面。

基本谱图 与旋光谱类似，圆二色谱也分成正性谱线和负性谱线，即呈现峰的为正性科顿（Cotton）效应；呈现谷的为负性科顿效应。关于谱线的正负性，旋光谱和圆二色谱是一致的，即给出正性旋光谱的化合物也给出正性的圆二色谱，反之亦然。

研究规则 圆二色谱在手性化合物结构研究中有两个重要规则。①对映性规则：如果两个化合物在圆二谱中，以波长方向为轴在基线两侧呈现对映谱线，表明这两个化合物的立体结构为镜像关系，互为对映体。②附近性规则：生色团对 CD 谱线的影响取决于其与手性中心的距离，即一个基团诱导产生的生色团不对称性随着基团与生色团间距离的增加而迅速减弱。当两个化合物分子结构仅在距离生色团较远处有所不同时，他们会产生类似的 CD 谱图；当两个化合物的分子结构在靠近生色团附近有所不同时，它们 CD 谱线的振幅就会不同，甚至科顿效应的正负符号也不同。

圆二色谱激子手性法 在紫外可见光谱上，两个生色团偶极矩的偶合作用通常产生一个由两部分吸收组成的吸收峰，它的吸收强度具有单个吸收的两倍。在 CD 谱上，这种偶合产生由一个正的和一个负的科顿效应组成的谱线，即裂分的谱线。当从长波方向向短波方向观察，如果第一科顿效应为正，而第二科顿效应为负时，定义裂分的 CD 谱为正的手征性；相反则为负的手征性。裂分的 CD 谱中两个峰间的距离定义为振幅（A），其符号的正或负则取决于裂分的 CD 谱的手征性。因此如果裂分的 CD 谱线表现为正的手征性，则可确定两个电子跃迁偶极矩扭转角是顺时针的；相反如果是负的手征性，那么扭转角是逆时针的，由此就可确定两个 C–O 键之间的绝对关系，确定绝对构型。这也就是应用在 CD 激子手性法中的螺旋规则。

计算圆二色谱法 该法先对化合物进行优势构象及其分布系数分析并对各种优势构象进行几何优化，再根据待测化合物的性质选择适当的量子力学计算方法计算各构象的激发态信息，然后将得到的这些激发态信息带入根据 CD 理论推导的拟合公式，求解出该构象的圆二色谱，最后将各个构象的谱图按照其分布系数叠加，就得到此分子的计算 CD 谱图。将计算的 CD 图谱与实测化合物的 CD 图谱进行比较与分析，从而判断出化合物的绝对构型。此法准确可靠，已被广泛应用在天然产物绝对构型的测定中。

（孔令义）

X shèxiàn yǎnshè jìshù

X 射线衍射技术（X-ray diffraction technology） 通过测定化合物晶体对 X 射线的衍射谱并利用计算机通过数学方法进行解析从而测定化合物分子结构的技术。主要包括单晶 X 射线衍射技术和粉末 X 射线衍射技术。

研究意义 X 射线单晶衍射技术测定化合物结构的特点是同时能得到分子结构的全部信息，包括平面结构、相对构型甚至绝对构型，而且最后得到的结果是直接显示出化学结构，即是"显示型"，而非"推断型"的技术，这为能够培养得到单晶的化合物的结构测定提供了强有力的武器。粉末 X 射线衍射技术可以给出定性与定量分析结果，重复性好，是世界先进国家普遍接受的一种物理分析技术和测试手段。

研究内容 X 射线是短波长电磁波，用于结构测定的波长范围一般在 0.5 ~ 2.5 Å。在单晶体分子中的原子是有序重复排列的，当 X 射线照射单晶时，晶体中的原子会对 X 射线产生衍射，由于单晶内原子的有序规则排列，使原子对 X 射线产生的衍射波也必然有一定的规律性。将衍射波用电子计算机按照一定的程序处理后，就可以得到各种原子在分子中的位置，并能够在计算机的显示屏上直接显示并打印出分子结构，同时还能得到分子的各种键长、键角、二面角等数据。在利用单晶 X 射线衍射进行天然有机化合物或合成有机化合物样品的结构测定时，一般选择金属钼靶（Mo）或金属铜靶（Cu）产生的特征 X 射线谱。粉末 X 射线衍射分析使用的粉末样品是由许多微小晶粒（小于 10 μm）组成，当 X 射线照射样品时，由不同的晶面产生的衍射线会在全空间构成一幅衍射图谱，采用晶面间距、掠射角、衍射相当强度来定量表示衍射图谱。

（孔令义）

tánglèi huàxué chéngfèn

糖类化学成分（saccharides）

多羟基的醛、酮类化合物以及它们的衍生物或聚合物。糖类化学成分广泛分布于植物、动物、微生物中。具有多方面的药理作用，主要表现为抗肿瘤、抗炎、调节免疫、调节肠道菌群、降血糖、降血脂、抗氧化、抗衰老、抗病毒、抗菌、增强造血功能等方面的药理作用。

结构类型 根据是否可以水解及水解产物的不同，可将糖类化合物分为单糖、低聚糖、多聚糖等类型。

研究内容 糖类化学成分的研究主要包括以下几个方面。

提取方法 单糖和低聚糖可以采用水煎煮法进行提取。水提醇沉法是提取多糖类化合物最常用的方法。

分离方法 糖类化合物的分离、纯化常采用色谱法。①活性炭柱色谱法：可将糖混合物以适量的水溶解，加到活性炭柱的顶端，以缓慢的流速让其充分吸附。先用水洗脱，最先洗下的一般是无机盐和氨基酸，同时或稍后洗下的是单糖；洗下单糖后，用逐渐增加浓度的稀醇洗脱，大约10%的稀醇可洗下二糖，15%的稀醇可洗下三糖。随着醇浓度的增加，依次洗下分子量较大的糖，一般35%~45%的稀醇即能洗下所有的单糖和低聚糖。②大孔树脂色谱法：是将不同的糖类成分相互分离的常用方法。一般选用非极性或低极性大孔树脂作吸附剂，洗脱的溶剂系统和方法基本同活性炭柱色谱。③纤维素色谱法：分离糖类一般可获良好分离效果。溶剂系统可用水、稀乙醇、稀丙酮、水饱和正丁醇或异丙醇等。④高效液相色谱法：对糖类不仅具有良好的分离效果，而且还可以用于判断糖类的分子大小、各组分纯度及 α、β 异构体等，具有简便、快速、准确、实用性强等优点。

检识方法 主要利用化学方法对糖类化学成分进行检识。①莫氏（Molish）反应：取样品的提取液 1ml，加 5% α - 萘酚乙醇液 1~3 滴，摇匀后沿试管壁缓缓加入浓硫酸，在两液面间会产生紫色环，说明可能含有糖类化合物。②菲林反应：样品少许溶于水中，加新配制的菲林试剂 5 滴，于沸水浴加热 5 分钟，若有砖红色的氧化亚铜沉淀生成，说明存在还原糖，若继续加入菲林试剂至不再生成沉淀，滤过，滤液加浓盐酸调至强酸性，沸水浴水解 30 分钟。水解液用 10% 的氢氧化钠中和至中性，再做菲林反应，若有砖红色沉淀生成，说明可能存在非还原性的低聚糖、多糖类化合物。③多伦反应：样品少许溶于水中，加新配制的多伦试剂 5 滴，于沸水浴加热 5 分钟，有银镜或黑褐色的银沉淀生成说明可能存在还原糖。

结构鉴定方法 主要采用谱学技术进行糖类化合物的结构研究。①红外光谱：可用于鉴别糖端基碳构型、糖环的种类、糖的种类及糖键上主要取代基的识别。②核磁共振波谱：核磁共振氢谱（^1H-NMR）主要解决糖类结构中糖苷键构型的问题；核磁共振碳谱（^{13}C-NMR）可确定糖端基的数目、确定糖链的连接位置、确定硫酸基的取代位置、确定某些糖类、确定异头碳的构型、确定某些特定基团等作用。③质谱：化学电离质谱可测定低聚合度寡糖的结构；电喷雾电离质谱可测糖类的分子量，分析糖的序列；快速原子轰击质谱已被证明是分析糖类结构最为有力的方法之一；基质辅助激光解吸离子化质谱分析糖类的质量范围宽，对未衍生化糖类可进行直接分析。除以上方法外，还可采用酶降解、免疫学法、X 射线衍射法、圆二色谱法等。

（夏永刚）

dāntáng

单糖（monosaccharide）

不能再水解的最简单的糖。是组成糖类及其衍生物的基本单元。已发现的天然单糖有 200 多种，其中以五碳糖、六碳糖最多。多为无色结晶固体，能溶于水，绝大多数具有甜味。有关单糖生物活性的研究相对较少，主要是作为甜味剂替代品应用在临床和食品等方面。

单糖可以根据以下几方面进行分类。①根据碳原子数不同可分为丙糖、丁糖、戊糖、己糖等。②根据碳原子上取代基团的不同可分为羟基糖、氨基糖和去氧糖。③根据化学结构类型不同可分为醛糖、酮糖、糖醇和糖醛酸等。④根据是否具有还原性可分为还原糖和非还原糖。

（蔡程科）

ālābótáng

阿拉伯糖（arabinose）

组成植物细胞壁的常见五碳醛糖类单糖，自然状态下以 L 型存在。以阿拉伯聚糖、木聚糖等形式广泛存在于植物中，是谷类半纤维素的主要成分之一。分子式为 $C_5H_{10}O_5$，结构式如图。

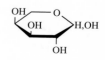

图 L- 阿拉伯糖

性状 白色粉末。

结构类型 单糖类化合物。

药理作用 具有防治便秘、缓解疲劳、预防龋齿等药理作用。

临床应用 作为代糖甜味剂供糖尿病人、肥胖者、高血压患者食用。此外，还可作为合成某些药物的前体。

（蔡程科）

shǔlǐtáng
鼠李糖（rhamnose） 主要存在于植物多糖、糖苷、植物胶及细菌多糖中的甲基五碳糖类单糖。是食品加工中常用的甜味剂之一，还可用于生产香精香料、合成强心苷类药物。分子式为 $C_6H_{12}O_5$，结构式如图。

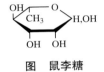

图 鼠李糖

性状 白色晶体。

结构类型 单糖类化合物。

药理作用 具有一定抗肺癌的作用。作为药物中间体，用于合成强心苷类药物。

临床应用 作为肠道渗透试剂使用，具有明显的抗肿瘤作用。

（蔡程科）

pútáotáng
葡萄糖（glucose） 组成淀粉、纤维素等，在自然界中分布最广的六碳醛糖类单糖。分子式为 $C_6H_{12}O_6$，天然存在的葡萄糖为 D-型，结构式如图。

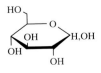

图 D-葡萄糖

性状 白色结晶性的颗粒或粉末。

结构类型 单糖类化合物。

药理作用 主要具有补充体液、供给能量、补充血糖、强心利尿、解毒等药理作用。另外，葡萄糖是维持和调节腹膜透析液渗透压的主要物质。

临床应用 主要用于低血糖症、饥饿性酮症、高钾血症、组织脱水等的临床治疗。

（蔡程科）

gānlùtáng
甘露糖（mannose） 组成植物黏液质与半纤维素的六碳醛糖类单糖。分子式为 $C_6H_{12}O_6$，多为 D 型。结构式如图。

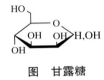

图 甘露糖

性状 白色粉末。

结构类型 单糖类化合物。

药理作用 甘露糖能合成糖蛋白，在维持内环境方面发挥稳定作用。

临床应用 在临床上使用的唯一糖质营养剂，对糖尿病、降低脂肪、便秘和高胆固醇等患者有良好的辅助治疗作用。

（蔡程科）

guǒtáng
果糖（fructose） 以游离的形式大量存在于水果的浆汁和蜂蜜中的六碳酮糖类单糖。分子式为 $C_6H_{12}O_6$，结构式如图。

性状 白色晶体。

结构类型 单糖类化合物。

药理作用 主要具有稳定细胞膜、改善血液流变学参数、降低血液黏度、改善微循环、改善

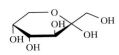

图 果糖

组织缺氧、促进细胞有丝分裂、增强血小板的功能等药理作用。

临床应用 医用解毒剂、强心剂、利尿剂、关节检查液，对糖尿病、肝脏病患者用作能量补充剂，可用于应激性高血糖的手术患者的术后恢复。

（蔡程科）

ānjī pútáotáng
氨基葡萄糖（glucosamine） 主要存在于机体关节软骨中、关节软骨合成蛋白聚糖必需的氨基糖类单糖。分子式为 $C_6H_{13}NO_5$，结构式如图。

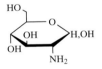

图 氨基葡萄糖

性状 白色针晶。

结构类型 单糖类化合物。

药理作用 具有抗炎作用，可缓解骨关节炎的疼痛症状，改善关节功能，并可阻止骨关节炎病程的发展。

临床应用 主要用于骨性关节炎的临床治疗。

（蔡程科）

pútáotáng quánsuān
葡萄糖醛酸（glucuronic acid） 葡萄糖的 C-6 羟基被氧化为羧基而形成的糖醛酸类单糖。分子式为 $C_6H_{10}O_7$，结构式如图。

性状 无色粉末。

结构类型 单糖类化合物。

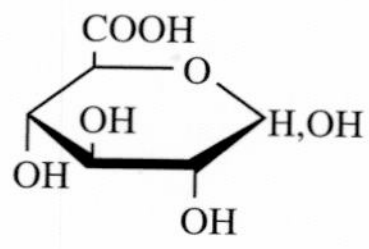

图　葡萄糖醛酸

图　山梨醇

药理作用　葡萄糖醛酸分子中同时含有高反应活性的醛基和羧基，这些高反应活性基团与人体含有羟基、巯基、羧基、氨基等基团的内源性和外源性有毒物质结合，增加了毒性物质的水溶性，从而易于随尿与胆汁排出体外，完成机体解毒过程。

临床应用　以葡萄糖醛酸为基础可制备护肝药物以及具有抗肿瘤活性作用的药物。

(蔡程科)

mùtángchún

木糖醇（xylitol）　存在于玉米芯、黄梅、草莓、莴苣、花椰菜等许多水果和蔬菜中的五碳糖醇类单糖。分子式为 $C_5H_{12}O_5$，结构式如图。

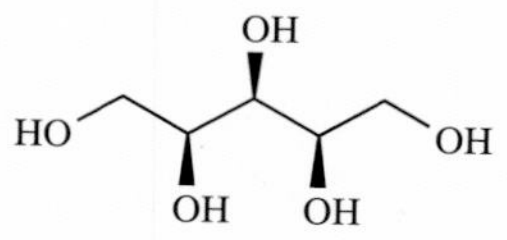

图　木糖醇

性状　白色粉末。

结构类型　单糖类化合物。

临床应用　优质的输液载体、肠道外营养用药。可用于糖尿病、肝病的辅助治疗及预防龋齿。

(蔡程科)

shānlíchún

山梨醇（sorbitol）　在梨、桃中的含量较高的六碳糖醇类单糖。甜度低于蔗糖。分子式为 $C_6H_{14}O_6$，结构式如图。

性状　白色粉末。

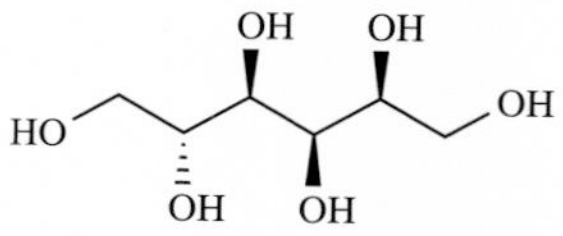

结构类型　单糖类化合物。

药理作用　山梨醇主要具有利尿、降低颅内压、防止水肿、利胆、加速小肠蠕动和吸收等药理作用。

临床应用　主要用于脑水肿、青光眼、心肾功能正常的水肿少尿等的临床治疗。口服山梨醇可作为缓泻剂或糖尿病患者的蔗糖代用品。

(蔡程科)

wèimáochún

卫矛醇（dulcitol）　广泛存在于卫矛科各种药用植物中的六碳糖醇类单糖。分子式为 $C_6H_{14}O_6$，结构式如图。

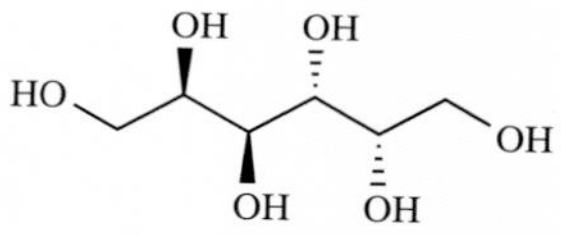

图　卫矛醇

性状　白色结晶粉末。

结构类型　单糖类化合物。

药理作用　主要具有抗炎、抗肿瘤等药理作用。

临床应用　主要用于炎症及类风湿关节炎的临床治疗。

(蔡程科)

dījùtáng

低聚糖（oligosaccharide）　由 2 ~ 9 个单糖通过糖苷键聚合而成的糖类化合物。又称寡糖。广泛分布于自然界的动植物中，按组成的单糖基数目可分为二糖、三糖、四糖等；根据有无游离的半缩醛羟基分为还原糖和非还原糖。低聚糖还可分为普通低聚糖和功能性低聚糖两类。普通低聚糖为机体组织提供能量以维持正常的生命活动，功能性低聚糖不能被人体胃酸、胃酶降解，不在小肠吸收，而直接进入大肠内，促进人体双歧杆菌的增殖等，即通常所说的双歧因子，如低聚半乳糖、乳果糖、低聚异麦芽糖等。功能性低聚糖具有糖类某些共同特性，可直接代替糖料作为甜食的配料，可以调整肠功能的紊乱，治疗腹泻与便秘，降低血内毒素和胆固醇浓度，防止动脉硬化和高血压，增强机体免疫功能和抗衰老等。适合制成无热量食品的甜味料、功能性食品和保健产品。

自然界存在的低聚糖多数由 2 ~ 4 个单糖组成，最常见的二糖是蔗糖和麦芽糖。

(罗永明)

dījù guǒtáng

低聚果糖（fructo-oligosaccharide）　由 1 ~ 3 个果糖基单元以 β（2–1）键与蔗糖分子中的果糖基结合生成的低聚糖。又称蔗果低聚糖。广泛存在于自然界中，主要有蔗果三糖、蔗果四糖、蔗果五糖等。

结构类型　属于低聚糖类化合物。

药理作用　主要具有双向调节体内菌群、降低血脂、促进维生素的合成、防止龋齿等方面的药理作用。

临床应用　主要用于便秘、腹泻、高血脂、免疫力低下等的临床治疗。

(罗永明)

dījù kéjùtáng

低聚壳聚糖（chitooligosaccharide）　由甲壳素和壳聚糖经脱乙酰和蛋白质基得到的低聚糖。

又称壳寡糖。广泛存在于节肢动物、软体动物、环节动物和丝状菌类中。已发现的唯一天然碱性多糖，素有"人体第六要素""软黄金"之美誉。分子式（C₆H₁₁NO₄）ₙ，相对分子量在 1 000 到 10 000 之间，结构单元如图。

分子式 $(C_6H_{11}NO_4)_n$，相对分子量在 1 000 到 10 000 之间，结构单元如图。

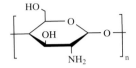

图　低聚壳聚糖结构单元

结构类型　属于低聚糖类化合物。

药理作用　主要具有调节免疫、抗肿瘤、抗菌活性、防治糖尿病功能、调节肠道菌群、降低胆固醇、促进药物吸收等方面的功效。

临床应用　主要用于高血脂、高血糖、高胆固醇的临床治疗。

（罗永明）

dàdòu dījùtáng

大豆低聚糖（soybean oligosaccharides）

从大豆分离蛋白和大豆浓缩蛋白的副产物乳清中分离得到的低聚糖。大豆中可溶性糖质的总称，为水苏糖、棉子糖和蔗糖等低聚糖的混合物。

结构类型　属于低聚糖类化合物。

药理作用　主要具有促进双歧杆菌增殖、抑制有毒代谢物产生、降血脂等药理作用。

临床应用　主要用于便秘等的临床治疗。

（罗永明）

bājǐtiān dījùtáng

巴戟天低聚糖（morindea officinalis oligosaccharides）

从茜草科植物巴戟天 *Morinda officinalis* How 的根等中提取出的低聚糖。

主要为两类糖，一类是 α-D-吡喃葡萄糖-（1→2）-β-D-呋喃果糖为母核的菊粉糖，另一类是 β-D-吡喃果糖-（1→2）-β-D-呋喃果糖为母核的果聚糖，其母核结构式如图。

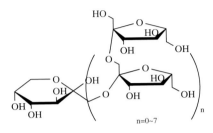

a. 果聚糖通式

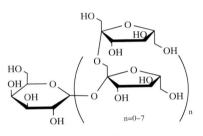

b. 菊粉糖通式

图　巴戟天低聚糖母核结构

结构类型　属于低聚糖类化合物。

药理作用　主要具有抗抑郁、抗应激、免疫促进、保护心血管等药理作用。

临床应用　主要用于抑郁症等的临床治疗。

（罗永明）

duōjùtáng

多聚糖（polysaccharide）

由 10 个以上单糖通过糖苷键聚合而成的糖类大分子化合物。又称多糖。通常都由上百个甚至上千个单糖组成，分子量从几千到几万，甚至到几千万。在自然界中，90% 以上的碳水化合物都是以多聚糖的形式存在，多糖是构成生命有机体的重要组成部分，广泛存在于各种植物、动物、藻类和微生物的组织中，主要具有调节免疫、抗肿瘤、抗凝血、抗病毒、抗辐射、抗氧化、抗衰老、降糖等药理作用。

结构类型　根据多糖来源不同，可分为植物多糖、菌类多糖和动物多糖。根据多糖分子的组成不同，可分为两大类：由同一种单糖组成的为均多糖（homopolysaccharide）；由两种以上单糖组成的为杂多糖（heteropolysaccharide）。按分子结构中是否含有糖醛酸基团，可分为中性多糖和酸性多糖。

研究内容　多聚糖的研究主要包括以下几个方面。

提取方法　水提法是提取多聚糖是最常用的方法之一，可以用冷水浸提，也可以用热水煎煮。一般植物多聚糖提取多数采用热水煎煮法，该法所得多聚糖提取液可直接过滤除去不溶物，进而采用高浓度乙醇进行醇沉得到粗多聚糖。根据实验目的的不同，可以采用不同浓度的乙醇进行分级醇沉，即可得到不同分子量大小的多聚糖样品。碱水提取适合酸性多糖的提取。依据蛋白多聚糖中糖肽键对碱的不稳定性，亦可用于多糖与蛋白质间结合型的提取。酶提取法是利用蛋白酶水解蛋白质的特性，采取在提取液中加入蛋白酶提取多聚糖的一种手段，适用于蛋白多聚糖中多聚糖的提取。

分离方法　对多糖进行分离纯化的主要方法如下。①透析法：将多聚糖提取液置于半透膜透析袋中，逆向流水透析，一些低分子量的杂质通过透析膜被分离出来。②凝胶色谱法：利用多孔填料柱将溶液中的多聚糖高分子与低分子的杂质分离的色谱方法。③脱蛋白：常用谢瓦格（Sevag）

法、酶法、三氯乙酸法等。④除色素：常用吸附法、氧化法、离子交换法、金属络合物法等。

（夏永刚）

艾叶多糖

àiyè duōtáng

艾叶多糖（Artemisia argyi polysaccharides） 从菊科植物艾 *Artemisia argyi* Lévl. et Vant. 的叶中提取出的多聚糖。艾叶多糖主要为杂多糖，分子量范围为6~10kD，单糖组成主要包括鼠李糖、木糖、阿拉伯糖、甘露糖、葡萄糖等。

结构类型 属于多聚糖类化合物。

药理作用 主要具有抗氧化、抗菌、抗肿瘤活性、调节机体免疫力等药理作用。

临床应用 主要用于湿疹、炎症、月经相关症状、结核等的临床治疗。

（夏永刚）

白术多糖

báizhú duōtáng

白术多糖（Atractylodis macroceephalaon polysaccharides） 从菊科植物白术 *Atractylodes macrocephala* Koidz. 的根茎中提取出的多聚糖。白术多糖主要为杂多糖，分子量范围为100~400kD，单糖组成主要包括葡萄糖、半乳糖、鼠李糖、甘露糖等。

结构类型 属于多聚糖类化合物。

药理作用 主要具有调节免疫、抗氧化、抗衰老、降血糖、抗肿瘤、对心肌细胞的影响等药理作用。

临床应用 主要用于肿瘤、糖尿病、心力衰竭等的临床治疗。

（夏永刚）

百合多糖

bǎihé duōtáng

百合多糖（Lily polysaccharides） 从百合科植物卷丹 *Lilium lancifolium* Thunb.、百合 *Lilium brownie* F.E.Brown var.*viridulum* Baker 或细叶百合 *Lilium pumilum* DC. 的肉质鳞叶中提取出的多聚糖。百合多糖主要为杂多糖，分子量范围为100~400kD，单糖组成主要包括半乳糖、阿拉伯糖、甘露糖、葡萄糖等。

结构类型 属于多聚糖类化合物。

药理作用 主要具有抗肿瘤、抗疲劳、清除自由基、调节免疫、降低血糖、抗氧化、抑菌等药理作用。

临床应用 主要用于癌症、萎缩性胃炎、白血病、糖尿病、带状疱疹等的临床治疗。

（夏永刚）

红花多糖

hónghuā duōtáng

红花多糖（Carthamus tinctorius polysaccharides） 从菊科植物红花 *Carthamus tinctorius* L. 的干燥花中提取出的多聚糖。分子量范围为5.13~37kD，单糖组成主要包括半乳糖、甘露糖、鼠李糖、木糖、葡萄糖等。

结构类型 属于多聚糖类化合物。

药理作用 主要具有抗氧化、抗凝血、清除自由基、抗肿瘤、抗衰老、调节机体免疫力等药理作用。

临床应用 主要用于宫颈癌、肝癌、乳腺癌、胃癌、结肠癌等的临床治疗。

（夏永刚）

红芪多糖

hóngqí duōtáng

红芪多糖（Hedysarum polybotrys polysaccharides） 从豆科植物多序岩黄芪 *Hedysarum polybotrys* Hand.-Mazz. 的根中提取出的多聚糖。分子量范围为1.0~570kD，单糖组成主要包括木糖、阿拉伯糖、半乳糖、鼠李糖、葡萄糖等。

结构类型 属于多聚糖类化合物。

药理作用 主要具有抗衰老、抗肿瘤、降血糖、调节免疫功能等药理作用。

临床应用 主要用于糖尿病、高血脂、胃癌、心血管系统疾病等的临床治疗。

（夏永刚）

芦荟多糖

lúhuì duōtáng

芦荟多糖（Aloe polysaccharides） 从百合科植物库拉素芦荟 *Aloe barbadensis* Miller、好望角芦荟 *Aloe ferox* Miller 或其他同属近缘植物叶的汁液浓缩物中提取出的多聚糖。芦荟多糖主要为杂多糖，分子量范围为12~47kD，单糖组成主要包括甘露糖、半乳糖、葡萄糖、葡萄糖醛酸、阿拉伯糖、木糖、鼠李糖等。

结构类型 属于多聚糖类化合物。

药理作用 主要具有抗肿瘤、抗辐射、抗病毒、促进血细胞生成、抗真菌、调节免疫功能等药理作用。

临床应用 主要用于胃癌、肠癌、乳腺癌、皮肤真菌等的临床治疗。

（夏永刚）

麻黄多糖

máhuáng duōtáng

麻黄多糖（Ephedra polysaccharides） 从麻黄科植物草麻黄 *Ephedra sinica* Stapf、中麻黄 *Ephedra intermedia* Schrenk et C. A. Mey. 或木贼麻黄 *Ephedra equisetina* Bge. 的草质茎中提取出的多聚糖。麻黄多糖主要为酸性杂多糖，分子量范围为 6.15×10^3~3.34×10^8D，单糖组成主要包括阿拉伯糖、葡萄糖醛酸、半乳糖、葡萄糖、鼠李糖、木糖、甘露糖等。

结构类型 属于多聚糖类化合物。

药理作用 主要具有降血糖、清除自由基、抗氧化、镇痛、抗炎和免疫抑制等药理作用。

临床应用 主要用于过敏性哮喘、慢性肾炎、类风湿关节炎、系统性红斑狼疮、器官移植导致的机体排斥反应及其他免疫过度性相关疾病等的临床治疗。

（夏永刚）

màidōng duōtáng

麦冬多糖（Ophiopogon japonicus polysaccharides） 从百合科植物麦冬 *Ophiopogon japonicus* （L.f）Ker-Gawl. 的块根中提取出的多聚糖。麦冬多糖主要为杂多糖，分子量范围为 6.7~12.9kD，单糖组成主要包括阿拉伯糖、甘露糖、葡萄糖等。

结构类型 属于多聚糖类化合物。

药理作用 主要具有降血糖、对机体免疫系统的影响、对心血管系统的影响、抗氧化、抗肿瘤活性、抗过敏和保护外分泌腺等药理作用。

临床应用 主要用于心绞痛、心律失常、心功能不全、糖尿病、萎缩性胃炎等的临床治疗。

（夏永刚）

niúxī duōtáng

牛膝多糖（Achyranthes bidentata polysaccharides） 从苋科植物牛膝 *Achyranthes bidentata* BI. 的根中提取出的多聚糖。牛膝多糖主要为杂多糖，单糖组成主要包括呋糖和葡萄糖等。

结构类型 属于多聚糖类化合物。

药理作用 主要具有调节免疫、改善血液流变学、抗肿瘤、抑菌、抗炎、抗病毒、抗衰老、降血糖等药理作用。

临床应用 主要用于呼吸道感染、恶性肿瘤、支气管哮喘、

乙型肝炎、糖尿病、单纯性疱疹等的临床治疗。

（夏永刚）

nánguā duōtáng

南瓜多糖（pumpkin polysaccharides） 从葫芦科植物南瓜 *Cucurbita moschata*（Duch. ex Lam.）Duch. ex Poiret 的果实中提取出的多聚糖。南瓜多糖主要为杂多糖，其单糖的组成主要包括葡萄糖、鼠李糖、木糖、葡萄糖醛酸等。

结构类型 属于多聚糖类化合物。

药理作用 主要具有降血糖、降血脂和抗癌等药理作用。

临床应用 主要用于动脉粥样硬化、糖尿病、免疫力失调和恶性肿瘤等的临床治疗。

（夏永刚）

rénshēn duōtáng

人参多糖（Ginseng polysaccharides） 从五加科植物人参 *Panax ginseng* C.A.Meyer. 的干燥根及根茎中提取出的多聚糖。人参多糖主要为中性多糖和酸性多糖，分子量范围一般为 3.0~2 000kD，单糖组成主要包括葡萄糖、葡萄糖醛酸、半乳糖、阿拉伯糖、鼠李糖、甘露糖等。

结构类型 属于多聚糖类化合物。

药理作用 主要具有调节免疫、抗肿瘤、抗辐射、抗黏附及降血糖等药理作用。

临床应用 主要用于糖尿病、慢性肝炎等的临床治疗。

（夏永刚）

dàhuáng duōtáng

大黄多糖（Rheum polysaccharide） 从蓼科植物掌叶大黄 *Rheum palmatum* L.、唐古特大黄 *Rheum tanguticum* Maxim. ex Balf. 或药用大黄 *Rheum officinale* Baill.

的根和根茎中提取得到的多聚糖。单糖组成主要包括葡萄糖、半乳糖、阿拉伯糖、鼠李糖、来苏糖、木糖。

结构类型 属于多聚糖类化合物。

药理作用 大黄多糖主要具有降低血糖、减轻肝损伤、抗肿瘤、调节免疫功能、抗衰老、抗血栓等药理作用。

临床应用 主要用于高血压、冠心病、心脑血管疾病、应激性溃疡等的临床治疗。

（白玉霞）

dāngguī duōtáng

当归多糖（Angelica polysaccharide） 从伞形科植物当归 *Angelica sinensis*（Oliv.）Diels 的根中提取得到的多聚糖。单糖组成主要包括葡萄糖、半乳糖、木糖、阿拉伯糖、甘露糖、鼠李糖、岩藻糖以及葡萄糖醛酸和半乳糖醛酸。

结构类型 属于多聚糖类化合物。

药理作用 主要具有抗凝血、抗辐射、抗肿瘤、抗病毒、抗氧化、镇痛、促进免疫等药理作用。

临床应用 主要用于癌症、糖尿病、胃溃疡等的临床治疗。

（白玉霞）

dǎngshēn duōtáng

党参多糖（Codonopsis pilosula polysaccharide） 从桔梗科植物党参 *Codonopsis pilosula*（Franch.）Nannf.、川党参 *Codonopsis tangshen* Oliv. 等的根中提取得到的多聚糖。单糖组成主要包括鼠李糖、半乳糖醛酸、阿拉伯糖、半乳糖、葡萄糖、甘露糖。

结构类型 属于多聚糖类化合物。

药理作用 主要具有调节免疫、抗肿瘤、抗疲劳、抗衰老、

降血脂、降血压等药理作用。

临床应用 主要用于糖尿病、结肠癌等的临床治疗。

（白玉霞）

gǒuqǐ duōtáng

枸杞多糖（Lycium barbarum polysaccharide） 从茄科植物宁夏枸杞 *Lycium barbarum* L. 的果实中提取得到的多聚糖。是酸性杂多糖与多肽或蛋白质构成的复合多糖。单糖组成主要包括阿拉伯糖、葡萄糖、半乳糖、甘露糖、木糖、鼠李糖。

结构类型 属于多聚糖类化合物。

药理作用 主要具有降血糖、降压、降脂、抗炎、调节机体免疫力、降血糖等药理作用。

临床应用 主要用于糖尿病等的临床治疗。

（白玉霞）

shānyao duōtáng

山药多糖（Dioscorea opposite polysaccharides） 从薯蓣科植物薯蓣 *Dioscorea opposite* Thunb. 的根中提取出的多聚糖。山药多糖主要是酸性和中性杂多糖，单糖组成主要包括葡萄糖、半乳糖、阿拉伯糖、木糖、甘露糖等。

结构类型 属于多聚糖类化合物。

药理作用 主要具有降血糖、抗肿瘤、抗衰老、抗氧化、调节机体免疫等药理作用。

临床应用 主要用于糖尿病、高血压、肝损伤等的临床治疗。

（夏永刚）

shānglù duōtáng

商陆多糖（Phytolacca acinosa polysaccharides） 从商陆科植物商陆 *Phytolacca acinosa* Roxb. 或垂序商陆 *Phytolacca americana* L. 等的根中提取出的多聚糖。商陆多糖主要为酸性杂多糖，分子量

范围约为 10kD，单糖组成主要包括鼠李糖、阿拉伯糖、半乳糖、半乳糖醛酸等。

结构类型 属于多聚糖类化合物。

药理作用 主要具有抗菌、抗病毒、抗肿瘤、抗炎及调节免疫力等药理作用。

临床应用 主要用于口腔、咽喉炎症、皮肤感染、癌症等的临床治疗。

（夏永刚）

shùshé duōtáng

树舌多糖（Ganoderma applanatum polysaccharides） 从多孔菌科真菌树舌 *Ganoderma applanatum*（Pers.）pat. 的子实体中提取出的多聚糖。树舌多糖主要为酸性和中性杂多糖，分子量小于 10kD，单糖组成主要包括葡萄糖、半乳糖、甘露糖、鼠李糖、木糖、阿拉伯糖等。

结构类型 属于多聚糖类化合物。

药理作用 主要具有抗溃疡、抗炎、镇痛、抗肿瘤活性、调节机体免疫力等药理作用。

临床应用 主要用于胃溃疡、炎症、结肠癌、肝癌、病毒性肝炎等的临床治疗。

（夏永刚）

suǒyáng duōtáng

锁阳多糖（Cynomorium songaricum polysaccharides） 从锁阳科植物锁阳 *Cynomorium songaricum* Rupr. 的肉质茎中提取出的多聚糖。单糖组成主要包括半乳糖、半乳糖醛酸、葡萄糖、阿拉伯糖、鼠李糖、甘露糖等。

结构类型 属于多聚糖类化合物。

药理作用 主要具有抗肿瘤、生物免疫、降血糖和抗氧化等药理作用。

临床应用 主要用于肿瘤、免疫紊乱、高血糖等的临床治疗。

（夏永刚）

wūtóu duōtáng

乌头多糖（aconitan polysaccharides） 从毛茛科植物乌头 *Aconitum carmichaeli* Debx 的块根等中提取出的多聚糖。乌头多糖主要为杂多糖，分子量范围为 676~848kD。单糖组成主要包括葡萄糖、半乳糖、鼠李糖、阿拉伯糖等。

结构类型 属于多聚糖类化合物。

药理作用 主要具有降血糖、抗艾滋病反转录酶活性、抗肿瘤、抗炎等药理作用。

临床应用 主要用于糖尿病、艾滋病、癌症、炎症等疾病的临床治疗。

（白玉霞）

yínxìng duōtáng

银杏多糖（ginkgo biloba polysaccharide） 从银杏科植物银杏 *Ginkgo biloba* L. 的叶中提取得到的多聚糖。银杏多糖（GBPB）由两种精多糖 GBPB-W 和 GBPB-S 组成，两种银杏精多糖的单糖组成主要包括鼠李糖、阿拉伯糖、半乳糖、葡萄糖、甘露糖组成。

结构类型 属于多聚糖类化合物。

药理作用 主要具有调节免疫、抗肿瘤、抗衰老等多种药理作用。

临床应用 主要用于癌症、心血管类疾病的临床治疗。

（白玉霞）

huángjīng duōtáng

黄精多糖（Polygonatum polysaccharides） 从百合科植物滇黄精 *Polygonatum kingianum* Coll.et Hemsl.、黄精 *Polygonatum sibirifum* Red. 或多花黄精 *Polygonatum cyrtonema* Hua 的根茎等中提取得到的

多聚糖。单糖组成主要包括阿拉伯糖、半乳糖、葡萄糖、甘露糖、果糖和半乳糖醛酸以及少量的木糖和葡萄糖醛酸，以 β-（1,2）键相连的果糖构成主链，以 α-葡萄糖为侧链连接在主链上。

结构类型 属于多聚糖类化合物。

药理作用 主要具有抗衰老、抗肿瘤、降血糖、降血脂、防动脉硬化、抗病毒、抗菌、调节机体免疫力等药理作用。

临床应用 主要用于高血脂、动脉硬化、贫血等的临床治疗。

（白玉霞）

huángqí duōtáng
黄芪多糖（Astragalus polysaccharide） 从豆科植物蒙古黄芪 *Astragalus membranaceus*（Fisch.）Bge.var.*mongholicus*（Bge.）Hsiao 或膜荚黄芪 *Astragalus membranaceus*（Fisch.）Bge. 的根中提取得到的多聚糖。黄芪多糖的单糖组成主要包括葡萄糖，甘露糖，鼠李糖、阿拉伯糖、木糖、核糖、半乳糖等。

结构类型 属于多聚糖类化合物。

药理作用 主要具有调节免疫、抗菌、降血糖、抗肿瘤、抗衰老、增强记忆力等药理作用。

临床应用 主要用于放、化疗引起的骨髓抑制动物骨髓和脾前体细胞的恢复及白细胞数目的回升以及调节机体的免疫功能。

（白玉霞）

chóngcǎo duōtáng
虫草多糖（Cordyceps polysaccharides） 从麦角菌科真菌冬虫夏草菌 *Cordyceps sinensis*（BerK.）Sacc. 寄生在蝙蝠蛾科昆虫幼虫上的子座和幼虫尸体的复合体中提取得到的多聚糖。单糖组成主要包括鼠李糖、木糖、甘露糖、葡

萄糖、半乳糖，糖链结构中含有 $1 \rightarrow 2$、$1 \rightarrow 3$、$1 \rightarrow 4$ 和 $1 \rightarrow 6$ 糖苷键。

结构类型 属于多聚糖类化合物。

药理作用 主要具有免疫调节、抗肿瘤、降血糖、抗疲劳等药理作用。

临床应用 主要用于烫伤、糖尿病、肿瘤等的临床治疗。

（白玉霞）

hújìshēng duōtáng
槲寄生多糖（Viscum coloratum polysaccharides） 从桑寄生科植物槲寄生 *Viscum coloratum*（Komar.）Nakai 的带叶茎枝中提取出的多聚糖。槲寄生多糖主要为酸性杂多糖，分子量约为 1300kD，单糖组成主要包括葡萄糖醛酸、半乳糖醛酸、阿拉伯糖、半乳糖、葡萄糖等。

结构类型 属于多聚糖类化合物。

药理作用 主要具有抗氧化、抗病毒、抗肿瘤活性、抗衰老、抗氧化等药理作用。

临床应用 主要用于黑色素瘤、结肠癌、乳腺癌、淋巴癌、神经胶质瘤、肝癌、乙型肝炎等的临床治疗。

（夏永刚）

hànfángjǐ duōtáng
汉防己多糖（Stephania tetrandra polysaccharides） 从防己科植物粉防己 *Stephania tetrandra* S.Moore 的根中提取出的多聚糖。汉防己多糖为葡萄糖组成的均多糖，分子量范围为 9.9~2000kD。

结构类型 属于多聚糖类化合物。

药理作用 主要具有抗氧化、抗炎、抗肿瘤、提高机体免疫功能等药理作用。

临床应用 主要用于类风湿

关节炎、心血管疾病、肿瘤、高血压、肝腹水、急性酒精性肝损伤等的临床治疗。

（夏永刚）

héshǒuwū duōtáng
何首乌多糖（Polygonum multiflorum polysaccharides） 从蓼科植物何首乌 *Polygonum multiflorum* Thunb. 的块根中提取出的多聚糖。何首乌多糖主要为酸性和中性杂多糖，分子量范围为 87~132kD，单糖组成主要包括半乳糖醛酸、阿拉伯糖、甘露糖、葡萄糖等。

结构类型 属于多聚糖类化合物。

药理作用 主要具有抗氧化、清除自由基、调节免疫、抗衰老、抗疲劳、降血脂等药理作用。

临床应用 主要用于学习记忆能力减退、老年性痴呆、高血脂，动脉粥样硬化、肿瘤等的临床治疗。

（夏永刚）

nánshāshēn duōtáng
南沙参多糖（Adenophora tetraphylla polysaccharides） 从桔梗科植物轮叶沙参 *Adenophora tetraphylla*（Thunb.）Fisch. 或沙参 *Adenophora stricta* Miq. 的根中提取出的多聚糖。南沙参多糖主要为杂多糖，单糖组成主要包括木糖、葡萄糖醛酸、阿拉伯糖、鼠李糖、甘露糖、半乳糖、半乳糖醛酸、葡萄糖等。

结构类型 属于多聚糖类化合物。

药理作用 主要具有抗衰老、拮抗遗传损伤、防辐射、改善学习记忆障碍、清除氧自由基等药理作用。

临床应用 主要用于延缓衰老、慢性乙型病毒性肝癌、肺癌等的临床治疗，及增强学习记忆等。

（夏永刚）

shānzhūyú duōtáng

山茱萸多糖（Comus officinalis polysaccharides） 从山茱萸科植物山茱萸 Comus officinalis Sieb.et Zucc. 的成熟果肉中提取出的多聚糖。山茱萸多糖主要为酸性多糖，分子量为 24.7kD，单糖组成主要包括葡萄糖、木糖、鼠李糖、半乳糖等。

结构类型 属于多聚糖类化合物。

药理作用 主要具有抗氧化、降血糖、抗衰老等药理作用。

临床应用 主要用于高血压、肾炎、类风湿关节炎等疾病的临床治疗。

（夏永刚）

wúhuāguǒ duōtáng

无花果多糖（Ficuscarica polysaccharides） 从桑科植物无花果 Ficuscarica Linn. 的果实中提取出的多聚糖。无花果多糖主要为酸性杂多糖，单糖组成主要包括半乳糖、鼠李糖、葡萄糖、阿拉伯糖等。

结构类型 属于多聚糖类化合物。

药理作用 主要具有抗肿瘤、抗氧化、调节免疫和抗疲劳等药理作用。

临床应用 主要用于免疫功能低下、肿瘤等的临床治疗。

（夏永刚）

xiānrénzhǎng duōtáng

仙人掌多糖（Opuntia polysaccharides） 从仙人掌科植物仙人掌 Opuntiastricta（Haw.） Haw. var. dillenii（Ker-Gawl.）Benson 的茎或果实中提取出的多聚糖。仙人掌多糖主要为酸性和中性杂多糖，分子量范围为 4.44~401kD。单糖组成主要包括鼠李糖、半乳糖、半乳糖醛酸、木糖、甘露糖、阿拉伯糖、葡萄糖、葡萄糖醛酸等。

结构类型 属于多聚糖类化合物。

药理作用 主要具有调节免疫、抗肿瘤、降血糖、降血脂、清除自由基、抗氧化、调节血压等药理作用。

临床应用 主要用于免疫紊乱、肿瘤、糖尿病、高血压、脑损伤和高脂血症等的临床治疗。

（夏永刚）

ròucōngróng duōtáng

肉苁蓉多糖（Cistanche deserticola polysaccharides） 从列当科植物肉苁蓉 Cistanche deserticola Y.C. Ma 或管花肉苁蓉 Cistanche tubulosa（Schenk）Wight 的带鳞叶的肉质茎中提取出的多聚糖。肉苁蓉多糖主要为中性杂多糖，分子量约为 7.6kD。其单糖的组成主要包括阿拉伯糖、鼠李糖、甘露糖、半乳糖、葡萄糖等。

结构类型 属于多聚糖类化合物。

药理作用 主要具有调节免疫、抗衰老、抗病毒、抗肿瘤、促进造血等药理作用。

临床应用 主要用于衰老、机体免疫低下、老年多尿症、糖尿病、耳聋等的临床治疗。

（夏永刚）

chēqiánzǐ duōtáng

车前子多糖（Plantago asiatic polysaccharide） 从车前科植物车前 Plantago asiatica L. 或平车前 Plantago depressa Willd. 的种子中提取得到的多聚糖。为杂多糖，单糖组成主要包括木糖、阿拉伯糖、葡萄糖醛酸和半乳糖。多糖主链为 β-D-1,4 连接的吡喃木糖，分支为 α-L-呋喃阿拉伯糖-（1→3）-β-D-吡喃木糖-（1→3）-α-L-呋喃阿拉伯糖。

结构类型 属于多聚糖类化合物。

药理作用 主要具有抗炎、抗氧化、降血脂、抗菌、抗肿瘤等药理作用。

临床应用 主要用于创伤感染、高血脂等的临床治疗。

（白玉霞）

cìwǔjiā duōtáng

刺五加多糖（Acanthopanax senticosus polysaccharides） 从五加科植物刺五加 Acanthopanax senticosus（Rupr.et Maxim.）Harms 的根中提取得到的多聚糖。单糖组成主要包括葡萄糖、半乳糖和阿拉伯糖等，主要为 1→3-α-D-葡萄吡喃糖及 1→2 与 1→4 连接的吡喃型己醛糖。

结构类型 属于多聚糖类化合物。

药理作用 主要具有调节免疫功能、抗肿瘤、抗菌、抗病毒、抗氧化、抗衰老、降低血糖等药理作用。

临床应用 主要用于癌症等的临床治疗。

（白玉霞）

wǔwèizǐ duōtáng

五味子多糖（Schisandra chinensis polysaccharides） 从木兰科植物五味子 Schisandra chinensis（Turcz.）Baill 或华中五味子 Schisandra sphenanthera Rehd. et Wils. 的干燥成熟果实中提取得到的多聚糖。五味子多糖主要为杂多糖，单糖组成主要包括鼠李糖、阿拉伯糖、木糖、葡萄糖、半乳糖醛酸、甘露糖等。

结构类型 属于多聚糖类化合物。

药理作用 有抗肿瘤、抗氧化、抗衰老、抗疲劳、降低血脂、降低血糖、调节免疫等。

临床应用 主要用于免疫功能紊乱、肝癌、糖尿病等的临床治疗。

（夏永刚）

jīnyínhuā duōtáng

金银花多糖（Lonicera japonica polysaccharides） 从忍冬科植物忍冬 *Lonicera japonica* Thunb.、红腺忍冬 *Lonicera hypoglauca* Miq.、山银花（毛萼忍冬）*Lonicera confusa* DC. 或毛花柱忍冬 *Lonicera dasystyla* Rehd. 的花蕾或带初开的花中提取得到的多聚糖。单糖组成主要包括葡萄糖、半乳糖、核糖、阿拉伯糖、木糖、果糖、鼠李糖、甘露糖等。

结构类型 属于多聚糖类化合物。

药理作用 主要具有抗肿瘤、抗氧化、抗病毒、调节免疫、降血糖及降血脂等药理作用。

临床研究 主要用于癌症、糖尿病、高血脂等的临床治疗。

（白玉霞）

juémíngzǐ duōtáng

决明子多糖（Cassia obtusifolia polysaccharides） 从豆科植物决明 *Cassia obtusifolia* L. 或小决明 *Cassia tora* L. 的种子中提取得到的多聚糖。单糖组成主要包括甘露糖、葡萄糖醛酸、氨基半乳糖、葡萄糖、半乳糖、木糖、阿拉伯糖等。

结构类型 属于多聚糖类化合物。

药理作用 主要具有调节免疫、抗病毒、抗肿瘤、降血脂、降血糖等药理作用。

临床应用 主要用于调节人体免疫力等。

（白玉霞）

yúxīngcǎo duōtáng

鱼腥草多糖（Houttuynia cordata polysaccharide） 从三白草科植物蕺菜 *Houttuynia cordata* Thunb. 的全草或地上部分中提取

得到的多聚糖。为酸性杂多糖类化合物。单糖组成主要包括甘露糖、鼠李糖、葡糖糖醛酸、半乳糖醛酸、葡萄糖、木糖、半乳糖和阿拉伯糖。

结构类型 属于多聚糖类化合物。

药理作用 有抗菌、抗病毒、调节机体免疫、利尿作用、抗炎、抗过敏、平喘等。

临床应用 主要用于上呼吸道感染、功能性腹泻、术后感染、妇科炎症等的临床治疗。

（白玉霞）

huàjúhóng duōtáng

化橘红多糖（Exocarpium citri grandis polysaccharides） 从芸香科植物化州柚 *Citrus grandis* Tomentosa 或柚 *Citrus grandis*（L.） Osbeck 的外层果皮中提取得到的多聚糖。单糖组成主要包括木糖、葡萄糖、半乳糖、阿拉伯糖、甘露糖等。

结构类型 属于多聚糖类化合物。

药理作用 主要具有抗氧化、抗过敏、止咳、消炎、镇痛、降血压、抗肿瘤等药理作用。

临床应用 主要用于慢性支气管炎、慢性阻塞性肺气肿等的临床治疗。

（白玉霞）

lǜzǎo duōtáng

绿藻多糖（green alga polysaccharides） 从石莼科植物孔石莼 *Ulva pertusa* Kjellm 等中提取出的多聚糖。绿藻多糖主要为酸性杂多糖，单糖组成主要包括葡萄糖、半乳糖、甘露糖、阿拉伯糖、鼠李糖、木糖、半乳糖醛酸等。

结构类型 属于多聚糖类化合物。

药理作用 主要具有抗氧化、抗凝血、抗肿瘤、抗高血压、抗

菌、抗病毒、调节免疫、抗凝血等药理作用。

临床应用 主要用于肿瘤、高血压、皮肤病、病毒、免疫系统紊乱等的临床治疗。

（夏永刚）

hèzǎo duōtáng

褐藻多糖（brown seaweed polysaccharides） 从马尾藻科植物马尾藻 *Scagassum* 等中提取出的多聚糖。单糖组成主要包括木糖、半乳糖、甘露糖、半乳糖醛酸、葡萄糖等。

结构类型 属于多聚糖类化合物。

药理作用 主要具有抗凝血、抗氧化活性、抗病毒性、抗肿瘤、抗肿瘤活性、抗菌消炎、调节免疫、降血脂、降血糖和促进生长等药理作用。

临床应用 主要用于血管系统疾病、高血压、肿瘤、单纯疱疹病毒等的临床治疗。

（夏永刚）

hóngzǎo duōtáng

红藻多糖（rhodophyta polysaccharides） 从杉藻科植物角叉菜 *Chondrus ocellatus* Holmes 等中提取出的多聚糖。单糖组成主要包括葡萄糖、半乳糖、木糖等。

结构类型 属于多聚糖类化合物。

药理作用 主要具有抗肿瘤、抗病毒、降血脂、抗凝血和抗氧化等药理作用。

临床应用 主要用于人类免疫缺陷病毒（HIV）、单纯疱疹病毒（HSV）、H1N1 流感病毒、肿瘤、高血脂等的临床治疗。

（夏永刚）

kūnbù duōtáng

昆布多糖（laminarin polysaccharides） 从海带科植物海带 *Laminaria japonica* Aresch 的干燥

叶等中提取出的多聚糖。昆布多糖主要为杂多糖，单糖组成主要包括呋糖、木糖、半乳糖等。

结构类型 属于多聚糖类化合物。

药理作用 主要具有调节免疫、调节血脂、降血糖、抗凝血、抗氧化、抗肿瘤、抗辐射、抗菌和抗病毒等药理作用。

临床应用 主要用于糖尿病、恶性肿瘤等的临床治疗。

（夏永刚）

língzhī duōtáng

灵芝多糖（Ganoderma lucidum polysaccharide）

从多孔菌科真菌赤芝 Ganoderma lucidum （Leyss. ex Fr.） Karst 或紫芝 Ganoderma sinense Zhao. Xu et Zhang 的子实体中提取出的多聚糖。灵芝多糖主要为杂多糖，单糖组成主要包括阿拉伯糖、呋糖、甘露糖、木糖、半乳糖、葡萄糖等。

结构类型 属于多聚糖类化合物。

药理作用 主要具有抗肿瘤、调节免疫、降血糖、降血脂、抗氧化、抗衰老等药理作用。

临床应用 主要用于免疫功能紊乱、慢性支气管炎、2型糖尿病、白细胞减少症等病症的临床治疗。

（夏永刚）

yúnzhī duōtáng

云芝多糖（Coriolus versciclor polysaccharides）

从担子菌纲云芝 Coriolus versicolor（L. ex Fr.） Quel.[Polystictus versicolor（L.） Fr.] 的菌丝体中提取得到的蛋白多糖类化合物。其主要成分是含 α（1,4）- 、β（1,6）- 或 α（1,4）- 、β（1,3）- 糖苷键的葡聚糖。此外，还含有木糖、鼠李糖、半乳糖、甘露糖、阿拉伯糖等单糖。

结构类型 属于多聚糖类化合物。

药理作用 主要具有抗肿瘤、调节免疫、抗氧化、抗溃疡、降血脂等药理作用。

临床应用 主要用于癌症等的临床治疗。

（白玉霞）

fúlíng duōtáng

茯苓多糖（Poria cocos polysaccharides）

从多孔菌科真菌茯苓 Poria cocos（Schw.）Wolf 中提取得到的多聚糖。主要由 β-（1→3）-D-葡聚糖组成，同时还含有少量 β-（1→6）糖苷键侧链。

结构类型 属于多聚糖类化合物。

药理作用 主要具有抗肿瘤、抗衰老、抗单纯疱疹病毒、抗炎、抗病毒等药理作用。

临床应用 主要用于结石症、失眠、糖尿病等的临床治疗。

（白玉霞）

gānlèi huàxué chéngfèn

苷类化学成分（glycosides）

糖或糖的衍生物通过其端基碳原子与非糖物质连接而成的化合物。又称配糖体。苷中的非糖物质称为苷元（genin）或配基（aglycone），苷中苷元与糖之间的化学键称为苷键，苷元上与糖连接的原子称为苷键原子或苷原子。苷类化学成分广泛存在于自然界，尤以高等植物中最为普遍，可存在于植物的各个部位，通常在植物的根、果实、树皮中含量较高。很多中药中的苷类化合物是其主要的活性成分。如黄芩中抗菌、消炎的活性成分是黄芩苷，大黄的泻下作用的活性成分是番泻苷、大黄酸双葡萄糖苷等，柴胡中镇静、止痛、解热、镇咳和抗炎的活性成分为柴胡总皂苷。

结构类型 苷类的分类方法有很多，比如按苷类在植物体内是原生状态还是水解失去一部分糖，分为原生苷和次生苷；按组成苷的糖的名称或种类不同，可分为葡萄糖苷、去氧糖苷等；按所含单糖个数不同，可分为单糖苷、双糖苷、三糖苷等；按其分子中的糖链数目不同，可分为单糖链苷、双糖链苷、三糖链苷等；按分子中苷元的化学结构类型不同，可分为黄酮苷、蒽醌苷、香豆素苷、吲哚苷等；按植物来源不同，可分为人参皂苷、柴胡皂苷、苦杏仁苷等；按苷的生理活性不同，可分为强心苷等；按苷键原子不同，可分为氧苷、硫苷、氮苷、碳苷等。

研究内容 主要包括以下几个方面。

提取方法 由于中药化学成分中原生苷、次生苷和苷元的存在状态和性质不同，不同状态的苷类化学成分提取方法有较大的差别。①苷的提取方法：在提取原生苷时，首先要设法破坏或抑制酶的活性，以避免原生苷被酶解。常用的方法是采用甲醇、乙醇或沸水提取，或在药材原料中拌入一定量的无机盐后再提取，并在提取过程中要注意避免与酸或碱接触，以防止酸或碱水解苷，或破坏欲提取成分的结构。如果药材本身呈一定的酸碱性，可选用适当的方法中和，尽可能在中性条件下进行提取。②苷元的提取方法：苷元多属于脂溶性成分，可用极性小的溶剂提取。一般先将中药用酸水解，或者先酶解后再用酸水解，以使苷类化合物水解生成苷元。水解液用碱中和至中性，然后用氯仿、乙酸乙酯或石油醚提取苷元。有时也可先提取出总苷，将总苷水解为苷元，再用氯仿等极性小的有机溶剂提取苷元。

分离方法 苷的极性一般较大，多为非结晶性物质，分离较为困难，在提取后一般先除去杂质，再用色谱法分离。除去杂质的方法有溶剂法和大孔树脂法等。溶剂法是将粗提物溶于少量甲醇或水，再滴加丙酮或乙醚，使较纯的苷类化合物沉淀析出。大孔树脂法是将粗提物溶于水，吸附于大孔树脂柱上，先用水洗去无机盐、糖和肽类等水溶性成分，再用逐步增加浓度的稀醇洗脱苷类化合物，此法也可用于苷类化合物的分离。

苷类化合物的色谱分离一般要综合应用各种色谱法。极性相近的苷类化合物常常采用高效液相色谱法分离。有些苷类化合物也可用活性炭、纤维素、聚酰胺或离子交换树脂等色谱材料来进行分离。

检识方法 苷类化合物的检识一般是通过理化反应（如 Molish 反应、菲林反应、多伦反应）检识和色谱检识（如薄层色谱、纸色谱）进行。色谱常用溶剂系统为正丁醇–冰醋酸–水（4∶1∶5，上层）、乙酸乙酯–吡啶–水（2∶1∶2）和三氯甲烷–甲醇–水（65∶35∶10，下层）等，常用显色剂为苯胺–邻苯二甲酸试剂、对茴香胺–邻苯二甲酸试剂、蒽酮试剂、三苯四氮盐试剂、间苯二酚–盐酸试剂和双甲酮–磷酸试剂等。

结构鉴定方法 一般是先将苷水解后通过纸色谱（PC）、薄层色谱（TLC）鉴别或通过质谱（MS）、核磁共振波谱（NMR）法等波谱方法进行苷元和糖的结构鉴定。

（李 强）

氧苷（oxygen glycosides） 苷元通过氧原子与糖相连接而成的苷类化学成分。根据形成苷键的苷元羟基类型不同，可分为醇苷、酚苷、酯苷、氰苷，其中以酚苷和醇苷为多。

醇苷：由苷元醇羟基与糖脱水缩合而成。分布在藻类、毛茛科、杨柳科、景天科及豆科等植物中。如景天科植物红景天中具有"适应原"样作用的红景天苷；毛茛科植物毛茛中的毛茛苷，具抗菌杀虫作用。

酚苷：由苷元酚羟基与糖脱水缩合而成。苯酚苷、萘酚苷、蒽醌苷、香豆素苷、黄酮苷和木脂素苷等多属于酚苷。主要存在于杜鹃花科、木犀科和芍药属、柳属、杨属、松属等植物中，如芍药属植物丹皮中的丹皮苷，其苷元丹皮酚具抗菌、镇痛、镇静等药理作用；天麻中的天麻苷具镇静作用；熊果中的熊果苷具抗炎作用。

酯苷：由苷元中的羧基与糖脱水缩合而成。其苷键既具有缩醛性质又有酯的性质，易被稀酸和稀碱水解，如具抗霉菌活性的山慈菇苷 A 和山慈菇苷 B。酯苷成分在酸性皂苷类化合物中也较为常见。

氰苷：由具羟基腈的苷元（主要是具 α–羟腈基的苷元）中的羟基与糖脱水缩合而成。氰苷分布广泛。易水解，生成的苷元 α–羟腈很不稳定，易分解成醛（或酮）和氢氰酸。主要分布于蔷薇科、毛茛科、忍冬科、豆科、亚麻科、大戟科和景天科等植物中。蔷薇科植物苦杏的种子中所含苦杏仁苷，小剂量有镇咳平喘的功效，大剂量则会引起中毒。

（李 强）

红景天苷（salidroside） 从景天科植物红景天 *Rhodiola rosea* L. 的根及根茎中分离得到的氧苷。分子式 $C_{14}H_{20}O_7$，结构式如图。

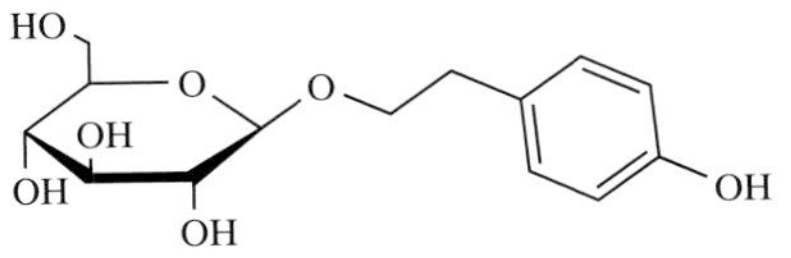

图　红景天苷

性状 类白色或者浅黄色的粉末。

结构类型 氧苷类化合物。

药理作用 主要具有保护心脏、抗衰老、抗炎症、抗抑郁、抗癌、抗氧化、抗疲劳、提高记忆力和学习能力等药理作用。

临床应用 主要用于骨质疏松、心血管疾病等的临床治疗。

（李 强）

丹皮苷（paeonoside） 从毛茛科植物牡丹 *Paeonia suffruticosa* Andr. 等的根皮中分离得到的氧苷。分子式 $C_{15}H_{20}O_8$，结构式如图。

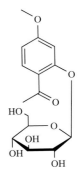

图　丹皮苷

性状 白色粉末。

结构类型 氧苷类化合物。

药理作用 主要具有清除自由基、保护肝细胞、抗血小板凝聚、调节免疫等药理作用。

临床应用 主要用于急性心肌缺血、动脉粥样硬化、心律失常、微血栓等的临床治疗。

(李 强)

hǔzhànggān

虎杖苷（polydatin） 从蓼科植物虎杖 *Ploygonum cuspidatum* Sieb. et Zucc、何首乌 *Polygonum multiflorum* Thunb. 等的根中分离得到的氧苷。分子式为 $C_{20}H_{22}O_8$，结构式如图。

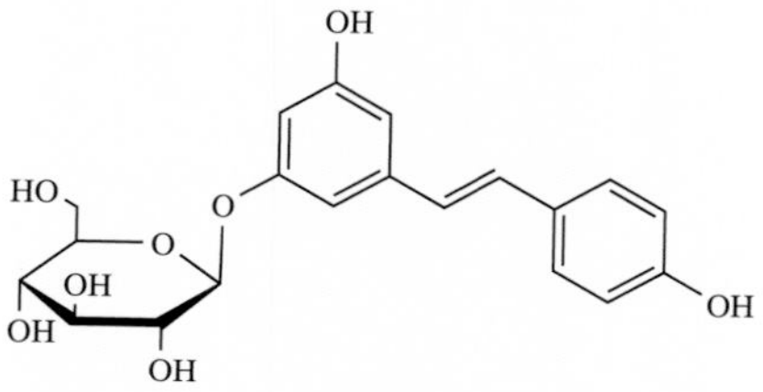

图　虎杖苷

性状 白色针状结晶粉末。

结构类型 氧苷类化合物。

药理作用 主要具有镇咳、去痰、平喘、抗菌、清除自由基、降低胆固醇等药理作用。

临床应用 主要用于心肌缺血、脑缺血、休克等的临床治疗。

(李 强)

máogèngān

毛茛苷（ranunculin） 从毛茛科植物毛茛 *Ranunculus Japonicus* Thunb. 的全草中分离得到的氧苷。分子式 $C_{10}H_{16}O_8$，结构式如图。

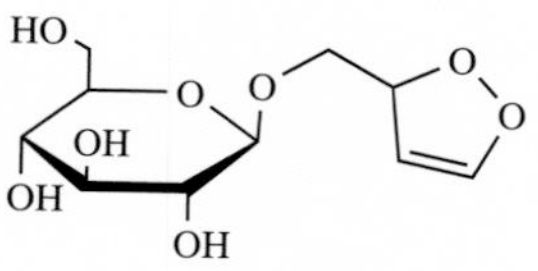

图　毛茛苷

性状 白色粉末。

结构类型 氧苷类化合物。

药理作用 主要具有抗肿瘤、抗菌、抗炎、抗衰老、镇痛等药理作用。

临床应用 主要用于肺癌、鳞状细胞癌、肺结核、颈淋巴结核、咽喉炎、炎症疼痛等的临床治疗。

(李 强)

tiānmágān

天麻苷（gastrodin） 从兰科植物天麻 *Gastrodia elata* Bl. 的块茎中提取得到的氧苷。分子式 $C_{13}H_{18}O_7$，结构式如图。

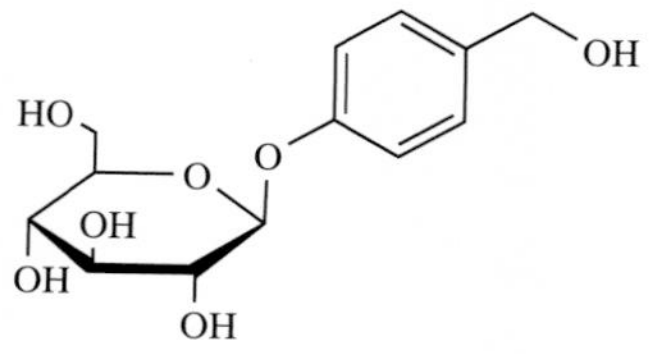

图　天麻苷

性状 白色粉末。

结构类型 氧苷类化合物。

药理作用 主要具有镇痛、镇静催眠、抗菌、抗抑郁、抗帕金森症、抗癫痫、降血压、保肝、神经保护、调节免疫力等方面的药理作用。

临床应用 主要用于椎动脉型颈椎病、短暂性脑缺血发作、带状疱疹、焦虑症、急性脑梗死、冠心病心绞痛、眩晕症、高血压、糖尿病、中风等的临床治疗。

(李 强)

tǔdàhuánggān

土大黄苷（poniticin） 从蓼科植物大黄 *Rheum palmatum* L. 的根茎中分离得到的氧苷。分子式 $C_{21}H_{24}O_9$，结构式如图。

性状 淡黄色或黄色粉末。

结构类型 氧苷类化合物。

药理作用 主要具有降血糖、降血脂、抗氧化、抗菌、改善微循环、抗血栓、抗过敏、抗肿瘤、雌激素样等药理作用。

临床应用 主要用于糖尿病、高血压、阿尔茨海默病等的临床治疗。

(李 强)

xióngguǒgān

熊果苷（arbutin） 从杜鹃花科植物熊果 *Arctostaphylos uva-ursi* Spreng 的叶等中提取得到的氧苷。分子式 $C_{12}H_{16}O_7$，结构式如图。

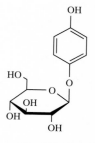

图　熊果苷

性状 白色针晶或粉末。

结构类型 氧苷类化合物。

药理作用 主要具有抗炎、抑菌、镇咳、利尿、祛痰、平喘、

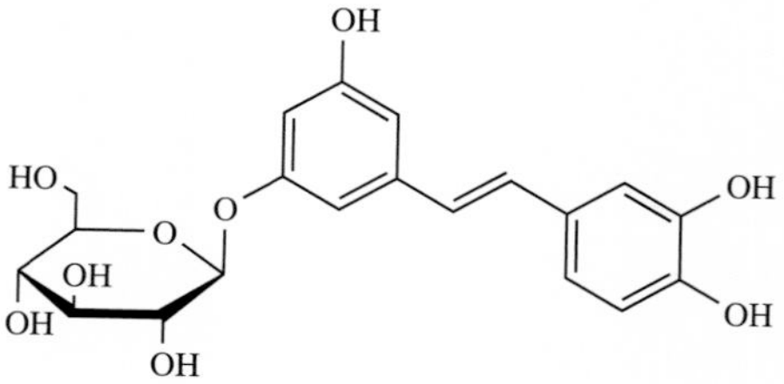

图　土大黄苷

抗氧化、美白、保护缺血再灌注引起的组织损伤、抑制癌细胞增殖、抑制胰岛素降解等药理作用。

临床应用 主要用于黄褐斑及黑色素瘤、溃疡、急性或慢性膀胱炎、急性或慢性气管炎等的临床治疗。

（李 强）

shāncígūgān A

山慈菇苷 A（tuliposide A）

从兰科植物杜鹃兰 *Cremastra app-endiculata*（D.Don）Makino、独蒜兰 *Pleione bulbocodioides*（Franch.）Rolfe 或云南独蒜兰 *Pleione yun-nanensis* Rolfe 的假鳞茎中提取分离得到的氧苷。分子式 $C_{11}H_{18}O_8$，结构式如图。

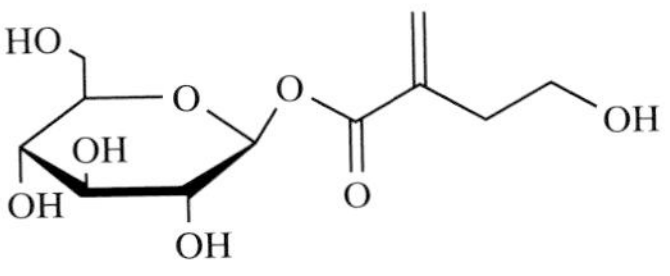

图　山慈菇苷 A

性状 无定形固体或无色糖浆状物。

结构类型 氧苷类化合物。

药理作用 主要具有抗菌、消炎等药理作用。

临床应用 主要用于细菌感染等的临床治疗。

（李 强）

kǔxìngréngān

苦杏仁苷（amygdalin）

从中药蔷薇科植物山杏 *Prunus arme-niaca* L. var. *ansu* Maxim.、西伯利亚杏 *Prunus sibirica* L.、东北杏 *Prunus mandshurica*（Maxim.）Koehne 或杏 *Prunus armeniaca* L. 的种子中提取得到的氧苷。又称扁桃苷。为氰苷。可释放少量氢氰酸而用于止咳，分子式 $C_{20}H_{27}NO_{11}$，结构式如图。

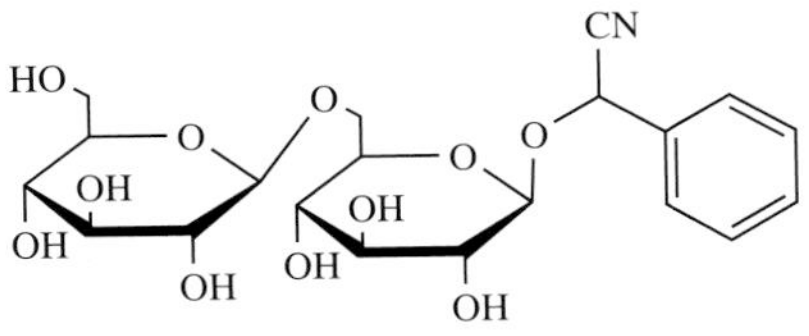

图　苦杏仁苷

性状 淡黄色粉末。

结构类型 氧苷类化合物。

药理作用 主要具有抗动脉粥样硬化、抗肾间质纤维化、抗肺纤维化、抗肿瘤、抗炎、抗溃疡等药理作用。

临床应用 用于多种咳喘症及肠燥便秘等消化系统疾病的临床治疗。

（李 强）

yěyīnggān

野樱苷（prunasin）

在酸或酶的作用下，由原生苷苦杏仁苷失去一分子葡萄糖生成的次生苷。分子式 $C_{14}H_{17}NO_6$，结构式如图。

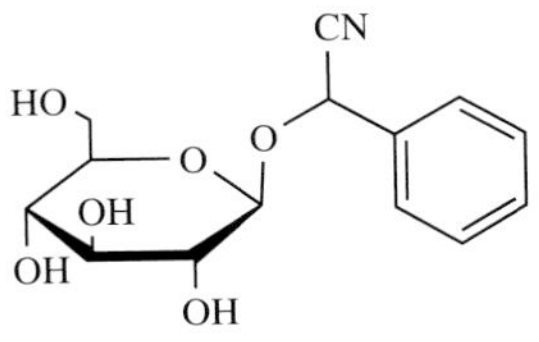

图　野樱苷

性状 白色粉末。

结构类型 氧苷类化合物。

药理作用 主要具有止咳平喘、镇痛、抗炎、调节免疫等药理作用。

临床应用 主要用于哮喘、咳嗽、肿瘤、免疫功能低下等的临床治疗。

（李 强）

yàmá qínggān

亚麻氰苷（linustatin）

从亚麻科植物亚麻 *Linum usitatissimum* L. 的种子中提取分离得到的氧苷。

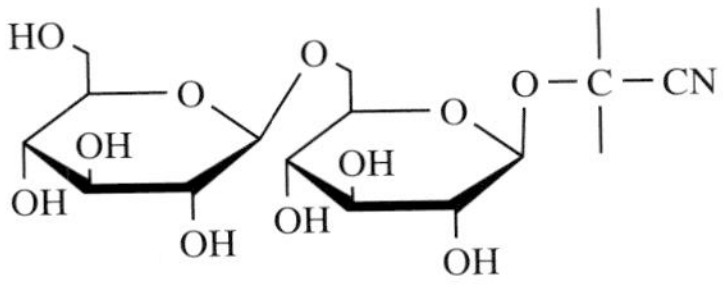

图　亚麻氰苷

为氰苷。分子式 $C_{17}H_{29}NO_{11}$，结构式如图。

性状 白色粉末。

结构类型 氧苷类化合物。

药理作用 主要具有抗硒中毒、抗肿瘤等药理作用。

临床应用 主要用于慢性硒中毒、结肠癌、乳腺癌、前列腺癌等的临床治疗。

（李 强）

chuípéncǎogān

垂盆草苷（sarmentosin）

从景天科植物垂盆草 *Sedum sarmen-tosum* Bunge 的全草中分离得到的氧苷。为氰苷。分子式 $C_{11}H_{17}NO_7$，结构式如图。

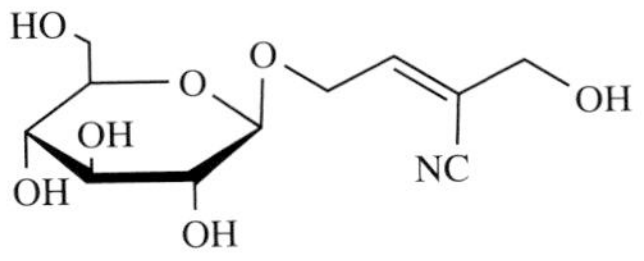

图　垂盆草苷

性状 无色透明胶状物。

结构类型 氧苷类化合物。

药理作用 主要具有抗肝损伤及免疫抑制等药理作用。

临床应用 主要用于各种急慢性肝病患者的临床治疗，尤其是对丙氨酸氨基转移酶升高患者的治疗。

（李 强）

diàngān

靛苷（indigo glycosides）

从十字花科植物菘蓝 *Isatis indigotica* Fort. 的根及叶、蓼科植物蓼蓝

Polygonum tinctorium Ait. 的 全 草 等中分离得到的氧苷。分子式 $C_{14}H_{17}NO_6$，结构式如图。

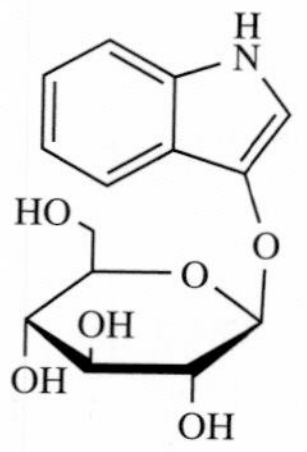

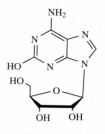

图　靛苷

性状　白色粉末。

结构类型　氧苷类化合物。

药理作用　主要具有保护肝脏、抗菌、消毒、去腐生肌等药理作用。

临床应用　主要用于广谱抗菌、化学性肝损伤的临床治疗。

（李　强）

liúgān

硫苷（thioglycoside）　糖上的半缩醛羟基与苷元上的巯基脱水缩合而成的苷类化学成分。在硫苷的结构中，糖与苷元通过硫原子连接。此类苷数目不多，常存在于十字花科植物中，如萝卜苷、黑芥子苷和白芥子苷等都是硫苷，已发现的芥子苷类化合物约70余种。在植物体内，芥子苷主要以盐的形式存在，黑芥子苷以钾盐形式存在于黑芥子中，白芥子中的白芥子苷除钾盐外，还有由芥子碱组成的季铵盐。

在植物体中，芥子酶常与硫苷伴存，故当这些植物原料与水相接触或加水研磨时，在芥子酶的作用下，硫苷被酶解生成异硫氰酸酯类（俗称芥子油）、硫酸根离子和葡萄糖，故硫苷水解后的苷元并不含硫基，而多为异硫氰酸的酯类，这一点与其他苷类明显不同。异硫氰酸酯类具有强烈的辛辣味，故煮萝卜时的特殊气味与含硫苷元的分解有关。

（李　强）

luóbogān

萝卜苷（glucoraphenin）　从十字花科植物萝卜 *Raphanus sativus* L. 的种子中提取出的硫苷。分子式 $C_{12}H_{22}NO_{10}S_3$，结构式如图。

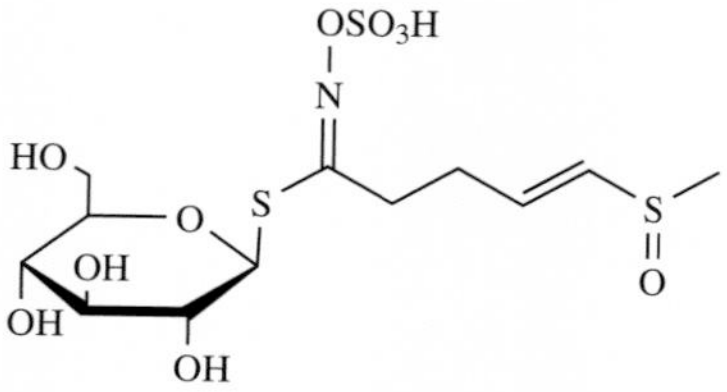

图　萝卜苷

性状　淡黄色粉末。

结构类型　硫苷类化合物。

药理作用　主要具有调节机体免疫功能、抗病毒、抗肿瘤、抗衰老、抗辐射等药理作用。

临床应用　临床上可作为理想的免疫增强剂。

（李　强）

dàngān

氮苷（nitrogen glycosides）　糖的端基碳原子与苷元的氮原子连接而成的苷类化学成分。苷元中的氮原子一般来源于氨基。氮苷在生物化学领域有着十分重要的地位，核苷类即属于 N- 苷类，它们是嘧啶或嘌呤的核糖或 α- 去氧核糖苷，如腺苷、鸟苷、胞苷和尿苷等，核苷是核酸的重要组成部分。中药巴豆中的巴豆苷、朱砂莲块根中的朱砂莲苷等均为氮苷。

（李　强）

bādòugān

巴豆苷（crotonoside）　从大戟科植物巴豆 *Croton tiglium* L. 的果实中获得的氮苷。分子式 $C_{10}H_{13}N_5O_5$，结构式如图。

图　巴豆苷

性状　白色针晶。

结构类型　氮苷类化合物。

药理作用　主要具有增进肠蠕动、抗肿瘤等药理作用。

临床应用　主要用于肠梗阻等的临床治疗。

（李　强）

tàngān

碳苷（carbon glycosides）　通过糖的端基碳原子与苷元碳原子直接相连而成的苷类化学成分。按苷元结构可分黄酮碳苷、酮碳苷、色酮碳苷、蒽酮碳苷、没食子碳苷等。尤其以黄酮碳苷最多，且在黄酮碳苷中糖基一般在环的 C_6 或 C_8 位上。碳苷的形成是由苷元酚羟基活化邻位或对位氢为活泼氢，该活泼氢与糖的端基羟基脱水缩合而成，因此碳苷分子中糖总是连接在具有间二酚或间三酚结构的芳香环上。代表性化合物如矮地茶素、葛根素、芒果苷、异芒果苷、牡荆素、异牡荆素、芦荟苷、荭草苷等，主要具有扩张血管、降低血压、抗菌、抗病毒、抗炎、止咳、抗氧化、保肝、抗甲状腺肿、泻下等药理作用。

（卢汝梅）

hóngcǎogān

荭草苷（orientin）　从蓼科植物荭蓼 *Polygonum orientale* L. 的茎叶、禾本科植物淡竹 *Phyllostachys glauca* Mc Clure、毛茛科植物金莲花 *Trollius chinensis* Bunge 的叶

等中提取出的黄酮碳苷类化合物。分子式 $C_{21}H_{20}O_{11}$，结构式如图。

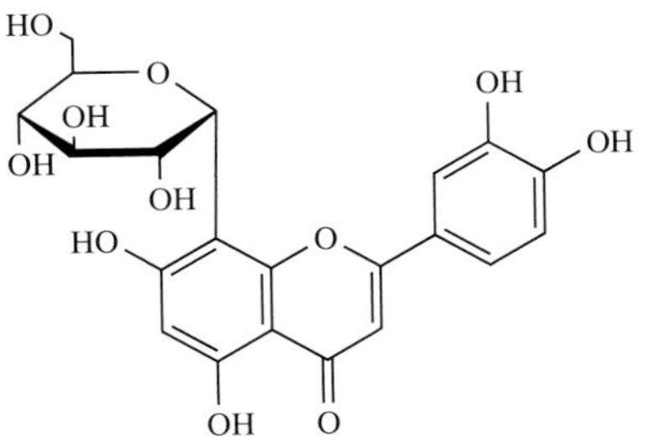

图　荭草苷

性状　白色疏松的针状结晶或粉末。

结构类型　碳苷类化合物。

药理作用　主要具有抗氧化、抗血栓、扩张血管、抗脂质形成、抗菌、抗炎、抗病毒、抗辐射、镇痛、抗衰老等药理作用。

临床应用　主要用于冠心病、心绞痛、心血瘀阻症等病症的临床治疗。

（卢汝梅）

mángguǒgān

芒果苷（mangiferin）　从漆树科植物芒果 *Mangifera indica* L. 和扁桃树 *Mangifera persiciforma* C.Y Wu et T.L.Ming 的果实、叶、树皮及百合科植物知母 *Anemarrhena asphodeloides* Bge. 的根茎、龙胆科植物东北龙胆 *Gentiana manshurica* Kitag、川西獐牙菜 *Swertia mussotii* Franch 等的全草中分离得到的碳苷。分子式为 $C_{19}H_{18}O_{11}$，结构式如图。

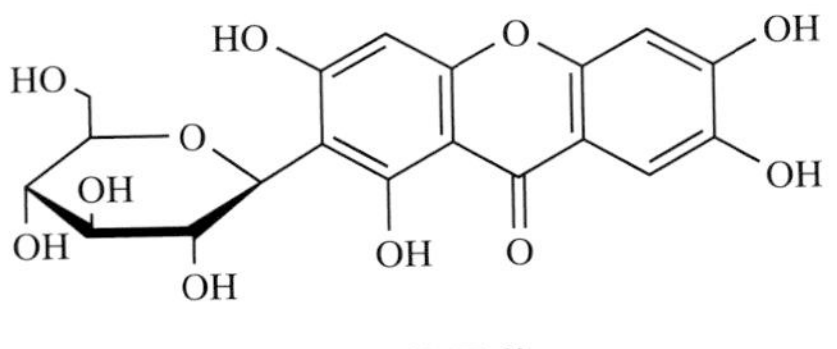

图　芒果苷

性状　淡灰黄色针晶。

结构类型　碳苷类化合物。

药理作用　主要具有止咳祛痰、抗氧化、抗炎、抑菌、抗病毒、抗肿瘤、抑制血小板凝集、抑制中枢神经系统、心血管保护、调节免疫等作用。

临床应用　主要用于慢性支气管炎等呼吸系统疾病方面的临床治疗。

（卢汝梅）

mǔjīnggān

牡荆苷（vitexin）　从蔷薇科植物山楂 *Crataegus pinnatifida* Bunge 的果实、马鞭草科植物牡荆 *Vitex negundo* L. 和毛茛科植物金莲花 *Trollius chinensis* Bunge. 的叶等中提取出的黄酮碳苷类化合物。分子式 $C_{21}H_{20}O_{10}$，结构式如图。

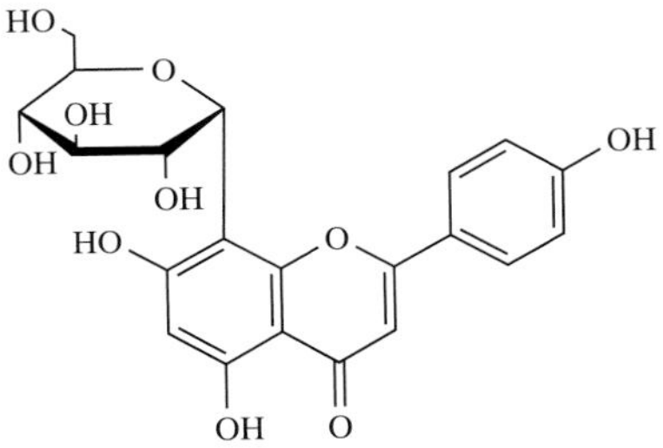

图　牡荆苷

性状　黄色粉末。

结构类型　碳苷类化合物。

药理作用　主要具有抗心肌梗死、抗氧化、抗炎镇痛、降血压、抗肿瘤、抗糖尿病、抑菌、抗病毒、解痉等药理作用。

临床应用　主要用于心血管疾病治疗。注射用牡荆素临床用于瘀血阻脉所致的胸痹以及冠心病心绞痛、高脂血症、心动脉供血不足等症候者。

（卢汝梅）

kūnlèi huàxué chéngfèn

醌类化学成分（quinones）　具有完全共轭的环二酮结构的化学成分。完全共轭的环二酮结构称为醌式结构。在植物中分布非常广泛，多存在于植物的根、皮、叶及心材中，也可存在于茎、果实和种子中。在一些低等植物，如地衣类和菌类的代谢产物中也有醌类化合物的存在。醌类化合物主要具有致泻、抗肿瘤、抗炎、抗氧化、抗病毒、抗细菌、抗真菌、止血、镇咳、平喘药理作用。

结构类型　主要分为苯醌、萘醌、菲醌和蒽醌四种类型。

研究内容　主要包括以下几个方面。

提取方法　醌类化学成分的提取方法主要有以下几种。①有机溶剂提取法：游离醌类的极性较小，可用极性较小的有机溶剂提取。苷类极性较苷元大，故可用甲醇、乙醇和水提取。实际工作中，一般常选甲醇或乙醇作为提取溶剂，可以把不同类型、不同存在状态、性质各异的醌类成分都提取出来，所得的总醌类提取物可进一步纯化与分离。②碱提酸沉法：用于提取具有游离酚羟基的醌类化合物。酚羟基与碱成盐而溶于碱水溶液中，酸化后酚羟基游离而沉淀析出。③水蒸气蒸馏法：适用于分子量小、有挥发性的苯醌及萘醌类化合物。

分离方法　游离蒽醌的分离可以采用pH梯度萃取法及色谱法。色谱法是系统分离羟基蒽醌类化合物的有效手段。分离游离羟基蒽醌衍生物时常用的吸附剂主要是硅胶，一般不用氧化铝，尤其不用碱性氧化铝，以避免与酸性的蒽醌类成分发生不可逆吸附而难以洗脱。另外，游离羟基蒽醌衍生物含有酚羟基，故有时也可采用聚酰胺色谱法。

蒽醌苷类的分离主要应用色谱方法。在进行色谱分离之前，往往采用溶剂法处理粗提物，除去大部分杂质，制得较纯的总苷后再进行色谱分离。葡聚糖凝胶柱色谱和反相硅胶柱色谱得到普遍应用，使极性较大的蒽醌苷类化合物得到有效分离。

检识方法 一般利用费格尔（Feigl）反应、无色亚甲蓝显色反应和凯斯廷－克雷文（Kesting-Craven）反应来鉴别苯醌、萘醌类化合物，利用保恩特拉格（Bornträger）反应初步确定羟基蒽醌化合物，利用对亚硝基二甲苯胺反应鉴定蒽酮类化合物。

醌类化合物的色谱检识主要采用薄层色谱及纸色谱。薄层色谱吸附剂多采用硅胶、聚酰胺等。蒽醌类及其苷在可见光下多显黄色，在紫外光下则显黄棕、红、橙色等荧光，若用氨熏或以10%氢氧化钾甲醇溶液、3%氢氧化钠或碳酸钠溶液喷之，颜色加深或变色。亦可用0.5%醋酸镁甲醇溶液，喷后90℃加温5分钟，再观察颜色。羟基蒽醌类的纸色谱一般在中性溶剂系统中进行，可用水、乙醇、丙酮等与石油醚、苯混合使达饱和，分层后取极性小的有机溶剂层进行展开，常用展开剂如石油醚以甲醇饱和、正丁醇以浓氨水饱和等。显色剂一般用0.5%醋酸镁甲醇溶液，根据羟基的不同位置可显不同颜色的斑点，也可用1%~2%氢氧化钠或氢氧化钾溶液喷雾，显红色斑点。蒽苷类具有较强亲水性，采用含水量较大的溶剂系统展开，才能得到满意结果。

结构鉴定方法 波谱法是醌类化学成分的结构研究的主要方法。①紫外光谱（UV）：醌类化合物由于存在较长的共轭体系，在紫外区域均出现较强的紫外吸收。苯醌类的主要吸收峰有3个，萘醌类主要有4个吸收峰，羟基蒽醌类化合物有5个主要吸收带。②红外光谱（IR）：主要特征是羰基吸收峰以及双键和苯环的吸收峰。羟基蒽醌类化合物在红外区域有 $\nu_{C=O}$、ν_{OH} 及 $\nu_{芳环}$ 的吸收。其中 $\nu_{C=O}$ 吸收峰位与分子中 α－酚羟基的数目及位置有较强的相关性，对推测结构中 α－酚羟基的取代情况有重要的参考价值。③核磁共振谱（NMR）：广泛用于醌类化合物的结构研究。通过测定大量数据，已经积累了不少核磁共振碳谱（^{13}C-NMR）在确定醌类化合物结构上的经验规律。④质谱（MS）：在所有游离醌类化合物的MS中，其共同特征是分子离子峰多为基峰，且可见出现丢失1~2分子CO的碎片离子峰。蒽醌苷类化合物用电子轰击质谱不易得到分子离子峰，其基峰常为苷元离子，需用场解吸质谱或快原子轰击质谱才能出现准分子离子峰以获得分子量的信息。

此外，醌类化学成分的结构研究也可以采用化学方法，如氧化反应、甲基化反应、乙酰化反应等。

（周媛媛）

苯醌（benzoquinones） 苯环上连接醌式结构的醌类化学成分。母核结构如图，可分为邻苯醌和对苯醌两大类。邻苯醌结构不稳定，故天然存在的苯醌化合物多数为对苯醌的衍生物。苯醌类化合物多具有抗菌、驱虫、抗氧化、抗肿瘤等药理作用。代表化合物为百里醌、密花醌、信筒子醌、鲍迪木醌、环裂豆醌等。

（周媛媛）

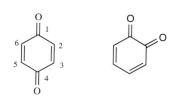

a. 对苯醌 　　 b. 邻苯醌

图 苯醌母核结构

百里醌（thymoquinione） 从毛茛科植物黑种草 *Nigella damascene* L. 的籽油中分离得到的苯醌。分子式 $C_{10}H_{12}O_2$，结构式如图。

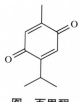

图 百里醌

性状 亮黄色晶体。

结构类型 属于对苯醌类化合物。

药理作用 主要具有抑菌、抗炎、调节免疫、抑制肿瘤转移等药理作用。

临床应用 主要用于痢疾、湿疹、高血压等的临床治疗。

（周媛媛）

密花醌（rapanone） 从紫金牛科植物密花树 *Rapanea neriifolia* Mez. 的树皮及其木材中提取分离得到的苯醌。又称酸金牛醌。分子式 $C_{19}H_{30}O_4$，结构式如图。

性状 棕色结晶。

结构类型 属于对苯醌类化合物。

药理作用 主要具有抗菌、抗炎、抗心律失常、抗致敏等药理作用。

临床应用 主要用于哮喘等的临床治疗。

（周媛媛）

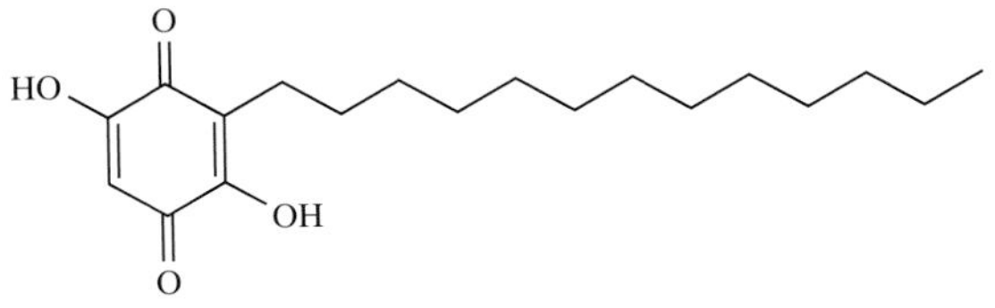

图　密花醌

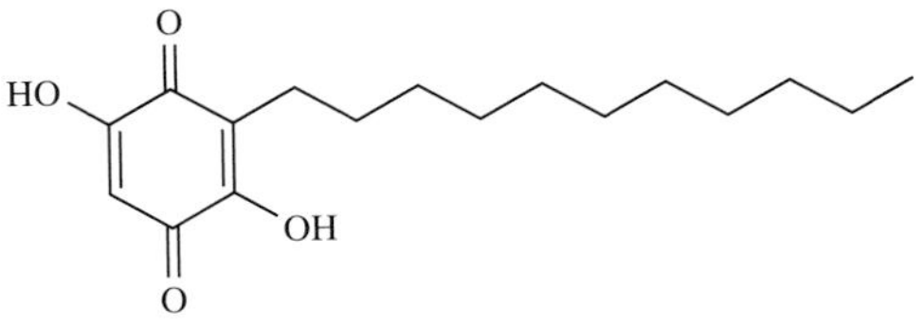

图　信筒子醌

xìntǒngzǐkūn

信筒子醌（embelin）　从紫金牛科植物白花酸藤果 *Embelia ribes* Burm. f. 的果实等中提取分离得到的苯醌。又称恩贝醌。分子式 $C_{17}H_{26}O_4$，结构式如图。

性状　橙红色结晶。

结构类型　属于对苯醌类化合物。

药理作用　主要具有驱绦虫、抗生育、抗肿瘤、镇痛等方面的药理作用。

临床应用　主要用于疼痛等的临床治疗。

（周媛媛）

bàodímùkūn

鲍迪木醌（bowdichione）　从豆科植物降香檀 *Dalbergia odorifera* T. Chen 的树干或根部心材中提取分离得到的苯醌。分子式 $C_{16}H_{10}O_6$，结构式如图。

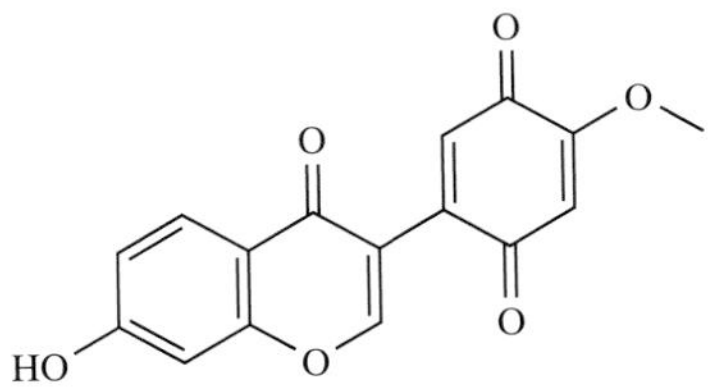

图　鲍迪木醌

性状　黄色针晶。

结构类型　属于对苯醌类化合物。

药理作用　主要具抗炎、抗氧化等药理作用。

临床应用　主要用于炎症等的临床治疗。

（周媛媛）

huánlièdòukūn

环裂豆醌（claussequinone）　从豆科植物降香檀 *Dalbergia odorifera* T. Chen in Acte Phytotax. Sinica 的树干和根部心材中提取出的苯醌。环裂豆醌的分子式为 $C_{16}H_{14}O_5$，结构式如图。

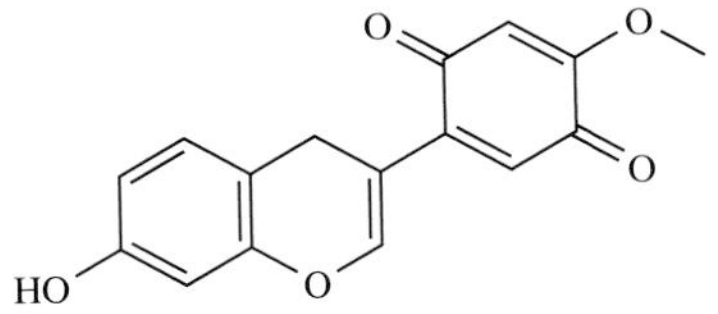

图　环裂豆醌

性状　橙红色结晶。

结构类型　属于对苯醌类化合物。

药理作用　主要具有镇静、抗惊厥、镇痛等药理作用。

临床应用　主要用于疼痛等的临床治疗。

（周媛媛）

2,6-èr jiǎyǎngjī duìběnkūn

2,6- 二甲氧基对苯醌（2,6-dimethoxy-p-benzoquinone）

从苦木科植物臭椿 *Ailanthus altissima*（Mill.）Swingle 的果实等中提取得到的苯醌。分子式 $C_8H_8O_4$，结构式如图。

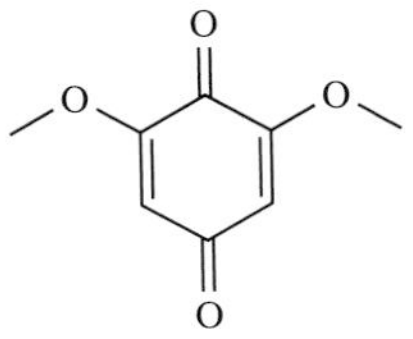

图　2,6- 二甲氧基对苯醌

性状　亮黄色针晶。

结构类型　属于对苯醌类化合物。

药理作用　主要具有抗菌、清除自由基、抑制肿瘤细胞转移等药理作用。

临床应用　主要用于肿瘤等的临床治疗。

（周媛媛）

nàikūn

萘醌（naphthoquinones）　萘环上结合醌式结构的醌类化学成分。母核结构如图，从结构上可分为 α- 型（1,4-）、β- 型（1,2-）和 amphi- 型（2,6-）三种类型，天然存在的多为 α- 萘醌类衍生物。萘醌来源非常广泛，在植物、动物、微生物及海洋生物中均有分布，主要具有抗肿瘤、抗病原微生物、抗炎、止血、镇痛等药理作用。代表化合物为胡桃醌、蓝雪醌、柿醌、紫草素、异紫草素、翼核果素、梅笠草素、指甲花醌等。

（周媛媛）

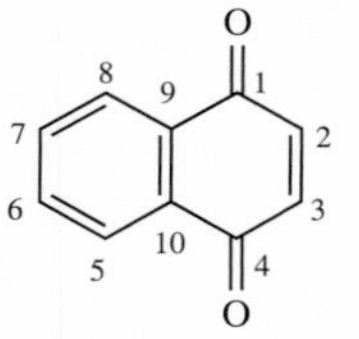

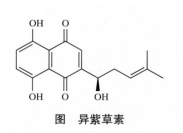

a. α－萘醌

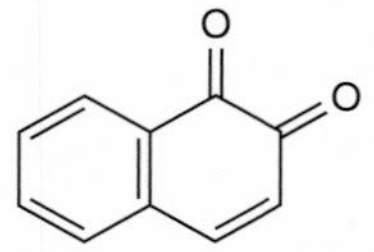

b. β－萘醌

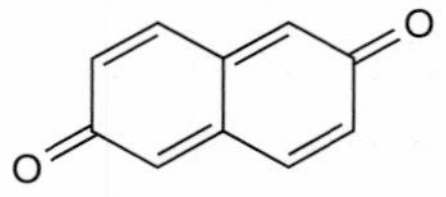

c. amphi－萘醌

图　萘醌母核结构

hútáokūn

胡桃醌（juglone）　从胡桃科植物胡桃楸 *Juglans mandshurica* Maxim. 等的根皮、枝皮、青果皮及树叶中提取分离得到的萘醌。分子式 $C_{10}H_6O_3$，结构式如图。

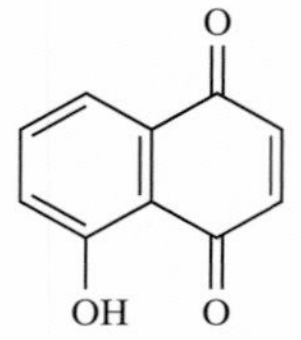

图　胡桃醌

性状　橙黄色针晶。

结构类型　萘醌类化合物。

药理作用　主要具有抗菌、抗病毒、抗肿瘤等药理作用。

临床应用　主要用于消化系统肿瘤、银屑病等的临床治疗。

（周媛媛）

lánxuěkūn

蓝雪醌（plumbagin）　从白花丹科植物紫雪花 *Plumbago indica* L.、白花丹 *Plumbago zeylanica* var. oxypetala 等的根及全草中提取出的萘醌。分子式 $C_{11}H_8O_3$，结构式如图。

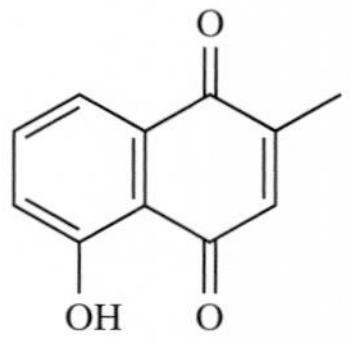

图　蓝雪醌

性状　黄色针晶。

结构类型　萘醌类化合物。

药理作用　主要具有兴奋中枢及抗炎、抗病毒、降压、抑制血小板的聚集、抗肝纤维化、促进骨折愈合、抗肿瘤等药理作用。

临床应用　主要用于老年慢性气管炎、皮肤瘙痒、手足癣等的临床治疗。

（周媛媛）

shìkūn

柿醌（diospyrin）　从柿科植物山柿 *Diospyros montana* Roxb.、刺柿 *Diospyros spinescens* Kosterm. 等的根皮、茎皮、树皮中提取分离得到的萘醌。分子式 $C_{22}H_{14}O_6$，结构式如图。

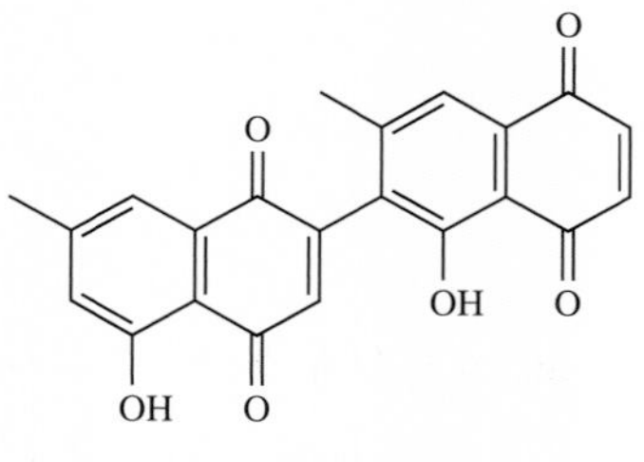

图　柿醌

性状　橙黄色针晶。

结构类型　萘醌类化合物。

药理作用　主要具有抗肿瘤、抗菌、抗利什曼原虫等药理作用。

临床应用　主要用于癌症等的临床治疗。

（周媛媛）

zǐcǎosù

紫草素（shikonin）　从紫草科植物紫草 *Lithospermum erythrorhizon* Sieb. et Zucc.、药用紫草 *Lithospermum officinale* L.、新疆假紫草 *Macrotonia euchroma*（Royle）Pauls. 等的根中提取分离得到的萘醌。分子式 $C_{16}H_{16}O_5$，结构式如图。

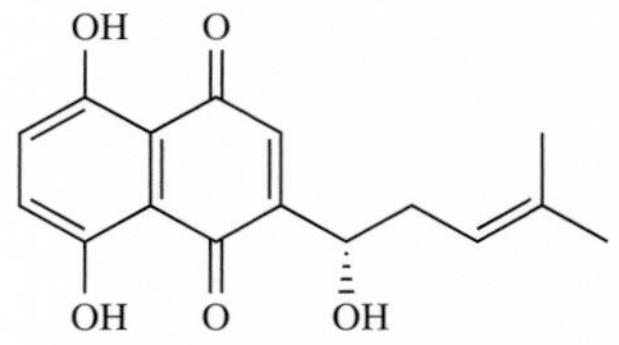

图　紫草素

性状　紫色结晶。

结构类型　萘醌类化合物。

药理作用　主要具有抗炎、镇痛、抗病原微生物、抗肿瘤、抗生育等药理作用。

临床应用　主要用于急性和慢性肝炎、鼻炎、扁平疣、银屑病、婴儿皮炎、湿疹、阴道炎、子宫颈炎等的临床治疗。

（周媛媛）

yìzǐcǎosù

异紫草素（alkannin）　从紫草科植物紫草 *Lithospermum erythrorhizon* Sieb. et Zucc.、药用紫草 *Lithospermum officinale* L. 等的根中提取分离得到的萘醌。分子式 $C_{16}H_{16}O_5$，结构式如图。

图　异紫草素

性状　紫色结晶。

结构类型　萘醌类化合物。

药理作用 主要具有抗肿瘤、抗菌、抗炎、抗原虫、镇痛等药理作用。

临床应用 主要用于白血病、肿瘤等的临床治疗。

（周媛媛）

yìhéguǒsù

翼核果素（ventilagolin） 从鼠李科植物翼核果 *Ventialgo leiocarpa* Benth. 等的根茎中提取分离得到的萘醌。分子式 $C_{17}H_{16}O_7$，结构式如图。

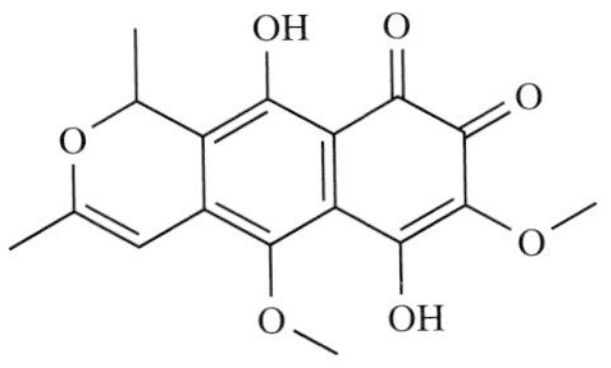

图 翼核果素

性状 红色针晶。

结构类型 萘醌类化合物。

药理作用 主要具有抗炎、补血等药理作用。

临床应用 主要用于贫血、风湿性关节炎、腰肌劳损等的临床治疗。

（周媛媛）

méilǐcǎosù

梅笠草素（chimaphilin） 从鹿蹄草科植物鹿蹄草 *Pyrola calliantha* H. Andres、普通鹿蹄草 *Pyrola decorate* H. Andres 等的全草中提取得到的萘醌。分子式 $C_{12}H_{10}O_2$，结构式如图。

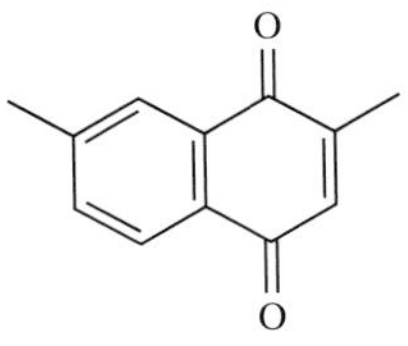

图 梅笠草素

性状 黄色针晶。

结构类型 萘醌类化合物。

药理作用 主要具有广谱抗菌、抗炎、抗心律失常、抗肿瘤、神经保护等药理作用。

临床应用 主要用于心动过缓、心力衰竭、缺血性脑病等的临床治疗。

（周媛媛）

zhǐjiǎhuākūn

指甲花醌（lawsone） 从凤仙花科植物凤仙 *Impatiens balsamina* L. 等的叶中提取得到的萘醌。分子式 $C_{10}H_6O_3$，结构式如图。

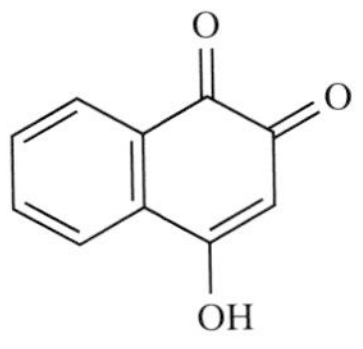

图 指甲花醌

性状 橙黄色针晶。

结构类型 萘醌类化合物。

药理作用 主要具有抗真菌、止血、兴奋大脑等药理作用。

临床应用 主要用于真菌感染等的临床治疗。

（周媛媛）

fēikūn

菲醌（phenanthraquinone） 菲环上结合醌式结构的醌类化学成分。菲醌主要分布在豆科、兰科、唇形科、番荔枝科、杉科等高等

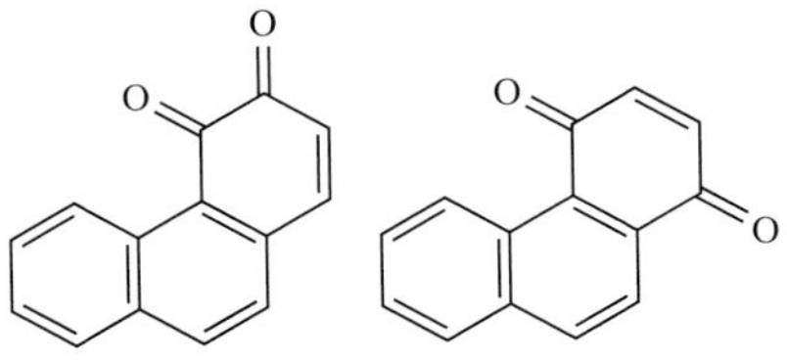

a. 邻菲醌　　　b. 对菲醌

图 菲醌母核结构

植物中，在地衣中也有发现。天然菲醌类成分具有抗炎、抗肿瘤、扩张冠状动脉、抗氧化等多种药理作用。代表化合物为丹参酮Ⅰ、二氢丹参酮Ⅰ、丹参新醌甲等。母核结构如图，分为邻菲醌和对菲醌。

（沈志滨）

dānshēntóng Ⅰ

丹参酮Ⅰ（tanshinone Ⅰ） 从唇形科植物丹参 *Salvia miltiorrhiza* Bge.、绒毛鼠尾草 *Salvia castanea* Diels f. tomentosa Stib. 等的根及根茎中提取分离得到的菲醌。分子式 $C_{18}H_{12}O_3$，结构式如图。

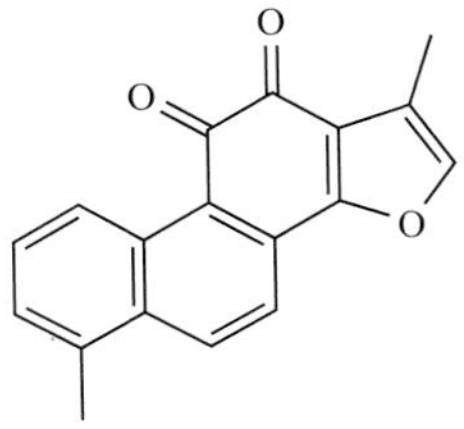

图 丹参酮Ⅰ

性状 棕红色结晶。

结构类型 属于邻菲醌类化合物。

药理作用 主要具抗肿瘤、抗菌、抑制血小板聚集等方面药理作用。

临床应用 主要用于外科一般化脓性感染和妇科疾病的临床治疗。

（沈志滨）

èrqīng dānshēntóng Ⅰ

二氢丹参酮Ⅰ（dihydrotanshinone Ⅰ） 从唇形科植物丹参 *Salvia miltiorrhiza* Bge.、绒毛鼠尾草 *Salvia castanea* Diels f. tomentosa Stib. 等的根及根茎中提取得到的菲醌。分子式为 $C_{18}H_{14}O_3$，结构式如图。

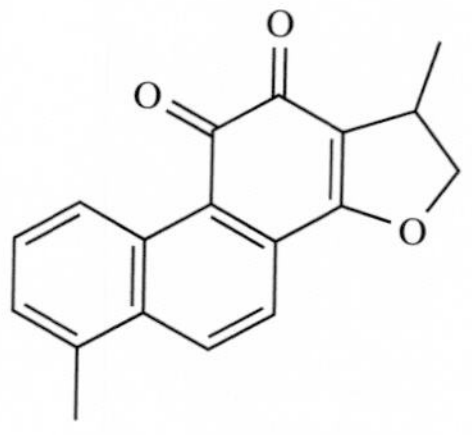

图 二氢丹参酮 I

性状 棕红色针晶。

结构类型 属于邻菲醌类化合物。

药理作用 主要具有抗菌、抗氧化、抑制血小板聚集的药理作用。

（沈志滨）

dānshēnkūn ⅡA

丹参醌 Ⅱ A（tanshinone Ⅱ A）

从唇形科植物丹参 *Salvia miltiorrhiza* Bge.、绒毛鼠尾草 *Salvia castanea* Diels f. tomentosa Stib. 等的根及根茎中提取得到的菲醌。别名丹参酮 Ⅱ A。分子式 $C_{19}H_{18}O_3$，结构式如图。

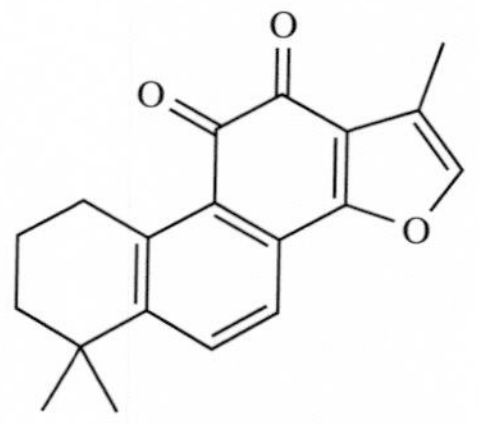

图 丹参醌 Ⅱ A

性状 樱红色针晶。

结构类型 属于邻菲醌类化合物。

药理作用 主要具有抗炎、抗菌、抗氧化、抗动脉粥样硬化、抗肿瘤等药理作用。

临床应用 主要用于治疗心肌局部缺血和心肌梗死等冠心病及癌症等的临床治疗。

（沈志滨）

dānshēnkūn ⅡB

丹参醌 Ⅱ B（tanshinone Ⅱ B）

从唇形科植物丹参 *Salvia miltiorrhiza* Bge.、绒毛鼠尾草 *Salvia castanea* Diels f. tomentosa Stib. 等的根及根茎中提取得到的菲醌。别名丹参酮 Ⅱ B。分子式 $C_{19}H_{18}O_4$，结构式如图。

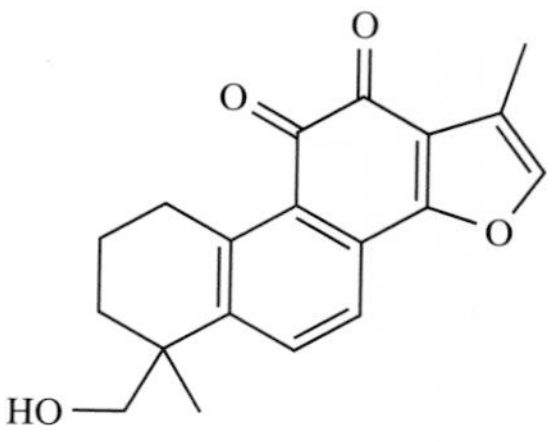

图 丹参醌 Ⅱ B

性状 紫红色针晶。

结构类型 属于邻菲醌类化合物。

药理作用 主要具有抑制血小板聚集、抗菌、耐缺氧等药理作用。

（沈志滨）

dānshēn xīnkūn jiǎ

丹参新醌甲（neotanshinone A）

从唇形科植物丹参 *Salvia miltiorrhiza* Bge.、绒毛鼠尾草 *Salvia castanea* Diels f.tomentosa Stib. 等的根及根茎中提取分离得到的菲醌。分子式 $C_{18}H_{16}O_4$，结构式如图。

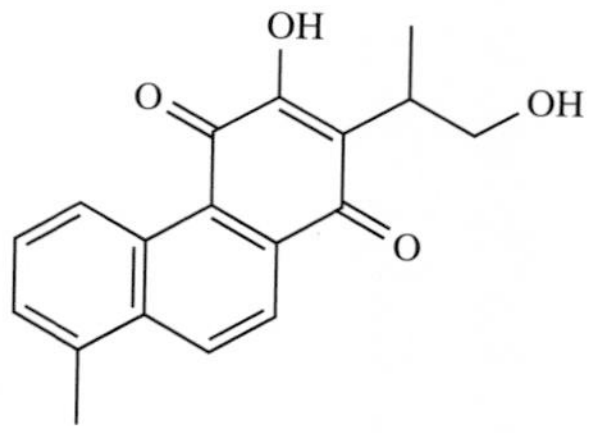

图 丹参新醌甲

性状 橙色结晶。

结构类型 属于对菲醌类化

合物。

药理作用 主要具有抗菌、抗炎等药理作用。

（沈志滨）

dānshēn xīnkūn yǐ

丹参新醌乙（neotanshinone B）

从唇形科植物丹参 *Salvia miltiorrhiza* Bge.、绒毛鼠尾草 *Salvia castanea* Diels f. tomentosa Stib. 等的根及根茎中提取得到的菲醌。分子式 $C_{18}H_{16}O_3$，结构式如图。

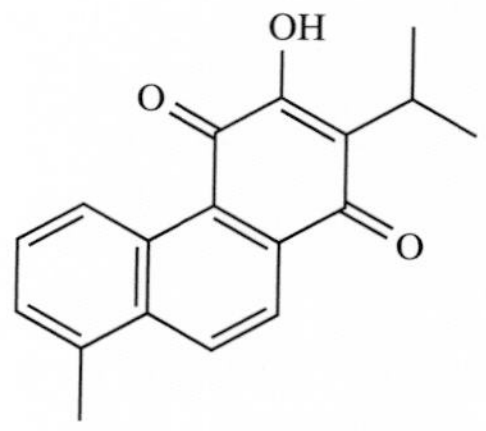

图 丹参新醌乙

性状 橙红色针晶。

结构类型 属于对菲醌类化合物。

药理作用 主要具有抗菌、抗炎、抗氧化的药理作用。

（沈志滨）

dānshēn xīnkūn bǐng

丹参新醌丙（neotanshinone C）

从唇形科植物丹参 *Salvia miltiorrhiza* Bge. 的根及根茎中提取得到的菲醌。分子式 $C_{16}H_{12}O_3$，结构式如图。

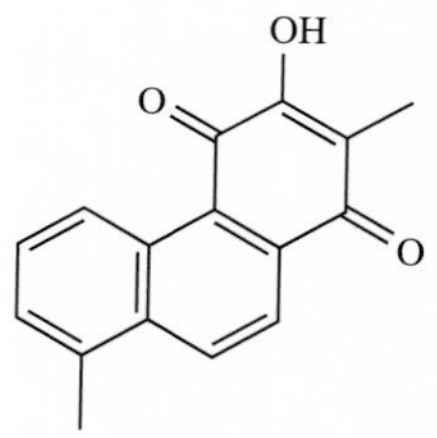

图 丹参新醌丙

性状 红色针晶。

结构类型 属于对菲醌类化

合物。

药理作用 主要具有抗菌等药理作用。

（沈志滨）

dānshēn xīnkūn dīng
丹参新醌丁（neotanshinone D）

从唇形科植物丹参 *Salvia miltiorrhiza* Bge. 的干燥根及根茎中提取得到的菲醌。分子式 $C_{21}H_{20}O_4$，结构式如图。

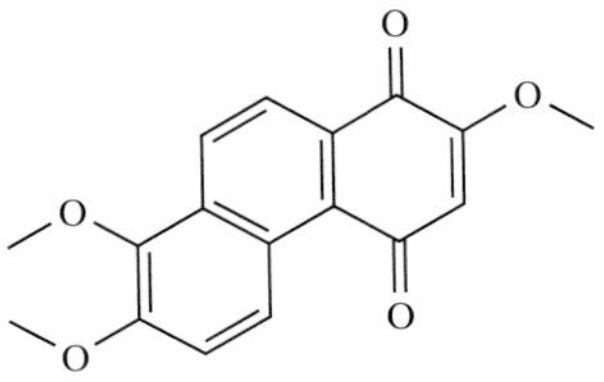

图　丹参新醌丁

性状 杏红色针晶。

结构类型 属于对菲醌类化合物。

药理作用 主要具有抗菌等药理作用。

（沈志滨）

yǐn dānshēnkūn
隐丹参醌（cryptotanshinone）

从唇形科植物丹参 *Salvia miltiorrhiza* Bge.、绒毛鼠尾草 *Salvia castanea* Diels f. tomentosa Stib. 等的根及根茎中提取分离得到的菲醌。别名隐丹参酮。分子式 $C_{19}H_{20}O_3$，结构式如图。

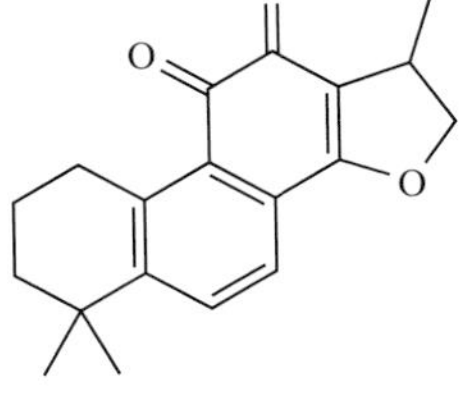

图　隐丹参醌

性状 橙红色针晶。

结构类型 属于邻菲醌类化合物。

药理作用 主要具有抗氧化、抗炎、抗肿瘤、抗菌、改善微循环等药理作用。

临床应用 主要用于冠心病、心绞痛、失眠症及痛经等的临床治疗。

（沈志滨）

zǐdānshēn jiǎsù
紫丹参甲素（przewaquinone A）

从唇形科植物丹参 *Salvia miltiorrhiza* Bge.、褐毛丹参 *Salvia przewalskii* Maxim. var. *mandarinorum* Stib. 等的根及根茎中提取得到的菲醌。分子式 $C_{19}H_{18}O_4$，结构式如图。

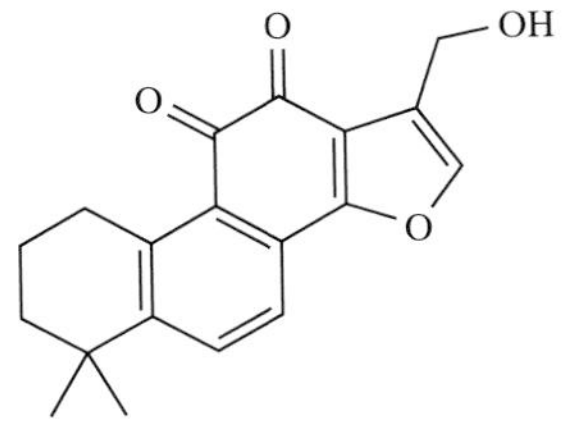

图　紫丹参甲素

性状 橙红色结晶。

结构类型 属于邻菲醌类化合物。

药理作用 主要具有抗菌、抗肿瘤、耐缺氧等药理作用。

临床应用 主要用作恶性肿瘤抑制剂。

（沈志滨）

ēnkūn
蒽醌（anthraquinone）

蒽环上结合醌式结构的醌类化学成分。包括蒽醌衍生物及其不同还原程度的产物。存在于多种中药中，如大黄、虎杖、何首乌、决明子、番泻叶、芦荟、茜草等，主要具有抗菌、抗病毒、抗肿瘤、保肝利胆等药理作用。代表化合物为大黄酚、大黄酸、大黄素、芦荟大黄素、大黄素甲醚等。母核结构如图。

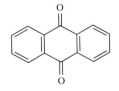

图　蒽醌母核结构

（杨东辉）

dàhuángfēn
大黄酚（chrysophanol）

从蓼科植物药用大黄 *Rheum officinale* Baill.、掌叶大黄 *Rheum palmatum* L.、唐古特大黄 *Rheum tanguticum* Maxim. ex Balf. 等的根和根茎中提取得到的蒽醌。分子式 $C_{15}H_{10}O_4$，结构式如图。

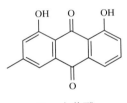

图　大黄酚

性状 橙黄色的片状体或者粉末。

结构类型 属于羟基蒽醌类化合物。

药理作用 主要具有泻下、改善学习记忆、抗衰老、抗氧化、止咳、抗菌、止血等药理作用。

临床应用 主要用于热结便秘、记忆障碍、十二指肠出血等的临床治疗。

（杨东辉）

dàhuángsuān
大黄酸（rhein）

从蓼科植物药用大黄 *Rheum officinale* Baill.、掌叶大黄 *Rheum palmatum* L.、唐古特大黄 *Rheum tanguticum* Maxim. ex Balf. 等的根和根茎中提取得到的蒽

醌。分子式 $C_{15}H_8O_6$，结构式如图。

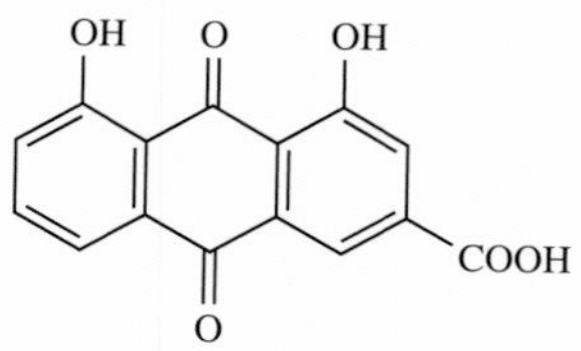

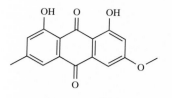

图　大黄酸

性状　咖啡色针晶。

结构类型　属于羟基蒽醌类化合物。

药理作用　主要具有抗肿瘤、抗炎、泻下、降血糖、调节血脂、肾保护、保肝、抗纤维化等药理作用。

临床应用　主要用于鼻咽癌、肝癌、骨关节炎、糖尿病肾病、肝纤维化、非酒精性肝炎、脂肪性肝炎等的临床治疗。

(杨东辉)

dàhuángsù
大黄素（emodin）　从蓼科植物药用大黄 *Rheum officinale* Baill.、掌叶大黄 *Rheum palmatum* L.、唐古特大黄 *Rheum tanguticum* Maxim. ex Balf. 等的根和根茎中提取得到的蒽醌。分子式 $C_{15}H_{10}O_5$，结构式如图。

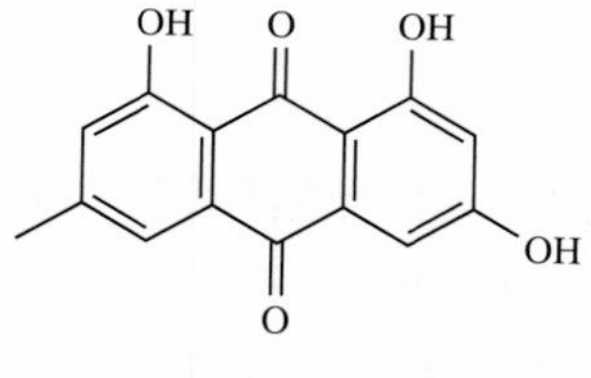

图　大黄素

性状　橙黄色长针状结晶。
结构类型　属于羟基蒽醌类化合物。

药理作用　主要具有抑菌、促进肠道蠕动、抑制白血病细胞增殖等药理作用。

临床应用　主要用于胃溃疡、胰腺炎、皮肤损伤、狼疮性肾炎等的临床治疗。

(杨东辉)

lúhuì dàhuángsù
芦荟大黄素（aloe-emodin）从百合科植物库拉索芦荟 *Aloe vera* L.、好望角芦荟 *Aloe ferox* Mill. 的皮、蓼科植物掌叶大黄 *Rheum palmatum* L. 的根茎、药用大黄 *Rheum officinale* Baill. 的根茎以及豆科植物决明 *Cassia tora* L. 的种子等中提取得到的蒽醌。分子式 $C_{15}H_{10}O_5$，结构式如图。

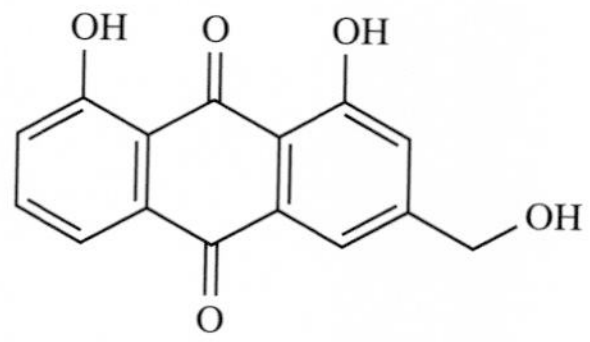

图　芦荟大黄素

性状　橙色针晶或土黄色结晶粉末。

结构类型　属于羟基蒽醌类化合物。

药理作用　主要具有泻下、保肝、抗病毒、抗炎、抗肿瘤、调节免疫等药理作用。

临床应用　主要用于便秘、痔疮、急慢性肝炎、乳腺癌等的临床治疗。

(杨东辉)

dàhuángsù jiǎmí
大黄素甲醚（physcione）　从蓼科植物药用大黄 *Rheum officinale* Baill.、掌叶大黄 *Rheum palmatum* L.、唐古特大黄 *Rheum tanguticum* Maxim. ex Balf. 等的根和根茎中提取得到的蒽醌。分子式 $C_{16}H_{12}O_5$，结构式如图。

性状　金黄色针晶。
结构类型　属于羟基蒽醌类

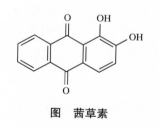

图　大黄素甲醚

化合物。

药理作用　主要具有泻下、抗菌、防护急性肝损伤、减轻缺血再灌输损伤等药理作用。

临床应用　主要用于便秘、细菌感染、肝炎、脑组织损伤等的临床治疗。

(杨东辉)

qiàncǎosù
茜草素（alizarin）　从茜草科植物茜草 *Rubia cordifolia* L. 等的根中提取得到的蒽醌。分子式 $C_{14}H_8O_4$，结构式如图。

图　茜草素

性状　橘红色晶体或赭黄色粉末。

结构类型　属于羟基蒽醌类化合物。

药理作用　主要具有止血化瘀、凉血、祛痰、抗炎、抗肿瘤、抗氧化等药理作用。

临床应用　主要用于吐血、热证出血、崩漏、经闭腹痛、关节痹痛、跌打损伤等的临床治疗。

(杨东辉)

qiǎngjī qiàncǎosù
羟基茜草素（purpurin）　从茜草科植物茜草 *Rubia cordifolia* L. 等的根中提取得到的蒽醌。分子式

$C_{14}H_8O_5$，结构式如图。

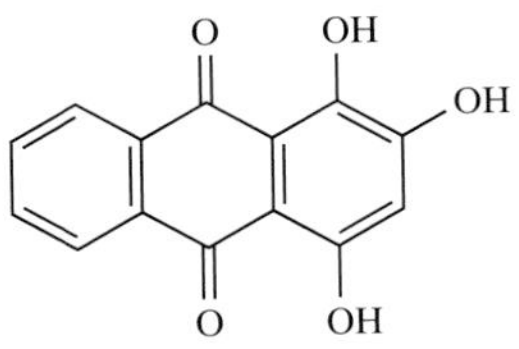

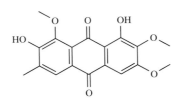

图　羟基茜草素

图　钝叶决明素

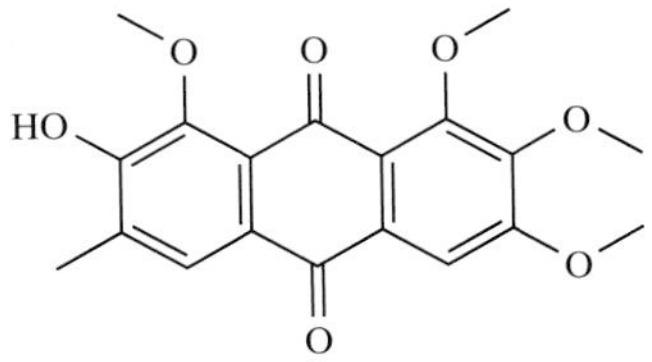

图　甲基钝叶决明素

性状　橙红色结晶。

结构类型　属于羟基蒽醌类化合物。

药理作用　主要具有凉血、止血化瘀、抗菌、抗炎等方面的药理作用。

临床应用　主要用于吐血、衄血、崩漏、外伤出血等方面的的临床治疗。

（杨东辉）

kēyàsù
柯桠素（chrysarobin）
从茶科植物巴西柯桠树 *Andira araroba* Aguiar 等的树皮中提取得到的蒽醌。分子式 $C_{15}H_{12}O_3$，结构式如图。

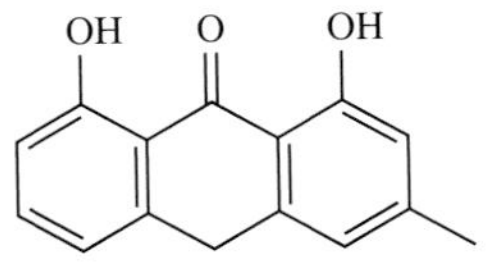

图　柯桠素

性状　黄色针晶。

结构类型　蒽醌类化合物。

药理作用　主要具有抗真菌等药理作用。

临床应用　主要用于外用治疗银屑病。

（杨东辉）

dùnyè juémíngsù
钝叶决明素（obtusin）
从豆科植物决明 *Cassia tora* L. 等的种子中提取得到的蒽醌。分子式 $C_{18}H_{16}O_7$，结构式如图。

性状　棕黄色粉末。

结构类型　蒽醌类化合物。

药理作用　主要具有降压、降脂、明目、利尿等药理作用。

临床应用　主要用于高血压、高血脂、老年白内障等疾病的临床治疗。

（杨东辉）

chéngdùnyè juémíngsù
橙钝叶决明素（aurantioobtusin）
从豆科植物决明 *Cassia tora* L. 等的种子中提取得到的蒽醌。分子式 $C_{17}H_{14}O_7$，结构式如图。

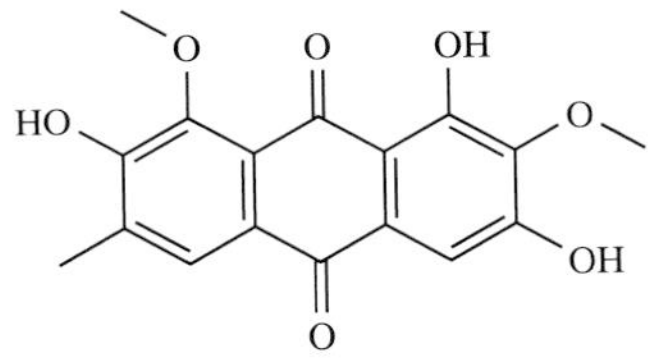

图　橙钝叶决明素

性状　黄色粉末。

结构类型　蒽醌类化合物。

药理作用　主要具有降血脂、降血压、抗血小板聚集等方面的药理作用。

临床应用　主要用于高血脂、高血压、脑血栓等的临床治疗。

（杨东辉）

jiǎjī dùnyè juémíngsù
甲基钝叶决明素（chrysoobtusin）
从豆科植物决明 *Cassia tora* L.、短叶决明 *Cassia leschenaultiana* DC. 等的种子中提取得到的蒽醌。分子式为 $C_{19}H_{18}O_7$，结构式如图。

性状　金黄色结晶。

结构类型　蒽醌类化合物。

药理作用　主要具有降压、降血脂、保肝、提高免疫力、明目等药理作用。

临床应用　主要用于高血压、高血脂、中老年便秘、口腔溃疡等的临床治疗。

（杨东辉）

lúhuìgān
芦荟苷（aloin）
从百合科植物库拉索芦荟 *Aloe vera* L.、好望角芦荟 *Aloe ferox* Mill. 等的叶中提取出的蒽醌。分子式 $C_{21}H_{22}O_9$，结构式如图。

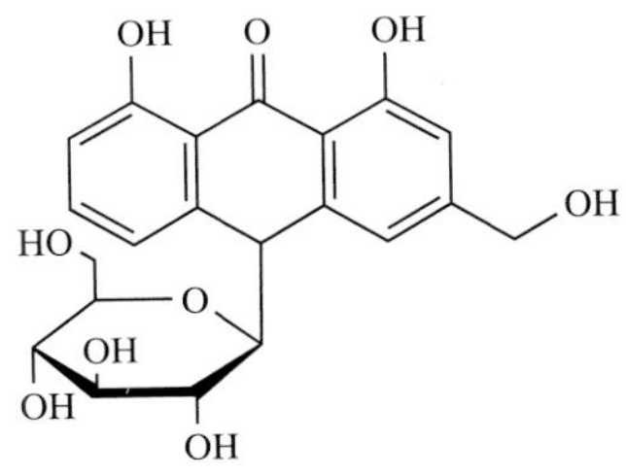

图　芦荟苷

性状　黄色或淡黄色粉末。

结构类型　蒽醌类化合物。

药理作用　主要具有降低血液黏稠度、改善肠道吸收、抗溃疡、抗菌、抗病毒等药理作用。

临床应用　主要用于高血压、高血脂、胃溃疡、痤疮、皮肤外伤及多种炎症等的临床治疗。

（杨东辉）

ēnfēn
蒽酚（anthracene）
蒽醌在酸

性环境中被还原所生成的产物。与蒽酮为互变异构体。蒽酚的羟基衍生物常以游离状态或结合状态与相应的羟基蒽醌、羟基蒽酮共存于新鲜植物中。常见为9-羟基-蒽酚（即9-蒽酚，9-anthracene），母核结构式如图。代表化合物有柯桠素、地蒽酚等。

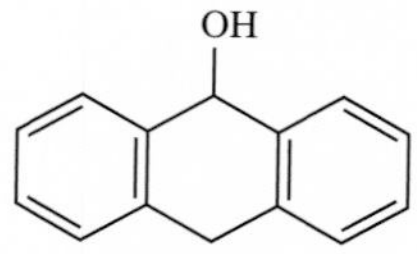

图 蒽酚

结构类型 蒽醌类化合物。

药理作用 主要具有抗真菌、抗炎等药理作用。

临床应用 主要用于银屑病、脱发等皮肤病的临床治疗。

（关 枫）

ēntóng

蒽酮（anthrone） 蒽醌在酸性环境中被还原所生成的产物。与蒽酚为互变异构体。蒽酚衍生物一般存在于新鲜植物中，其母核结构式如图。代表化合物为大黄酸蒽酮等，为番泻苷在体内的代谢产物之一。

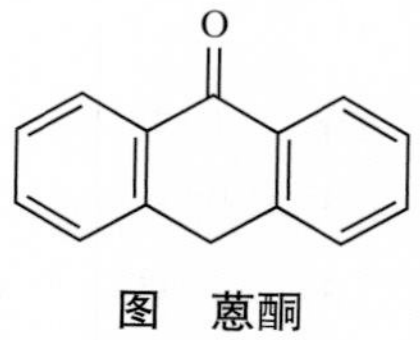

图 蒽酮

结构类型 蒽醌类化合物。

药理作用 主要具有泻下等药理作用。

临床应用 主要用于便秘等的临床治疗。

（关 枫）

zhōngwèi èr'ēntóng

中位二蒽酮（meso-dianthrone） 从豆科植物狭叶番泻 *Cassia angustifolia* Vahl、尖叶番泻 *Cassia acutifolia* Delile 的叶中或蓼科植物掌叶大黄 *Rheum palmatum* L.、唐古特大黄 *Rheum tanguticum* Maxim. ex Balf.、药用大黄 *Rheum officinale* Baill. 的根及根茎等中提取出的蒽酮二聚体类化合物。可以看成是两分子蒽酮脱去一分子氢、通过碳碳键结合而成的化合物，结合方式多为 C_{10}-$C_{10'}$。其母核结构式如图。代表化合物为番泻苷类衍生物等。二蒽酮类化合物的 C_{10}-$C_{10'}$ 键易于断裂，生成相应的蒽酮类化合物。如大黄及番泻叶中含有的番泻苷 A（见番泻苷）的致泻作用是因其在肠内变为大黄酸蒽酮所致。

结构类型 蒽醌类化合物。

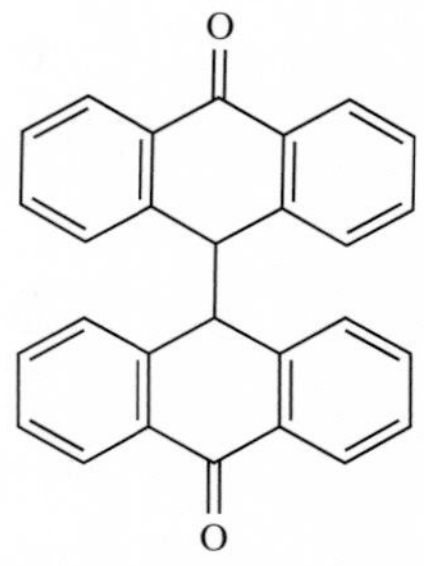

图 中位二蒽酮

药理作用 主要具有泻下、抗菌、止血等药理作用。

临床应用 主要用于便秘、伤口感染等的临床治疗。

（关 枫）

fānxiègān

番泻苷（sennoside） 从豆科植物狭叶番泻 *Cassia angustifolia* Vahl 或尖叶番泻 *Cassia acutifolia* Delile 的小叶等中提取出的二蒽酮苷类化合物。已发现其多种衍生

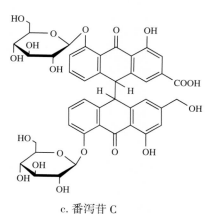

a. 番泻苷 A

b. 番泻苷 B

c. 番泻苷 C

d. 番泻苷 D

图 番泻苷类衍生物

物，多具有泻下作用。代表化合物为番泻苷 A、B、C、D 等，结构式如下。其中番泻苷 A 的泻下作用最强。

结构类型 属于二蒽酮类化合物。

药理作用 主要具有泻下、抗菌、止血、解痉等药理作用。

临床应用 主要用于大便干燥、便秘、妇科手术及腰腹部 X 射线检查前的肠道清洁、腹部手术后恢复肠功能及急性细菌性痢疾等的临床治疗。

（关　枫）

èr'ēnkūn

二蒽醌（dianthraquinone）

从金丝桃属植物贯叶连翘 *Hypericum perforatum* L. 等的花、叶、根、茎等中提取出的一类由蒽醌类脱氢缩合而成或由二蒽酮类氧化形成的蒽醌二聚体类化合物。其母核结构式如图。二蒽醌结构中的两个蒽醌环的取代都是相同而对称的，由于空间位阻的相互排斥，两个蒽环均呈反向排列。代表化合物为山扁豆双醌、天精等。

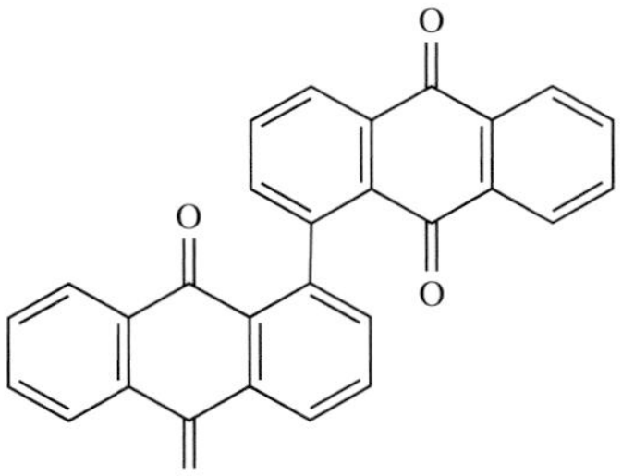

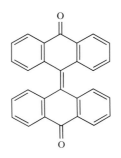

图　二蒽醌

结构类型 蒽醌类化合物。

药理作用 主要具抗炎、抗菌、抗病毒等药理作用。

临床应用 主要用于乙型肝炎等的临床治疗。

（关　枫）

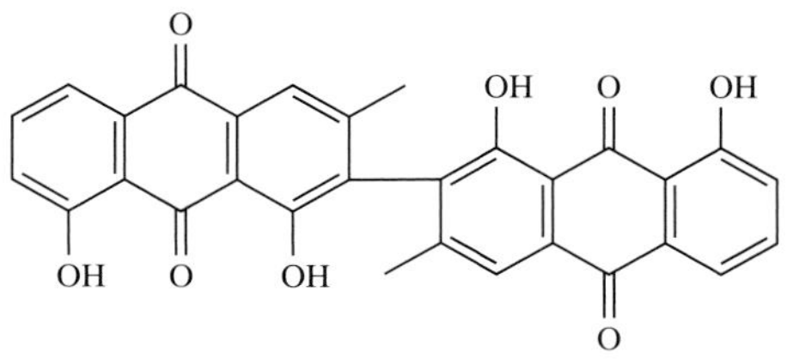

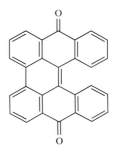

图　山扁豆双醌

shānbiǎndòu shuāngkūn

山扁豆双醌（cassiamine）

从豆科植物含羞草决明 *Cassia mimosoides* L. 的全草等中提取得到的二蒽醌。分子式为 $C_{30}H_{16}O_8$，结构式如图。

性状 棕黑色粉末。

结构类型 属于二蒽醌类化合物。

药理作用 主要具有抗炎、止咳、利尿等药理作用。

临床应用 主要用于咳嗽、便秘、糖尿病等的临床治疗。

（关　枫）

qùqīng èr'ēntóng

去氢二蒽酮（dehydro-dianthrone）

从金丝桃属植物贯叶连翘 *Hypericum perforatum* L. 等的根中提取出的由中位二蒽酮脱去 1 分子氢、两环之间以双键相连的二蒽酮类化合物。此类化合物颜色多呈暗紫红色。母核结构式如图。

图　去氢二蒽酮母核结构

结构类型 属于二蒽酮类化合物。

药理作用 主要具有抗炎、抗病毒等药理作用。

（关　枫）

rìzhào ēntóng

日照蒽酮（meso-naphthabianthrone）

从金丝桃属植物贯叶连翘 *Hypericum perforatum* L. 等的花、叶、根、茎等中提取出的由去氢二蒽酮进一步氧化、α 与 α′位相连形成的二蒽酮类化合物。母核结构式如图。

图　日照蒽酮

结构类型 属于二蒽酮类化合物。

药理作用 主要具有抗炎、抗菌、抗病毒等药理作用。

临床应用 主要用于皮肤癌、伤口感染等的临床治疗。

（关　枫）

zhōngwèi nài pián èr'ēntóng

中位萘骈二蒽酮（meso-naphthadianthrone）

从金丝桃属植物贯叶连翘 *Hypericum perforatum* L. 等的根中提取出的二蒽酮类化合物。是天然蒽衍生物中具有最高氧化水平的结构形式，也是天然产物中高度稠合的多元环系统之一。母核结构式如图。代表化合物为金丝桃素。

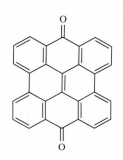

图 中位萘骈二蒽酮母核结构

结构类型 属于二蒽酮类化合物。

药理作用 主要具有抗炎、抗病毒等药理作用。

（关 枫）

jīnsītáosù

金丝桃素 （hypericin） 从金丝桃科植物贯叶连翘 *Hypericum perforatum* L. 等的根、叶中提取出的中位萘骈二蒽酮。分子式 $C_{30}H_{16}O_8$，结构式如图。

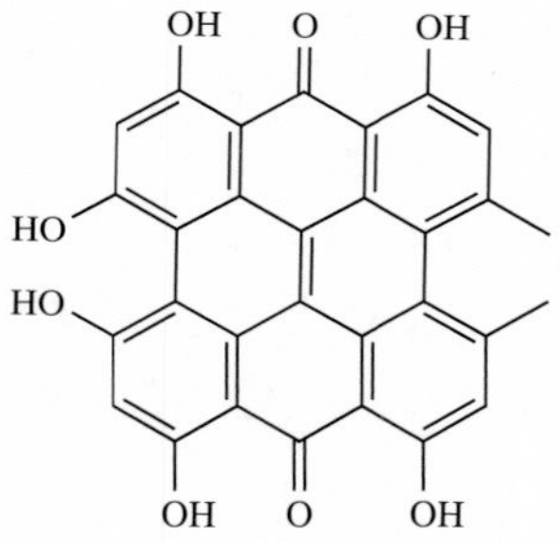

图 金丝桃素

性状 棕黑色粉末。

结构类型 属于二蒽酮类化合物。

药理作用 主要具有抑制中枢神经、抗病毒、抗炎、抗肿瘤等药理作用。

临床应用 主要用于抑郁症、慢性乙型肝炎、皮肤癌等的临床治疗。

（关 枫）

běnbǐngsùlèi huàxué chéngfèn

苯丙素类化学成分（phenylpropanoids） 基本母核中含有 C_6-C_3 结构单元的化合物。在自然界中分布广泛，在伞形科、玄参科、忍冬科、唇形科、菊科、木兰科、木犀科、爵床科、马鞭草科等植物中分布较多。具有抗菌、抗凝血、松弛平滑肌、光敏、抗肿瘤、抗病毒、保肝、影响中枢神经系统等药理作用。

结构类型 广义的苯丙素类化学成分包括简单苯丙素类化学成分、香豆素类化学成分、木脂素类化学成分、黄酮类化学成分、木质素、芪类等，涵盖了多数的天然芳香族化合物。狭义的苯丙素类化合物主要是指简单苯丙素、香豆素、木脂素类化学成分。

研究内容 主要包括以下几个方面。

提取方法 简单苯丙素类成分依其极性大小和溶解性的不同，一般用有机溶剂或水提取，按照中药化学成分分离的一般方法分离，如硅胶柱色谱、高效液相色谱等。其中苯丙烯、苯丙醛及苯丙酸的简单酯类衍生物多具有挥发性，是挥发油芳香族化合物的主要组成部分，可用水蒸气蒸馏法提取。苯丙酸衍生物是植物酸性成分，可用有机酸的常规方法提取。

香豆素类成分多以亲脂性的游离形式存在于植物中，可以用一般的有机溶剂，如乙醚、氯仿、丙酮等提取，而香豆素苷类因极性增大而具亲水性，可选亲水性溶剂，如甲醇、乙醇或水提取。此外，香豆素类成分具有内酯结构，亦可用碱溶酸沉法提取；部分小分子香豆素类成分具有挥发性，可用水蒸气蒸馏法提取。

游离的木脂素亲脂性较强，能溶于乙醚等低极性溶剂，在石油醚和苯中溶解度比较小。木脂素苷类极性较大，可按苷类的提取方法提取，如用甲醇或乙醇提取。某些具有酚羟基或内酯环结构的木脂素可用碱水溶解，碱水液加酸酸化后，木脂素游离又沉淀析出。

分离方法 ①简单苯丙素类成分：主要采用硅胶柱色谱、高效液相色谱等方法分离。②香豆素类成分：常用的色谱分离方法有柱色谱、制备薄层色谱和高效液相色谱。③木脂素类化学成分：主要依靠色谱法分离。常用的吸附剂为硅胶和中性氧化铝，也可以应用反相高效液相色谱法进行分离。

检识方法 简单苯丙素类化学成分的检识，需结合具体化合物的结构特征进行。如苯丙酸类结构中往往含有酚羟基，因此可根据酚羟基性质进行鉴别。常用的检识试剂有 1% ~ 2% $FeCl_3$ 溶液等。在紫外灯下无色或具有蓝色荧光，用氨水处理后呈蓝色或绿色荧光。

香豆素类化学成分在紫外光下一般显蓝色或紫色的荧光，可用于检识。香豆素类分子中具有内酯结构，往往还具有酚羟基，通过这些基团的显色反应，能为检识与鉴别香豆素类成分提供参考。常用异羟肟酸铁反应检识香豆素内酯环的存在与否，利用与三氯化铁溶液的反应判断酚羟基的有无。吉布斯（Gibbs）反应和埃默森（Emerson）反应可用来检查 C_6 位是否有取代基。香豆素类成分也可采用薄层色谱检识，常用硅胶作为吸附剂。此外，纸色谱、聚酰胺色谱也可用于香豆素类化合物的检识。

木脂素分子中常有一些功能基如酚羟基、亚甲二氧基及内酯结构等，可利用这些功能基的性质和反应进行木脂素的检识。木脂素类成分一般具有较强的亲脂性，常用硅胶薄层色谱进行检识。

结构鉴定方法 香豆素类化合物主要利用各种波谱方法进行结构测定。①紫外光谱（UV）：未取代的香豆素在274nm（lg ε 4.03）和311nm（lg ε 3.72）处分别有最大吸收，前者由苯环、后者由 α-吡喃酮所致。当香豆素母核上引入取代基时，常引起吸收峰位置的变化。烷基取代对其影响不大，但含氧官能团取代会使主要吸收红移。②红外光谱（IR）：香豆素类化合物的内酯结构在1750~1700cm⁻¹显示一个强的吸收，这个吸收峰一般是其IR光谱的最强峰。同时，内酯也在1270~1220cm⁻¹，1100~1000cm⁻¹出现强的吸收。芳环一般在1660~1600cm⁻¹之间出现三个较强的吸收。根据这些特征可以确定香豆素类母核结构，并区别于黄酮类、色原酮类、木脂素类。如果是呋喃香豆素类，其呋喃环在3175~3025cm⁻¹出现弱小、但非常尖锐的双吸收峰。③核磁共振谱（NMR）：核磁共振谱是香豆素类化合物结构测定的重要光谱，包括核磁共振氢谱（¹H-NMR）、核磁共振碳谱（¹³C-NMR）及各种二维核磁共振谱（2D-NMR）。在¹H-NMR谱中，母核的3、4位无取代的香豆素类成分的H-3、H-4构成AB系统，成为一组dd峰，具有较大的偶合常数（约9.0~9.5Hz），这一组dd峰是香豆素类化合物的¹H-NMR上最具鉴

别特征的典型信号。苯环上5、6、8位质子的信号和一般芳环质子信号特征类似。¹³C-NMR谱对香豆素苷类结构研究中糖的连接位置和连接顺序均可提供重要的信息。④质谱（MS）：香豆素类化合物在电子轰击质谱（EI-MS）中大多具有强的分子离子峰，简单香豆素和呋喃香豆素类的分子离子峰经常是基峰。香豆素类分子中一般具有多个和芳环连接的氧原子、羟基、甲氧基，其质谱经常出现一系列连续失去CO、失去OH或H₂O、甲基或甲氧基的碎片离子峰。此外，香豆素类成分经常具有异戊烯基、乙酰氧基、5碳不饱和酰氧基等常见官能团，在裂解过程中也会出现一系列特征碎片离子峰。这些离子峰信号均是香豆素类化合物质谱的主要特征。

木脂素类成分结构研究的波谱方法。①UV：木脂素的两个取代芳环是两个孤立的发色团，其紫外吸收峰位置相似，吸收强度也具有加和性。一般在220~240 nm（lg ε >4.0）和280~290 nm（lg ε 3.5~4.0）出现两个吸收峰。②IR：木脂素结构中常有羟基、甲氧基、亚甲二氧基、芳环及内酯环等基团，在IR光谱中均可呈现其特征吸收峰。③NMR：木脂素的结构类型较多，其NMR光谱特征常因结构而异。④MS：游离木脂素可用EI-MS谱测定，多数木脂素可得到分子离子峰。木脂素因有苄基基团，常可发生苄基裂解。

简单苯丙素类化合物的结构研究可根据其具体结构可参照上述方法进行。

（李 帅）

jiǎndān běnbǐngsùlèi huàxué chéngfèn

简单苯丙素类化学成分（simple phenylpropanoids）　结构上具有苯丙烷基本母核的化学成

分。广泛分布于双子叶植物不同组织器官中。依据C₃位所连侧链的结构变化，又分为苯丙烯（如丁香酚、茴香醚、α-细辛醚）、苯丙醇（如松柏醇、紫丁香苷）、苯丙醛（如桂皮醛）、苯丙酸（如阿魏酸、丹参素、咖啡酸）等类型，主要具有抗病毒、神经系统兴奋作用等药理作用。

（李 帅）

sōngbǎichún

松柏醇（coniferyl alcohol）　从茄科植物宁夏枸杞 *Lycium barbarum* L. 的果实、兰科植物铁皮石斛 *Dendrobium officinale* Kimura et Migo 的茎等中提取得到的简单苯丙素类化学成分。分子式C₁₀H₁₂O₃，结构式如图。

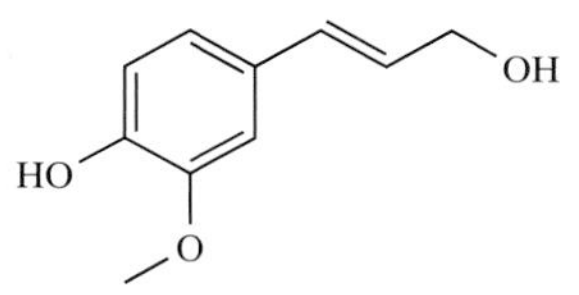

图　松柏醇

性状　米黄色结晶。

结构类型　属于简单苯丙素类化合物。

药理作用　主要具有抗氧化、舒张血管、抗骨质疏松等方面的药理作用。

临床应用　主要用于糖尿病、高血压、骨质疏松等病症的临床治疗。

（李 帅）

zǐdīngxiānggān

紫丁香苷（syringin）　从五加科植物刺五加 *Acanthopanax seuticosus*（Rupr.et Maxim.）Harms 的根和茎、桑寄生科植物槲寄生 *Viscum coloratum*（Komar.）Nakai 的带叶茎枝以及冬青科植物铁冬青 *Ilex rotunda* Thunb. 树皮等中提取

得到的苯丙醇糖苷类化合物。分子式 $C_{17}H_{24}O_9$，结构式如图。

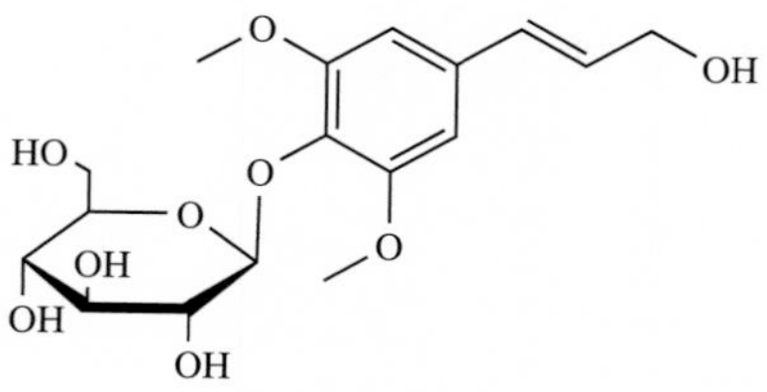

图 紫丁香苷

性状 白色粉末或结晶。

结构类型 属于简单苯丙素类化合物。

药理作用 主要具有抗肿瘤、保肝等药理作用。

临床应用 主要用于宫颈癌、肺癌、乳腺癌、前列腺癌、急性肝损伤等的临床治疗。

(李 帅)

guìpíquán

桂皮醛（cinnamaldehyde） 从樟科植物肉桂 Cinnamomum cassia Presl 等的嫩枝中提取得到的苯丙醛类化合物。分子式 C_9H_8O，结构式如图。

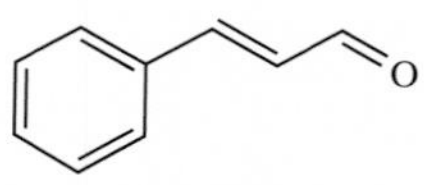

图 桂皮醛

性状 无色或淡黄色的油状液体。

结构类型 属于简单苯丙素类化合物。

药理作用 主要具有降压、解热、镇痛、抗炎、抗菌、抗肿瘤、抗血小板聚集、抗凝血等药理作用。

临床应用 主要用于神经系统疾病、生殖系统疾病、心血管疾病、肿瘤疾病、糖尿病等的临床治疗。

āwèisuān

阿魏酸（ferulic acid） 从伞形科植物川芎 Ligusticum chuanxiong Hort. 的根茎、当归 Angelica sinensis Oliv. Diels 的根、新疆阿魏 Ferula sinkiangensis K. M. Shen 的树脂以及毛茛科植物大三叶升麻 Cimicifuga heracleifolia Kom.、兴安升麻 Cimicifuga dahurica Turcz. Maxim. 或升麻 Cimicifuga foetida L. 的根茎等提取得到的苯丙酸类化合物。分子式 $C_{10}H_{10}O_4$，结构式如图。

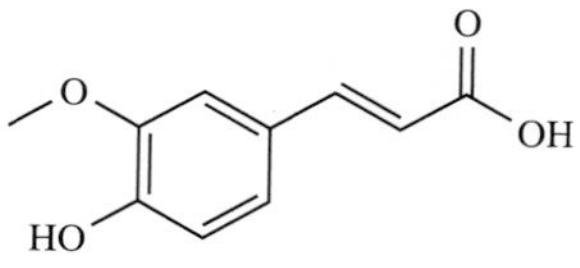

图 阿魏酸

性状 白色晶体。

结构类型 属于简单苯丙素类化合物。

药理作用 主要具有抗氧化、降血脂、抗血栓、防治冠心病、抗肿瘤、抗菌、抗病毒、中枢神经保护等药理作用。

临床应用 主要用于心血管疾病、神经退行性疾病、结肠癌等的临床治疗。

(李 帅)

dānshēnsù

丹参素（salvianic acid A） 从唇形科植物丹参 Salvia miltiorrhiza Bge. 等的根和根茎中提取得到的苯丙酸类化合物。分子式 $C_9H_{10}O_5$，结构式如图。

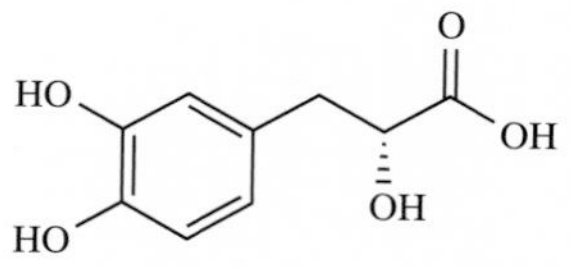

图 丹参素

性状 白色针晶。

结构类型 属于简单苯丙素类化合物。

药理作用 主要具有改善心血管功能、抑制血栓形成、保护神经、抗肝纤维化及抗肿瘤、抗炎、调节免疫、调节骨代谢、抗病毒等药理作用。

临床应用 主要用于心血管疾病、银屑病、乳腺癌、黑色素瘤等的临床治疗。

(李 帅)

dānfēnsuān B

丹酚酸B（salvianolic acid B） 从唇形科植物丹参 Salvia miltiorrhiza Bge. 等的根和根茎中提取得到的苯丙酸类化合物。分子式 $C_{36}H_{30}O_{16}$，结构式如图。

性状 类白色粉末。

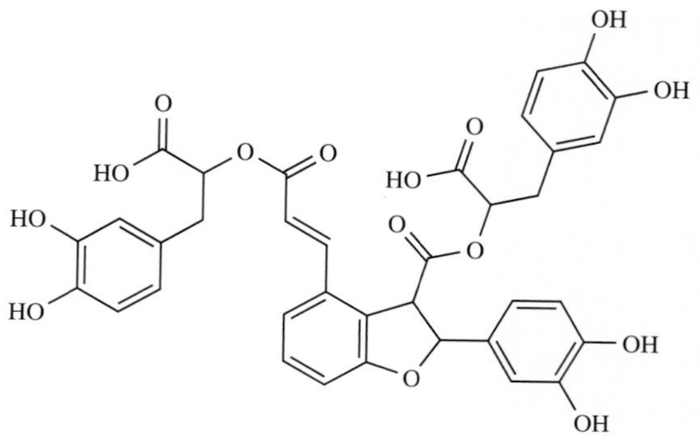

图 丹酚酸 B

结构类型　属于简单苯丙素类化合物。

药理作用　主要具有改善心脑血管功能、肝保护、抗肾及肺纤维化、抗肿瘤、神经组织修复等药理作用。

临床应用　主要用于心脑血管疾病、肝硬化、阿尔茨海默病、中风等的临床治疗。

（李　帅）

guìpísuān
桂皮酸（cinnamic acid）
从金缕梅科植物苏合香树 *Liquidambar orientalis* Mill. 的树干、樟科植物肉桂 *Cinnamomum cassia* Presl 的树皮或嫩皮等中提取得到的苯丙酸类化合物。又称肉桂酸。分子式 $C_9H_8O_2$，结构式如图。

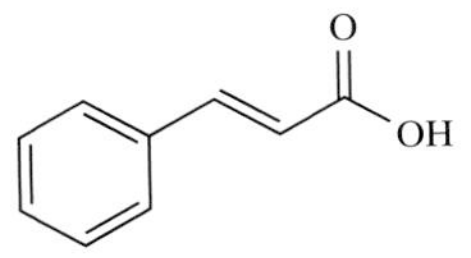

图　桂皮酸

性状　白色至淡黄色粉末。

结构类型　属于简单苯丙素类化合物。

药理作用　主要具有抗炎、抗肿瘤、抗血小板凝集、抗血栓等药理作用。

临床应用　主要用于黑色素瘤、白血病、肺癌、肝癌、前列腺癌、胃腺癌等的临床治疗。

（李　帅）

jièzǐsuān
芥子酸（sinapic acid）
从伞形科植物川芎 *Ligusticum chuanxiong* Hort. 的根茎、十字花科白芥 *Sinapis alba* L. 的种子等中提取得到的苯丙酸类化合物。分子式 $C_{11}H_{12}O_5$，结构式如图。

性状　淡黄色粉末。

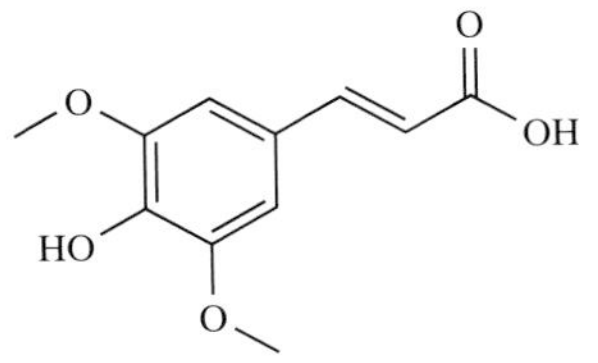

图　芥子酸

结构类型　属于简单苯丙素类化合物。

药理作用　主要具有抗氧化、抗炎、降血压、抗心肌纤维化、抗焦虑等药理作用。

临床应用　主要用于心肌肥大、高血压性心脏病等疾病的临床治疗。

（李　帅）

kāfēisuān
咖啡酸（caffeic acid）
从杜仲科植物杜仲 *Eucommia ulmoides* Oliv. 的叶、菊科植物蒲公英 *Taraxacum mongolicum* Hand. -Mazz. 的全草等提取得到的苯丙酸类化合物。分子式 $C_9H_8O_4$，结构式如图。

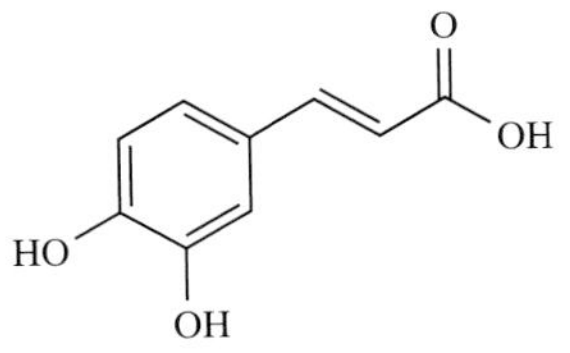

图　咖啡酸

性状　黄褐色粉末。

结构类型　属于简单苯丙素类化合物。

药理作用　主要具有止血、镇咳、祛痰、抗肿瘤、抗氧化、神经保护等药理作用。

临床应用　主要用于外科手术时预防出血或止血以及内科、妇产科等出血性疾病的止血，也用于各种原因引起的白细胞减少症、血小板减少症、脑损伤、神经退行性疾病等的临床治疗。

（李　帅）

lùyuánsuān
绿原酸（chlorogenic acid）
从忍冬科植物忍冬 *Lonicera japonica* Thunb. 的花蕾或初开的花、杜仲科植物杜仲 *Eucommia ulmoides* Oliv. 的叶等中提取得到的苯丙酸类化合物。分子式 $C_{16}H_{18}O_9$，结构式如图。

性状　白色针晶。

结构类型　属于简单苯丙素类化合物。

药理作用　主要具有抗氧化、抗肿瘤、抗菌、抗病毒、调节免疫、降血糖等药理作用。

临床应用　主要用于心血管疾病、胃癌、结肠癌等方面疾病的临床治疗。

（李　帅）

mídiéxiāngsuān
迷迭香酸（rosmarinic acid）
从唇形科植物夏枯草 *Prunella vulgaris* L. 的果穗、紫苏 *Perilla frutescens* L. Britt. 的果实、丹参 *Salvia miltiorrhiza* Bge. 的根等提取得到的苯丙酸类化合物。分子式 $C_{18}H_{16}O_8$，结构式如图。

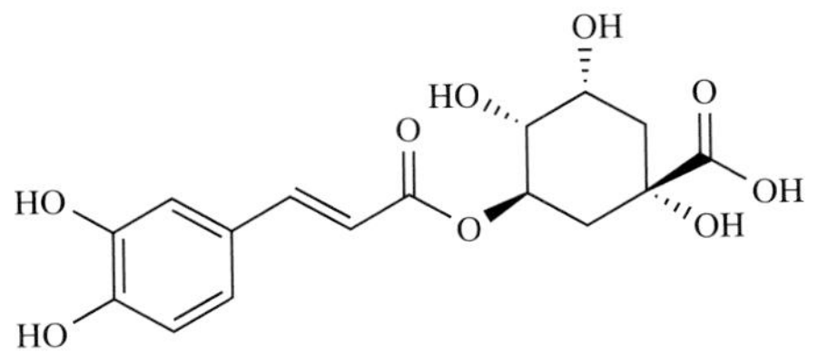

图　绿原酸

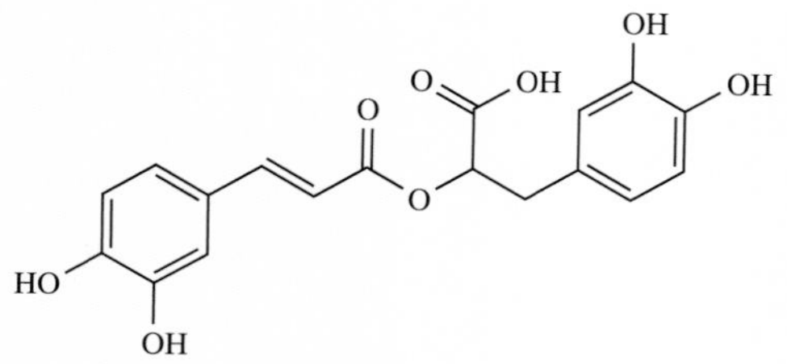

图　迷迭香酸

性状　白色粉末。

结构类型　属于简单苯丙素类化合物。

药理作用　主要具有抗氧化、抗肿瘤、抗菌、抗病毒、调节免疫、改善心血管系统、保护神经、抗纤维化等药理作用。

临床应用　主要用于心血管系统和神经系统等方面疾病的临床治疗。

（李　帅）

dàchēqiángān

大车前苷（plantamajoside）从车前科植物车前 *Plantago asiatica* L. 或平车前 *Plantago depressa* Willd. 等的全草中提取得到的苯乙醇糖苷类化合物。分子式 $C_{29}H_{36}O_{16}$，结构式如图。

性状　白色粉末。

结构类型　属于简单苯丙素类化合物。

药理作用　主要具有抗氧化、抗炎、抗菌等药理作用。

临床应用　主要用于高血压、

肺炎、咳嗽、肾损伤、乳腺癌等的临床治疗。

（李　帅）

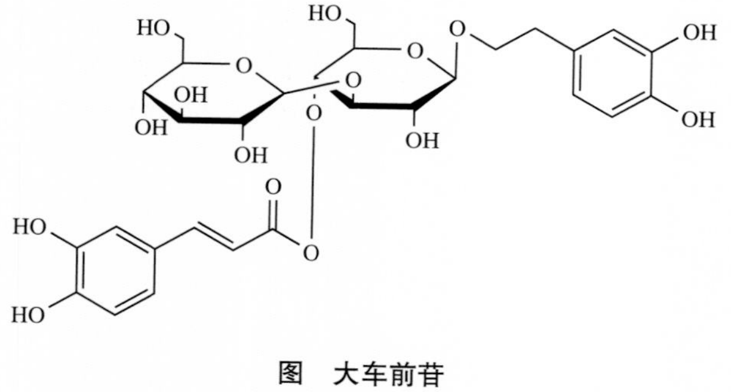

xiāngdòusùlèi huàxué chéngfèn

香豆素类化学成分（coumarin）　基本母核为苯骈 α‑吡喃酮母核的化合物。广泛分布在高等植物中，尤其是伞形科、芸香科、菊科、豆科、茄科、瑞香科、兰科、木犀科、五加科、藤黄科等。中药独活、白芷、前胡、蛇床子、九里香、茵陈、补骨脂、秦皮、续随子等都含有香豆素类成分。香豆素类成分具有多方面的生物活性，其中抗病毒、抗肿瘤、抗骨质疏松和抗凝血等生物活性较强，因此成为新药研究开发的热点之一。

根据化学结构特征，香豆素类成分可分为简单香豆素、呋喃香豆素、吡喃香豆素和其他香豆素四大类。其他香豆素中包含多种类型，其中较为重要的为异香豆素。

（付雪艳）

jiǎndān xiāngdòusù

简单香豆素（simple coumarin）　仅在苯环一侧有取代且 7 位羟基与其 6 位或者 8 位没有形成呋喃环或者吡喃环的香豆素类化学成分。常见取代基包括羟基、甲氧基、亚甲二氧基和异戊烯基等。异戊烯基除接在氧上外，也可以直接连接在苯环的 5 位碳、6 位碳或者 8 位碳上。简单香豆素基本母核如图。代表化合物为七叶内酯、七叶苷、滨蒿内酯等。母核结构如图。

图　简单香豆素母核结构

（付雪艳）

qīyè nèizhǐ

七叶内酯（esculetin）　从芸香科植物柠檬 *Citrus limon*（L.）Burm. f. 的叶、木犀科植物苦枥白蜡树 *Fraxinus rhychophylla* Hance 的树皮等中提取得到的简单香豆素。分子式 $C_9H_6O_4$，结构式如图。

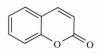

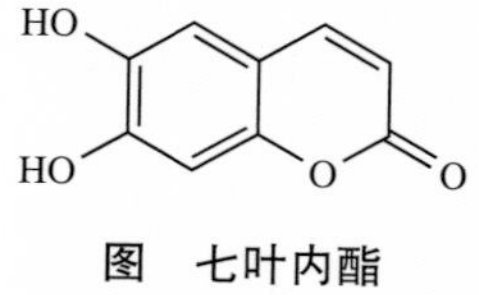

图　七叶内酯

性状　淡黄色棱柱状结晶。

结构类型　属于简单香豆素类化合物。

药理作用　主要具有抗菌、抗炎、镇静、抗惊厥及镇痛等药理作用。

临床应用　主要用于乳腺癌、肝癌、白血病等临床疾病的治疗。

（付雪艳）

图　大车前苷

qīyègān

七叶苷（esculin）
从本犀科白蜡树属植物白蜡树 *Fraxinus chinensis* Poxb、苦枥白蜡树 *Fraxinus rhynchophylla* Hance 或小叶白蜡树 *Fraxinus bungeana* DC. 的树皮等中提取得到的简单香豆素。分子式 $C_{15}H_{16}O_9$，结构式如图。

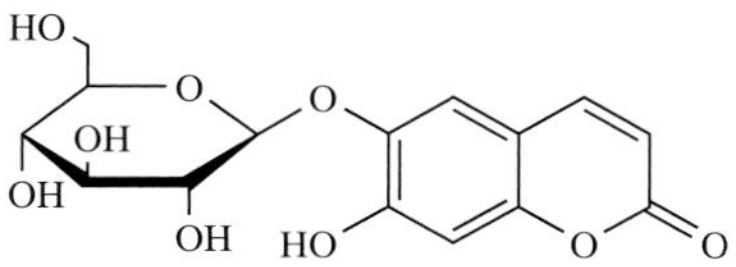

图　七叶苷

性状　白色针晶。

结构类型　属于简单香豆素类化合物。

药理作用　主要具有抗炎、抗菌、抗血凝、镇痛等药理作用。

临床应用　主要用于肺癌等的临床治疗。

（付雪艳）

bīnhāo nèizhǐ

滨蒿内酯（scoparone）
从菊科植物茵陈蒿 *Artemisia capillaris* Thunb. 的茎和叶、滨蒿 *Artemisia scoparia* Waldst. et Kit. 的花和种子等提取得到的简单香豆素。分子式 $C_{11}H_{10}O_4$，结构式如图。

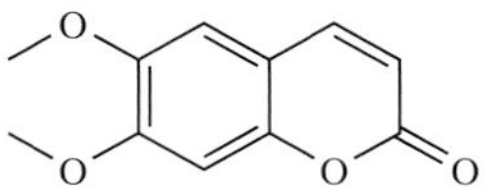

图　滨蒿内酯

性状　白色结晶。

结构类型　属于简单香豆素类化合物。

药理作用　主要具有降血压、抗炎、镇痛、降血脂、平喘、抗凝血等药理作用。

临床应用　主要用于心绞痛、心律失常、支气管哮喘等的临床治疗。

（付雪艳）

shéchuángzǐsù

蛇床子素（osthole）
从伞形科植物蛇床 *Cnidium monnieri*（Linn.）Cuss. 的果实中提取得到的简单香豆素。分子式为 $C_{15}H_{16}O_3$，结构式如图。

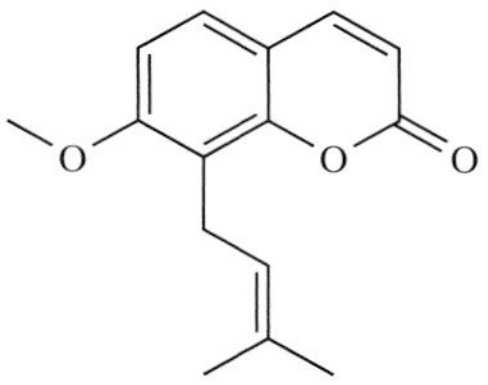

图　蛇床子素

性状　白色结晶。

结构类型　属于简单香豆素类化合物。

药理作用　主要具有解痉、降血压、抗心律失常、调节免疫功能及广谱抗菌等药理作用。

临床应用　主要用于阳痿、宫冷不孕、滴虫性阴道炎等的临床治疗。

（付雪艳）

ruìxiāng nèizhǐ

瑞香内酯（daphnetin）
从瑞香属植物长白瑞香 *Daphne Koreana* Nakai、黄瑞香 *Daphne giraldii* Nitsche 等的根、茎中提取得到的简单香豆素。又称瑞香素。分子式 $C_9H_6O_4$，结构式如图。

性状　类白色或者灰白色的

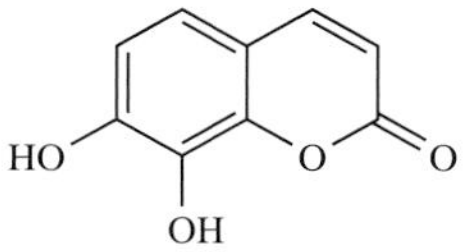

图　瑞香内酯

粉末。

结构类型　属于简单香豆素类化合物。

药理作用　主要具有扩张冠状血管、增加冠状动脉血流量、抗心肌缺血、降低心肌耗氧量、降血脂、镇痛、镇静、抗炎、抗血栓形成、抑制凝血、扩张外周血管、改善肢体血液循环、抑制变态反应、抑菌等药理作用。

临床应用　主要用于冠状动脉粥样硬化性心脏病、闭塞性血栓性脉管炎、风湿性关节炎、胃病、跌打损伤等的临床治疗。

（付雪艳）

báilàshù nèizhǐ

白蜡树内酯（fraxetin）
从木犀科植物小叶白蜡树 *Fraxinus bungeana* DC. 的树皮、喜马白蜡树 *Fraxinus floribunda* Wall 的叶等中提取得到的简单香豆素。又称秦皮素。分子式为 $C_{10}H_8O_5$，结构式如图。

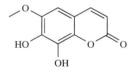

图　白蜡树内酯

性状　淡黄色结晶。

结构类型　属于简单香豆素类化合物。

药理作用　主要具有抗菌、抗炎、抗肿瘤、抗氧化、抗菌、抑制蛋白质结合和影响中枢神经系统等药理作用。

临床应用　主要用于儿童急性菌痢等的临床治疗。

（付雪艳）

máoliǎngmiànzhēnsù

毛两面针素（toddalolactone）
从芸香科植物飞龙掌血 *Toddalia*

asiatica Lam. 的根和根皮、夹竹桃科羊角棉 *Alstonia mairei* Lévl. 的叶等中提取得到的简单香豆素。又称飞龙掌血内酯。分子式 $C_{16}H_{20}O_6$，结构式如图。

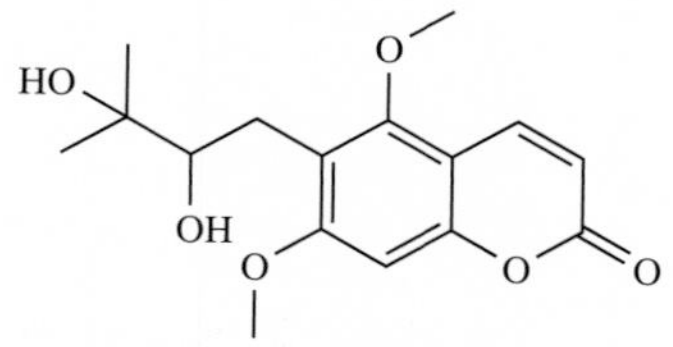

图　毛两面针素

性状　淡黄色结晶粉末。

结构类型　属于简单香豆素类化合物。

药理作用　主要具有抗肿瘤、强心、降血压、抗真菌、抗炎镇痛和利尿等药理作用。

临床应用　主要用于炎症、高血压、糖尿病等各种病症的临床治疗。

（付雪艳）

fūnán xiāngdòusù

呋喃香豆素（furanocoumarin）　7 位羟基和 6（或 8）位取代异戊烯基缩合形成呋喃环的香豆素类化学成分。呋喃香豆素类还可进一步根据呋喃环的相对位置，呋喃环是否饱和分为不同的类型。如 6 位异戊烯基与 7 位羟基形成呋喃环，则呋喃环与苯环、α-吡喃酮环处在一条直线上，称为线型呋喃香豆素。如 8 位异戊烯基与 7 位羟基形成呋喃环，则呋喃环与苯环、α-吡喃酮环处在一条折线上，称为角型呋喃香豆素。如呋喃环外侧被氢化，称为二氢呋喃香豆素。代表化合物为补骨脂素、异补骨脂素、佛手柑内酯、欧前胡素等。

（付雪艳）

bǔgǔzhīsù

补骨脂素（psoralen）　从豆科植物补骨脂 *Psoralea corylifolia* L. 的果实、伞形科植物珊瑚菜 *Glehnia littoralis* Fr. Schmidt ex Miq 的根茎等中提取得到的 6,7-呋喃香豆素类化合物。分子式 $C_{11}H_6O_3$，结构式如图。

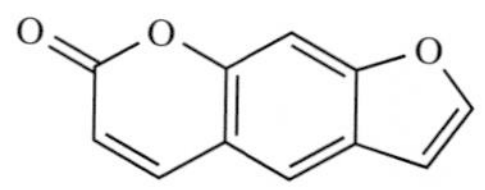

图　补骨脂素

性状　无色针晶。

结构类型　属于呋喃香豆素类化合物。

药理作用　主要具有抗肿瘤、抗病毒、抗氧化、促进皮肤黑色素的合成等药理作用。

临床应用　主要用于癌症、白癜风、皮肤顽疾、白血病等的临床治疗。

（付雪艳）

yìbǔgǔzhīsù

异补骨脂素（isopsoralen）　从豆科植物补骨脂 *Psocalea corylicolia* L. 的果实中提取出的 7,8-呋喃香豆素类化合物。与补骨脂素互为异构体。分子式 $C_{11}H_6O_3$，结构式如图。

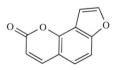

图　异补骨脂素

性状　无色结晶粉末。

结构类型　属于呋喃香豆素类化合物。

药理作用　主要具有抗肿瘤、抗菌、抗衰老、止血、促进皮肤

色素增生等药理作用。

临床应用　主要用于白癜风、斑秃、银屑病以及瘤样皮肤病等疾病的治疗，还可调节机体的内分泌失调状态从而达到缓解更年期综合征的效果。

（付雪艳）

fóshǒugān nèizhǐ

佛手柑内酯（bergapten）　从桑科植物无花果 *Ficuscarica* Linn 的叶等提取得到的 6,7-呋喃香豆素类化合物。分子式 $C_{12}H_8O_4$，结构式如图。

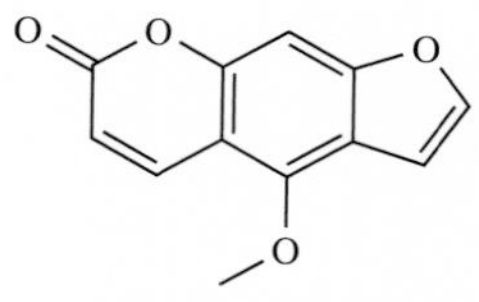

图　佛手柑内酯

性状　白色粉末。

结构类型　属于呋喃香豆素类化合物。

药理作用　主要具有抗炎、抗真菌、抗病毒、抗增生、抗肿瘤、镇痛、增加血管通透性等药理作用。

临床应用　主要用于银屑病的临床治疗。

（付雪艳）

yìfóshǒugān nèizhǐ

异佛手柑内酯（isobergapten）　从伞形科植物重齿当归 *Angelica biserrata*（Shan et Yuan）Yuan et Shan、当归 *Angelica sinensis*（Oliv.）Diels、防风 *Saposhnikovia divaricata*（Turcz.）Schischk 等的根中提取得到的 7,8-呋喃型香豆素类化合物。分子式 $C_{12}H_8O_4$，结构式如图。

性状　无色结晶。

结构类型　属于呋喃香豆素类化合物。

药理作用　主要具有抗炎、

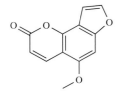

图　异佛手柑内酯

抗菌、抗肿瘤等作用。

（付雪艳）

ōuqiánhúsù

欧前胡素（imperatorin）　从伞形科植物白芷 Angelica dahurica（Fisch. ex Hoffm.）Benth. et Hook. f.、杭白芷 Angelica dahurica（Fisch. Ex Hoffm.）Benth. et Hook. f. var. formosana（Boiss.）Shan et Yuan、重齿毛当归 Angelica pubescens Maxim. f. biserrata Shan et Yuan、羌活 Notopterygium incisum、当归 Angelica sinensis（Oliv.）Diels 等的根中提取得到的 7,8- 呋喃型香豆素类化合物。分子式 $C_{16}H_{14}O_4$，结构式如图。

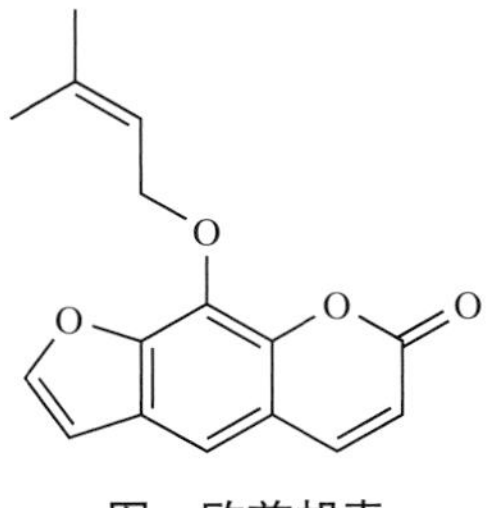

图　欧前胡素

性状　白色粉末。

结构类型　属于呋喃香豆素类化合物。

药理作用　主要具有抗过敏、抗炎、抗肿瘤、抗真菌、抗艾滋病病毒等药理作用。

临床应用　主要用于高血压、动脉粥样硬化、肥厚型心肌病、银屑病等的临床治疗。

（付雪艳）

yì ōuqiánhúsù

异欧前胡素（isoimperatorin）从伞形科植物如羌活 Notopterygium incisum Ting ex H. T. Chang、白芷 Angelica dahurica（Fisch. ex Hoffm.）Benth. et Hook. f.、白花前胡 Peucedanum praeruptorum Dunn.、紫花前胡 Angelica decursiva（Miq.）Franch. et Sav. 等的根中提取得到的 6,7- 呋喃香豆素类化合物。分子式 $C_{16}H_{14}O_4$，结构式如图。

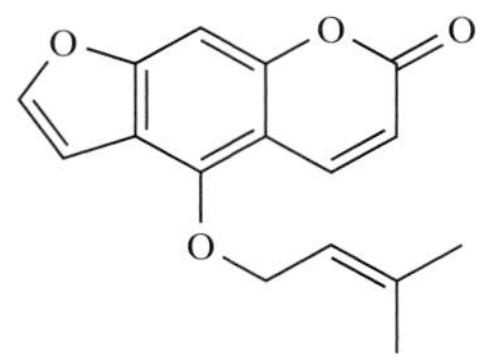

图　异欧前胡素

性状　无色针晶。

结构类型　属于呋喃香豆素类化合物。

药理作用　主要具有镇痛、抗炎、抗菌、抗肿瘤、舒张血管活性、促进黑色素细胞迁移等药理作用。

临床应用　用于高血压、癌症、银屑病等的临床治疗。

（付雪艳）

zǐhuāqiánhú gānyuán

紫花前胡苷元（nodakenetin）
从伞形科植物白花前胡 Peucedanum praeruptorum Dunn 或紫花前胡 Peucedanum decursivum Maxim. 等的根中提取得到的二氢呋喃香豆素类化合物。分子式 $C_{14}H_{14}O_4$，结构式如图。可与 1 分子葡萄糖结合成紫花前胡苷。

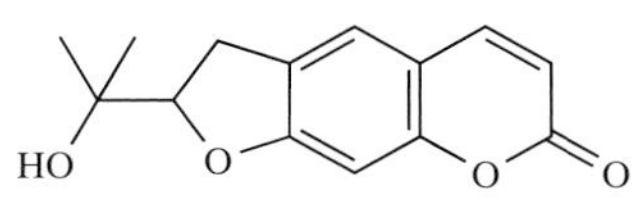

图　紫花前胡苷元

性状　白色粉末。

结构类型　二氢呋喃香豆素类化合物。

药理作用　主要具有抗菌、抗氧化、抗血小板聚集、促凝血等药理作用。

（付雪艳）

zǐhuāqiánhúgān

紫花前胡苷（nodakenin）　从伞形科植物白花前胡 Peucedanum praeruptorum Dunn 或紫花前胡 Peucedanum decursivum Maxim. 等的根中提取得到的二氢呋喃香豆素单葡萄糖氧苷类化合物。分子式 $C_{20}H_{24}O_9$，结构式如图。

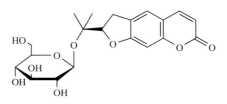

图　紫花前胡苷

性状　白色粉末。

结构类型　属于二氢呋喃香豆素类化合物。

药理作用　主要具有镇痛、抗炎、抗过敏、抗氧化、抗血小板聚集、祛痰、扩张冠状动脉等药理作用。

（付雪艳）

bǐnán xiāngdòusù

吡喃香豆素（pyranocoumarin）
7 位羟基与 6 位（或 8 位）取代异戊烯基缩合形成吡喃环的香豆素化学成分。其中，6 位异戊烯基与 7 位羟基形成吡喃环者称为线型吡喃香豆素，8 位异戊烯基与 7 位羟基形成吡喃环者称为角型吡喃香豆素，吡喃环被氢化者称为二氢吡喃香豆素。吡喃香豆素类化合物主要具有抗血小板聚集，扩张冠状动脉等药理作用。吡喃

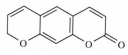

a. 线型吡喃香豆素

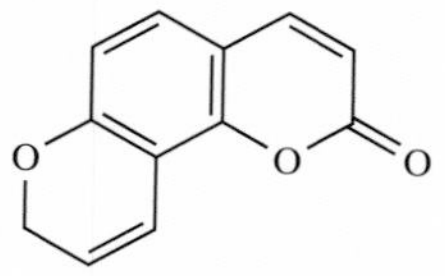

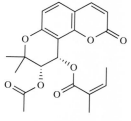

b. 角型吡喃香豆素

图 吡喃香豆素母核结构

香豆素基本母核如图。代表化合物为紫花前胡素、北美芹素、白花前胡丙素等。母核结构如图。

（付雪艳）

zǐhuāqiánhúsù

紫花前胡素（decursin） 从伞形科植物紫花前胡 *Peucedanum decursivum*（Miq.） Maxim. 等的根中提取得到的吡喃香豆素。分子式 $C_{19}H_{20}O_5$，结构式如图。

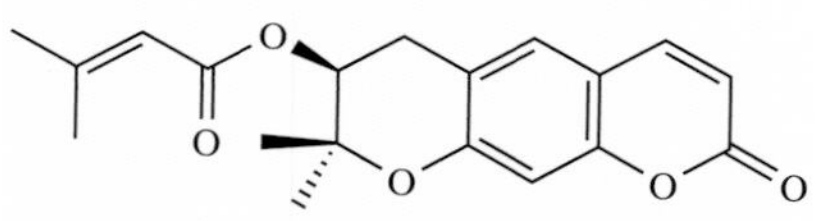

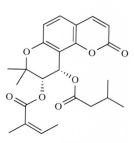

图 紫花前胡素

性状 无色晶体。

结构类型 属于吡喃香豆素类化合物。

药理作用 具有祛痰、抗真菌等药理作用。

临床应用 主要用于白血病、糖尿病性高血压等的临床治疗。

（付雪艳）

běiměiqínsù

北美芹素 （pteryxin） 从伞形科植物白花前胡 *Peucedanum praeruptorium* Dunn 等的根中提取得到的吡喃香豆素。分子式 $C_{21}H_{22}O_7$，结构式如图。

性状 浅黄色粉末。

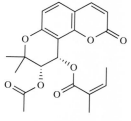

图 北美芹素

结构类型 属于吡喃香豆素类化合物。

药理作用 主要具有抗炎、镇痛、抗病毒、扩张支气管等药理作用。

临床应用 主要用于高血脂、高血压等的临床治疗。

（付雪艳）

báihuāqiánhú bǐngsù

白花前胡丙素 （praeruptorin C）

从白花前胡 *Peucedanum praeruptorium* Dunn 的根中提取得到的吡喃香豆素。分子式 $C_{24}H_{28}O_7$，结构式如图。

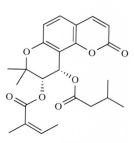

图 白花前胡丙素

性状 无色结晶。

结构类型 属于吡喃香豆素类化合物。

药理作用 主要具有抗炎、抗氧化、抗心肌缺血、抗心衰、祛痰、扩张血管、降血压等药理作用。

临床应用 主要用于感冒、头痛、咳嗽、哮喘等的临床治疗。

（付雪艳）

yìxiāngdòusù

异香豆素 （isocoumarin） 内脂环上的羰基在 2 位上的香豆素类化学成分。自然界发现数目较少，有抗炎、抗菌等药理作用。代表化合物为虎耳草素。分子式 $C_9H_6O_{27}$，结构式母核如图。

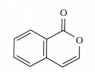

图 异香豆素母核结构

（付雪艳）

hǔěrcǎosù

虎耳草素 （bergenin） 从虎耳草科植物盘龙七 *Bergenia* scopulosa T. P. Wang、落新妇 *Astilbe chinensis* （Maxim.） Franch. et Savat. 的根茎等中提取出的异香豆素。分子式 $C_{14}H_{16}O_9$，结构式如图。

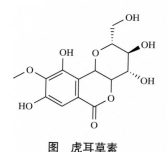

图 虎耳草素

性状 白色针晶。

结构类型 属于异香豆素类化合物。

药理作用 主要具有镇咳止咳、化痰、解痉等药理作用。

临床应用 主要用于咳嗽、慢性支气管炎、吐血、便血等的临床治疗。

（付雪艳）

mùzhīsùlèi huàxué chéngfèn

木脂素类化学成分 （lignans）

两分子（少数为三分子或四分

子）苯丙素衍生物聚合而成的化合物。主要存在于植物的木部和树脂中，多数呈游离状态，少数与糖结合成苷。木脂素类在自然界中分布较广，常见的类型：简单木脂素、单环氧木脂素、木脂内酯、环木脂素、环木脂内酯、双环氧木脂素、联苯环辛烯型木脂素、联苯型木脂素、倍半木脂素、双木脂素。具有抗炎、抗菌、抗病毒、抗肿瘤、抗氧化、降血糖、降血脂、调节激素等多方面药理作用。

（刘美凤）

jiǎndān mùzhīsù

简单木脂素（simple lignans）

两分子苯丙素单元仅通过 β 位碳原子（$C_8-C_{8'}$）连接而成的木脂素类化学成分。也称为二苄基丁烷类木脂素（dibenzylbutane lignans）。结构中 C_3 部分可以进一步氧化成醇基、羰基、羧基或脱水成烯基。简单木脂素主要存在于爵床科、樟科、胡椒科、瑞香科、伞形科、蒺藜科、菊科、三白草科、蔷薇科和防己科等 20 多个科的植物中，主要具有抗炎、抗菌、抗氧化、抗肿瘤、止痛、抗人类免疫缺陷病毒（HIV）、抑制免疫、抗疟原虫等药理作用。代表化合物为叶下珠脂素。母核结构如图。

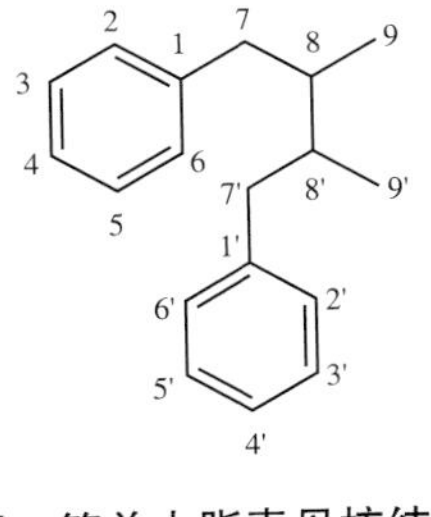

图　简单木脂素母核结构

（刘美凤）

yèxiàzhū zhīsù

叶下珠脂素（phyllanthin）

从大戟科植物珠子草 *Phyllanthus niruri* Linn.、透骨草科植物透骨草 *Phryma leptostachya* Linn. 等的全草中分离得到的简单木脂素。分子式 $C_{24}H_{34}O_6$，结构式如图。

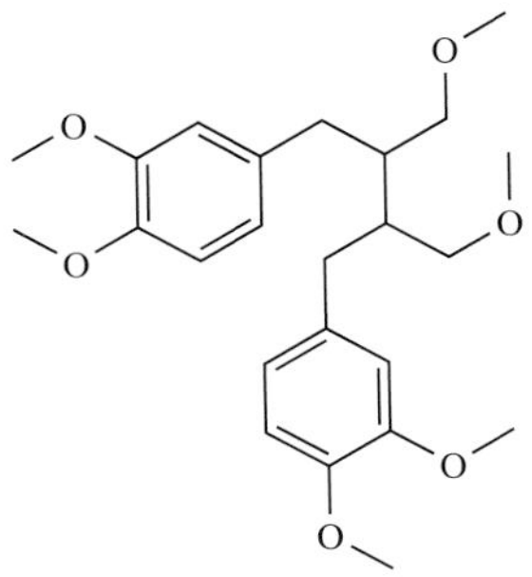

图　叶下珠脂素

性状　无色粉末。

结构类型　属于简单木脂素类化合物。

药理作用　主要具有利尿、消积等药理作用。

临床应用　主要用于胁痛、腹胀、纳差、恶心等的临床治疗。

（刘美凤）

dānhuányǎng mùzhīsù

单环氧木脂素（monoepoxy lignans）

在简单木脂素结构的基础上形成 7-O-7′、9-O-9′ 或 7-O-9′ 等四氢呋喃结构的木脂素类化学成分。母核结构如图。因四氢呋喃环平面的取向不同，而产生立体异构体。7-O-7′ 和 7-O-9′ 单环氧木脂素分布较广，主要存在于爵床科、樟科、木兰科、楝科、柏科、菊科等数十个科的植物中。9-O-9′ 单环氧木脂素分布范围相对较小，主要存在于樟科、兰科、楝科、胡椒科、马兜铃科等 10 多个科的植物中。主要具有抗炎、降血脂、抗氧化等药理作用。

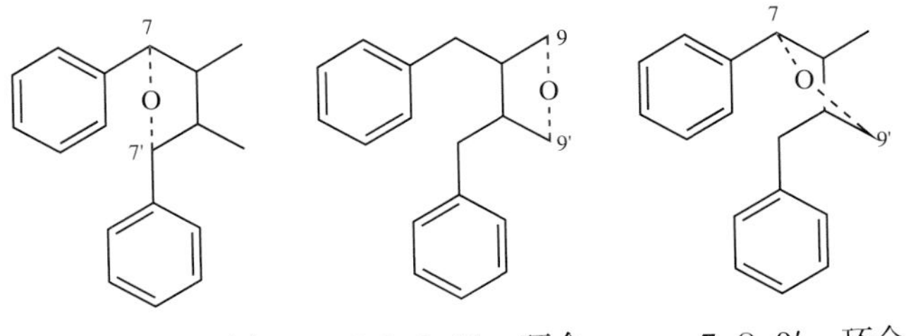

（刘美凤）

mùzhī nèizhǐ

木脂内酯（lignanolide）

在简单木脂素基础上形成 9，9′ 位环氧且 C_9 为羰基的木脂素类化学成分。主要存在于蓼科、菊科、芸香科、

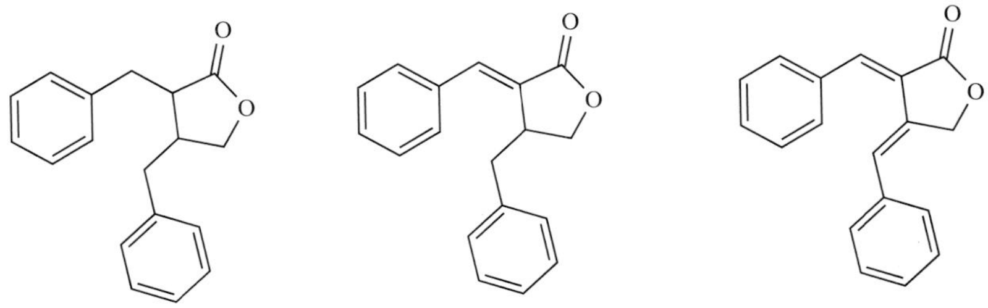

a.7-O-7′-环合　　b.9-O-9′-环合　　c.7-O-9′-环合

图　单环氧木脂素母核结构

a. 木脂内酯　　b. 单去氢木脂内酯　　c. 双去氢木脂内酯

图　木脂内酯及其衍生物的基本结构

（刘美凤）

伞形科、松科、楝科、柏科、红豆杉科、胡椒科、马兜铃科、防己科、木兰科、大戟科、安息香科、小檗科、肉豆蔻科、荨麻科等 30 余个科属植物中，主要具有抗肿瘤、抗人类免疫缺陷病毒（HIV）等药理作用。木脂内酯常与其单去氢或双去氢化合物共存于同一植物中。代表化合物为牛蒡子苷、牛蒡子苷元、台湾脂素 A 等。基本结构如图。

（刘美凤）

niúbàngzǐgān

牛蒡子苷（arctiin） 从菊科植物牛蒡 *Arctium lappa* L. 的果实中提取得到的木脂内酯苷类化合物。分子式 $C_{27}H_{34}O_{11}$，结构式如图。其苷元为牛蒡子苷元。

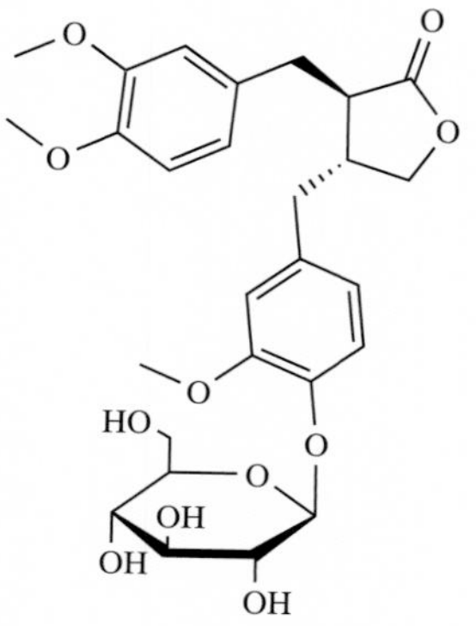

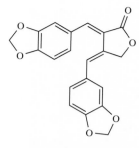

性状 无色粉末。

结构类型 属于木脂内酯类化合物。

药理作用 主要具有抗炎、抗肿瘤、保护神经、扩张血管等药理作用。

临床应用 主要用于乳腺癌、前列腺癌、肾炎等的临床治疗。

（刘美凤）

niúbàngzǐ gānyuán

牛蒡子苷元（arctigenin） 从菊科植物牛蒡 *Arctium lappa* L. 的果实中提取得到的木脂内酯类化

合物。分子式 $C_{21}H_{24}O_6$，结构式如图。与 1 分子葡萄糖结合，可形成牛蒡子苷。

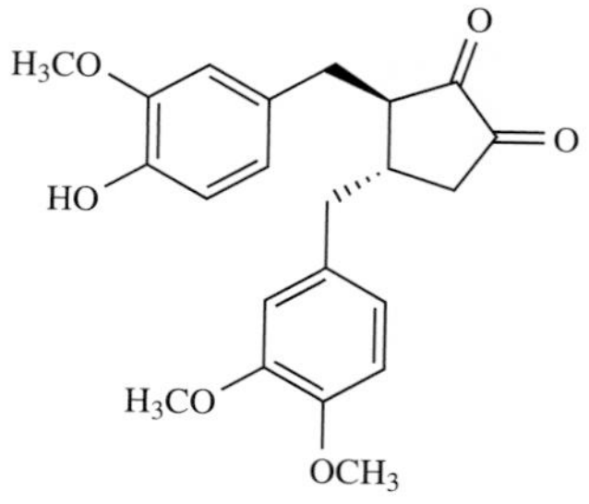

图　牛蒡子苷

性状 无色晶体。

结构类型 属于木脂内酯类化合物。

药理作用 主要具有抗炎、抗病毒、抗肿瘤、调节免疫、保护神经、抗血小板聚集等方面的药理作用。

临床应用 主要用于白血病、肝癌、直肠癌等的临床治疗。

（刘美凤）

图　牛蒡子苷元

táiwānzhīsù A

台湾脂素 A（taiwanin A） 从柏科植物桧柏 *Sabina chinensis*（L.）Ant. 的心材中提取得到的木脂内酯。分子式 $C_{20}H_{14}O_6$。结构式如图。

性状 无色针晶。

结构类型 属于木脂内酯类化合物。

药理作用 主要具有抗肿瘤、抗病毒等药理作用。

图　台湾脂素 A

临床应用 主要用于鼻咽癌等的临床治疗。

（刘美凤）

huánmùzhīsù

环木脂素（cyclolignans） 在简单木脂素基础上、一个苯丙素单位中苯环的 6 位与另一个苯丙素单位的 7′ 位环合而成的木脂素类化学成分。环木脂素及衍生物基本结构如图，又可进一步分成苯代四氢萘（异紫杉脂素）、苯代二氢萘及苯代萘等结构类型，自然界中以苯代四氢萘型居多。环木脂素类化学成分主要具有抗氧化、抗病毒、抗炎、抗肿瘤、抑菌、降压等药理作用。

（刘美凤）

yìzǐshān zhīsù

异紫杉脂素（isotaxiresinol）从红豆杉科植物红豆杉 *Taxus chinensis*（Pilger）Rehd. 的茎皮等中分离得到的环木脂素。分子式 $C_{21}H_{22}O_6$，结构式如图。

性状 无色针晶。

结构类型 属于环木脂素类

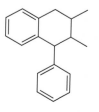
a. 苯代四氢萘型

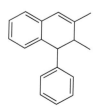
b. 苯代二氢萘型

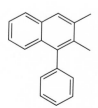
c. 苯代萘型

图　环木脂素及衍生物基本结构

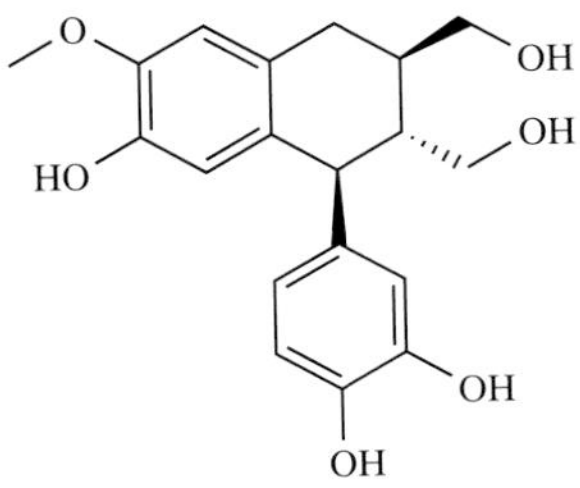

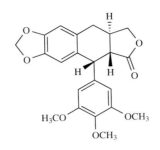

图 异紫杉脂素

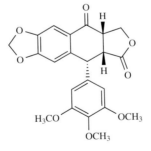

图 去氧鬼臼脂素

性状 无色针状结晶。

结构类型 属于环木脂内酯类化合物。

药理作用 主要具有抗肿瘤、抗病毒等药理作用。

临床应用 主要用于癌症等的临床治疗。

（刘美凤）

化合物。

药理作用 主要具有抗骨质疏松、抗氧化等药理作用。

（刘美凤）

huánmùzhī nèizhǐ

环木脂内酯（cyclolignolides）

在环木脂素结构基础上、C_9–C_9′ 间形成内酯环结构的木脂素类化学成分。又称苯代 –2,3– 萘内酯类，苯代萘酞类。主要具有抗氧化、抗肿瘤、抗菌、降血压等药理作用。代表化合物有去氧鬼臼脂素、异苦鬼臼脂酮、赛菊芋脂素。环木脂内酯基本结构如图，按其内酯环上羰基的取向可分为上向和下向两种类型。

（刘美凤）

qùyǎng guǐjiù zhīsù

去氧鬼臼脂素（deoxypodophyl-lotoxin）

从小檗科植物鬼臼 *Dysosma versipellis*（Hance）M. Cheng ex Ying 等的根及根茎中提取得到的环木脂内酯。分子式 C_{22}H_{22}O_7，结构式如图。

性状 无色结晶。

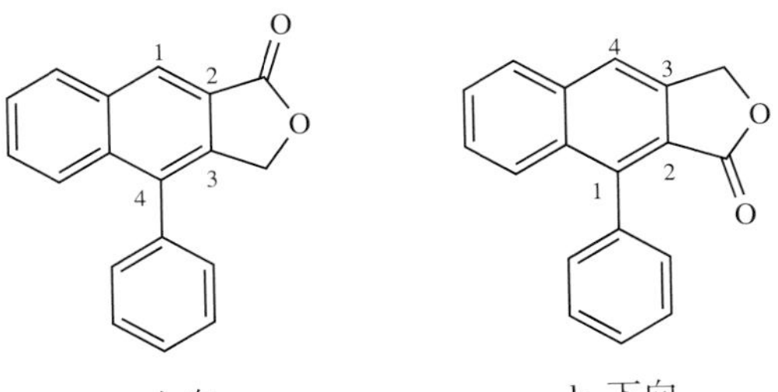

结构类型 属于环木脂内酯类化合物。

药理作用 主要具有抗肿瘤、抗有丝分裂、抗单纯性疱疹病毒、抗麻疹病毒以及保护肝脏等药理作用。

临床应用 主要用于肿瘤、病毒感染等的临床治疗。

（刘美凤）

yìkǔguǐjiù zhītóng

异苦鬼臼脂酮（isopicropodo-phyllone）

从小檗科植物八角莲 *Podophyllum pleianthum* Hance 等的根及根茎中提取得到的环木脂内酯。分子式 C_{22}H_{20}O_8，结构式如图。

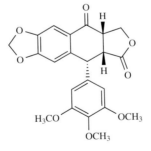

图 异苦鬼臼脂酮

赛菊芋脂素 sàijúyù zhīsù

赛菊芋脂素（helioxanthin）

从菊科植物赛菊芋 *Heliopsis helian-thoides* var. scabra 的根等中提取得到的环木脂内酯。分子式 C_{20}H_{12}O_6，结构式如图。

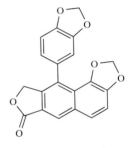

图 赛菊芋脂素

性状 白色粉末。

结构类型 属于环木脂内酯类化合物。

药理作用 主要具有抗肿瘤、护肝等药理作用。

临床应用 主要用于乙型肝炎、癌症等的临床治疗。

（刘美凤）

shuānghuányǎng mùzhīsù

双环氧木脂素（bisepoxylig-nans）

在简单木脂素结构的基础上、形成 7–9'–、7'–9– 双四氢呋喃结构的木脂素类化学成分。该类化合物广泛存在于唇形科、玄参科、爵床科、败酱科、菊科、瑞香科、芸香科等 100 多个科属的植物中。主要具有抗氧化、抗肿瘤、抗菌、降血压等药理作用。代表化合物有：*l*– 细辛脂素、丁香脂

a. 上向　　　　b. 下向

图 环木脂内酯基本结构

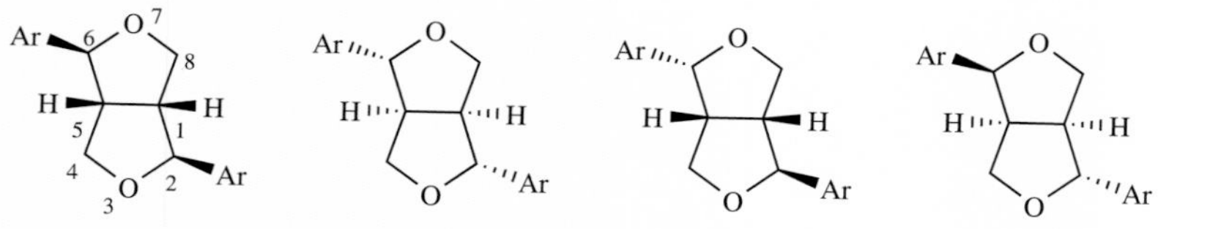

图　双环氧木脂素的四种异构体

注：Ar 为芳香基

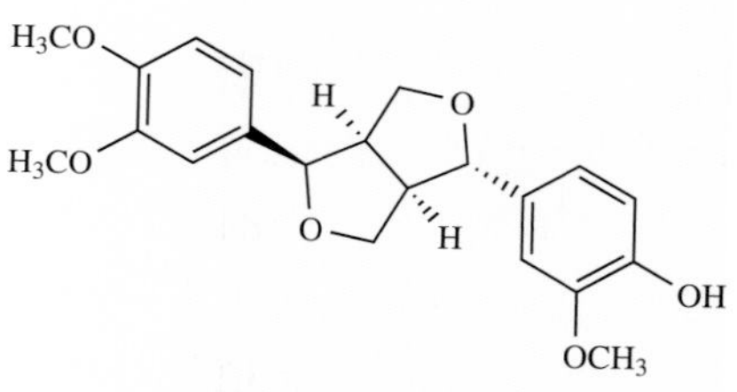

图　连翘脂素

素、连翘脂素、连翘苷。双环氧木脂素结构中的两个四氢呋喃以顺式骈合，常见四种异构体如图。

（刘美凤）

l-xìxīn zhīsù

l-细辛脂素（l-Asarinin）　从马兜铃科植物北细辛 *Asarum heteropodies* Fr. 或华细辛 *Asarum Sicbohai* Miq. 的全草等中提取得到的双环氧木脂素。分子式 $C_{20}H_{18}O_6$，结构式如图。

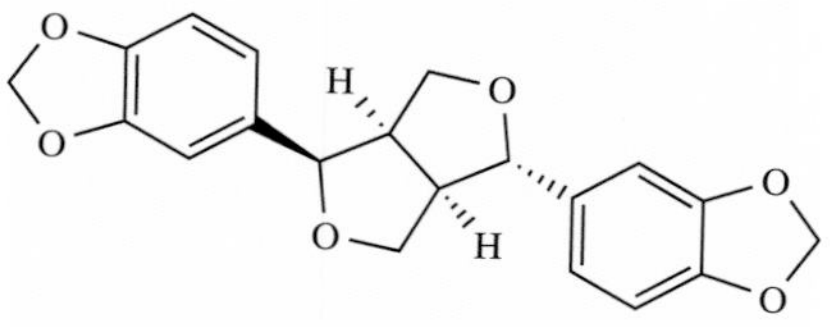

图　l-细辛脂素

性状　白色针晶。

结构类型　属于双环氧木脂素类化合物。

药理作用　主要具有止痛、调节免疫力等药理作用。

临床应用　主要用于风湿、感冒等的临床治疗。

（刘美凤）

dīngxiāng zhīsù

丁香脂素（syringaresinol）　从杜仲科植物杜仲 *Eucommia ulmoides* Oliv. 的树皮等提取得到的双环氧木脂素。分子式 $C_{22}H_{26}O_8$，结构式如图。

性状　白色针晶。

结构类型　属于双环氧木脂素类化合物。

药理作用　主要具有抗衰老、抗炎、镇痛、抗抑郁等药理作用。

临床应用　主要用于癌症等的临床治疗。

（刘美凤）

liánqiáo zhīsù

连翘脂素（phillygenol）　从木犀科植物连翘 *Forsythia suspense*（Thunb.）Vahl 的果实中提取得到的双环氧木脂素。分子式 $C_{21}H_{24}O_6$，结构式如图。

性状　白色粉末。

结构类型　属于双环氧木脂素类化合物。

药理作用　主要具有抗病毒、保肝等药理作用。

临床应用　主要用于肝炎、感冒等的临床治疗。

（刘美凤）

liánqiáogān

连翘苷（forsythin；phillyrin）　从木犀科植物连翘 *Forsythia suspense*（Thunb.）Vahl 的果实中提取得到的双环氧木脂素。分子式 $C_{27}H_{34}O_{11}$，结构式如图。

性状　白色粉末。

结构类型　属于双环氧木脂素类化合物。

药理作用　主要具有抗氧化、降血脂、解毒等药理作用。

临床应用　主要用于痈疽、瘰疬、乳痈、丹毒、感冒等的临床治疗。

（刘美凤）

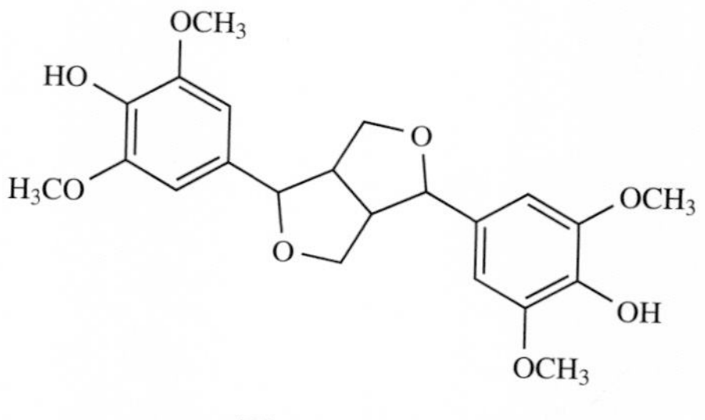

图　丁香脂素

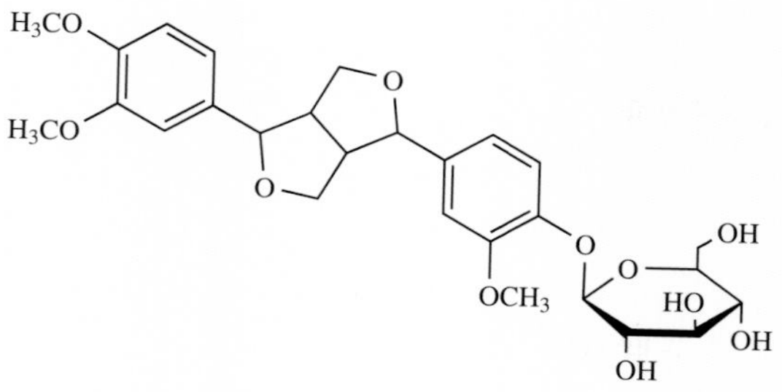

图　连翘苷

liánběn huánxīnxīxíng mùzhīsù

联苯环辛烯型木脂素（dibenzocyclooctenes lignans）

具有联苯骈环辛二烯结构的木脂素类化学成分。主要存在于木兰科五味子属和南五味子属植物中。代表化合物：五味子醇甲、五味子酯甲、五味子甲素、五味子乙素。多具有抗病毒、抗氧化、抗肿瘤、保肝等药理作用。母核结构如图。

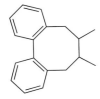

图 联苯环辛烯型木脂素母核结构

（刘美凤）

wǔwèizǐchún jiǎ

五味子醇甲（schisandrol A）

从木兰科植物五味子 *Schisandra chinensis*（Turcz.）Baill.、华中五味子 *Schisandra sphenanthera* Rehd. et Wils. 的果实中提取得到的联苯环辛烯型木脂素。分子式 $C_{24}H_{32}O_7$，结构式如图。

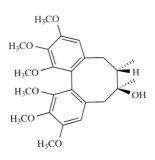

图 五味子醇甲

性状 白色粉末。

结构类型 属于联苯环辛烯型木脂素类化合物。

药理作用 主要具有止痛、

解痉、利胆、安定、保肝及健脑等药理作用。

临床应用 主要用于老年痴呆、帕金森病等的临床治疗。

（刘美凤）

wǔwèizǐzhǐ jiǎ

五味子酯甲（schisantherin A）

从木兰科植物五味子 *Schisandra chinensis*（Turcz.）Baill.、华中五味子 *Schisandra sphenanthera* Rehd. et Wils. 等的果实中提取得到的联苯环辛烯型木脂素。分子式 $C_{30}H_{32}O_9$，结构式如图。

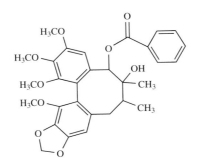

图 五味子酯甲

性状 白色结晶。

结构类型 属于联苯环辛烯型木脂素类化合物。

药理作用 主要具有降血清丙氨酸氨基转移酶、对抗四氯化碳所造成的肝损伤、保护神经等药理作用。

临床应用 主要用于慢性肝炎等的临床治疗。

（刘美凤）

wǔwèizǐ jiǎsù

五味子甲素（deoxyschisandrin）

从木兰科植物五味子 *Schisandra chinensis*（Turcz.）Baill.、华中五味子 *Schisandra sphenanthera* Rehd. et Wils. 等的果实中提取得到的联苯环辛烯型木脂素。分子式 $C_{24}H_{32}O_6$，结构式如图。

性状 白色粉末。

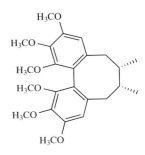

图 五味子甲素

结构类型 属于联苯环辛烯型木脂素类化合物。

药理作用 主要具有抗肿瘤、抗肝毒、安神等药理作用。

临床应用 主要用于慢性腹泻、神经衰弱、肝炎等疾病的临床治疗。

（刘美凤）

wǔwèizǐ yǐsù

五味子乙素（schisandrin B）

从木兰科植物五味子 *Schisandra chinensis*（Turcz.）Baill.、华中五味子 *Schisandra sphenanthera* Rehd. et Wils. 等的果实中提取得到的联苯环辛烯型木脂素类化合物。是中药北五味子中含量最高的联苯环辛烯型木脂素。分子式 $C_{23}H_{28}O_6$，结构式如图。

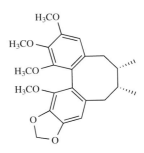

图 五味子乙素

性状 无色结晶。

结构类型 属于联苯环辛烯型木脂素类化合物。

药理作用 主要具有抗肿瘤、抗炎、抗氧化、安神等药理作用。

临床应用 主要用于神经衰弱、癌症等的临床治疗。

（刘美凤）

liánběnxíng mùzhīsù

联苯型木脂素 （biphenylenes lignans）

两分子苯丙素中的两个苯环通过 3-3' 相连而形成的木脂素类化学成分。代表化合物：和厚朴酚、厚朴酚。主要具有抗炎、抗病毒、抗肿瘤等药理作用。

（刘美凤）

héhòupòfēn

和厚朴酚 （honokiol）

从木兰科植物厚朴 *Magnolia officinalis* Rehd. et Wils.、凹叶厚朴 *Magnolia officinalis* Rehd. et Wils. var. *biloba* Rehd. et Wils. 等的干皮、根皮及枝皮中分离得到的联苯型木脂素。分子式 $C_{18}H_{18}O_2$，结构式如图。

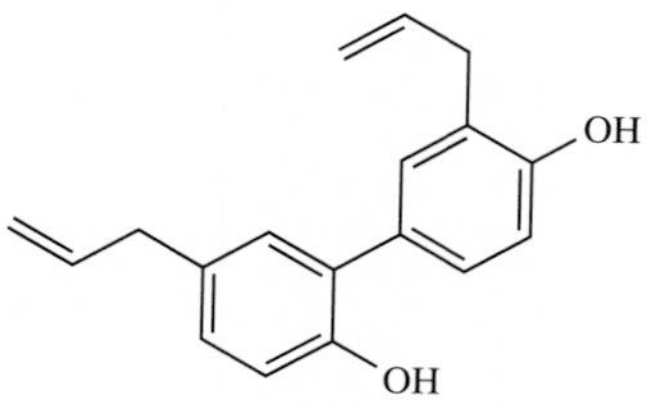

图　和厚朴酚

性状 白色粉末。

结构类型 属于联苯型木脂素类化合物。

药理作用 主要具有肌肉松弛、抗炎、抗菌、杀虫、抗氧化、抗肿瘤、抑制中枢神经、抑制血小板聚集等药理作用。

临床应用 主要用作中枢镇静剂、骨骼肌松弛剂等。

（刘美凤）

hòupòfēn

厚朴酚 （magnolol）

从木兰科植物厚朴 *Magnolia officinalis* Rehd. et Wils 和凹叶厚朴 *Magnolia officinalis* Rehd. et Wils. var. *biloba* Rehd. et Wils. 等的干皮、根皮及

枝皮中提取得到的联苯型木脂素。分子式 $C_{18}H_{18}O_2$，结构式如图。

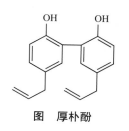

图　厚朴酚

性状 无色针晶。

结构类型 属于联苯型木脂素类化合物。

药理作用 主要具有抗炎、抗病原微生物、抗溃疡、抗氧化、抗肿瘤、抑制血小板聚集等药理作用。

临床应用 主要用于胃溃疡、肿瘤等的临床治疗。

（刘美凤）

bèibàn mùzhīsù

倍半木脂素 （sesqui-lignans）

由 3 分子苯丙素结构单元聚合而成的木脂素类化学成分。主要具有抗菌、抗病毒、抗肿瘤等药理作用。代表化合物为拉帕酚 A、拉帕酚 B 等。

（刘美凤）

lāpàfēn A

拉帕酚 A （lappaol A）

从菊科植物牛蒡 *Arctium lappa* L. 的果实中提取得到的倍半木脂素类化合物。分子式 $C_{30}H_{32}O_9$，结构式如图。

性状 白色粉末。

结构类型 属于倍半木脂素类化合物。

药理作用 主要具有抗炎、抗菌、抗病毒、抗肿瘤等方面的药理作用。

临床应用 主要用于咽喉肿痛、癌症等的临床治疗。

（刘美凤）

shuāngmùzhīsù

双木脂素 （dimeric lignans）

木脂素类化学成分的二聚体衍生物。主要具有抗病毒、抗肿瘤、抗菌、杀虫、抗疟等药理作用。代表化合物为从牛蒡子中分离得到的拉帕酚 F（图）等。

（刘美凤）

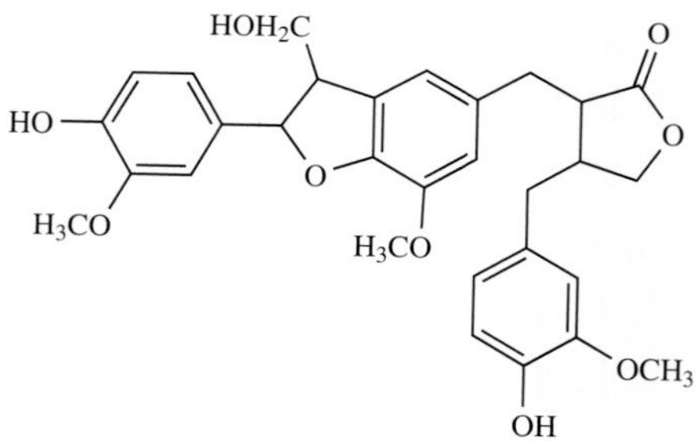

图　拉帕酚 A

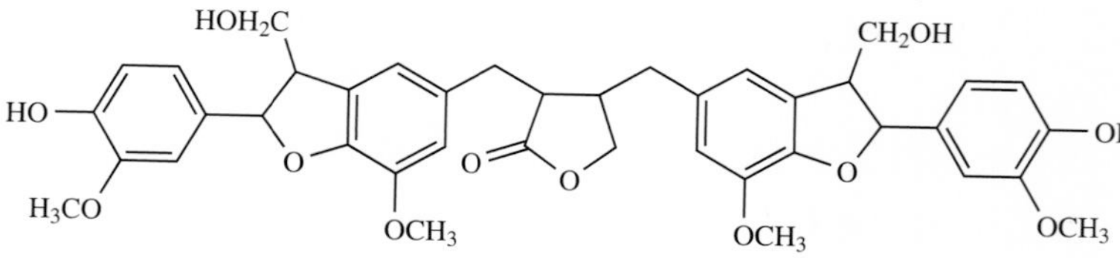

图　拉帕酚 F

黄酮类化学成分 (flavonoids)

huángtónglèi huàxué chéngfèn

两个苯环通过三个碳原子相互连接而成的化合物。由于其大多呈黄色或淡黄色，且分子中多含酮基，故称为黄酮，基本母核为 2- 苯基色原酮（2-phenylchromone）。大多具有 $C_6-C_3-C_6$ 的基本骨架，一般由 A、B 和 C 三个环组成，其母核结构式如图。

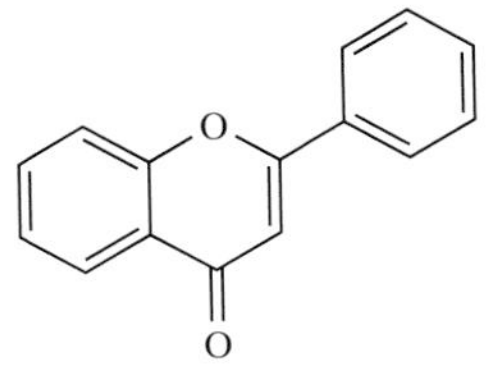

图 2- 苯基色原酮

黄酮类化合物广泛分布在被子植物中，如唇形科、芸香科、石楠科、蔷薇科、伞形科、玄参科、菊科、苦苣苔科、豆科、杜鹃花科、忍冬科等；在裸子植物中也有存在，如银杏科、松科、杉科等；在菌类、藻类、地衣类等低等植物中较少存在。含有黄酮类化合物的中草药资源十分丰富，黄芩、槐米、野菊花、葛根、陈皮、甘草、红花、银杏叶、满山红叶、高良姜、金银花、儿茶等中均含有黄酮类化学成分。黄酮类化合物具有多方面的生物活性，主要表现在抗心脑血管系统疾病（扩张冠状动脉、抗毛细血管脆性和异常通透性、降血压、降血脂等）、抗氧化、抗肿瘤、抗炎、镇痛、抗菌、抗病毒、保肝、解痉、祛痰镇咳、调节免疫、雌激素样作用等。

结构类型 根据中央三碳链的氧化程度、B 环连接位置（2- 或 3- 位）、三碳链是否构成环状以及聚合度不同等特点，黄酮类化合物可分为黄酮、黄酮醇、二氢黄酮、二氢黄酮醇、异黄酮、二氢异黄酮、查耳酮、二氢查耳酮、橙酮（噢呷）、花色素、黄烷醇、咖酮、高异黄酮、双黄酮等多种类型。

研究内容 主要包括以下几个方面。

提取方法 主要根据被提取物性质、伴存杂质以及药用部位等选择适合的提取溶剂。①乙醇或甲醇提取法：乙醇或甲醇是最常用的提取溶剂，提取方法有冷浸法、渗漉法和回流提取法等，高浓度醇（如 90%~95%）适于提取游离黄酮，60% 左右浓度的醇适于提取黄酮苷类。②热水提取法：适用于提取黄酮苷类。此法成本低、安全、设备简单，适合于工业化生产，但提取物中糖、蛋白质等水溶性杂质较多，提取液易腐败变质。③碱提酸沉法：黄酮类成分大多具有酚羟基显酸性，可用碱性水或碱性稀醇提取，提取液经酸化后成分游离，可沉淀析出或用有机溶剂萃取。

除传统的回流法、煎煮法等，还可采用超临界流体萃取法，具有提取效率高、无有机溶剂残留、产品质量好、无环境污染等特点。采用超声波提取法、微波辅助提取法等，可缩短提取时间、提高提取效率。

分离方法 主要依据黄酮类成分的溶解性、酸性、极性、分子大小等的差异进行分离。①溶剂萃取法：将提取液浓缩成糖浆状或浓水液，用不同极性的溶剂萃取，如先用乙醚自水溶液中萃取游离黄酮，再用乙酸乙酯或正丁醇萃取得到黄酮苷。②pH 梯度萃取法：用于酸性强弱不同的游离黄酮类成分分离。将混合物溶于有机溶剂（如乙醚）中，依次用 5%NaHCO₃ 可萃取出 7,4'- 二羟基黄酮、5%Na₂CO₃ 可萃取出 7- 或 4'- 羟基黄酮、0.2%NaOH 可萃取出具有一般酚羟基的黄酮、4%NaOH 可萃取出 5- 羟基黄酮。③柱色谱法：硅胶柱色谱是常用方法，适合于分离极性大小不同的黄酮类成分。聚酰胺柱色谱依据"氢键吸附"原理进行分离，吸附强度主要取决于化合物分子中酚羟基数目、位置、芳香化程度、化合物类型以及是否成苷等因素。葡聚糖凝胶柱色谱以 LH-20 型应用较普遍，分离游离黄酮时主要靠吸附作用，化合物酚羟基数目越多，极性越大，越难被洗脱；分离黄酮苷时主要靠分子筛作用，分子量越大，越容易被洗脱。

检识方法 可以采用化学方法和色谱方法进行检识。

化学方法主要可以采用以下反应。①盐酸 - 镁粉反应：是黄酮类化合物最常用的鉴定反应，多数黄酮、黄酮醇、二氢黄酮及二氢黄酮醇类化合物显红~紫红色。②四氢硼钠反应：对二氢黄酮类化合物专属性较高，二氢黄酮、二氢黄酮醇类等化合物被还原显红~紫红色。③三氯化铝反应：具有 3- 羟基、4- 羰基，或 5- 羟基、4- 羰基或邻二酚羟基结构的黄酮类化合物都可显色，生成的络合物多呈黄色，置紫外灯下显鲜黄色荧光。④锆盐 - 枸橼酸反应：可鉴别分子中 3- 羟基或 5- 羟基的存在与否，样品加 2% 二氯氧锆（ZrOCl₂）甲醇溶液出现黄色，再加入 2% 枸橼酸甲醇溶液，如黄色不褪去，示有 3- 羟基或 3,5- 二羟基；如黄色显著褪去，示有 5- 羟基但无 3- 羟基。⑤氨性氯化锶反应：分子中如果有邻二酚羟基，可反应产生绿色至棕色乃至黑色沉淀。其余还有硼酸显色反应可鉴别5-羟基黄酮和6'-羟基查耳酮；与碱性试剂反应生成不同颜色对于鉴别化合物类型有一定意义。

色谱方法主要采用硅胶薄层色谱、聚酰胺薄层色谱法和纸色谱法。展开后可在可见光或紫外灯下观察，或喷碱性试剂、三氯化铝试剂后置紫外灯（365nm）下观察斑点。

结构鉴定方法 黄酮类化合物的结构鉴定方法主要为波谱法。①紫外光谱：大多数黄酮类化合物由两个主要吸收带组成，带Ⅰ（300~400nm）由B环桂皮酰基系统的电子跃迁引起，带Ⅱ（240~280nm）由A环苯甲酰基系统的电子跃迁引起，通过测定化合物在甲醇溶液中的UV谱，可推测其结构类型。再向其甲醇溶液中加入诊断试剂，根据光谱特征的变化推测取代基，特别是羟基的取代模式。②核磁共振氢谱（^{1}H-NMR）：黄酮类化合物苷元的^{1}H-NMR信号大多集中在低场芳香质子信号区，且A、B和C环质子信号各自形成自旋体系。利用C环质子的^{1}H-NMR谱特征，可判断化合物的结构类型。根据芳香氢质子的化学位移、数目及偶合常数，可判断A环或B环的取代模式。黄酮苷类^{1}H-NMR信号包含苷元和糖基两部分，根据糖上端基质子信号的数目可判断糖的个数，根据端基质子的偶合常数可判断苷键构型，根据端基质子的化学位移可判断苷元与糖的连接位置及糖的种类。③核磁共振碳谱（^{13}C-NMR）：黄酮类化合物苷元的^{13}C-NMR信号大多集中在低场芳香碳原子信号区，依据C环2、3和4位碳的化学位移和裂分情况可区分不同类型化合物。芳环碳原子的信号特征可用

于确定母核上取代基的取代模式。黄酮苷类^{13}C-NMR信号包含苷元和糖基两部分，依据形成O-糖苷后苷元及糖产生的苷化位移，可判断糖的连接位置。也可采用二维核磁共振谱（2D-NMR）通过分析通过^{1}H核检测的异核多量子相关谱（HMQC）或通过^{1}H核检测的异核单量子相关谱（HSQC）谱确定糖的连接位置。④质谱：多数黄酮类化合物苷元在电子轰击质谱（EI-MS）中可得到强的分子离子峰M$^+$且常为基峰，可用于测定分子量。黄酮苷类化合物可用场解析质谱（FD-MS）、快原子轰击质谱（FAB-MS）、电喷雾电离质谱（ESI-MS）等软电离质谱技术获得强的分子离子峰M$^+$及具有偶数电子的准分子离子峰[M+H]$^+$，用于测定分子量。

（陈建真）

huángtóng

黄酮（flavones） 以2-苯基色原酮为基本母核，且3位无含氧基团取代的化合物。广泛分布于被子植物中，如芸香科、石楠科、唇形科、玄参科、爵床科、苦苣苔科、菊科等植物。主要具有抗氧化、抗肿瘤、抗菌、抗病毒、抗炎、抗心律失常、抗动脉粥样硬化、降血压、降血脂、降血糖、保肝、止咳化痰、调节免疫等药理作用。代表化合物为芹菜素、木犀草素、黄芩素、黄芩苷、牡荆素等。母核结构如图。

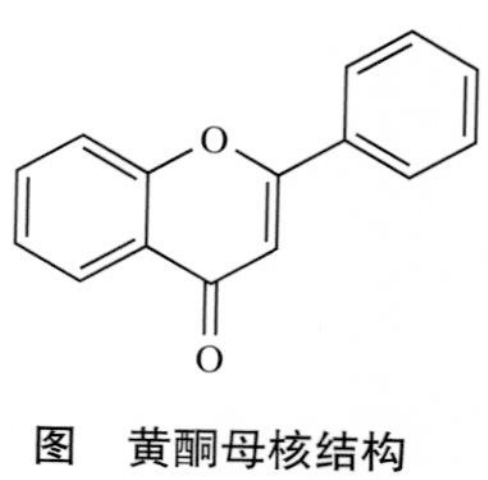

图 黄酮母核结构

（陈建真）

qíncàisù

芹菜素（apigenin） 从伞形科植物旱芹 *Apium graveolens* L. 的叶、瑞香科植物芫花 *Daphne genkwa* Sieb. et Zucc. 的花蕾以及卷柏科植物卷柏 *Selaginella tamariscina*（Beauv.）Spring 的全草等中提取得到的黄酮，还广泛存在于多种水果、蔬菜、豆类和茶叶中。分子式 $C_{15}H_{10}O_5$，结构式如图。

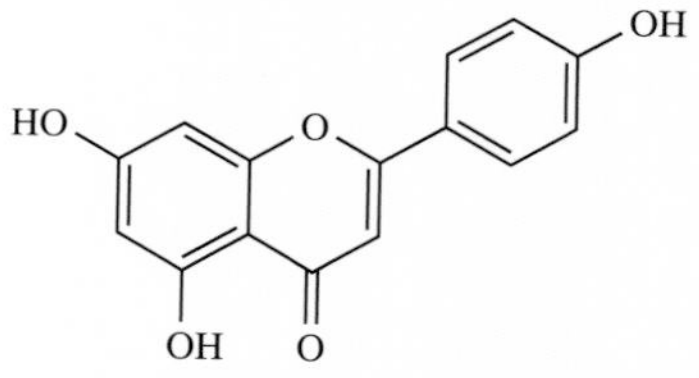

图 芹菜素

性状 黄色针晶。

结构类型 黄酮类化合物。

药理作用 主要具有抗氧化、抗肿瘤、抗菌、抗病毒、镇痛消炎、镇静安神、降血压、舒张血管、保护心肌和脑缺血再灌注损伤、调节免疫等药理作用。

临床应用 主要用于心脑血管疾病的临床治疗。

（陈建真）

huángqínsù

黄芩素（baicalein） 从唇形科植物黄芩 *Scutellaria baicalensis* Georgi 的根等中提取得到的黄酮。分子式 $C_{15}H_{10}O_5$，结构式如图。

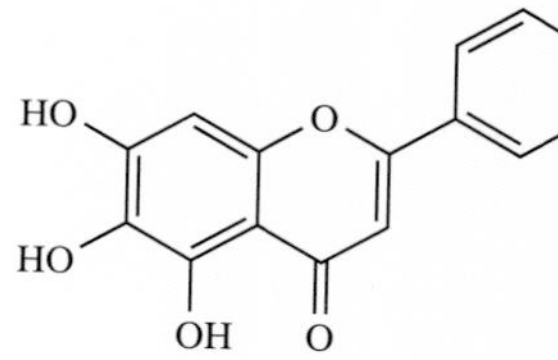

图 黄芩素

性状 黄色针晶。

结构类型 黄酮类化合物。

药理作用 主要具有镇痛、抗炎、抗菌、抗病毒、抗氧化、抗肿瘤、降血脂、降血压、改善脑血循环、抗血栓形成、调节免疫等药理作用。

临床应用 主要用于急慢性炎症如呼吸道感染、急性扁桃体炎、咽炎、慢性阻塞性肺疾病、传染性肝炎、急慢性胃肠炎和细菌性痢疾、肾盂肾炎以及脑血管病后瘫痪等的临床治疗。

（陈建真）

yuánhuāsù

芫花素（genkwanin） 从瑞香科植物芫花 *Daphne genkwa* Sieb. et Zucc 的花蕾、南岭荛花 *Wikstroemia indica*（L.）C. A. Mey. 的根或根皮等中提取得到的黄酮。又称芫花黄素。分子式为 $C_{16}H_{12}O_5$，结构式如图。

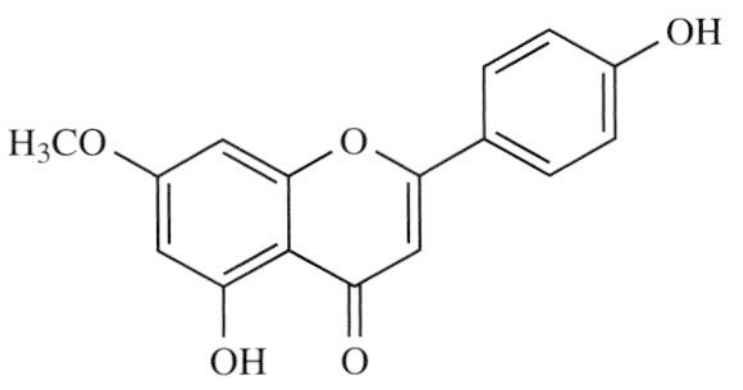

图 芫花素

性状 淡黄色针晶。

结构类型 黄酮类化合物。

药理作用 主要具有镇咳、祛痰、收缩子宫、抗氧化、抗肿瘤、抗炎、镇痛、降血压、杀虫等药理作用。

临床应用 芫花素主要作用于子宫，用于催产、子宫出血等的临床治疗。

（陈建真）

hànhuángqínsù

汉黄芩素（wogonin） 从唇形科植物黄芩 *Scutellaria baicalensis* Georgi 的根及半枝莲 *Scutellaria*

barbata D. Don 的全草等中提取得到的黄酮。分子式 $C_{16}H_{12}O_5$，结构式如图。

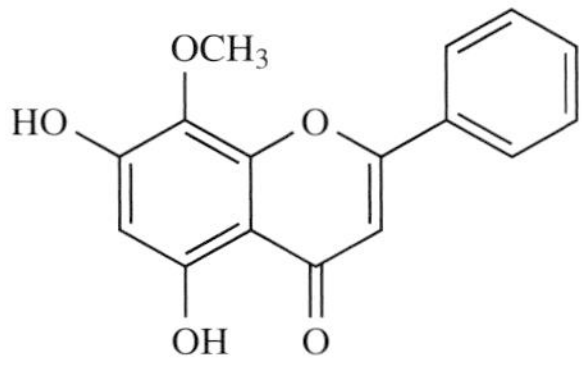

图 汉黄芩素

性状 黄色针晶。

结构类型 黄酮类化合物。

药理作用 主要具有抗肿瘤、抗氧化、抗炎、抗变态反应、抗病毒、调节免疫、神经保护、降血糖、降血脂、抗血小板聚集和抗凝等药理作用。

临床应用 主要用于肿瘤、炎症等的临床治疗。

（陈建真）

mùxīcǎosù

木犀草素（luteolin） 从木犀草科植物木犀草 *Reseda odorata* L. 的叶、茎、枝等中，忍冬科植物忍冬 *Lonicera japonica* Thunb. 的花蕾或带初开的花，唇形科植物紫苏 *Perilla frutescens*（L.）Britt. 的叶等中提取得到的黄酮。也广泛存在于花生、油菜、芹菜、荞麦等果蔬和作物中。分子式 $C_{15}H_{10}O_6$，结构式如图。

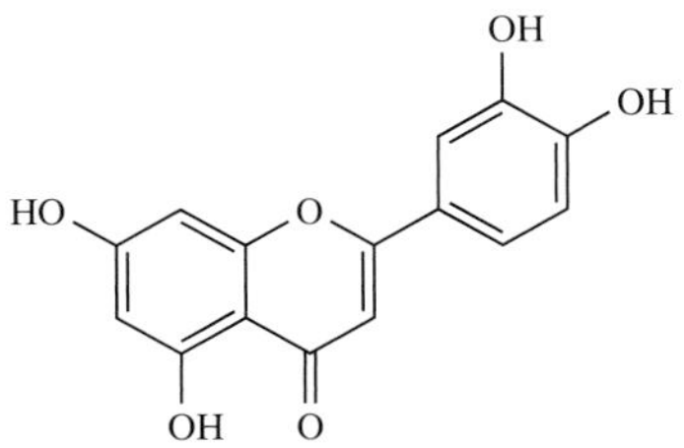

图 木犀草素

性状 黄色针晶。

结构类型 黄酮类化合物。

药理作用 主要具有抗氧化、抗肿瘤、抗炎、抗过敏、抗菌、抗病毒、抗动脉粥样硬化、降血压、降血脂、降血糖、抗纤维化（肺、肝纤维化）、止咳、祛痰、镇痛、解痉、调节免疫等药理作用。

临床应用 主要用于呼吸系统疾病如慢性支气管炎、慢性咽炎等引起的慢性咳嗽以及高脂血症等的临床治疗。

（陈建真）

chuānchénpísù

川陈皮素（nobiletin） 从芸香科植物川橘 *Citrus nobilis* Lour. 的果皮等中提取得到的黄酮。分子式 $C_{21}H_{22}O_8$，结构式如图。

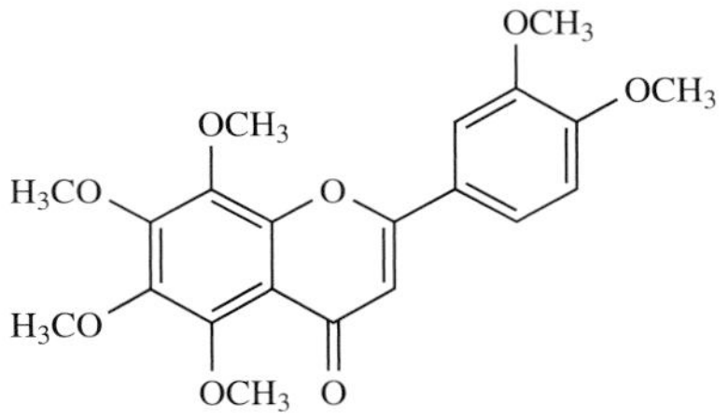

图 川陈皮素

性状 白色至浅黄色结晶。

结构类型 黄酮类化合物。

药理作用 主要具有抗氧化、抗肿瘤、抗炎、抗过敏、抗菌、改善记忆、保护心肌和脑缺血再灌注损伤、抗血栓形成、降胆固醇、祛痰、止咳、平喘等方面的药理作用。

（陈建真）

huángqíngān

黄芩苷（baicalin） 从唇形科植物黄芩 *Scutellaria baicalensis* Georgi 的根等中提取得到的黄酮。分子式 $C_{21}H_{18}O_{11}$，结构式如图。

性状 淡黄色结晶。

结构类型 黄酮类化合物。

药理作用 主要具有抗肿瘤、

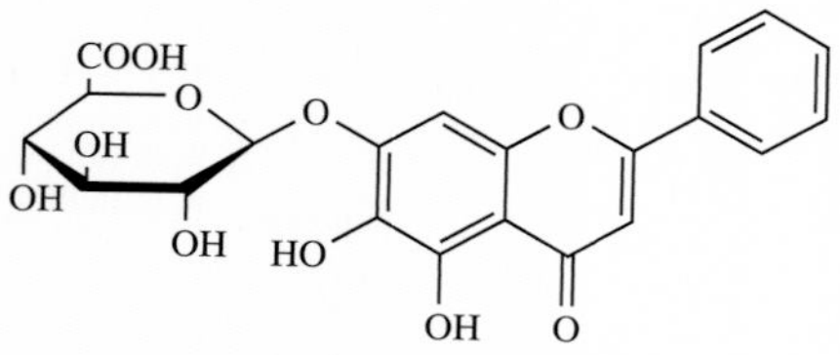

图 黄芩苷

图 芹菜苷

抗菌、抗病毒、抗氧化、解热、镇静、保护心肌和脑缺血再灌注损伤、抗心律失常、抗动脉粥样硬化、降血压、降血脂、降血糖、保护肾脏、调节免疫、抗炎、抗变态反应、保护神经、抗支气管哮喘等药理作用。

临床应用 主要用于急慢性肝炎、迁延性肝炎、过敏、喘息性肺炎、感染以及糖尿病等的临床治疗。

（陈建真）

qíncàigān

芹菜苷（apiin） 从伞形科植物旱芹 Apium graveolens L. 的叶等中提取得到的黄酮。分子式 $C_{26}H_{28}O_{14}$，结构式如图。

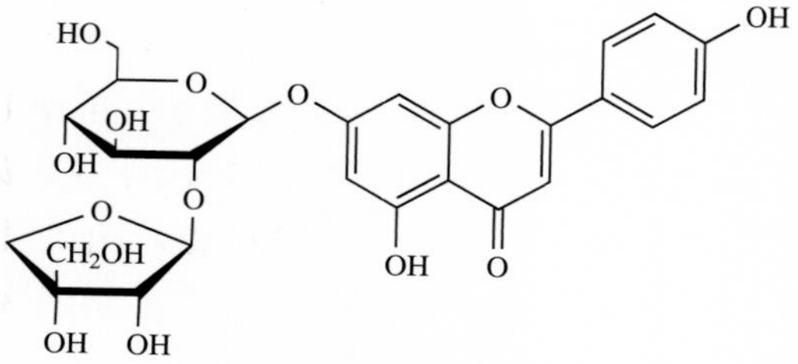

性状 淡黄色粉末。

结构类型 黄酮类化合物。

药理作用 主要具有抗氧化、镇静、解痉、抑制醛糖还原酶、降血压等药理作用。

（陈建真）

rěndōnggān

忍冬苷（lonicerin） 从忍冬科植物忍冬 Lonicera japonica Thunb. 的花蕾或带初开的花、叶等中提

取得到的黄酮。分子式 $C_{27}H_{30}O_{15}$，结构式如图。

性状 黄色粉末。

结构类型 黄酮类化合物。

药理作用 主要具有抗菌、抗炎、抗氧化、抗骨质疏松、抗焦虑、抗关节炎、保肝等方面的药理作用。

（陈建真）

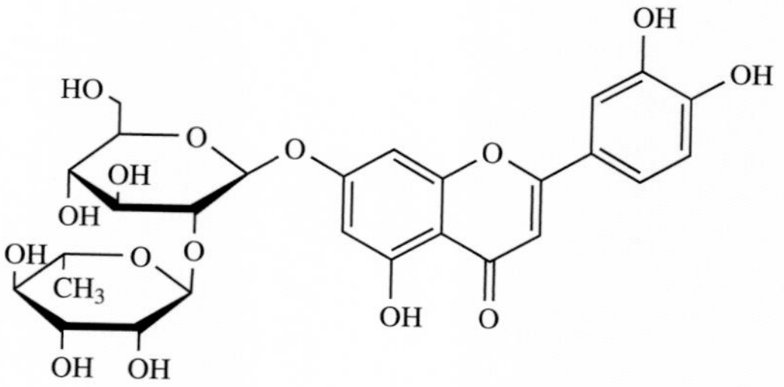

hànhuángqíngān

汉黄芩苷（wogonoside） 从唇形科植物黄芩 Scutellaria baicalensis Georgi 的根等中提取得到的黄酮。分子式为 $C_{22}H_{20}O_{11}$，结构式如图。

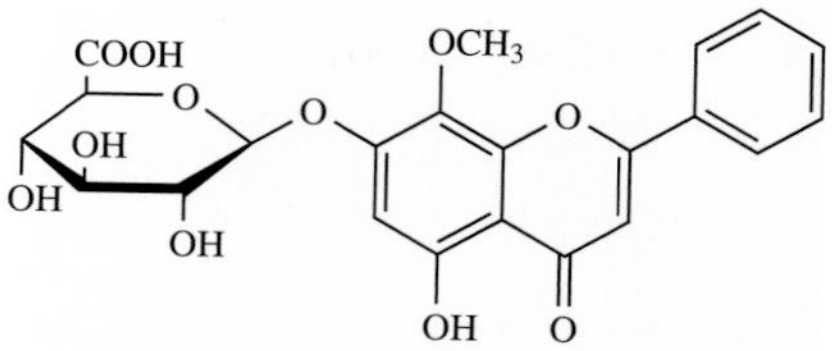

图 汉黄芩苷

性状 黄色结晶。

结构类型 黄酮类化合物。

药理作用 主要具有抗肿瘤、抗炎、抗氧化、抗血管生成、抗血栓形成、保护神经、调节免疫等药理作用。

（陈建真）

dàjìgān

大蓟苷（pectolinarin） 从菊科植物蓟 Cirsium japonicum Fisch.ex DC. 的地上部分、玄参科植物柳穿

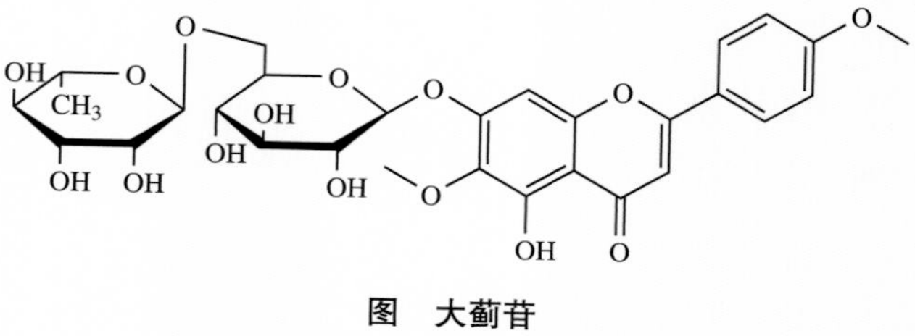

图 忍冬苷

图 大蓟苷

鱼 *Linaria vulgaris* Mill. 的全草等中提取得到的黄酮。分子式 $C_{29}H_{34}O_{15}$，结构式如图。

性状 黄色粉末。

结构类型 黄酮类化合物。

药理作用 主要具有抗炎、抗肿瘤、抗菌、抗病毒、降血压、降血糖、保肝、镇咳、祛痰、利尿、轻泻等药理作用。

（陈建真）

huángtóngchún

黄酮醇（flavonol） 在 C-3 位连接羟基或其他含氧基团的黄酮类化学成分。主要分布于双子叶植物中，如蔷薇科、豆科、菊科、唇形科、藤黄科、忍冬科、桑科、夹竹桃科、杜鹃花科等。主要具有抗氧化、抗肿瘤、抗菌、抗病毒、抗炎、降低毛细血管脆性和异常通透性、抗动脉粥样硬化、降血压、降血脂、降血糖、止咳平喘、调节免疫等药理作用。代表化合物如山柰酚、槲皮素、杨梅素、桑色素、芦丁等。母核结构如图。

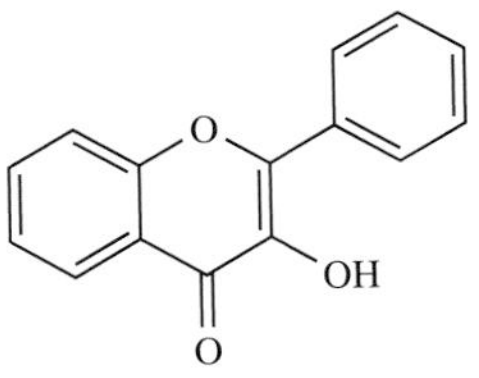

图 黄酮醇母核结构

（陈建真）

lúdīng

芦丁（rutin） 从豆科植物槐 *Sophora japonica* L. 的花及花蕾等中提取出的黄酮醇。又称芸香苷。分子式 $C_{27}H_{30}O_{16}$，结构式如图。

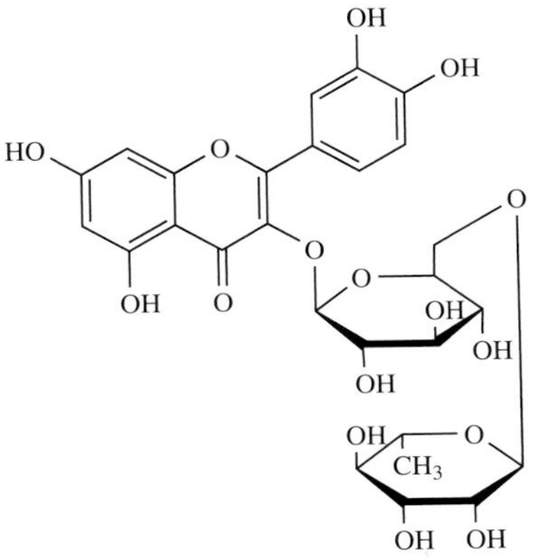

性状 淡黄色针晶。

结构类型 属于黄酮醇类化合物。

药理作用 主要具有保护心肌、降低毛细血管通透性和脆性、

图 芦丁

抗氧化、抗菌、抗病毒、抗炎、镇痛、保护肾脏、调节免疫、保护胃黏膜、抗血小板聚集、抗辐射等药理作用。

临床应用 主要用于脆性增加的毛细血管出血症，用于脑出血、高血压、视网膜出血、紫癜和急性出血性肾炎以及慢性支气管炎等的临床治疗。

（陈建真）

shānnàifēn

山柰酚（kaempferol） 从姜科植物山柰 *Kaempferia galanga* L. 的根茎、银杏科植物银杏 *Ginkgo biloba* L. 的叶等中提取得到的黄酮醇。也广泛存在于多种水果、蔬菜及茶叶等中。分子式 $C_{15}H_{10}O_6$，结构式如图。

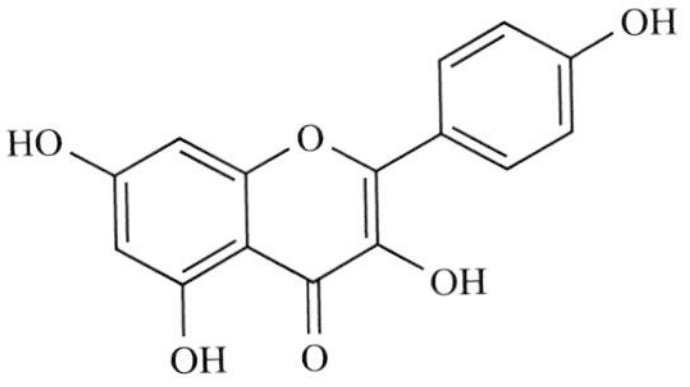

图 山柰酚

性状 黄色针晶。

结构类型 属于黄酮醇类化合物。

药理作用 主要具有抗肿瘤、

抗氧化、抗炎、抗菌、抗病毒、抗动脉粥样硬化、抑制醛糖还原酶、调节免疫、保护神经、止咳祛痰、利尿、抗过敏性鼻炎、抗早孕等药理作用。

临床应用 主要用于支气管炎、心血管疾病、糖尿病、炎症等的临床治疗。

（陈建真）

húpísù

槲皮素（quercetin） 从豆科植物槐 *Sophora japonica* L. 的花及花蕾等中提取出的黄酮醇。木槲皮素也广泛存在于多种水果、蔬菜和谷物等中。分子式 $C_{15}H_{10}O_7$，结构式如图。

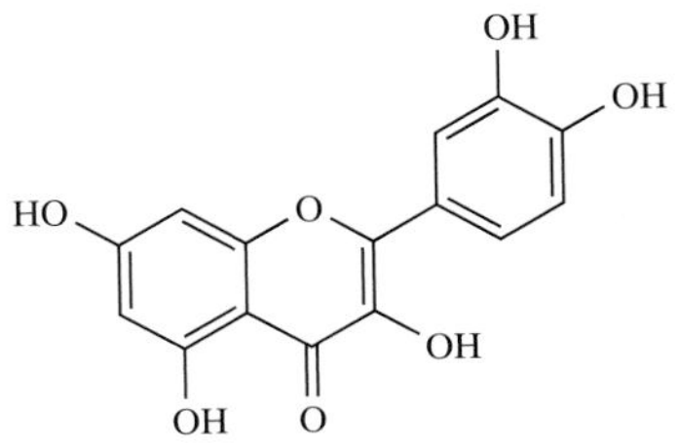

图 槲皮素

性状 黄色针晶。

结构类型 属于黄酮醇类化合物。

药理作用 主要具有祛痰、止咳、抗肿瘤、抗氧化、抗纤维化、抗炎、抗过敏、抗菌、抗病毒、保护心肌和脑缺血再灌注损伤、抗心律失常、扩张冠状动脉、降血压、降血脂、降血糖、抗血栓、调节免疫、抗衰老、抗抑郁等药理作用。

临床应用 主要用于慢性支气管炎，心血管疾病如冠心病、高血压等的临床治疗。

（陈建真）

yángméisù

杨梅素（myricetin） 从杨梅科植物杨梅 *Myrica rubra*（Lour.）

Sieb. et Zucc. 的树皮、叶、根中等提取得到的黄酮醇。分子式 $C_{15}H_{10}O_8$，结构式如图。

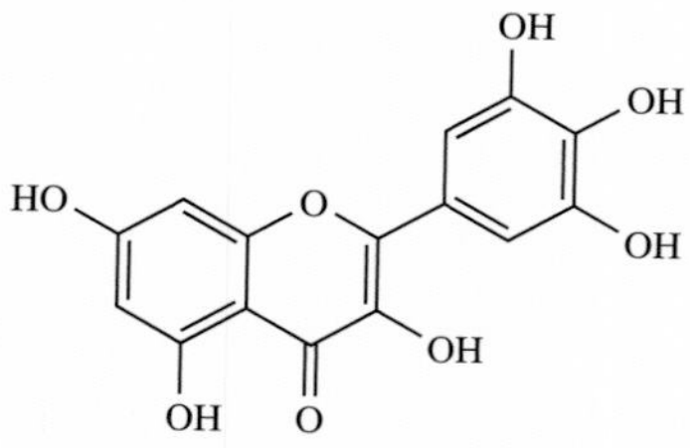

图 杨梅素

性状 黄色针晶。

结构类型 属于黄酮醇类化合物。

药理作用 主要具有抗动脉粥样硬化、保护心肌缺血再灌注损伤、降血压、抗肿瘤、抗菌、抗病毒、镇痛、抗炎、抗过敏、抗氧化、降低神经毒性、降血糖、保肝、防治骨质疏松等药理作用。

（陈建真）

sāngsèsù

桑色素（morin） 从桑科植物桑 Morus alba L. 的叶、嫩枝、根皮和果实等中提取出的黄酮醇。分子式 $C_{15}H_{10}O_7$，结构式如图。

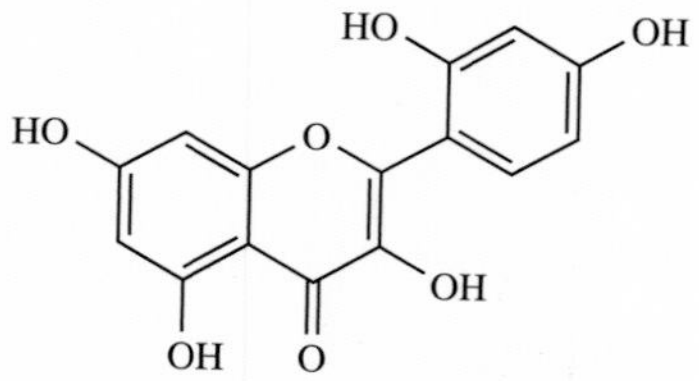

图 桑色素

性状 浅黄色针晶。

结构类型 属于黄酮醇类化合物。

药理作用 主要具有抗动脉粥样硬化、抗肿瘤、抗炎、调节免疫、抗氧化、抗菌、抗病毒、抗肝损伤、保护脑缺血再灌注损

伤、抑制醛糖还原酶等药理作用。

临床应用 主要用于动脉粥样硬化的预防以及慢性炎症、肿瘤、糖尿病等的临床治疗。

（陈建真）

yìshǔlǐsù

异鼠李素（isorhamnetin） 从银杏科植物银杏 Ginkgo biloba L. 的叶等中提取得到的黄酮醇。分子式 $C_{16}H_{12}O_7$，结构式如图。

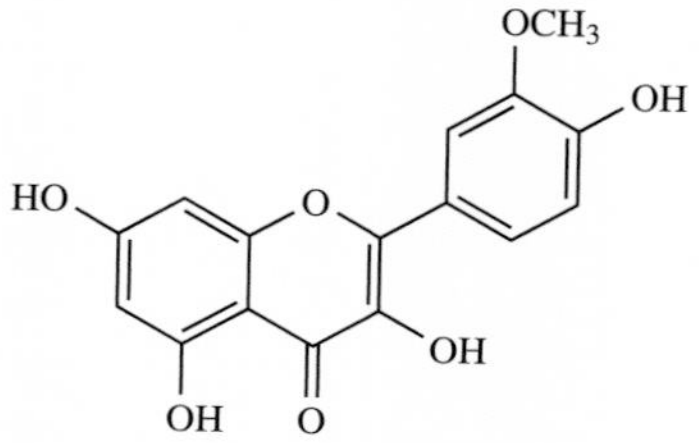

图 异鼠李素

性状 黄色针晶。

结构类型 属于黄酮醇类化合物。

药理作用 主要具有扩张冠状动脉、保护血管内皮细胞、抗血栓及抑制血小板凝集、神经保护、降血压和舒张血管、降血糖、抑制脂肪细胞分化、耐缺氧、抗肿瘤、抗炎、抗病毒、抗氧化等药理作用。

（陈建真）

gāoliángjiāngsù

高良姜素（galangin） 从姜科植物高良姜 Alpinia officinarum Hance 的根茎等中提取出的黄酮醇。分子式 $C_{15}H_{10}O_5$，结构式如图。

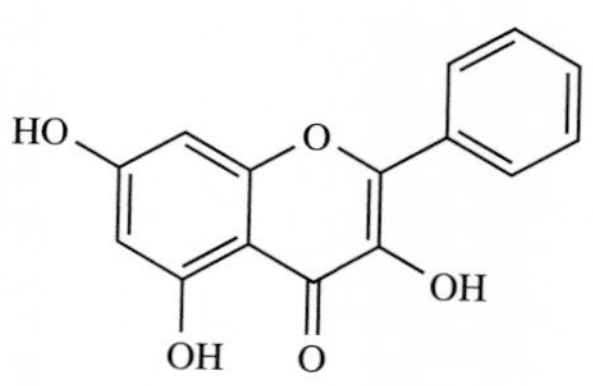

图 高良姜素

性状 淡黄色针晶。

结构类型 属于黄酮醇类化合物。

药理作用 主要具有镇痛、解痉、止呕、抗炎、抗胃溃疡、抗氧化、抗菌、抗病毒、抗肿瘤、抗突变、抗致畸、抗肝纤维化等药理作用。

临床应用 主要用于肠易激综合征等的临床治疗。

（陈建真）

biānxùgān

萹蓄苷（avicularin） 从蓼科植物萹蓄 Polygonum aviculare L. 的地上部分等中提取得到的黄酮醇。分子式 $C_{20}H_{18}O_{11}$，结构式如图。

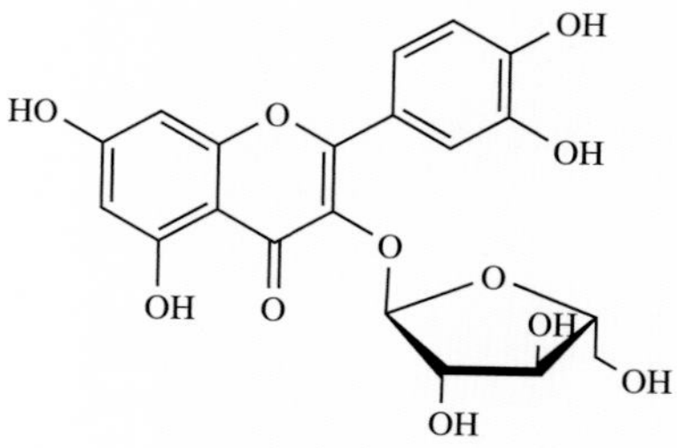

图 萹蓄苷

性状 黄色粉末。

结构类型 属于黄酮醇类化合物。

药理作用 主要具有降压、利尿、利胆、保肝、抗菌、抗氧化等药理作用。

（陈建真）

húpígān

槲皮苷（quercitrin） 从柏科植物侧柏 Platycladus orientalis（L.）Franco 的干燥枝梢和叶（侧柏叶）、壳斗科植物槲树 Quercus dentate Thunb. 的树皮等中提取出的黄酮醇。分子式为 $C_{21}H_{20}O_{11}$，结构式如图。

性状 黄色针晶。

结构类型 属于黄酮醇类化

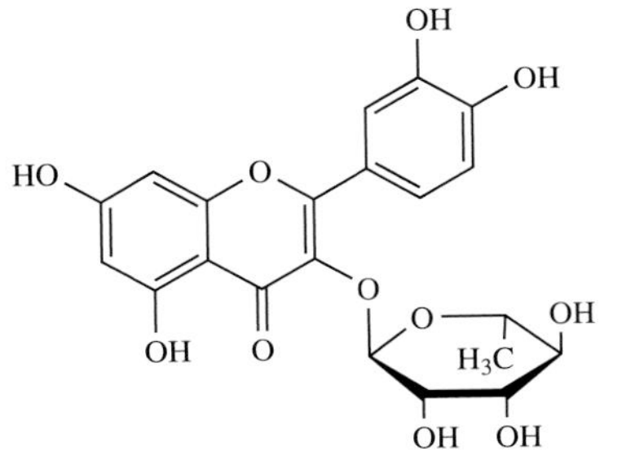

图　槲皮苷

合物。

药理作用　主要具有抗动脉粥样硬化、降血糖、降血脂、抗氧化、抗肿瘤、抗炎、镇痛、抗菌、抗病毒、保肝、镇静催眠、抗抑郁等药理作用。

（陈建真）

yìhúpígān

异槲皮苷（isoquercitrin）　从杜仲科植物杜仲 *Eucommia ulmoides* Oliv. 的叶、夹竹桃科植物罗布麻 *Apocynum venetum* L. 的叶等提取出的黄酮醇。分子式 $C_{21}H_{20}O_{12}$，结构式如图。

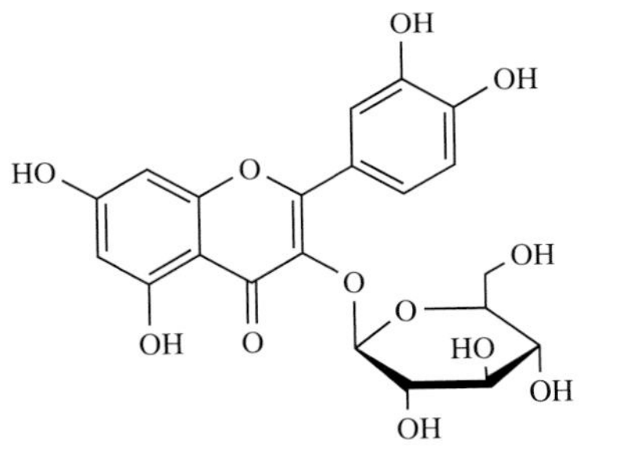

图　异槲皮苷

性状　黄色针晶。

结构类型　属于黄酮醇类化合物。

药理作用　主要具有抗氧化、抗炎、抗肿瘤、心肌保护、抗血小板凝集、降血压、降血脂、抗抑郁、调节骨代谢、抗病毒等药理作用。

（陈建真）

èrqīng huángtóng

二氢黄酮（flavanones）　黄酮类的 2、3 位双键被氢化的黄酮类化学成分。比较集中分布于豆科、芸香科、菊科和桃金娘科植物中。主要具有健胃、止咳、降血脂、抗肿瘤等药理作用。代表化合物有杜鹃素、甘草素、甘草苷。母核结构如图。

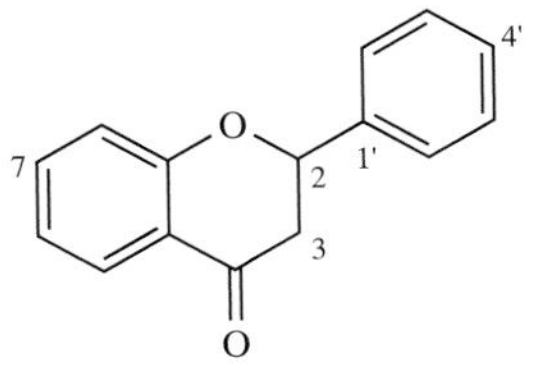

图　二氢黄酮母核结构

（吴锦忠）

dùjuānsù

杜鹃素（farrerol）　从杜鹃花科植物兴安杜鹃 *Rhododendron dauricum* L. 的叶等中提取出的二氢黄酮。分子式为 $C_{17}H_{16}O_5$，结构式如图。

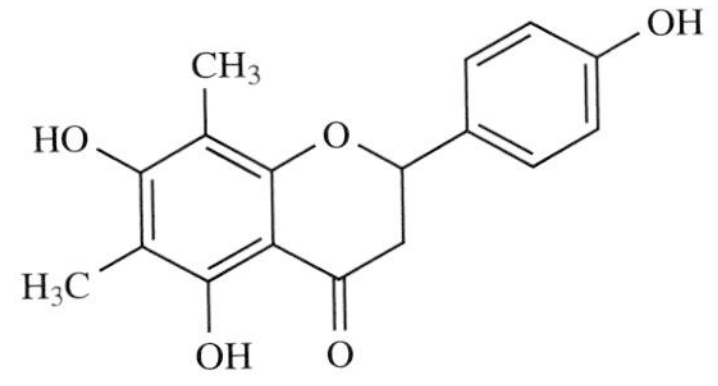

图　杜鹃素

性状　淡黄色结晶。

结构类型　属于二氢黄酮类化合物。

药理作用　主要具有止咳、祛痰等药理作用。

临床应用　主要用于慢性支气管炎的临床治疗。

（吴锦忠）

gāncǎosù

甘草素（liquiritigenin）　从豆科植物甘草 *Glycyrrhiza uralensis* Fisch.、胀果甘草 *Glycyrrhiza inflata* Bat. 或光果甘草 *Glycyrrhiza glabra* L. 的根和根茎中提取出的二氢黄酮。分子式 $C_{15}H_{12}O_4$，结构式如图。

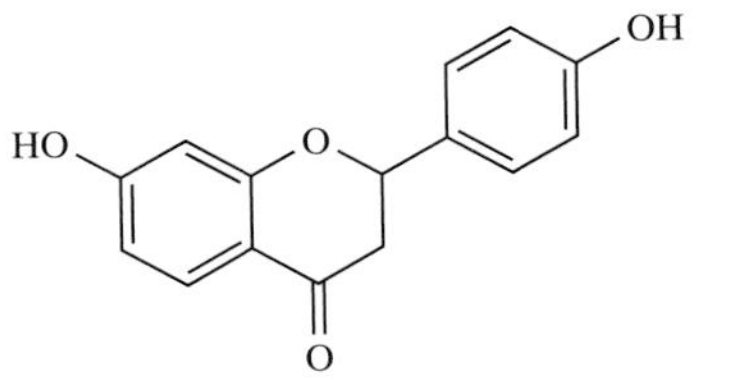

图　甘草素

性状　白色粉末。

结构类型　属于二氢黄酮类化合物。

药理作用　主要具有抗肿瘤、抗溃疡、预防动脉硬化、抗病毒、抗艾滋病和抗氧化等药理作用。

（吴锦忠）

gāncǎogān

甘草苷（liquiritin）　从豆科植物甘草 *Glycyrrhiza uralensis* Fisch.、胀果甘草 *Glycyrrhiza inflata* Bat. 或光果甘草 *Glycyrrhiza glabra* L. 的根和根茎中提取出的二氢黄酮。分子式 $C_{21}H_{22}O_9$，结构式如图。

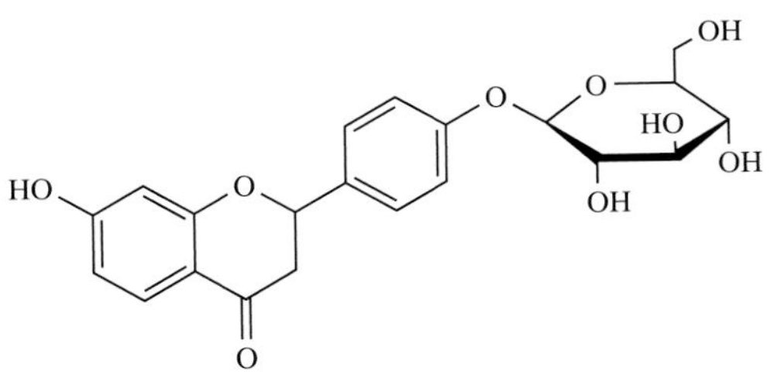

图　甘草苷

性状 白色粉末。

结构类型 属于二氢黄酮类化合物。

药理作用 主要具有抗抑郁、抗心律失常、抗胃溃疡、抗肿瘤、保护神经、抗氧化、抗病毒等药理作用。

临床应用 主要用于心律失常、心肌缺血、胃溃疡、肿瘤等的临床治疗，也可用于咳嗽和痰多症状的改善。

（吴锦忠）

èrqīng huángtóngchún

二氢黄酮醇（flavanonols） 黄酮醇的 2、3 位双键被氢化的化合物。比较集中分布于豆科、芸香科、菊科和桃金娘科植物中。主要具有调节心血管系统、抗肝损伤、抗肿瘤等药理作用。母核结构如图。

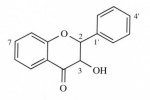

图 二氢黄酮醇母核结构

（吴锦忠）

yìhuángtóng

异黄酮（isoflavones） 具有 3-苯基色原酮的结构的黄酮类化学成分。发现这类化合物分布于 8 科 50 余属植物类群中，比较集中分布于被子植物的豆科（蝶形花亚科）、蔷薇科和鸢尾科植物中。主要的药理作用：改善心脑血管系统和神经系统、降低血糖、抗肿瘤及不同程度的雌激素样作用等。代表化合物有大豆素、葛根素、染料木素、大豆苷。母核结构如图。

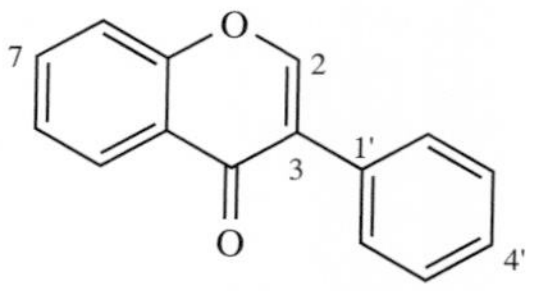

图 异黄酮母核结构

（吴锦忠）

dàdòusù

大豆素（daidzein） 从豆科植物大豆 *Glycine max*（Linn.）Merr. 的种子、野葛 *Pueraria lobata*（Willd.）Ohwi 的根等中提取的异黄酮。分子式 $C_{15}H_{10}O_4$，结构式如图。

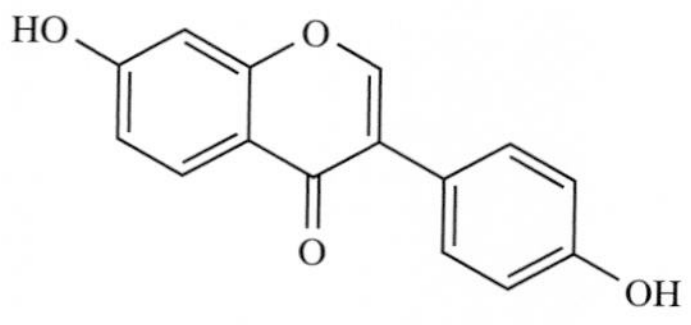

图 大豆素

性状 白色粉末。

结构类型 属于异黄酮类化合物。

药理作用 主要具有扩张冠状动脉、抑制血栓形成、抗菌、调节免疫、解痉、改善微循环、抗肿瘤以及不同程度的雌激素样作用等药理作用。

临床应用 主要用于心脑血管疾病的临床治疗。

（吴锦忠）

gégēnsù

葛根素（puerarin） 从豆科植物野葛 *Pueraria lobata*（Willd.）Ohwi 的根中提取的异黄酮。分子式 $C_{21}H_{20}O_9$，结构式如图。

性状 白色针晶。

结构类型 属于异黄酮类化合物。

药理作用 主要具有扩张冠状动脉、抑制血栓形成、改善微循环、降血糖、降血脂、缓解肝

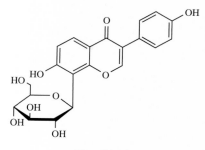

图 葛根素

细胞毒性、改善肝肾功能、不同程度的雌激素样作用、抗氧化和抗缺氧等药理作用。

临床应用 主要用于心脑血管疾病的临床治疗，也用于 2 型糖尿病的临床治疗和各种眼病的辅助治疗。

（吴锦忠）

rǎnliàomùsù

染料木素（genistein） 从豆科植物大豆 *Glycine max*（Linn.）Merr. 的种子等中提取得到的异黄酮。又称染料木黄酮、金雀异黄酮。分子式 $C_{15}H_{10}O_5$，结构式如图。

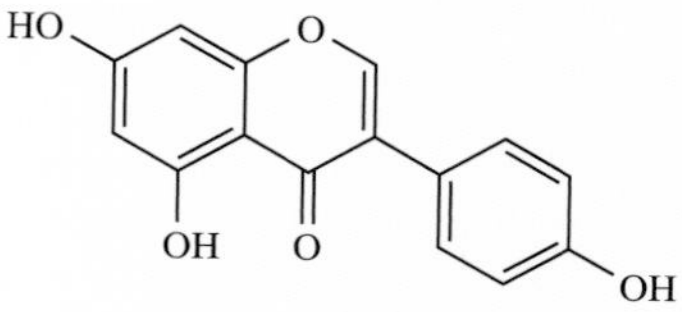

图 染料木素

性状 淡黄至浅褐色粉末。

结构类型 异黄酮类化合物。

药理作用 主要具有雌激素样作用以及抗肿瘤、抗糖尿病、预防心血管系统疾病等药理作用。

临床应用 主要用于预防癌症（乳腺癌、前列腺癌等）以及心血管系统疾病的临床治疗。

（吴锦忠）

dàdòugān

大豆苷（daidzin） 从豆科植物大豆 *Glycine max*（Linn.）Merr. 的

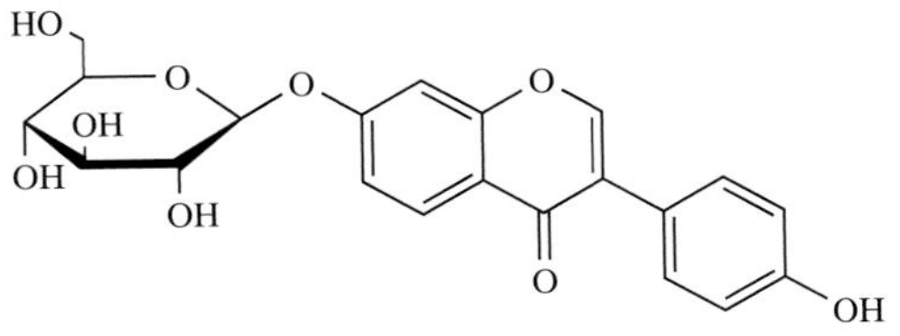

图　大豆苷

种子、野葛 *Pueraria lobata*（Willd.）Ohwi 的根等中提取的异黄酮。分子式 $C_{21}H_{20}O_9$，结构式如图。

性状　白色粉末。

结构类型　属于异黄酮类化合物。

药理作用　主要具有改善心律失常、缓解高血压患者头痛等药理作用。

临床应用　主要用于心脑血管的临床治疗。

（吴锦忠）

érqīng yìhuángtóng

二氢异黄酮（isoflavanones）异黄酮的 2、3 位双键被氢化的化合物。主要具有抗菌、抗肿瘤等药理作用。代表化合物有紫檀素、高丽槐素、鱼藤酮。母核结构如图。

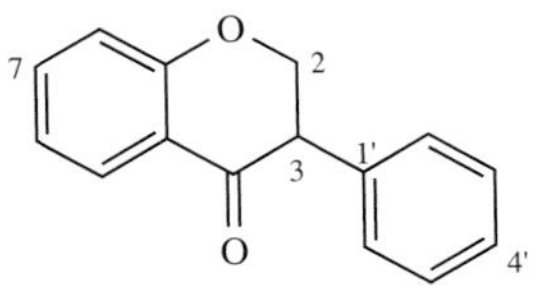

图　二氢异黄酮母核结构

（吴锦忠）

zǐtánsù

紫檀素（pterocarpin）　从豆科植物紫檀 *Pterocarpus santalinus* L.f. 及青龙木 *Pterocarpus indicus* Willd. 的心材和广豆根 *Sophora subprostrata* Chun et T.Chen 的根中提取的二氢异黄酮。分子式 $C_{17}H_{14}O_5$，结构式如图。

性状　无色针状结晶。

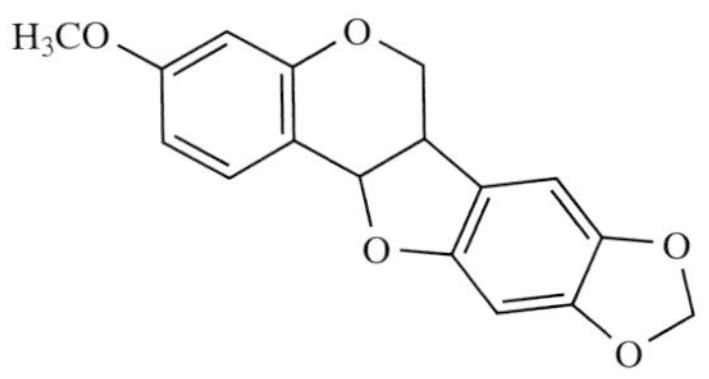

图　紫檀素

结构类型　属于二氢异黄酮类化合物。

药理作用　主要具有抗肿瘤、抗真菌等药理作用。

（吴锦忠）

gāolíhuáisù

高丽槐素（maackiain）　从豆科植物高丽槐 *Maackia amurensis* Rupr.et Maxim.var. *buergeri* Schneid.、广豆根 *Sophora subprostrata* Chun et. T. Chen 的地上部分中提取得到的二氢异黄酮。分子式 $C_{16}H_{12}O_5$，结构式如图。

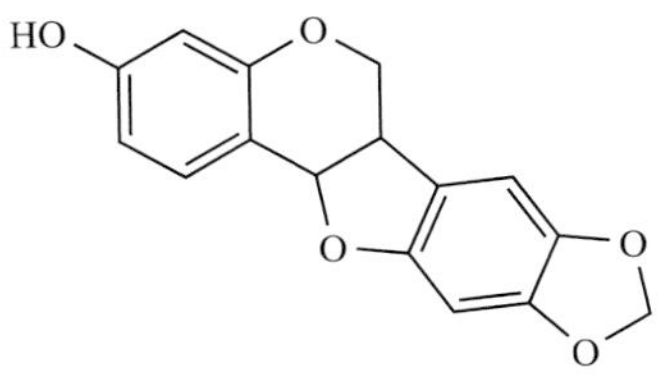

图　高丽槐素

性状　无色针晶。

结构类型　属于二氢异黄酮类化合物。

药理作用　主要具有抗菌、抗肿瘤等药理作用。

（吴锦忠）

yúténgtóng

鱼藤酮（rotenone）　从豆科植物毛鱼藤 *Derris elliptica*（Roxb.）Benth. 和鱼藤 *Derris trifoliate* Lour. 的根茎等中提取得到的二氢异黄酮。分子式为 $C_{23}H_{22}O_6$，结构式如图。

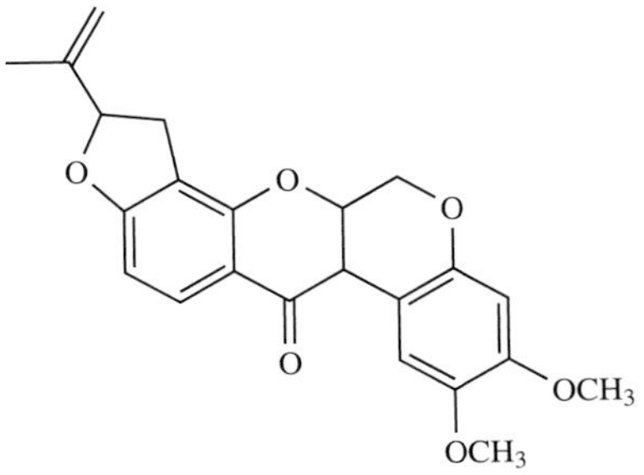

图　鱼藤酮

性状　无色结晶。

结构类型　属于二氢异黄酮类化合物。

药理作用　具有神经毒性作用，有强烈杀虫和毒鱼功效。

（吴锦忠）

chá'ěrtóng

查耳酮（chalcone）　由苯甲醛与苯乙酮缩合而成的黄酮类化学成分。较多分布于豆科、菊科、苦苣苔科植物中，尤其大量分布于甘草、红花等多种药用植物的根、叶和皮中。主要具有抗肿瘤、抗炎、抗菌、抗寄生虫、抗病毒、抗溃疡、扩张血管、改善心肌供血、抑制血栓形成等药理作用。代表化合物有异甘草素。母核结构如图。

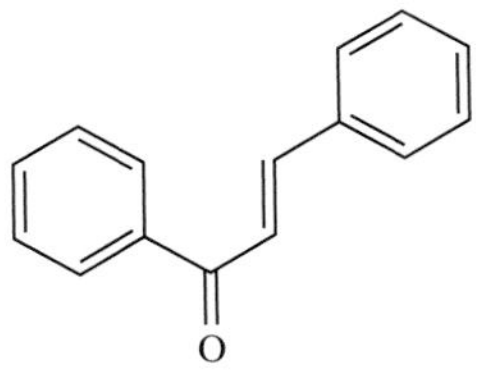

图　查耳酮母核结构

（裴妙荣　原红霞）

yìgāncǎosù

异甘草素（isoliquiritigenin）

从豆科植物洋甘草 Glycyrrhiza glabra L. 等的根中提取得到的查耳酮。分子式为 $C_{15}H_{12}O_4$，结构式如图。

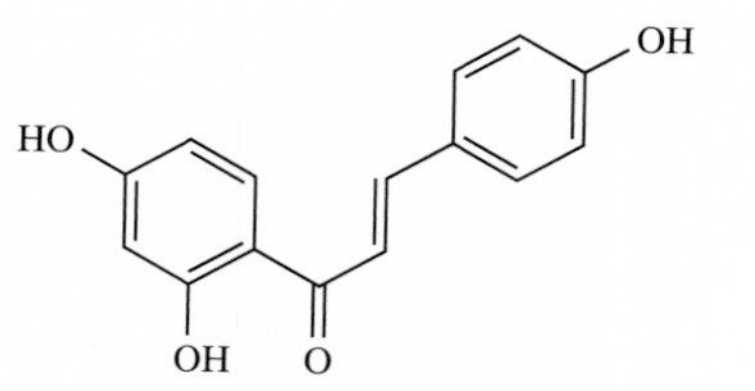

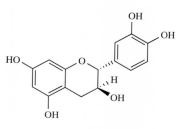

图 异甘草素

性状 深红色粉末。

结构类型 属于查耳酮类化合物。

药理作用 主要具有抗肿瘤、抗氧化、抗炎、抗艾滋病病毒等药理作用。

（裴妙荣 原红霞）

huángwánchún

黄烷醇（flavanols）

结构中没有羰基、C 环饱和且有羟基取代的黄酮衍生物。该类化合物分布广泛。主要具有清除自由基、抗癌、抗炎、调节血小板、保肝等药理作用。黄烷 -3- 醇类代表性化合物为儿茶素、表儿茶素、没食子儿茶素等，黄烷 -3,4- 二醇类代表性化合物为无色矢车菊素、无色飞燕草素和无色天竺葵素等。根据 C 环上酚羟基数目不同，又可分为黄烷 -3- 醇和黄烷 -3,4- 二

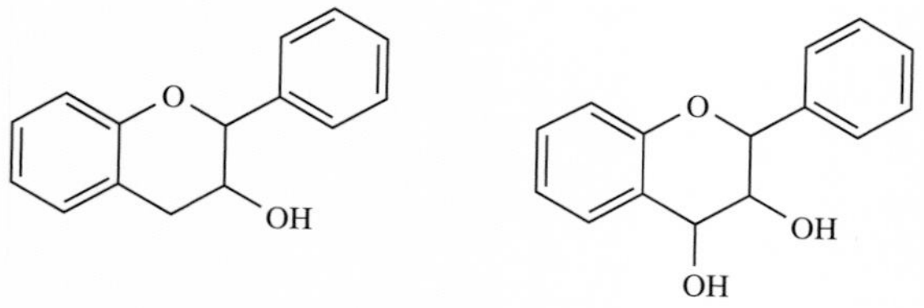

a. 黄烷 -3- 醇

b. 黄烷 -3,4- 二醇

图 黄烷醇母核结构

醇两类，母核结构如图。

（裴妙荣 孔祥鹏）

érchásù

儿茶素（catechin）

从蔷薇科植物山楂 Crataegus pinnatifida Bge. 的果实、蔷薇科植物地榆 Sanguisorba officinalis L. 的根以及中药儿茶 Acacia catechu（Linn.f.）Willd. 等中提取得到的一种黄烷 -3- 醇类化合物。分子式 $C_{15}H_{14}O_6$，结构式如图。

图 儿茶素

性状 无色固体。

结构类型 属于黄烷醇类化合物。

药理作用 主要具有防治心脑血管疾病、抗氧化、抗肿瘤、改善肝功能、调节血脂、清除自由基等药理作用。

临床应用 主要用于高血脂、口腔溃疡、湿疹、疱疹、各种炎症、肝功能异常、黄褐斑等的临床治疗。

（裴妙荣 孔祥鹏）

biǎo'érchásù

表儿茶素（epicatechin）

从蔷薇科植物山楂 Crataegus pinnatifida Bge. 的果实、蔷薇科植物地榆 Sanguisorba officinalis L. 的根以及中药儿茶 Acacia catechu（Linn. f.）Willd. 等中提取得到的一种黄烷 -3- 醇类化合物。是儿茶素的光学异构体。分子式 $C_{15}H_{14}O_6$，结构式如图。

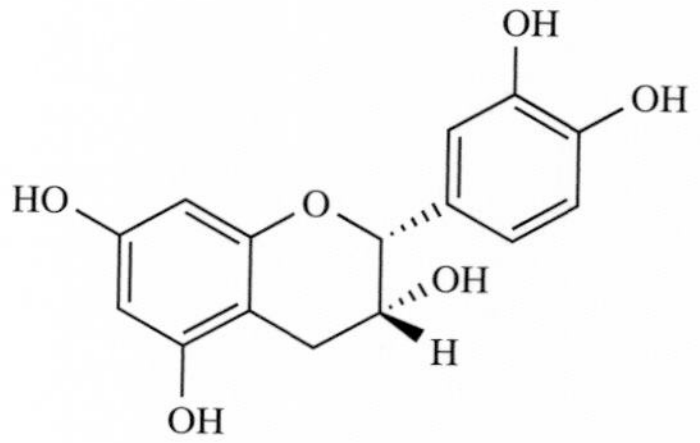

图 表儿茶素

性状 白色粉末。

结构类型 属于黄烷醇类化合物。

药理作用 主要具有抗氧化、抗炎、抗肿瘤、改善肝功能、调节血脂、清除自由基等药理作用。

临床应用 主要用于高血脂、口腔溃疡、湿疹、疱疹、各种炎症、肝功能异常、黄褐斑等的临床治疗。

（裴妙荣 李慧峰）

huāsèsù

花色素（anthocyanidin）

C 环无羰基、1 位氧原子以盐形式存在的黄酮衍生物。使植物的花、果、叶、茎等呈现紫、蓝、红等颜色的色素类成分。具有一定的抗菌、

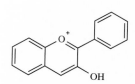

图 花色素母核结构

抗病毒、抗肿瘤、抗氧化、抗突变等药理作用。代表化合物有飞燕草素。母核结构如图。

（王　炜）

fēiyàncǎosù

飞燕草素（delphinidin）　从毛茛科植物飞燕草 *Consolida ajacis*（L.）Schur 的全草中分离得到的花色素。分子式 $C_{15}H_{11}O_7$，结构式如图。

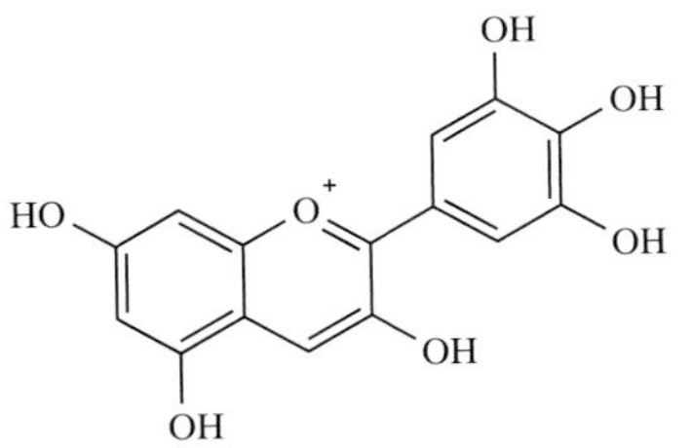

图　飞燕草素

性状　深红色粉末。

结构类型　属于花色素类化合物。

药理作用　主要具有抗氧化、抗菌、抗病毒、抑制血管内皮细胞氧化损伤等药理作用。

临床应用　主要用于美容降脂、改善视力等。

（王　炜）

santóng

𠮿酮（xanthone）　具有苯骈色原酮结构的黄酮类化学成分。通常存在于龙胆科、桑科、藤黄科、远志科、豆科等植物及真菌和地衣中，主要具有利尿、抗菌、抗肿瘤、抗抑郁、镇痛等药理作用。代表化合物有异芒果苷。基本母核结构如图。

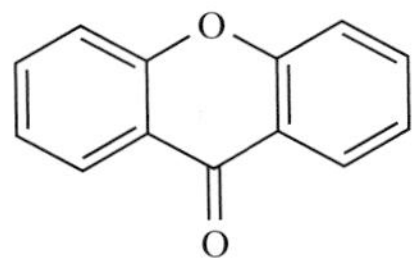

图　𠮿酮母核结构

（王　炜）

yìmángguǒgān

异芒果苷（isomangiferin）　从水龙骨科植物石韦 *Pyrrosia lingua*（Thunb.）Farwell 的叶及百合科植物知母 *Anemarrhena asphodeloides* Bge. 的根茎等中分离得到的𠮿酮。分子式 $C_{19}H_{18}O_{11}$，结构式如图。

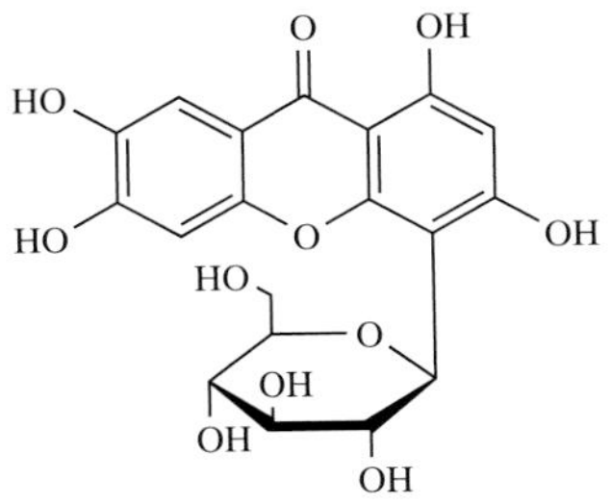

图　异芒果苷

性状　淡黄色粉末。

结构类型　𠮿酮类化合物。

药理作用　主要具有镇咳、祛痰、抗单纯疱疹性病毒、强心、利尿、抗抑郁、抗氧化等方面的药理作用。

临床应用　主要用于呼吸系统疾病的临床治疗。

（王　炜）

gāoyì huángtóng

高异黄酮（homoisoflavone）　苯环通过亚甲基与色原酮的 3 位连接的黄酮类衍生物。该类化合物仅发现 100 余种，主要分布在百合科沿阶草属、棉枣儿属、波罗兰属和兰壶花属等植物中。主要具有抗炎、抗诱变、抗真菌、抑制磷酸化及雌激素样作用等药理作用。代表化合物有麦冬高异黄酮 A。母核结构如图。

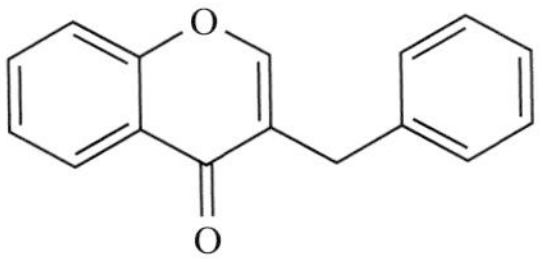

图　高异黄酮母核结构

（王　炜）

màidōng gāoyì huángtóng A

麦冬高异黄酮 A（methylophiopogonanone A）　从百合科植物麦冬 *Ophiopogon japonicus*（Linn. f.）Ker-Gawl. 等的根中提取得到的高异黄酮。分子式 $C_{19}H_{16}O_6$，结构式如图。

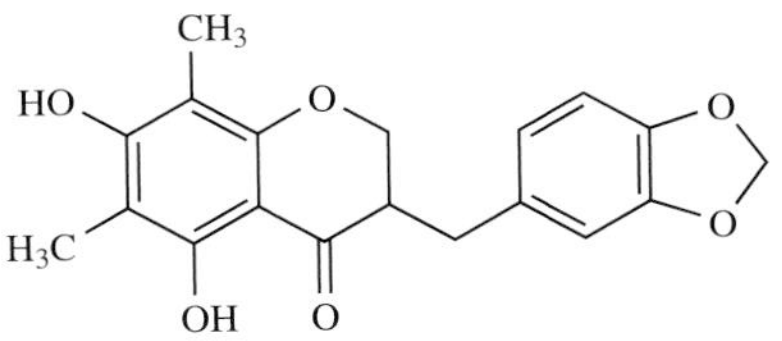

图　麦冬高异黄酮 A

性状　白色粉末。

结构类型　属于高异黄酮类化合物。

药理作用　主要具有抗氧化、抗炎、抑制缺血再灌注引起的心肌细胞损伤等药理作用。

（王　炜）

shuānghuángtóng

双黄酮（biflavones）　黄酮二聚体类化合物。常见的双黄酮是由两分子的芹菜素或其甲醚衍生物构成，根据其结合方式可分为 3′,8″-双芹菜素型（如白果素）、8,8″-双芹菜素型、双苯醚型（如扁柏黄酮）3 个类型。双黄酮主要存在于蕨类植物和裸子植物中，尤其在松柏纲、银杏纲和凤尾纲等植物中含量较多。大多具有广泛的药理活性，如抗炎、抗氧化、抗病毒、扩张外周血管以及抑制癌细胞等。

（王　炜）

báiguǒsù

白果素（bilobetin）　从银杏科植物银杏 *Ginkgo biloba* L.、罗汉松科植物长罗汉松 *Podocarpus macrophyllus*（Thunb.）D.Don 的叶等中分离得到的一种 3′,8″-双

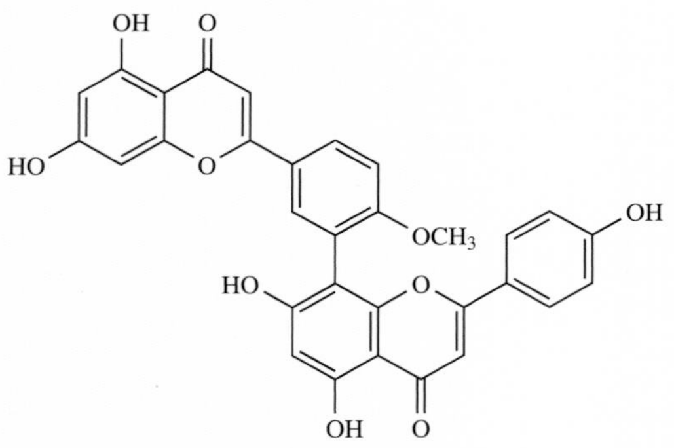

图　白果素

芹菜素型双黄酮。别名白果黄素。分子式 $C_{30}H_{20}O_{10}$，结构式如图。

性状　黄色针晶。

结构类型　属于双黄酮类化合物。

药理作用　主要具有降血脂、降低胆固醇等药理作用。

临床应用　主要用于心绞痛、脑缺血等的临床治疗。

(王　炜)

biǎnbǎi huángtóng

扁柏黄酮（hinokiflavone）　从柏科植物扁柏 Platycladus orientalis（Linn.）Franco 的叶中分离得到的双苯醚型双黄酮。分子式 $C_{30}H_{18}O_{10}$，结构式如图。

性状　淡黄色粉末。

结构类型　属于双黄酮类化合物。

药理作用　主要具有抗艾滋病病毒、细胞毒等药理作用。

(王　炜)

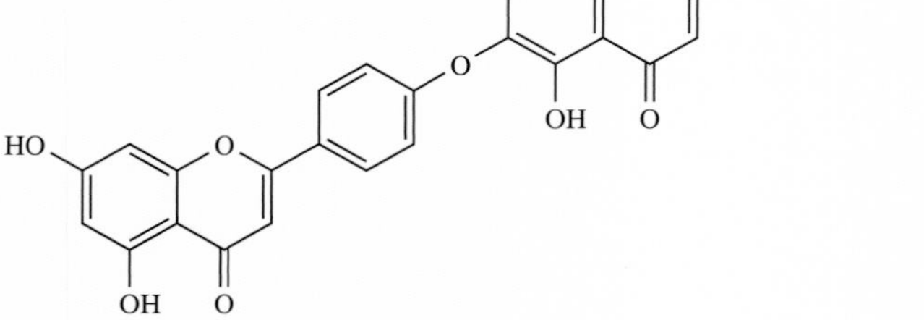

图　扁柏黄酮

tiēlèi huàxué chéngfèn

萜类化学成分（terpenoids）　由甲戊二羟酸途径衍生而来的、分子式一般符合（C_5H_8）$_n$通式的化合物及其衍生物。此类成分各种化合物的含氧量和饱和程度不同。在自然界中分布广泛、种类繁多、骨架庞杂且具有多种生物活性。从化学结构来看，多数是异戊二烯的聚合体及其衍生物，其骨架一般以五个碳为基本单位，少数也有例外。萜类化合物主要分布于裸子植物、被子植物及海洋生物中，藻类、菌类、地衣类、苔藓类和蕨类等植物中也有存在。在被子植物的三十多个目、数百个科属中发现有萜类化合物。萜类成分一直是天然药物化学研究中较为活跃的领域，也是新药研究中先导化合物的重要来源。

结构类型　萜类化合物的分类常常根据分子结构中异戊二烯单元的数目进行，可分为单萜、倍半萜、二萜、三萜、四萜、多萜等。同时再根据萜类分子结构中碳环的有无和数目的多少，进一步分为链萜（无环萜）、单环萜、双环萜、三环萜、四环萜、五环萜等。萜类化合物中的烯烃类常单独称为萜烯。除萜烯的形式外，萜类化合物还以各种含氧衍生物的形式存在，又可分为萜醇、萜醛、萜酸、萜酮、萜酯以及萜苷等。

研究内容　主要包括以下几个方面。

提取方法　游离的萜类化合物具有较强的亲脂性，溶于甲醇、乙醇中，易溶于三氯甲烷、乙酸乙酯、苯、乙醚等亲脂性有机溶剂中。这类化合物一般用有机溶剂提取，或先用甲醇或乙醇提取后，再用石油醚、三氯甲烷或乙酸乙酯等亲脂性有机溶剂萃取；也可用不同极性的有机溶剂按极性递增的方法依次萃取得到不同极性的萜类提取物，然后再进行分离。

萜苷类化合物的常规提取方法是用甲醇或乙醇为溶剂进行提取，若是含有较多羟基、羧基等极性基团的亲水性强的三萜皂苷，则用稀醇提取。醇提取液减压浓缩后转溶于水中，滤除水不溶性杂质，然后用乙醚或石油醚萃取，除去脂溶性杂质，水液再用正丁醇萃取，减压回收正丁醇后即得总萜苷。此外，可将醇提取液减压浓缩后，加水溶解，过滤得水溶液，将该水溶液通过大孔吸附树脂，先用少量水洗去糖分和其他水溶性成分，再用 30%～50% 乙醇洗脱，洗脱液减压蒸干，得到粗制总萜苷。

分离方法　柱色谱法是萜类化合物最主要的分离方法，常用的吸附剂有硅胶、大孔树脂、葡聚糖凝胶等。用色谱法分离萜类化合物通常采用多种色谱法组合的方法，即一般先通过硅胶或大孔树脂柱色谱进行分离后，再结合低压或中压柱色谱、反相柱色谱、薄层制备色谱、高效液相色谱或凝胶色谱等方法进行进一步的分离。

检识方法 萜类化合物的通用显色剂主要包括硫酸、香兰素 - 浓硫酸、茴香醛 - 浓硫酸、五氯化锑和碘蒸气等。另外，三萜皂苷的水溶液可以和一些金属盐类如铅盐、钡盐、铜盐等产生沉淀。

结构鉴定方法 萜类化合物类型多、骨架复杂，常需要综合紫外、红外、质谱和核磁共振谱来进行结构的综合解析。核磁共振谱是萜类化合物结构测定的最有力的工具，对于结构复杂的萜类化合物，除常规的氢谱和碳谱分析外，还必须仰赖于各种二维核磁共振谱（2D-NMR）技术的应用。对于含有糖基数量多的三萜苷类化合物，全相关谱（TOCSY）二维谱可以方便快捷地给出糖基的种类和数目，是该类化合物常用的二维核磁共振测定技术。

（杨鸣华）

dāntiē

单萜（monoterpenoids） 由 2 个异戊二烯单位构成、结构中一般含有 10 个碳原子的萜类化学成分。广泛分布于高等植物的腺体、油室和树脂道等分泌组织中，是植物挥发油的主要组成成分，在昆虫和微生物的代谢产物及海洋生物中也有存在。多具有抗缺氧、抗炎、防腐杀菌、止痛等药理作用，也是化妆品和食品工业的重要原料。

按照基本骨架不同，单萜可分为链状和环状单萜。其中，环

状单萜可根据碳环的数目不同分为单环、双环、三环等类型，以单环单萜和双环单萜化合物数量最多。单萜类代表化合物主要为月桂烯、香橙醇、柠檬醛、薄荷酮、龙脑、樟脑等。

（杨鸣华）

xiāngyèchún

香叶醇（gcraniol） 从芸香科植物九里香 *Murraya exotica* L. 的叶、樟科植物月桂 *Laurus nobilis* L. 的叶、唇形科植物香薷 *Elsholtzia ciliate*（Thunb.）Hyland. 的全草和蔷薇科植物玫瑰 *Rosa rugosa* Thunb. 的花等中提取出的挥发油中的无环单萜类化合物。又称牻牛儿醇。分子式 $C_{10}H_{18}O$，结构式如图。

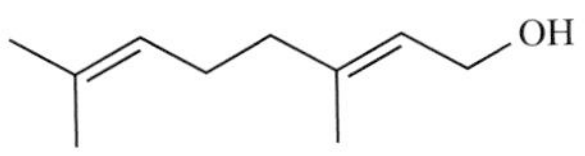

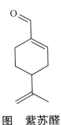

图 香叶醇

性状 香叶醇为无色至黄色油状液体。
结构类型 单萜类化合物。
药理作用 主要具有平喘、抗过敏、拮抗支气管痉挛、松弛支气管平滑肌、改善肺通气功能等药理作用。
临床应用 主要用于慢性支气管炎的临床治疗。

（杨鸣华）

bǎilǐxiāngfēn

百里香酚（thymol） 从唇形科植物百里香 *Thymus mongolicus* Ronn. 和香青兰 *Dracocephalum moldavica* L. 的全草等中提取出的挥发油中的单萜。分子式 $C_{10}H_{14}O$，结构式如图。
性状 无色晶体。
结构类型 单萜类化合物。
药理作用 主要具有杀菌、杀

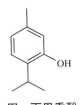

图 百里香酚

螨、抗氧化等药理作用。

（杨鸣华）

zǐsūquán

紫苏醛（perilla aldehyde） 从唇形科植物紫苏 *Perilla frutescens* L. Britt. 的叶中提取得到的单萜。分子式 $C_{10}H_{14}O$，结构式如图。

图 紫苏醛

性状 淡黄至棕红色液体。
结构类型 单萜类化合物。
药理作用 主要具有抗炎、抗过敏、抗肿瘤等药理作用。

（杨鸣华）

lóngnǎo

龙脑（borneol） 从龙脑香科植物龙脑香 *Dipterocarpus turbinatus* Gaertn. f. 的树脂或樟科植物樟 *Cinnamomum camphora*（L.）Presl 的新鲜枝叶等中提取出的单萜。分子式 $C_{10}H_{18}O$，结构式如图。

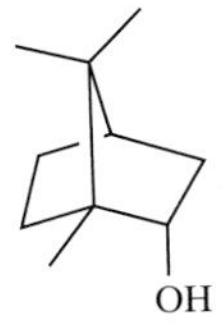

图 龙脑

性状 白色结晶。

结构类型 单萜类化合物。

药理作用 主要具有明目、止痛等药理作用。

临床应用 主要用于发热头痛、心脑血管疾病等的临床治疗。

(杨鸣华)

zǐluólántóng

紫罗兰酮（ionone） 从十字花科植物紫罗兰 *Matthiola incana* L. R. Br. 的花等中提取出的单萜。分子式 $C_{13}H_{20}O$，结构式如图。

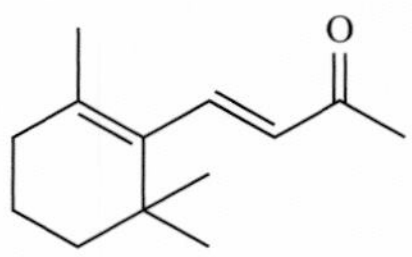

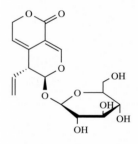

图 紫罗兰酮

性状 无色至淡黄色液体。

结构类型 单萜类化合物。

药理作用 主要具有清热解毒、止咳、祛痰、抑制肿瘤细胞增殖等药理作用。

(杨鸣华)

zhuōfēntóng

䓤酚酮（troponoids） 具有环庚三烯及插烯酸基本结构的变形单萜类化合物。主要来源于柏科植物崖柏、罗汉柏、台湾扁柏等的心材。䓤酚酮主要具有杀菌、消炎、抗糖尿病、降血压等药理作用。母核结构如图。代表化合物为 α-崖柏素，β-崖柏素、γ-崖柏素等。

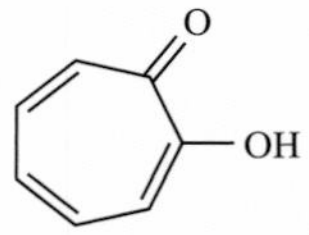

图 䓤酚酮母核结构

(杨鸣华)

sháoyàogān

芍药苷（paeoniflorin） 从毛茛科植物芍药 *Paeonia albiflora* Pall.、牡丹 *Paeonia suffruticosa* Andr. 等的根中提取出的蒎烷型单萜类化合物。分子式 $C_{23}H_{28}O_{11}$，结构式如图。

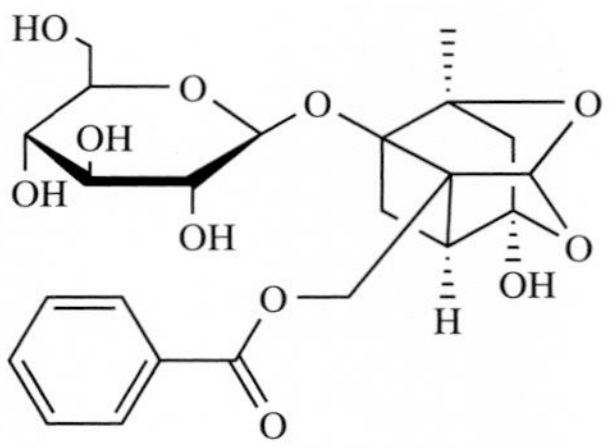

图 芍药苷

性状 淡黄棕色粉末。

结构类型 单萜类化合物。

药理作用 主要具有镇静、镇痛、抗炎、解热、解痉、降血压等药理作用。

临床应用 芍药苷主要用于冠心病、老年慢性呼吸道疾病等的临床治疗。

(杨鸣华)

dīngxiāng kǔgān

丁香苦苷（syringopicroside） 从木犀科植物朝阳丁香 *Syringa oblata* subsp. 和紫丁香 *Syringa oblate* Lindl. 的叶中提取出的环烯醚萜苷类化合物。分子式 $C_{24}H_{24}O_{11}$，结构式如图。

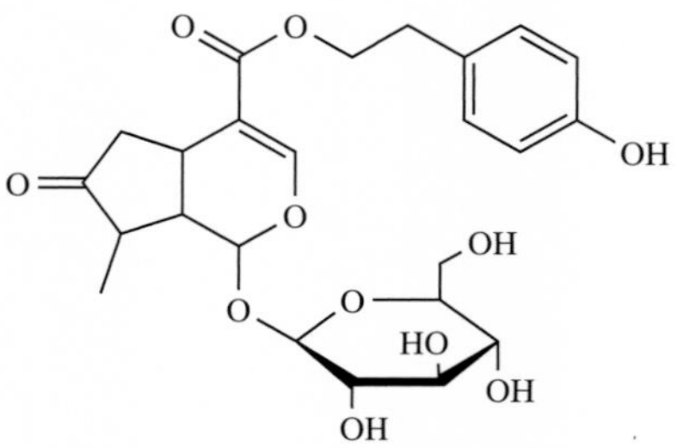

图 丁香苦苷

性状 淡黄色粉末。

结构类型 属于环烯醚萜苷类化合物。

药理作用 主要具有抗菌、抗病毒、保肝利胆等药理作用。

临床应用 主要用于上呼吸道感染、肠炎、细菌性痢疾、急慢性支气管炎、急性胃肠炎、黄疸型肝炎等的临床治疗。

(杨鸣华)

lóngdǎn kǔgān

龙胆苦苷（gentiopicroside） 从龙胆科植物条叶龙胆 *Gentiana manshurica* Kitag.、龙胆 *Gentiana scabra* Bunge.、三花龙胆 *Gentiana triflora* Pall. 及坚龙胆 *Gentiana rigescens* Franch. 的根及根茎等中提取得到的环烯醚萜苷类化合物。分子式 $C_{16}H_{20}O_{9}$，结构式如图。

图 龙胆苦苷

性状 白色针晶。

结构类型 属于裂环环烯醚萜苷类化合物。

药理作用 主要具有保肝、利胆、抗炎、镇痛、健胃、降压等药理作用。

临床应用 主要用于急慢性胆囊炎、胆石症及胆道感染、风湿性关节炎、增生性关节炎、胃胀、反酸和食欲不振等病症的临床治疗。

(杨鸣华)

dāngyào kǔgān

当药苦苷（swertiamarin） 从龙胆科植物青叶胆 *S. mileensis*

T. N.Ho et W.L.Shi.、川东獐牙菜 Swertia davidi Franch. 等的全草中提取得到的环烯醚萜苷类化合物。又称獐牙菜苦苷。分子式 $C_{16}H_{22}O_{10}$，结构式如图。

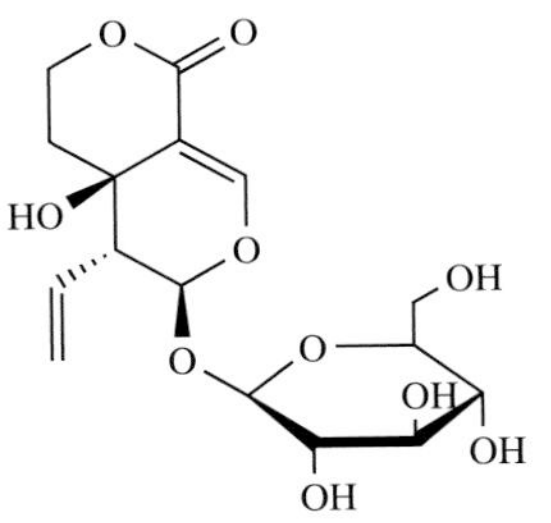

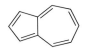

图　当药苦苷

性状　白色结晶。

结构类型　属于裂环环烯醚萜苷类化合物。

药理作用　主要具有解痉、镇痛、降血脂、抗炎、抑菌等药理作用。

临床应用　主要用于痉挛性胃痛、腹痛、胆囊炎等病症的临床治疗。

（杨鸣华）

bèibàntiē

倍半萜（sesquiterpenes）　由 3 分子异戊二烯单位组成、分子中一般含有 15 个碳原子的萜类化学成分。多与单萜类共存于植物挥发油中，是挥发油高沸程（250~280℃）部分的主要组成成分。倍半萜多以醇、酮、内酯或苷的形式存在于菊科、伞形科、大戟科、卫矛科、豆科、葫芦科和毛茛科等植物和海洋生物、昆虫、菌类等中，主要具有抗肿瘤、抗炎、抗疟、抗病毒、抗神经毒性、抑制免疫、保肝、强心、降血脂等药理作用。

倍半萜类化合物可根据结构中是否含有碳环及数目不同分为无环、单环、双环、三环及四环等结构类型，其碳环可有五元、六元、七元甚至十二元的大环。

（王　炜）

yù

薁（azulenes）　由一个七元环和一个五元环稠合为基本结构的萜类化合物。薁类基本母核结构如图。

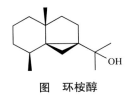

图　薁类母核结构

薁类化合物具有芳香性。在挥发油分级蒸馏时，高沸点馏分中有时可看见蓝色或绿色的馏分，显示可能有薁类成分存在。中药中存在的薁类化合物多为其氢化产物，多无芳香性，且多属愈创木烷结构。薁类化合物多具有抑菌、抗肿瘤、杀虫等药理作用。

（王　炜）

qīnghāosù

青蒿素（artemisinin）　从菊科植物黄花蒿 Artemisia annua L. 的全草中提取得到的含有过氧结构的倍半萜内酯类化合物。分子式 $C_{15}H_{22}O_5$，结构式如图。

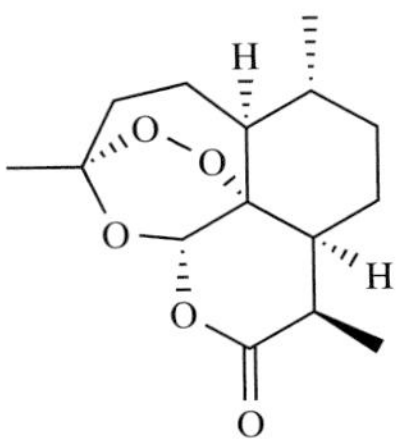

图　青蒿素

性状　无色针晶。

结构类型　属于倍半萜类化合物。

药理作用　主要具有抗疟疾、调节免疫、抗肿瘤、抗炎、抗登革热、抗血吸虫及其他寄生虫等药理作用。

临床应用　主要用于疟疾等的临床治疗。

（王　炜）

huán'ānchún

环桉醇（cycloeudesmol）　从松节藻科植物树状软骨藻 Chondria armata（Kütz.）Okam. Lophura armata Kütz. 的藻体中提取得到的三环倍半萜类化合物。分子式 $C_{15}H_{26}O$，结构式如图。

图　环桉醇

性状　无色针晶。

结构类型　属于倍半萜类化合物。

药理作用　主要具有抗菌等药理作用。

（王　炜）

jímǎtóng

吉马酮（germacrone）　从姜科植物莪术 Curcuma zedoaria（Christm.）Rosc 等的根茎中提取得到的倍半萜类化合物。又称杜鹃酮、牻牛儿酮。分子式 $C_{15}H_{22}O$，结构式如图。

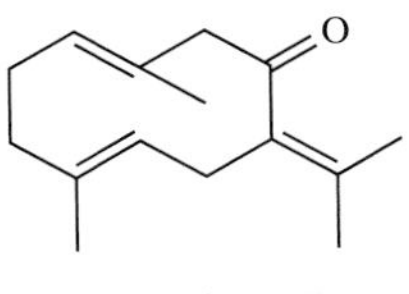

图　吉马酮

性状　白色粉末。

结构类型　属于倍半萜类化合物。

药理作用　主要具有抗肿瘤、

抗菌、抗病毒、抗炎、止咳、平喘等药理作用。

(王 炜)

cāngzhútóng

苍术酮（atractylon） 从菊科植物白术 *Atractylodes macrocephala* Koidz. 和苍术 *Atractylodes Lancea* (Thunb.) DC 等的根茎中提取出的倍半萜类化合物。分子式 $C_{15}H_{20}O$，结构式如图。

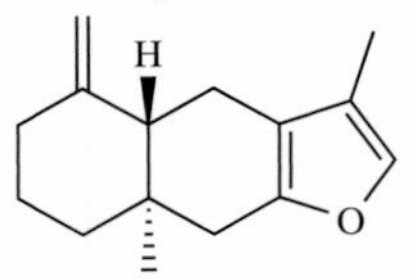

![苍术酮结构式]

图 苍术酮

性状 白色结晶。

结构类型 属于倍半萜类化合物。

药理作用 主要具有抗肿瘤、抗病毒等药理作用。

临床应用 主要用于肝癌等癌症的临床治疗。

(王 炜)

ézhú èrtóng

莪术二酮（curdione） 从姜科植物莪术 *Curcuma zedoaria* Christm. 和郁金 *Curcuma aromatic* Salisb 等的根茎中提取出的十元环状倍半萜类化合物。又称姜黄二酮。分子式 $C_{15}H_{24}O_2$，结构式如图。

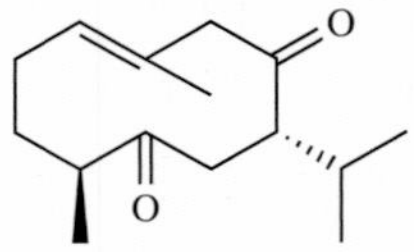

![莪术二酮结构式]

图 莪术二酮

性状 无色结晶。

结构类型 属于倍半萜类化合物。

药理作用 主要有抗炎、镇

痛、抗凝血、抗血栓、抗肿瘤、抗菌等药理作用。

临床应用 主要用于宫颈癌、胃溃疡、高血压、脑血栓等的临床治疗。

(王 炜)

zélán nèizhǐ

泽兰内酯（eupatolide） 从菊科植物台湾泽兰 *Eupatorium formosanum* Hay. 的地上部分提取得到的倍半萜内酯类化合物。分子式 $C_{15}H_{20}O_3$，结构式如图。

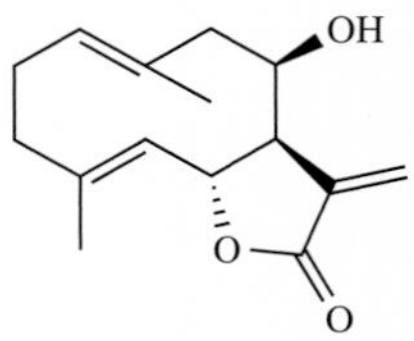

![泽兰内酯结构式]

图 泽兰内酯

性状 白色粉末。

结构类型 属于倍半萜内酯类化合物。

药理作用 主要具有抗肿瘤等药理作用。

临床应用 主要用于癌症的临床治疗。

(王 炜)

mǎsāng nèizhǐ

马桑内酯（coriatin） 从马桑科植物新西兰马桑 *Coriaria ruscifolia* L. (Tutu) 的果实等中提取得到的倍半萜内酯类化合物。又称土丁内酯。分子式均为 $C_{15}H_{20}O_6$。结构式如图。

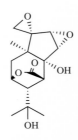

图 马桑内酯

性状 白色结晶。

结构类型 属于倍半萜内酯类化合物。

药理作用 主要具有兴奋中枢、消除精神症状、控制兴奋、消除幻觉妄想以及使退缩少动患者增加外界活动能力等方面的药理作用。

临床应用 主要用于精神分裂症等的临床治疗。

(王 炜)

èrtiē

二萜（diterpenoids） 由 4 个异戊二烯单位构成、分子中一般含有 20 个碳原子的萜类化学成分。在自然界分布很广，主要分布在五加科、马兜铃科、菊科、橄榄科、杜鹃花科、大戟科、豆科、唇形科和茜草科等，是植物乳汁、树脂的主要组成成分。此外，菌类的代谢物以及海洋生物中也有存在。二萜类化合物主要具有抗菌、抗炎、抗生育、抑制免疫等药理作用。

二萜类化合物可根据其结构中碳环的有无及数目分为无环（链状）、单环、双环、三环、四环、五环等类型，天然链状及单环二萜数量较少，双环及三环二萜数量较多。

(张 健)

ruìxiāng dúsù

瑞香毒素（daphnetoxin） 从瑞香科植物欧瑞香 *Daphne mezereum* L.、唐古特瑞香 *Daphne tangu-*

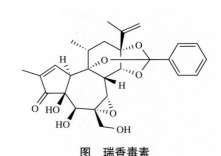

图 瑞香毒素

tica Maxim、黄瑞香 *Daphne giraldii* Nitsche 等的茎皮中提取出的瑞香烷型二萜类化合物。分子式为 $C_{27}H_{30}O_8$，结构式如图。

性状 白色粉末。

结构类型 二萜类化合物。

药理作用 主要具有抗肿瘤、抗生育等药理作用。

（张 健）

dōnglíngcǎosù

冬凌草素（oridonin） 从唇形科植物碎米桠 *Rabdosia rubescens*（Hemsl.）Hara 的全草等中提取出的贝壳杉烷型二萜类化合物。分子式 $C_{20}H_{28}O_6$，结构式如图。

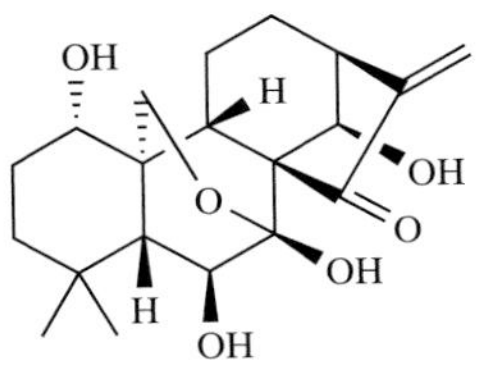

图 冬凌草素

性状 无色结晶。

结构类型 二萜类化合物。

药理作用 主要具有抗菌、抗炎、抗肿瘤、抗氧化等方面的药理作用。

临床应用 主要用于咽喉肿痛、扁桃体炎、咽炎、口腔炎等的临床治疗及癌症的辅助治疗。

（张 健）

yuánhuāzhǐ jiǎ

芫花酯甲（yuanhuacin） 从瑞香科植物芫花 *Daphne genkwa* Sieb. et Zucc. 的全草中提取得到的瑞香烷型二萜类化合物。分子式 $C_{37}H_{44}O_{10}$，结构式如图。

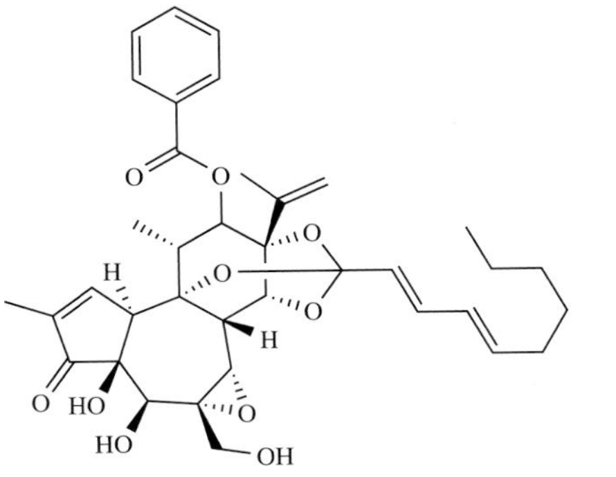

性状 白色结晶。

结构类型 二萜类化合物。

药理作用 主要具有抗生育、抗肿瘤等药理作用。

临床应用 主要用于妊娠中

图 芫花酯甲

期引产。

（张 健）

fángjǐ nèizhǐ

防己内酯（columbin） 从防己科植物青牛胆 *Tinospora sagittata*（Oliv.）Gagnep.、金果榄 *Tinospora capillipes* Gagnep.、江西青牛胆 *Tinospora craveniana* S. Y. Hu 等的根中提取得到的罗烷型二萜类化合物。分子式 $C_{20}H_{22}O_6$，结构式如图。

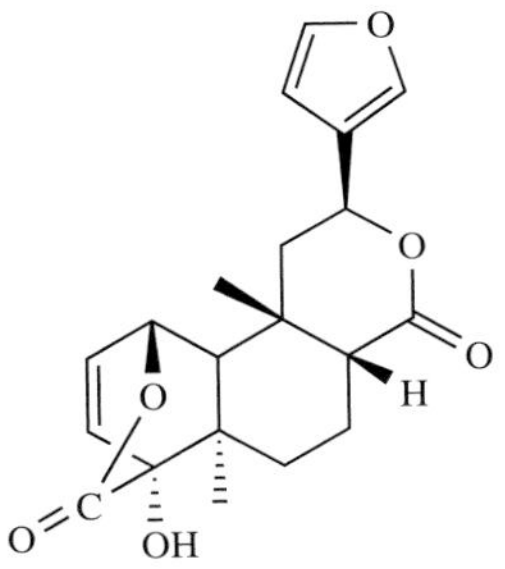

图 防己内酯

性状 白色针晶。

结构类型 二萜类化合物。

药理作用 主要具有抗炎、镇痛、抗菌等药理作用。

临床应用 主要用于咽喉肿痛、胃痛、胃炎等的临床治疗。

（张 健）

yínxìng nèizhǐ

银杏内酯（ginkgolides） 从银杏科植物银杏 *Ginkgo biloba* L. 的根及叶中分离得到的一类倍半萜

和二萜类衍生物。代表化合物为银杏内酯 A、B、C、J、K、L、M、N、P、Q 等。结构式如图。

结构类型 二萜类化合物。

药理作用 主要具有预防动脉粥样硬化斑的形成、保护中枢神经系统、抗炎、抗氧化、改善脑缺血等药理作用。

临床应用 主要用于中风（轻中度脑梗死）恢复期、动脉粥样硬化、血栓、冠心病、缺血性损伤等的临床治疗。

（张 健）

chuānxīnlián nèizhǐ

穿心莲内酯（andrographolide） 从爵床科植物穿心莲 *Andrographis paniculata*（Burm.f.）Nees 的全草中提取得到的二萜内脂类化合物。又称穿心莲乙素。分子式 $C_{20}H_{30}O_5$，结构式如图。

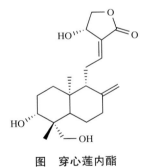

图 穿心莲内酯

性状 无色粉末。

结构类型 二萜类化合物。

药理作用 主要具有抗菌、抗炎、解热、抗病毒、调节免疫、保肝利胆等药理作用。

临床应用 主要用于上呼吸道感染、急慢性支气管炎、病毒性肺炎、扁桃体炎、咽喉炎、急性胃炎、肠炎、细菌性痢疾等的临床治疗。

（张 健）

léigōngténg nèizhǐ

雷公藤内酯（triptolide） 从卫

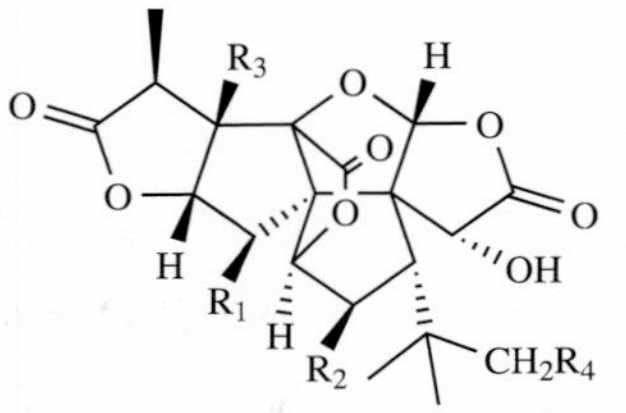

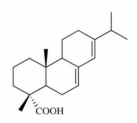

银杏内酯A和类似结构图（上部结构图）

	R₁	R₂	R₃	R₄
银杏内酯A	H	H	OH	H
银杏内酯B	OH	H	OH	H
银杏内酯C	OH	OH	OH	H
银杏内酯J	H	OH	OH	H
银杏内酯M	OH	OH	H	H
银杏内酯P	H	H	OH	OH
银杏内酯Q	OH	H	OH	OH

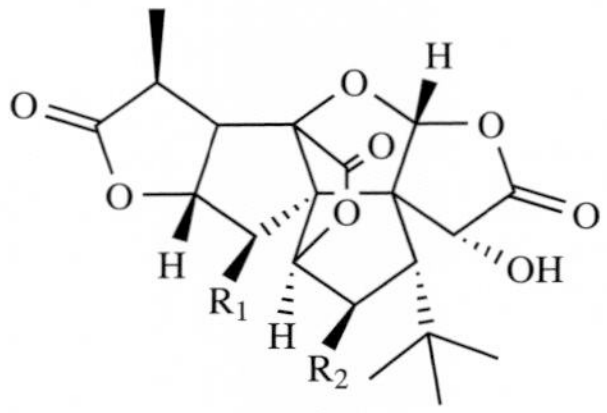

	R₁	R₂
银杏内酯K	OH	H
银杏内酯L	H	H
银杏内酯N	OH	OH

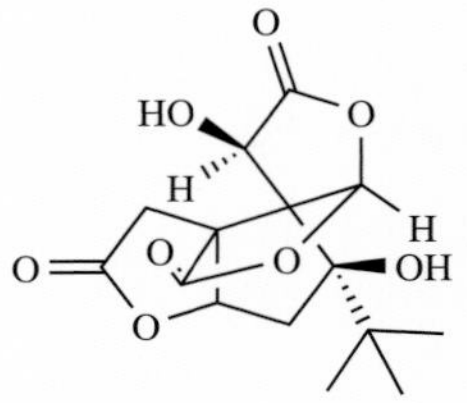

白果内酯

图　银杏内酯类衍生物

矛科植物雷公藤 *Tripterygium wilfordii* Hook. f.、东北雷公藤 *Tripterygium regelii* asparagus et Takeda、昆明山海棠 *Tripterygium hypoglaucum*（Lévl.）Hutch、苍山雷公藤 *Tripterygium forrestii* Dicls 的根中提取分离得到的三环二萜类化合物。分子式 $C_{20}H_{24}O_6$，结构式如图。

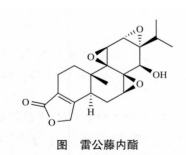

图　雷公藤内酯

性状　白色粉末。

结构类型　二萜类化合物。

药理作用　主要具有抗炎、抗肿瘤、抗生育、抑制免疫等药理作用。

临床应用　主要用于银屑病、类风湿关节炎、系统性红斑狼疮等的临床治疗。

（张　健）

sōngzhīsuān

松脂酸（pimaric acid）　从松科植物马尾松 *Pinus massoniana* Lamb. 等多种松属植物的松脂中提取出的松香烷型二萜类化合物。分子式 $C_{20}H_{30}O_2$，结构式如图。

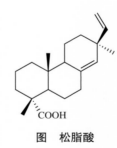

图　松脂酸

性状　白色结晶。

结构类型　属于松香烷型二萜类化合物。

药理作用　主要具有抗病虫、抗菌等药理作用。

（张　健）

sōngxiāngsuān

松香酸（abietic acid）　从松科植物马尾松 *Pinus massoniana* Lamb. 等多种松属植物的松脂中提取出的松香烷型二萜类化合物。分子式 $C_{20}H_{30}O_2$，结构式如图。

图　松香酸

性状　白色结晶。

结构类型　二萜类化合物。

药理作用　主要具有抗凝血、抗炎等药理作用。

（张　健）

tiánjúgān

甜菊苷（stevioside）　从菊科植物甜叶菊 *Steruia rebaudiana*（Bertoni）Hemsl. 的叶中提取得到的贝壳杉烷型二萜苷类化合物。分子式 $C_{20}H_{22}O_6$，结构式如图。

性状　白色粉末。

结构类型　属于贝壳杉烷型二萜类化合物。

药理作用　主要具有降血压、降血糖等药理作用。

（张　健）

cāngzhúgān

苍术苷（atractyloside）　从菊

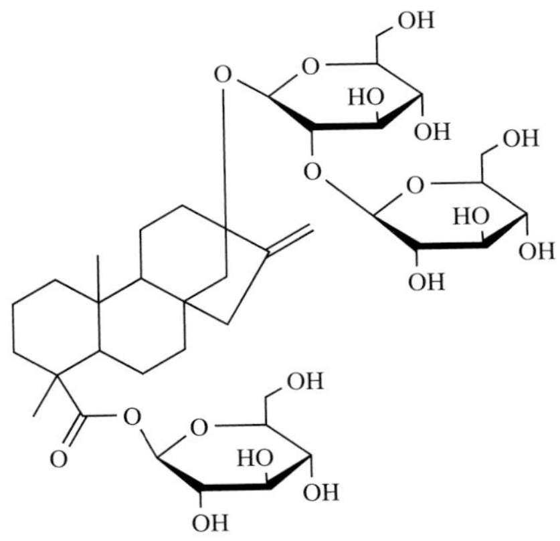

图 甜菊苷

科植物苍耳 *Xanthium sibiricum Patrin ex Widder.* 的果实中提取出的贝壳杉烷型二萜苷类化合物。分子式 $C_{30}H_{44}K_2O_{16}S_2$，结构式如图。

性状 黄色针晶。

结构类型 二萜类化合物。

药理作用 主要具有降血压、降血糖及抑制线粒体的氧化磷酸化等药理作用。

（张 健）

èrbèibàntiē

二倍半萜（sesterterpenoids）

由 5 个异戊二烯单位构成、分子中一般含有 25 个碳原子的萜类化学成分。此类化合物发现较晚，1965 年才有第一个二倍半萜被发现的报道。已知的该类化合物数量较少，主要分布在羊齿植物、菌类、地衣类、海洋生物及昆虫分泌物中。主要具有抗菌、抗病虫、抗肿瘤、抗结核、抗昆虫拒食等药理作用。代表化合物为呋

喃海绵素 –3 等。

（张 健）

sāntiē

三萜（triterpenoids）

由 6 个异戊二烯单位组成、分子中一般含有 30 个碳原子的萜类化学成分。在自然界中分布很广，尤其以双子叶植物分布最多，如豆科、五加科、桔梗科、远志科、葫芦科等植物中最为多见。含有三萜的中草药资源十分丰富，人参、西洋参、三七、黄芪、甘草、柴胡、桔梗、川楝皮、甘遂、泽泻、茯苓、灵芝等均含有三萜。三萜类化合物主要具有抗肿瘤、抗炎、抗菌、抗病毒、降血糖、降低胆固醇、杀软体动物、抗生育等药理作用。

三萜类化合物可根据结构中是否含有碳环及碳环的数目分为链状三萜、单环三萜、双环三萜、三环三萜、四环三萜和五环三萜等，其中四环三萜和五环三萜在自然界分布较多，生物活性也更为显著。

（才 谦）

sìhuán sāntiē

四环三萜（tetracyclic triterpenoids）

结构中含有四个碳环的三萜。大部分四环三萜基本母核具有环戊烷骈多氢菲的结构。根据四环三萜母核上取代基位置和构型不同，可以分为羊毛脂甾烷型、达玛烷型、原萜烷型、环菠萝蜜烷型（环阿屯烷或环阿尔廷烷）、

葫芦素烷型、大戟烷型、甘遂烷型、楝烷型等类型。

含有四环三萜的中药资源十分丰富，如人参、灵芝、甘遂、大戟、黄芪、泽泻等。主要具有保肝、抗肿瘤、调节机体免疫力、降低胆固醇、抗高血压、抗过敏、抗衰老、利尿、驱蛔等药理作用。代表化合物有块苓酸、人参二醇、人参三醇、大戟醇等。

（才 谦）

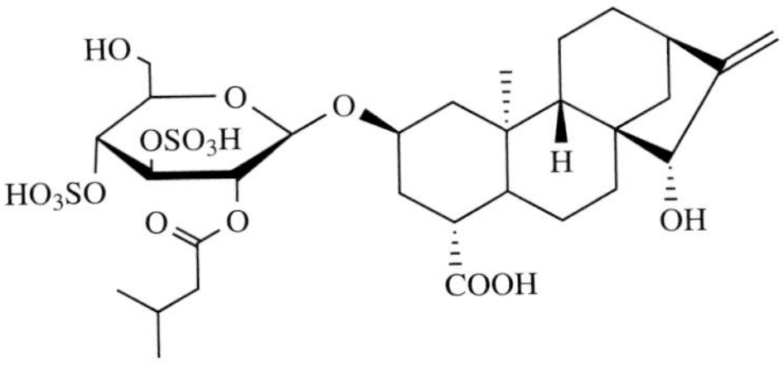

kuàilíngsuān

块苓酸（tumulosic acid）

从多孔菌科真菌茯苓 *Poria cocos*（Schw.）Wolf.、猪苓 *Polyporus umbellatus*（Pers.）Fries 的菌核中提取出的羊毛脂甾烷型四环三萜类化合物。分子式 $C_{31}H_{50}O_4$，结构式如图。

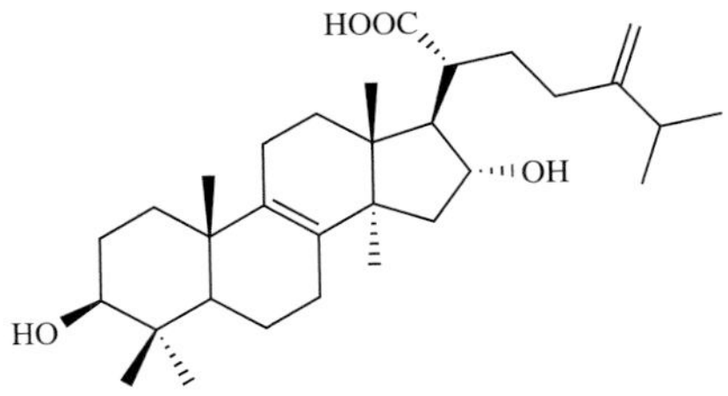

图 块苓酸

性状 白色粉末。

结构类型 属于四环三萜类化合物。

药理作用 主要具有调节免疫、抗肿瘤、抗炎、增强胰岛素的分化诱导活性等药理作用。

临床应用 主要用于糖尿病等的临床治疗。

（才 谦）

20（S）-yuánrénshēn èrchún

20（S）-原人参二醇［20（S）-protopanaxadiol］

从五加科植物人参 *Panax ginseng* C. A. Mey.、三七 *Panax pseudoginseng* Wall. var. *notoginseng*（Burkill）Hoo et Tseng、西洋参 *Panax quinq-*

图 苍术苷

uefolius L. 等的根及根茎等中提取的达玛烷型四环三萜类化合物。分子式为 $C_{30}H_{52}O_3$，结构式如图。

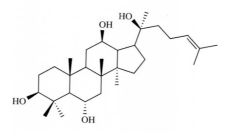

图 20（S）－原人参二醇

性状 白色晶体。

结构类型 属于四环三萜类化合物。

药理作用 主要具有抗肿瘤、抗抑郁、抗癫痫、保护神经元、抑制幽门螺杆菌的生长、促进 CFTR 氯离子通道开放、增强学习能力等药理作用。

临床应用 主要用于眼干燥症、慢性胰腺炎等的临床治疗。同时，可作为增强抗癌药物疗效、降低抗癌药物毒性、预防和治疗放化疗引起的白细胞减少及增强机体免疫功能的辅助治疗药物。

（才 谦）

20（S）-yuánrénshēn sānchún

20（S）－原人参三醇［20（S）-protopanaxatriol］ 从五加科植物人参 *Panax ginseng* C. A. Mey.、三七 *Panax pseudoginseng* Wall. var. *notoginseng*（Burkill）Hoo et Tseng、西洋参 *Panax quinquefolius* L. 等的根及根茎中提取的达玛烷型四环三萜类化合物。分子式 $C_{30}H_{52}O_4$，结构式如图。

性状 无色针晶。

结构类型 属于四环三萜类化合物。

药理作用 主要具有抗柯萨奇 B3 病毒、抗肿瘤、治疗糖尿病、

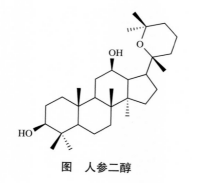

图 20（S）－原人参三醇

改善记忆力等药理作用。

（才 谦）

rénshēn èrchún

人参二醇（panaxdiol） 从五加科植物人参 *Panax ginseng* C. A. Mey.、三七 *Panax pseudoginseng* Wall. var. *notoginseng*（Burkill）Hoo et Tseng、西洋参 *Panax quinquefolius* L. 等的根及根茎等中提取的达玛烷型四环三萜类化合物。分子式 $C_{30}H_{52}O_3$，结构式如图。

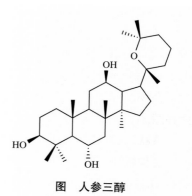

图 人参二醇

性状 白色针晶。

结构类型 属于四环三萜类化合物。

药理作用 主要具有抗肿瘤、抗急性肺损伤、保护肝肾、中枢抑制、放射防护作用、恶心呕吐抑制、促进造血等药理作用。

临床应用 主要用于难治性血液病的临床治疗。

（才 谦）

rénshēn sānchún

人参三醇（panaxtriol） 从五

加科植物人参 *Panax ginseng* C.A. Mey.、三七 *Panax pseudoginseng* Wall. var. *notoginseng*（Burkill）Hoo et Tseng、西洋参 *Panax quinquefolius* L. 等的根及根茎等中提取的达玛烷型四环三萜类化合物。分子式 $C_{30}H_{52}O_4$，结构式如图。

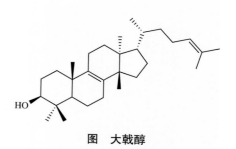

图 人参三醇

性状 白色粉末。

结构类型 属于四环三萜类化合物。

药理作用 主要具有抗肿瘤等药理作用。

（才 谦）

dàjǐchún

大戟醇（euphol） 从大戟科植物甘遂 *Euphorbia kansui* T.N. Liou ex T. P. Wang、大戟 *Euphorbia pekinensis* Rupr.、月腺大戟 *Euphorbia ebracteolata* Hayata 或 狼毒大戟 *Euphorbia fischeriana* Steud 等的根中提取出的大戟烷型四环三萜类化合物。分子式 $C_{30}H_{50}O$，结构式如图。

图 大戟醇

性状 白色针晶。

结构类型 属于四环三萜类化合物。

药理作用 主要具有抗炎、降压等药理作用。

临床应用 主要用于引产。

（才 谦）

xuědǎn jiǎsù

雪胆甲素（cucurbitacin Iia）

从葫芦科植物雪胆 *Hemsleya amabilis* Diels 及其同属数种植物的根中提取得到的葫芦烷型四环三萜类化合物。分子式 $C_{32}H_{50}O_8$，结构式如图。

性状 白色结晶。

结构类型 属于四环三萜类化合物。

药理作用 主要具有抗肿瘤、抗菌、抗炎、抗人类免疫缺陷病毒（HIV）等药理作用。

（才 谦）

chuānliànsù

川楝素（toosendanin）

从楝科植物川楝 *Melia toosendan* Sieb. et Zucc. 的树皮中提取出的楝烷型四环三萜类化合物。分子式 $C_{30}H_{38}O_{11}$，结构式如图。

性状 白色针晶。

结构类型 属于四环三萜类化合物。

药理作用 主要具有驱蛔虫、抗肿瘤、抗炎、抗菌、影响呼吸中枢等药理作用。

临床应用 主要用于驱蛔虫、鞭虫、蛲虫以及肉毒素中毒等的

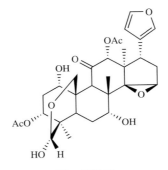

图 川楝素

临床治疗。

（才 谦）

huánhuángqíchún

环黄芪醇（cycloastragenol）

从豆科植物蒙古黄芪 *Astragalus membranaceus*（Fisch.）Bge. var. *mongholicus*（Bge.）Hsiao 或 膜荚黄芪 *Astragalus membranaceus*（Fisch.）Bge. 的根等中分离得到的环菠萝蜜烷型四环三萜类化合物。分子式为 $C_{30}H_{50}O_5$，结构式如图。

性状 无色粉末。

图 环黄芪醇

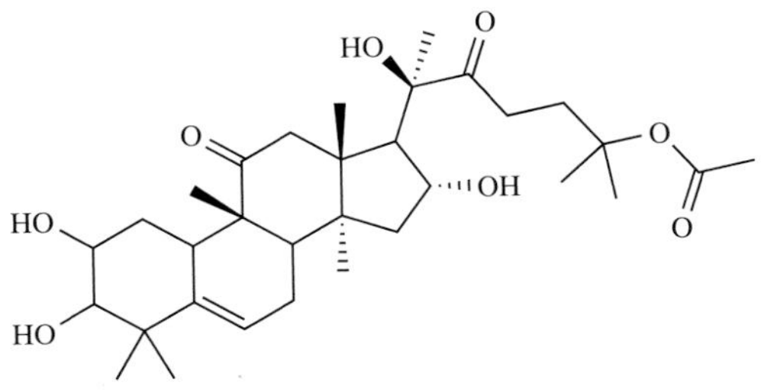

图 雪胆甲素

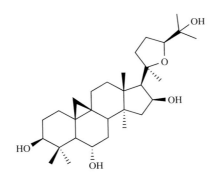

结构类型 属于四环三萜类化合物。

药理作用 主要具有抗衰老、抗病毒、抗抑郁、降血脂、保护肺损伤等药理作用。

（才 谦）

wǔhuán sāntiē

五环三萜（pentacyclic triterpenoid）

结构中具有五个碳环的三萜。五环三萜主要有齐墩果烷型、乌苏烷型、羽扇豆烷型、木栓烷型、羊齿烷型、异羊齿烷型、何伯烷型、异何伯烷型等类型，主要具有抗肿瘤、抗炎、抗病毒、降血糖、防治心脑血管疾病等药理作用。代表化合物为齐墩果酸、熊果酸等。

（李医明）

lúzhúsù

芦竹素（arundoin）

从禾本科植物白茅 *Imperata cylindrica* Beauv. var. major（Nees）CE Hubb. 的根茎中提取出的羊齿烷型五环三萜类化合物。分子式为 $C_{31}H_{52}O$，结构式如图。

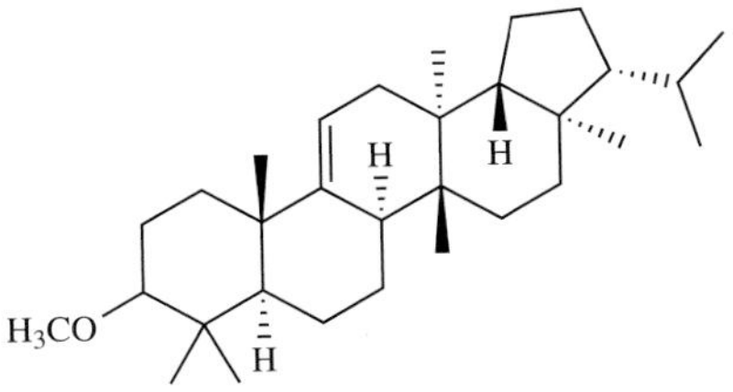

图 芦竹素

性状 白色粉末。

结构类型 属于五环三萜类化合物。

药理作用 具有诱导细胞凋亡、抗肿瘤等药理作用。

临床应用 主要应用于前列腺癌等的临床治疗。

（李医明）

léigōngténg hóngsù

雷公藤红素（tripterine）

从卫矛科植物雷公藤 *Tripterygium wilfordii* Hook.f. 的根皮中分离出的木栓烷型五环三萜类化合物。分子式 $C_{29}H_{38}O_4$，结构式如图。

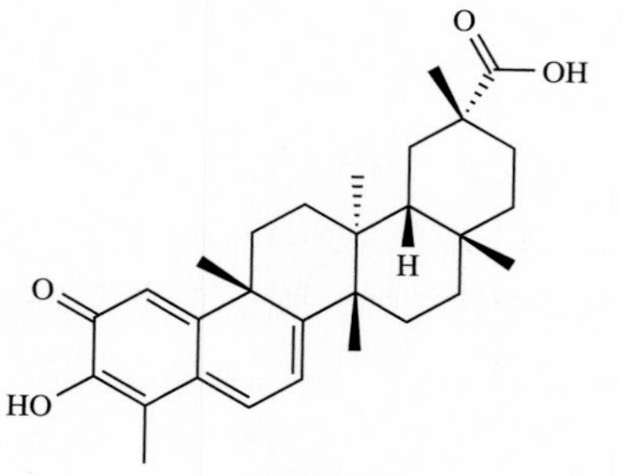

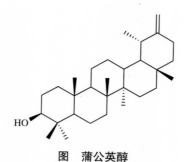

图 雷公藤红素

性状 红色针晶。

结构类型 属于五环三萜类化合物。

药理作用 主要具有抗炎、抗纤维化、抗氧化、抗生育、抗动脉粥样硬化、免疫抑制及抗肿瘤等药理作用。

临床应用 主要用于类风湿关节炎、慢性肾炎、系统性红斑狼疮、阿尔茨海默病、器官移植排斥反应及多种癌症等病症的临床治疗。

（李医明）

púgōngyīngchún

蒲公英醇（taraxasterol）

从菊科植物蒲公英 *Taraxacum mongolicum* Hand.-Mazz. 及同属多种植物的全草中提取出的乌苏烷型五环三萜类化合物。分子式为 $C_{30}H_{50}O$，结构式如图。

性状 白色粉末。

结构类型 属于五环三萜类化合物。

药理作用 主要具有抗炎、抗肿瘤等药理作用。

临床应用 主要应用于乳腺

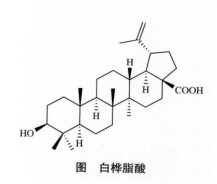

图 蒲公英醇

癌、过敏性哮喘、类风湿关节炎等的临床治疗。

（李医明）

báihuà zhīchún

白桦脂醇（betulin）

从桦木科植物白桦 *Betula platyphylla* Suk. 的树皮中分离得到的羽扇烷型五环三萜类化合物。分子式 $C_{30}H_{50}O_2$，结构式如图。

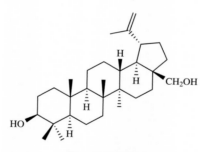

图 白桦脂醇

性状 白色粉末。

结构类型 属于五环三萜类化合物。

药理作用 主要具有消炎、抗病毒、抗肿瘤、抑制头发纤维中蛋白质溶解、改善受损头发光泽、促进头发生长、快速治愈伤口、抗过敏等药理作用。

临床应用 主要用于急慢性痢疾、咳嗽气喘等的临床治疗。

（李医明）

báihuà zhīsuān

白桦脂酸（betulinic acid）

从桦木科植物白桦 *Betula platyphylla*

Suk. 的树皮中分离得到的羽扇烷型五环三萜类化合物。分子式 $C_{30}H_{48}O_3$，结构式如图。

图 白桦脂酸

性状 白色粉末。

结构类型 属于五环三萜类化合物。

药理作用 主要具有抗疟疾、抗炎、抗肿瘤等药理作用。

临床应用 主要用于艾滋病、癌症等的辅助治疗。

（李医明）

yǔshàndòuchún

羽扇豆醇（lupeol）

广泛存在于芒果、橄榄、草莓、葡萄、提子和无花果等水果中，卷心菜、青椒、番茄等蔬菜中，西洋参、乳木果、罗望子、南蛇藤、沙梨木、缅栀花、地杨桃属沙参、芦荟、香彩雀等可食性的药用植物中的羽扇豆烷型五环三萜类化合物。分子式为 $C_{30}H_{50}O$，结构式如图。

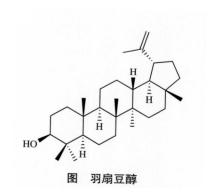

图 羽扇豆醇

性状 针状结晶。

结构类型 属于五环三萜类化合物。

药理作用 主要具有抗炎、抗氧化、抗疟原虫、抗肿瘤、抗过敏、降血糖等药理作用。

临床应用 主要用于白血病、肝癌、结肠癌、胰腺癌等的临床治疗。

（李医明）

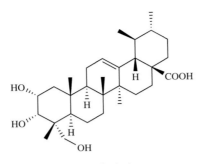

图 商陆酸

mùshuāntóng

木栓酮（friedelin） 从菊科植物华泽兰 *Eupatorium chinense* L. 的地上部分分离得到的木栓烷型五环三萜类化合物。分子式 $C_{30}H_{50}O$，结构式如图。

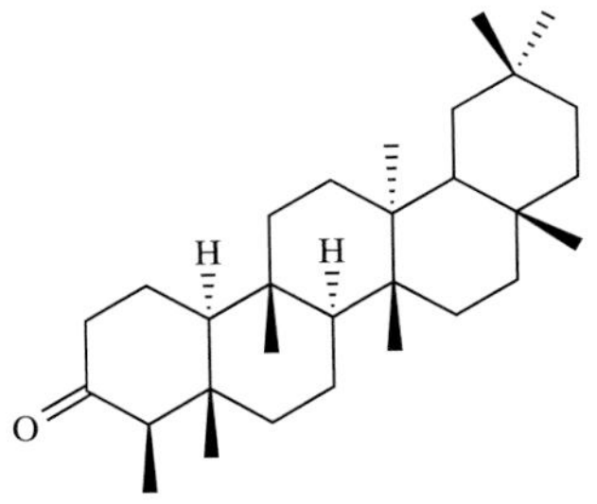

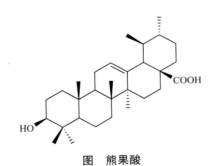

图 木栓酮

性状 白色针晶。

结构类型 属于五环三萜类化合物。

药理作用 主要具有抗炎、抑制真菌生长等药理作用。

（李医明）

shānglùsuān

商陆酸（esculentic acid） 从商陆 *Phytolacca acinosa* Roxb. 和垂序商陆 *Phytolacca americana* L. 等的根中提取分离得到的齐墩果烷型五环三萜类化合物。分子式 $C_{30}H_{46}O_6$，结构式如图。

性状 白色针晶。

结构类型 属于五环三萜类化合物。

药理作用 主要具有保护内

毒素休克、抗炎等药理作用。

（李医明）

xióngguǒsuān

熊果酸（ursolic acid） 从茜草科植物栀子 *Gardenia jasminodes* El-lis 和山茱萸科植物山茱萸 *Cornus officinalis* Sieb. et. Zucc. 等多种植物中分离得到的乌苏烷型五环三萜类化合物。分子式 $C_{30}H_{48}O_3$，结构式如图。

图 熊果酸

性状 白色粉末。

结构类型 属于五环三萜类化合物。

药理作用 主要具有抗炎、抗菌、抗糖尿病、抗溃疡、抗肿瘤、护肝、抗氧化等药理作用。

（李医明）

jīxuěcǎosuān

积雪草酸（asiatic acid） 从伞形科植物积雪草 *Centella asiatica*（L.）Urban 的全草中提取的乌苏烷型五环三萜类化合物。分子式

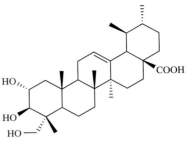

图 积雪草酸

$C_{30}H_{48}O_5$，结构式如图。

性状 白色粉末。

结构类型 属于五环三萜类化合物。

药理作用 主要具有抑菌、抗炎、抗病毒、保护心脑血管、抗抑郁、降血糖、抗肿瘤等药理作用。

临床应用 主要用于皮肤创伤慢性溃疡、肝硬化、肝癌、糖尿病、阿尔茨海默病、心脑血管疾病等的临床治疗。

（李医明）

jīnhéhuānsuān

金合欢酸（acacic acid） 从豆科植物合欢 *Albizia julibrissin* Du-razz. 的茎皮等中提取出的齐墩果烷型五环三萜类化合物。分子式 $C_{30}H_{48}O_5$，结构式如图。

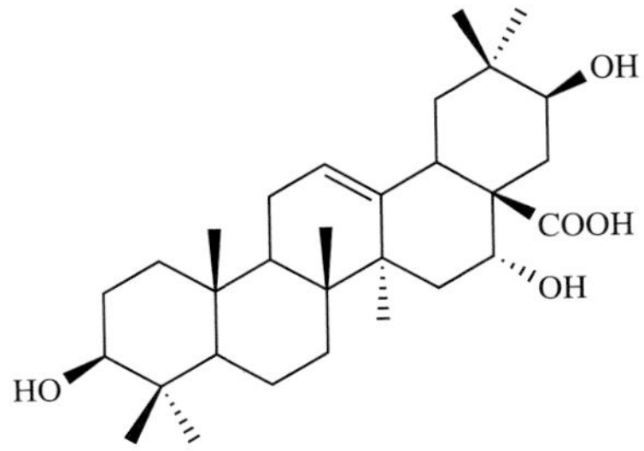

图 金合欢酸

性状 白色粉末。

结构类型 属于五环三萜类化合物。

药理作用 主要具有利尿、

抗菌、抗病毒、抗肿瘤、抗心律失常、抗过敏、抗肝损伤等药理作用。

临床应用 主要用于心律失常、病毒性心肌炎、慢性乙型肝炎、肝癌、宫颈癌、卵巢癌、滴虫性阴道炎、霉菌性阴道炎等的临床治疗。

(李医明)

gāncǎocìsuān

甘草次酸（glycyrrhetinic acid） 从豆科植物甘草 *Glycyrrhiza uralensis* Fisch.、胀果甘草 *Glycyrrhiza inflata* Bat. 或光果甘草 *Glycyrrhiza Glabra* L. 等的根茎中提取出的齐墩果烷型五环三萜类化合物。分子式为 $C_{30}H_{46}O_4$，结构式如图。

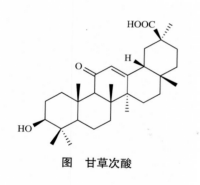

图 甘草次酸

性状 白色粉末。

结构类型 属于五环三萜类化合物。

药理作用 主要具有抗肿瘤、抗炎、抗病毒、抗菌、调节免疫、抗氧化、肾上腺皮质激素样作用等药理作用。

临床应用 主要用于肝癌、肺癌、宫颈癌、胃癌、结肠癌、白血病、湿疹、皮炎、风湿性关节炎等的临床治疗。

(李医明)

qídūnguǒsuān

齐墩果酸（oleanolic acid） 从木犀科植物油橄榄 *Olea europaea* L. 的果实中分离得到的齐墩果烷型五环三萜类化合物。分子式 $C_{30}H_{48}O_3$，结构式如图。

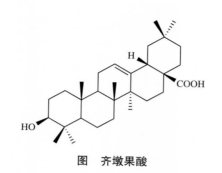

图 齐墩果酸

性状 白色粉末。

结构类型 属于五环三萜类化合物。

药理作用 主要具有保肝、抗炎、抗氧化、抗肿瘤、降糖、降脂、抗菌、抗病毒等药理作用。

临床应用 主要用于急慢性肝炎的辅助治疗。

(李医明)

pōmóchúnsuān

坡模醇酸（pomolic acid） 从冬青科梅叶冬青 *Ilex asprella*（Hook. et Arn.）Champ. ex Benth. 的根和茎中提取出的乌苏烷型五环三萜类化合物。分子式为 $C_{30}H_{48}O_4$，化学结构如图。

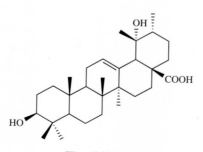

图 坡模醇酸

性状 白色粉末。

结构类型 属于五环三萜类化合物。

药理作用 主要具有抗血管生成、促进细胞凋亡、抗肿瘤、抗炎等药理作用。

临床应用 主要用于乳腺癌、慢性骨髓白血病等的临床治疗。

(李医明)

sāntiē zàogān

三萜皂苷（triterpenoid saponins） 由游离三萜类化合物和糖通过苷键结合而成的皂苷类化合物。该类化合物多数可溶于水，其水溶液振摇后产生似肥皂水样泡沫，与甾体皂苷合称为皂苷类化合物。三萜皂苷结构中多含羧基，具有酸性，所以又称酸性皂苷。三萜皂苷常见的苷元有四环三萜和五环三萜，分别形成四环三萜皂苷和五环三萜皂苷。此外，根据糖链数目的不同，三萜皂苷可分为单糖链皂苷、双糖链皂苷和三糖链皂苷。

三萜皂苷广泛存在于自然界，在菌类、蕨类、单子叶植物、双子叶植物、动物及海洋生物中，尤其在双子叶植物中（如豆科、五加科、葫芦科、远志科、毛茛科、石竹科、伞形科、鼠李科、报春花科等）分布较多。含三萜皂苷的常用中药有人参、黄芪、三七、甘草、柴胡、桔梗、远志、商陆、大豆、合欢等。三萜皂苷主要具有溶血、抗肿瘤、抗炎、抗菌、抗病毒、降低胆固醇、保肝、降血糖、调节免疫、抗氧化、抗衰老、降压等药理作用。

(张宇)

rénshēn zàogān

人参皂苷（ginsenosides） 从五加科植物人参 *Panax ginseng* 的根、茎、叶、花、果实、种子等中提取得到的三萜皂苷。现已分离鉴定了 150 多个此类化合物，依苷元不同分为人参二醇型（A型，见图1）、人参三醇型（B型，

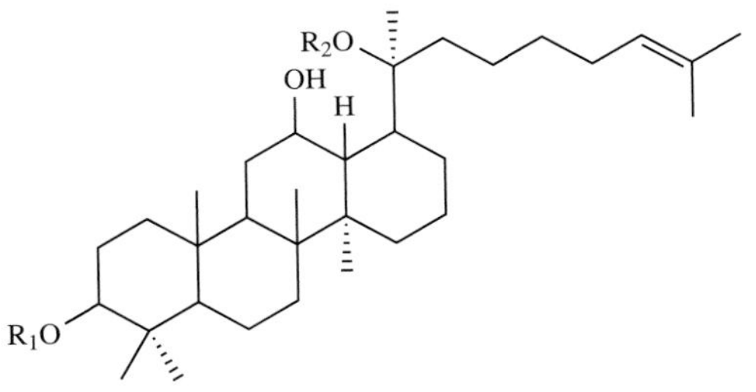

	R_1	R_2
20（S）–原人参二醇	H	H
人参皂苷Ra₁	Glc(2→1)Glc	Glc(6→1)Ara(p)(4→1)Xyl
人参皂苷Ra₂	Glc(2→1)Glc	Glc(6→1)Ara(f)(4→1)Xyl
人参皂苷Rb₁	Glc(2→1)Glc	Glc(6→1)Glc
人参皂苷Rb₂	Glc(2→1)Glc	Glc(6→1)Ara(p)
人参皂苷Rc	Glc(2→1)Glc	Glc(6→1)Ara(f)
人参皂苷Rd	Glc(2→1)Glc	Glc
人参皂苷Rg₃	Glc(2→1)Glc	H
人参皂苷Rh₂	Glc(2→1)Glc	H

图 1　A 型人参皂苷衍生物

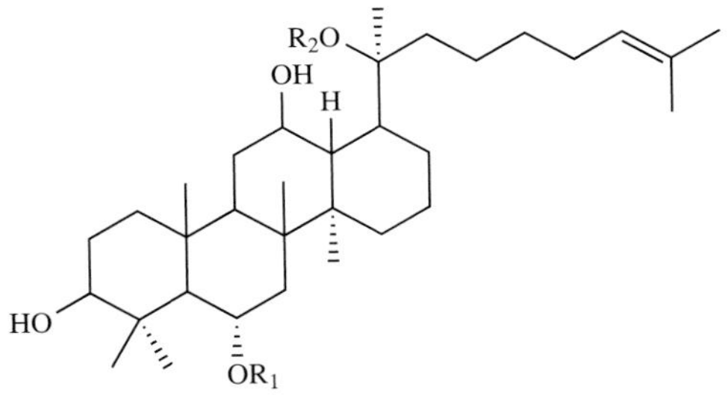

	R_1	R_2
20（S）–原人参三醇	H	H
人参皂苷Re	Glc(2→1)Rha	Glc
人参皂苷Rf	Glc(2→1)Glc	H
人参皂苷Rg₁	Glc	Glc
人参皂苷Rg₂	Glc(2→1)Glc	H
人参皂苷Rh₂	Glc	H

图 2　B 型人参皂苷衍生物

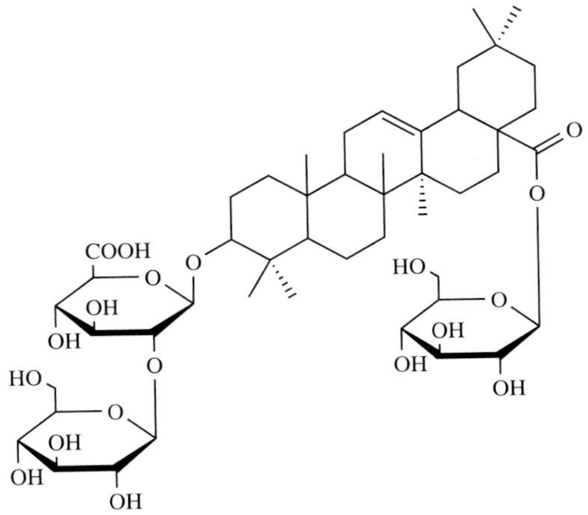

图 3　C 型人参皂苷（人参皂苷 Ro）

见图 2）、齐墩果烷型（C 型，见图 3）等类。其中，A 型人参皂苷和 B 型人参皂苷均为达玛烷型。A 型为 20（S）–原人参二醇衍生的皂苷，如人参皂苷 Ra₁、Ra₂、Rb₁、Rb₂、Rb₃、Rc、Rd、Rg₃、Rh₂ 等；B 型为 20（S）–原人参三醇衍生的皂苷，如人参皂苷 Re、Rf、Rg₁、Rg₂、Rh₁ 等；C 型是由齐墩果烷为苷元衍生的皂苷，如人参皂苷 Ro。

结构类型　属于三萜皂苷类化合物。

药理作用　主要具有调节机体免疫力、抗肿瘤、抗衰老、抗氧化、抗病毒、抗疲劳、抗炎、调节中枢神经系统、保护心肌细胞、抗心肌缺血、降血糖、美容等药理作用。

临床应用　主要用于神经系统、内分泌系统、免疫系统、心血管系统等疾病的临床治疗。

（张　宇）

gāncǎo zàogān

甘草皂苷（glycyrrhizin）从豆科植物甘草 *Glycyrrhiza uralensis* Fis-ch.、胀果甘草 *Glycyrrhiza inflata* Bat. 或光果甘草 *Glycyrrhiza glabra* L. 等的根及根茎中提取出的齐墩果烷型三萜皂苷类化合物。现已分离得到 20 余种此类化合物，包括乌拉尔甘草皂苷 A 和 B、黄甘草皂苷等，皂苷元均为甘草次酸。化学结构如图。

结构类型　属于三萜皂苷类化合物。

药理作用　主要具有抗变态反应、增强非特异性免疫、保肝抗炎、溶血等药理作用。

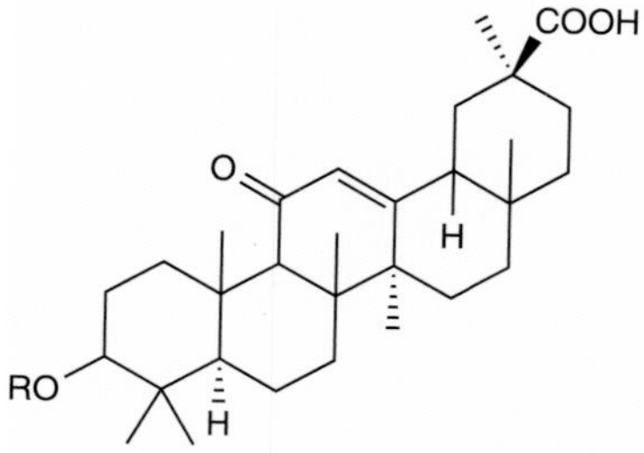

	R
甘草次酸	H
甘草酸	GlcA(2→1)GlcA
乌拉尔甘草皂苷A	GlcA(2→1)GlcA
乌拉尔甘草皂苷B	GlcA(3→1)GlcA
黄甘草皂苷	GlcA(4→1)GlcA

图 甘草皂苷衍生物

临床应用 主要用于胃溃疡、慢性肝炎、肝硬化和肝癌等的临床治疗。

(张　宇)

huángqí zàogān

黄芪皂苷（astragalosides） 从豆科植物蒙古黄芪 Astragalus membranaceus（Fisch.）Bge. var. mongholicus（Bge.）Hsiao 或膜荚黄芪 Astragalus membranaceus（Fisch.）Bge. 等的根中提取出的三萜皂苷。现已分离出 40 余种此类化合物，其中含量较多的为黄芪皂苷 Ⅳ，即黄芪甲苷（astragaloside Ⅳ）。黄芪皂苷大多是以 9,19–环羊毛甾烷型（环阿屯烷型）的环黄芪醇为苷元的四环三萜皂苷，少数是以大豆皂醇B为苷元的五环三萜皂苷。

结构类型 属于三萜皂苷类化合物。

药理作用 主要具有调节机体免疫、抗疲劳、抗肿瘤、抗氧化、抗衰老、保护心肌血管、促进血液循环、强心降压、保肝抗炎、降血糖、抗病毒等药理作用。

临床应用 主要用于心脑血管疾病、肾病、肝病等疾病的临床治疗。

(张　宇)

dìyú zàogān

地榆皂苷（ziyuglycoside） 从蔷薇科植物地榆 Sanguisorba officinalis L. 或长叶地榆 Sanguisorba officinalis L.var. longifolia（Bert.）Yu et Li 等的根中提取出的乌苏烷型三萜皂苷类化合物。按结构不

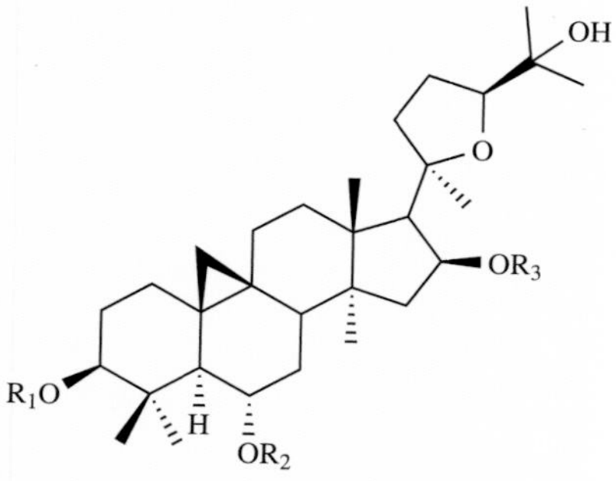

	R_1	R_2	R_3
环黄芪醇	H	H	H
黄芪苷 Ⅰ	Xyl-(2,3-di-OAc)	Glc	H
乙酰黄芪苷 Ⅰ	Xyl-(2,3,4-tri-OAc)	Glc	H
异黄芪苷 Ⅰ	Xyl-(2,4-di-OAc)	Glc	H
黄芪苷 Ⅳ	Xyl	Glc	H
黄芪苷 Ⅴ	Xyl	H	Glc
黄芪苷 Ⅶ	Xyl	Glc	Glc

图 黄芪皂苷衍生物

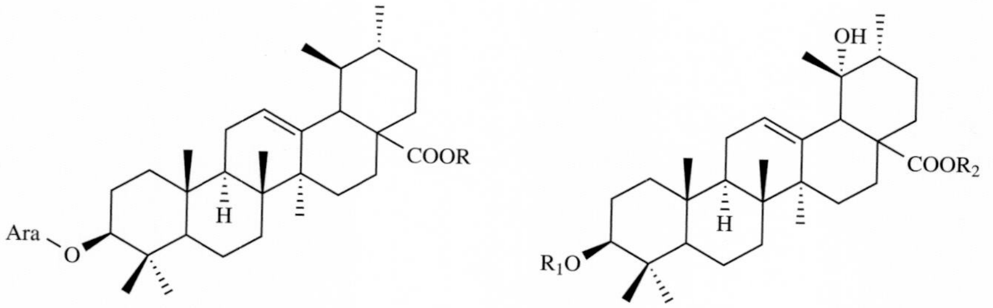

地榆皂苷B	R=H
地榆皂苷E	R=3-Ac-Glc

19α–羟基乌苏酸	R_1=R_2=H
地榆皂苷Ⅰ	R_1=Ara　R_2=H
地榆皂苷Ⅱ	R_1=Ara　R_2=Glc

图 地榆皂苷衍生物

同分类为两类，一类是乌苏酸连糖形成的苷，如地榆皂苷 B、E；另一类是 19α – 羟基乌苏酸连糖形成的苷，如地榆皂苷 Ⅰ、Ⅱ。结构如图。

结构类型 属于三萜皂苷类化合物。

药理作用 主要具有抗炎、抗氧化、抗过敏、调节机体免疫力、抗肿瘤等药理作用。

临床应用 主要用于口腔溃疡、皮肤感染等的临床治疗。

（张　宇）

héhuān zàogān

合欢皂苷（julibrosides）

从豆科植物合欢 *Albizia julibrissin* Durazz 的树皮等中提取出的齐墩果烷型三萜皂苷类化合物。已分离鉴定了 20 余种此类化合物，主要有合欢皂苷 E、J、J_1、J_2、J_3、J_6、J_9、J_{20} 等（图）。

结构类型 属于三萜皂苷类化合物。

药理作用 主要具有抗抑郁、抗生育、抗肿瘤等药理作用。

（张　宇）

jīxuěcǎo zàogān

积雪草皂苷（asiaticosides）

从伞形科植物积雪草 *Centella asiatica*（L.）Urb. 的全草中提取得到的乌苏烷型三萜皂苷类化合物。其苷元为熊果酸衍生物，如积雪草酸和羟基积雪草酸。代表性化合物为积雪草苷和羟基积雪草苷，具体如图。

结构类型 属于三萜皂苷类化合物。

药理作用 主要具有促进创伤愈合、抗焦虑抑郁、抗炎、抗溃疡、预防乳腺增生、抗肿瘤等药理作用。

临床应用 主要用于外伤、手术创伤、烧伤、瘢痕疙瘩及硬皮病等的临床治疗。

（张　宇）

qúmài zàogān

瞿麦皂苷（dianthus saponin）

从石竹科植物瞿麦 *Dianthus superbus* L. 或石竹 *Dianthus chinensis* L. 等的地上部分中提取出的三萜皂苷。主要有瞿麦皂苷 A、B、C、D、E、F、G、H、I，石竹皂苷 A、B 和赤豆皂苷 Ⅳ 等化合物。绝大多数为齐墩果烷型三萜皂苷，根据苷元结构不同，分为 Ⅰ 型、Ⅱ 型、Ⅲ 型三种类型（图）。

结构类型 属于三萜皂苷类化合物。

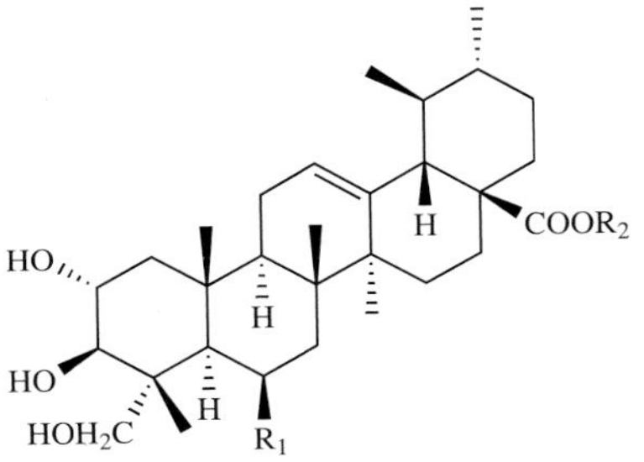

	R_1	R_2
积雪草酸	H	H
羟基积雪草酸	OH	H
积雪草苷	H	Glc(6→1)Glc(4→1)Rha
羟基积雪草苷	OH	Glc(6→1)Glc(4→1)Rha

图　积雪草皂苷衍生物

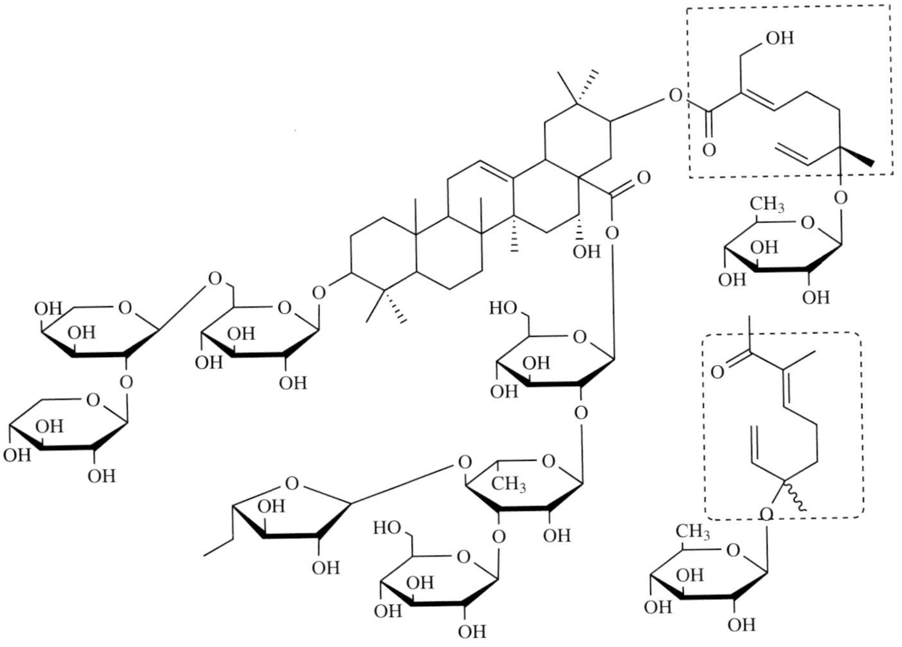

julibroside J_1(6R)

julibroside J_9(6S)

图　合欢皂苷衍生物

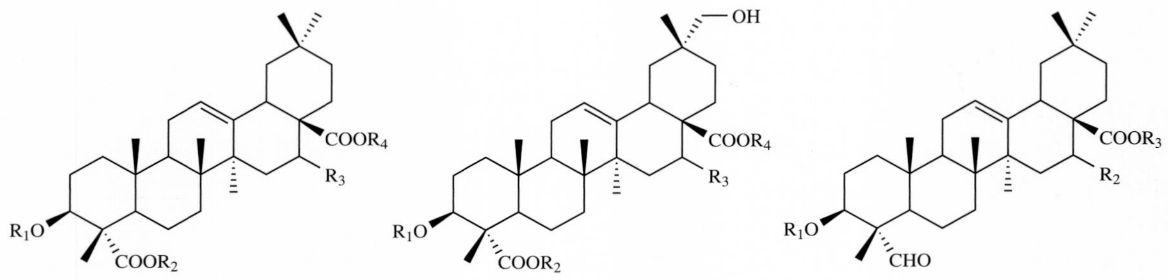

Ⅰ型　　Ⅱ型　　Ⅲ型

图　瞿麦皂苷结构类型

药理作用　主要具有镇痛、抗炎、抗肝损伤等药理作用。

（张　宇）

xiānmáo zàogān

仙茅皂苷（curculigo saponins）

从石蒜科植物仙茅 *Curculigo orchioides* Gaertn. 等的根茎中提取出的三萜皂苷。已分离鉴定出 20 余种此类化合物，苷元的结构类型主要为环阿屯烷型四环三萜。按其化学结构，仙茅皂苷可为Ⅰ型、Ⅱ型、Ⅲ型三种类型，母核结构如图。大多数仙茅皂苷为Ⅰ型，其苷元为仙茅皂苷元，如仙茅皂苷 A~M 类。

结构类型　属于三萜皂苷类化合物。

药理作用　主要具有调节机体免疫、抗氧化、保肝、保护心血管系统、抗骨质疏松等方面的药理作用。

（张　宇）

báitóuwēng zàogān

白头翁皂苷（pulchinenosides）

从毛茛科植物白头翁 *Pulsatilla chinensis*（Bge）Regel 的根中提取出的三萜皂苷。已分离出 20 余种此类化合物，根据母核结构可分为齐墩果烷型和羽扇豆烷型两大类，其苷元主要有齐墩果酸皂苷元、常春藤皂苷元和 23- 羟基白桦酸皂苷元三类，结构如图。代表化合物白头翁皂苷 A_3 和 B_4，均

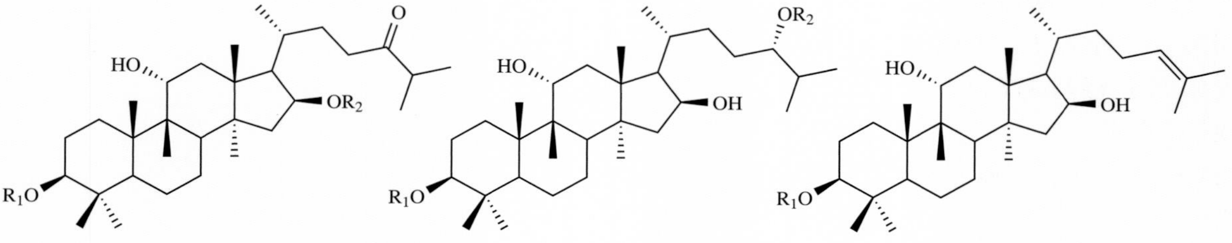

Ⅰ型　　Ⅱ型　　Ⅲ型

图　仙茅皂苷衍生物

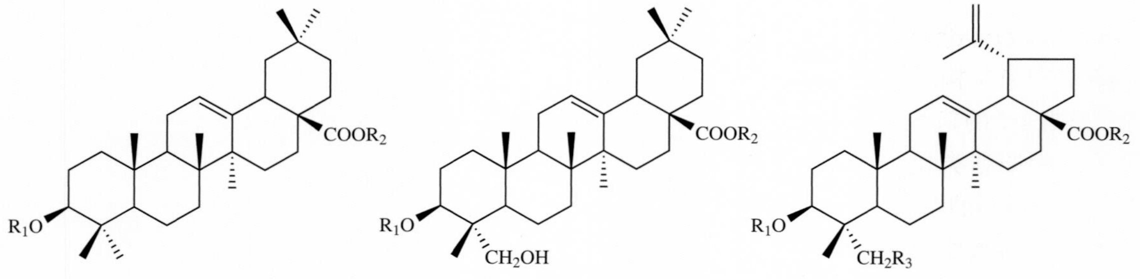

a. 齐墩果酸型皂苷　　b. 常春藤型皂苷　　c. 羽扁豆烷型皂苷

图　白头翁皂苷衍生物

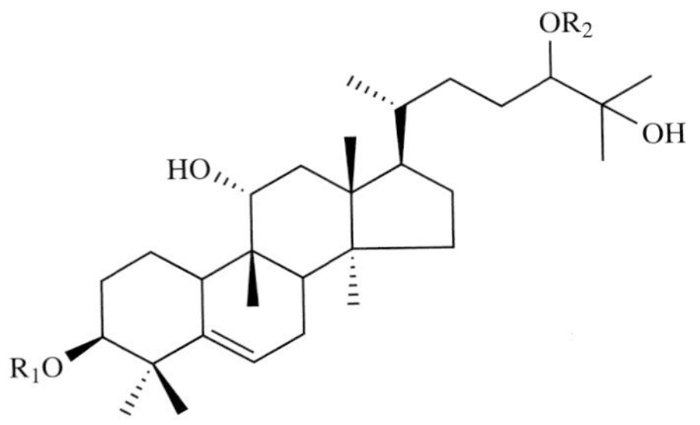

罗汉果皂苷 I E₁	R₁=Glc		R₂=H
罗汉果皂苷 II E	R₁=Glc		R₂=Glc
罗汉果皂苷 II A	R₁=H		R₂=Glc(6→1)Glc
罗汉果皂苷 III A₂	R₁=Glc(6→1)Glc		R₂=Glc
罗汉果皂苷 III	R₁=Glc		R₂=Glc(6→1)Glc
罗汉果皂苷 III E	R₁=Glc		R₂=Glc(2→1)Glc
罗汉果皂苷 IV A	R₁=Glc(6→1)Glc		R₂=Glc(6→1)Glc
罗汉果皂苷 IV E	R₁=Glc(6→1)Glc		R₂=Glc(2→1)Glc
罗汉果皂苷 V	R₁=Glc(6→1)Glc		R₂=Glc(2→1)Glc,Glc(6→1)Glc
罗汉果皂苷 VI	R₁=Glc(2→1)Glc,Glc(6→1)Glc		R₂=Glc(2→1)Glc,Glc(6→1)Glc

图　罗汉果皂苷衍生物

为羽扇豆烷型皂苷。

结构类型 属于三萜皂苷类化合物。

药理作用 主要具有抗肿瘤、抗炎、抗菌、舒张血管、抗氧化等药理作用。

（张　宇）

luóhànguǒ zàogān

罗汉果皂苷（mogroside） 从葫芦科植物罗汉果 *Siraitia grosvenorii*（Swingle）C. Jeffrey 的果实等中提取出的三萜皂苷。现已分离出 26 种此类化合物，苷元的结构类型是葫芦烷型三萜烯醇类化合物，可分为三种类型，主要差别是苷元的 11 位羟基或 7 位氢被氧化成羰基（图）。

结构类型 属于三萜皂苷类化合物。

药理作用 主要具有抗氧化、降血糖、抗炎、抗疲劳、降血脂、抗肿瘤等药理作用。

（张　宇）

sìtiē

四萜（tetra-terpenoids） 由 8 个异戊二烯结构单位构成、分子中含有 40 个碳原子的萜类化学成分。最早发现的四萜类化合物是由胡萝卜中提取得到的胡萝卜素。类胡萝卜素是一类重要的四萜类化合物，广泛分布于红色、黄色、橙色的水果和绿色的蔬菜中，现已发现 600 多种此类化合物。常见的有胡萝卜素、叶黄素、玉米黄素、隐黄素、柑橘黄素、番茄黄素、番茄红素、辣椒红素、辣椒玉红素等。主要具有抗氧化、抗衰老、抗肿瘤、调血脂、降压、提高机体免疫力、保肝、利尿等药理作用。

（张　宇）

β–húluóbosù

β－胡萝卜素（β-carotene）从绿色植物的根、茎、叶、果实等中提取出的无氧双环四萜类化合物。胡萝卜素有 α、β、γ、δ、ε、ζ 等多种异构体，β-胡萝卜素是橘黄色脂溶性化合物，是自然界中最普遍存在也是最稳定的天然色素。分子式 $C_{40}H_{56}$，结构式如图。

性状 β－胡萝卜素为红紫色至暗红色粉末。

结构类型 四萜类化合物。

药理作用 主要具有抗氧化、抗衰老、解毒、抗肿瘤、预防心血管疾病等药理作用。

临床应用 主要用于防止老化和治疗衰老引起的多种退化性疾病。

（张　宇）

β–yǐnhuángsù

β－隐黄素（β-cryptoxanthin）从绿色植物的花瓣、花叶、果实等中提取出的双环四萜醇类化合物。分子式为 $C_{40}H_{56}O$，结构式如图。

性状 黄色粉末。

结构类型 四萜类化合物。

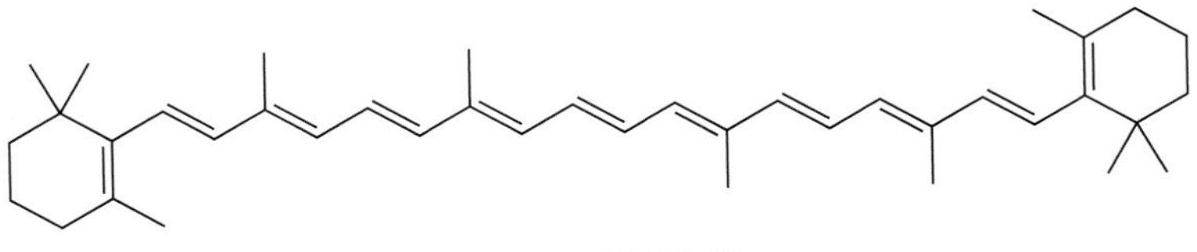

图　β－胡萝卜素

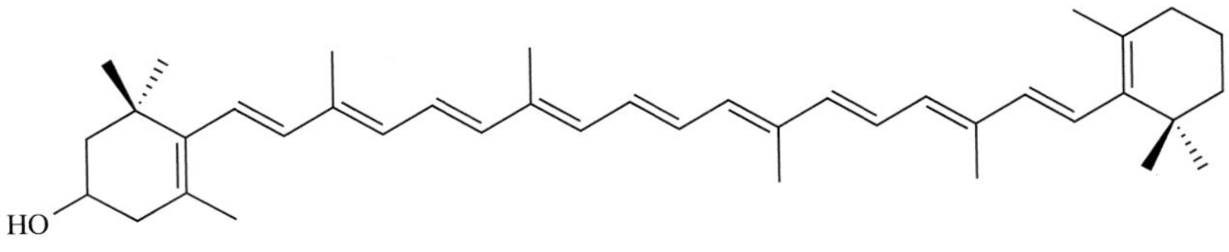

图　β－隐黄素

药理作用 主要具有抗肿瘤、预防骨质疏松、保护视力、美白、促进皮肤更新修复、抗氧化、抗疲劳、预防动脉粥样硬化等作用，可在体内转化为维生素 A。

（张 宇）

yùmǐ huángsù

玉米黄素（zeaxanthin） 从玉米、柑橘皮以及多种蔬菜、水果等中提取出的类胡萝卜素类四萜化合物。分子式 $C_{40}H_{56}O_2$，结构式如图。

性状 橙红或橙黄色粉末。

结构类型 四萜类化合物。

药理作用 主要具有保护视力、延缓衰老、抗肿瘤、预防心血管疾病、减轻紫外线辐射、抗氧化等药理作用。

（张 宇）

fānqié hóngsù

番茄红素（lycopene） 从成熟番茄等植物中提取出的类胡萝卜素类链状四萜化合物。分子式 $C_{40}H_{56}$，结构式如图。

性状 深红色粉末。

结构类型 四萜类化合物。

药理作用 主要具有抗肿瘤、抗氧化、预防心血管疾病、调节人体免疫功能、延缓衰老、解酒保肝等药理作用。

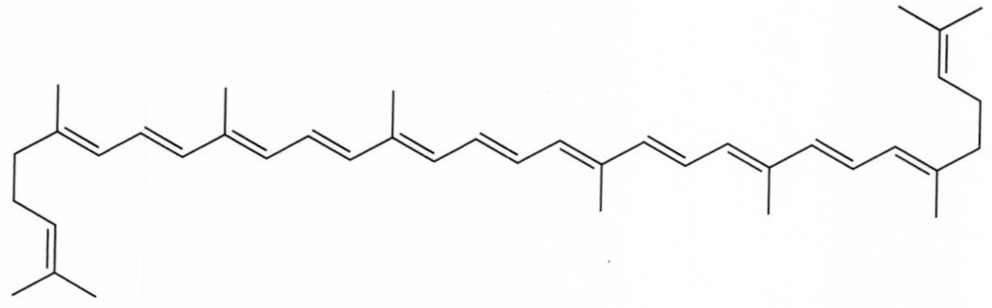

（张 宇）

duōtiē

多萜（polyterpenoids） 从植物、细菌或哺乳动物脏器等中提取得到的由一系列异戊二烯结构单元 1、4 连接聚合而成的线性萜类化合物。又称萜烯树脂，多萜树脂。由松节油、β-蒎烯、萜二烯等萜烯类聚合而成的黏稠液至脆性固体的热塑性树脂，属烃类树脂。多萜醇（dolichol，Dol）是多萜类化合物的主要存在形式，广泛存在于自然界中，与动植物的生命活动关系非常密切，主要具有抗肿瘤、调节免疫、促进造血干细胞增殖、降血糖、护肝、抗氧化、抑菌、抗病毒、抗炎等药理作用。

（张 宇）

huīfāyóu

挥发油（volatile oil） 具有芳香气味的油状液态化合物的总称。

又称精油（essential oil）。在常温下能挥发，可随水蒸气蒸馏且难溶于水。挥发油类成分在植物界分布很广，主要存在于种子植物尤其是芳香植物的腺毛、油室、油管、分泌细胞或树脂道中，如薄荷油在薄荷叶腺鳞中，桉叶油在桉叶油腔中，茴香油在小茴香油管中，玫瑰油在玫瑰花瓣表皮分泌细胞中，姜油在生姜根茎油细胞中，松节油在松树树脂道中。挥发油在植物体中的存在部位各不相同，有的全株植物中都含有，有的则在花、果、叶、根或根茎部分的某一器官中含量较多。挥发油具有抗肿瘤、抗病毒、杀虫、降压、消炎、平喘、止咳等多种药理作用，并广泛用于临床，如莪术挥发油具有抗癌和抗病毒作用，香附子挥发油具有降血压作用等。

结构类型 根据化学结构特征，挥发油主要成分类型包括萜类化合物、芳香族化合物、脂肪族化合物和其他类型成分等。

研究内容 主要包括以下几个方面。

提取方法 水蒸气蒸馏法作为提取挥发油类成分主要方法，具有设备简单、操作容易、成本低、产量大、挥发油的回收率较高等优点，但原料易受强热而焦化，可能使成分发生变化，挥发油发生变味，降低作为香料的价值。对不宜用水蒸气蒸馏法提取的挥发油原料，可以采用油脂吸收法、溶剂提取法和超临界流体萃取法等。对含挥发油较多和新鲜原料可采用压榨法提取，此法所得挥发油可保持原有的新鲜香味，但可能提出原料中的非挥发性物质。

分离方法 从植物中提取出来的挥发油往往为混合物，根据

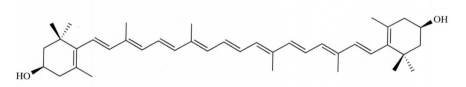

图 玉米黄素

图 番茄红素

要求和需要，可作进一步分离与纯化以获得单体成分。常用方法主要有以下几种。①冷冻法：将挥发油置于0℃以下使其析出结晶，如无结晶析出可将温度降至-20℃，继续放置。所得结晶再经重结晶可得纯品。此法操作简单，但对某些挥发性单体分离不够完全，而且大部分挥发油冷冻后仍不能析出结晶。②分馏法：由于挥发油的组成成分多对热及空气中的氧较为敏感，分馏时宜在减压下进行。③化学方法：如分离挥发油中的碱性成分，可用盐酸或硫酸水溶液萃取；酚、酸性成分的分离可先用5%的碳酸氢钠溶液萃取酸性成分，继用2%氢氧化钠溶液萃取酚性成分；对于一些中性挥发油成分的分离，多利用官能团的特性制备成相应的衍生物进行分离。④色谱法：色谱法中以硅胶和氧化铝吸附柱色谱应用最广。此外，还可采用硝酸银-硅胶或硝酸银-氧化铝柱色谱及其薄层色谱进行分离，其原理是根据挥发油成分中双键的数目和位置不同，与硝酸银形成π络合物难易程度和稳定性的差异达到分离的目的。另外，气相色谱是研究挥发油组成的理想方法，制备薄层色谱结合波谱鉴定也是常用的方法。

成分鉴定方法 ①物理常数测定：测定挥发油物理常数包括相对密度、比旋度、折光率和凝固点等。②化学常数测定：酸值、皂化值、酯值是挥发油重要的化学常数，也是表示质量的重要指标。酸值是代表挥发油中游离羧酸和酚类成分的含量，以中和1g挥发油中含有游离的羧酸和酚类所需要氢氧化钾毫克数来表示。酯值代表挥发油中酯类成分含量，以水解1g挥发油所需氢氧化钾毫克数来表示。皂化值是以皂化1g挥发油所需氢氧化钾毫克数来表示。事实上，皂化值等于酸值和酯值之和。测定挥发油的pH值，如呈酸性反应，表示挥发油中含有游离酸或酚类化合物，如呈碱性反应，则表示挥发油中含有碱性化合物，如挥发性生物碱类等。③官能团鉴定：主要利用化学方法测定酚类（加入三氯化铁的乙醇溶液，如产生蓝色、蓝紫或绿色反应，表示挥发油中有酚类物质存在）、羰基化合物（用硝酸银的氨溶液检查挥发油，如发生银镜反应，表示有醛类等还原性物质存在，挥发油的乙醇溶液加2,4-二硝基苯肼、氨基脲、羟胺等试剂，如产生结晶性衍生物沉淀，表明有醛或酮类化合物存在）、不饱和化合物和薁类衍生物（于挥发油的三氯甲烷溶液中滴加溴的三氯甲烷溶液，如红色褪去表示油中含有不饱和化合物，继续滴加溴的三氯甲烷溶液，如产生蓝色、紫色或绿色反应，则表明油中含有薁类化合物。此外，在挥发油的无水甲醇溶液中加入浓硫酸时，如有薁类衍生物应产生蓝色或紫色反应）等。④色谱法：挥发油薄层色谱（TLC）鉴定多采用硅胶G或Ⅱ～Ⅲ级中性氧化铝G作为吸附剂，展开剂可选用石油醚、石油醚-乙酸乙酯不同比例，显色剂采用香草醛-浓硫酸或茴香醛-浓硫酸。气相色谱法现已广泛用于挥发油的定性和定量分析。用于定性分析主要解决挥发油中已知成分的鉴定，即利用已知成分的对照品与挥发油在同一条件下，相对保留值所出现的色谱峰，以确定挥发油中某一成分。对于挥发油中许多未知成分，同时又无对照品作对照时，则应选用气相色谱-质谱（GC-MS）联用技术进行分析鉴定。GC-MS已成为对化学组成极其复杂的挥发油进行定性分析的一种有力手段。现多采用气相色谱-质谱-数据系统联用技术（GC-MS-DS），大大提高了挥发油分析鉴定的速度和研究水平。

（宋小妹）

bòhéyóu

薄荷油（mint oil） 从唇形科植物薄荷 Mentha haplocalyx Briq. 的新鲜茎和叶中提取得到的挥发油。具有浓郁的薄荷香味，化学组成复杂，主要含有单萜类及其含氧衍生物，还有非萜类芳香族、脂肪族等化合物。代表化合物为薄荷醇、薄荷酮、乙酸薄荷酯、新薄荷醇、胡椒酮、芳樟醇、乙酸芳樟酯、桉叶素、香芹酮、柠檬烯和辛醇-3等。

结构类型 属于挥发油类化合物。

药理作用 主要具有利胆、溶石、解痉、抗炎镇痛、促渗透等药理作用。

临床应用 主要用于胆石症等的临床治疗。

（宋小妹）

bòhéchún

薄荷醇（menthol） 从唇形科植物薄荷 Mentha haplocalyx Briq. 的挥发油中分离得到的化合物。分子式为$C_{10}H_{20}O$，结构式如图。

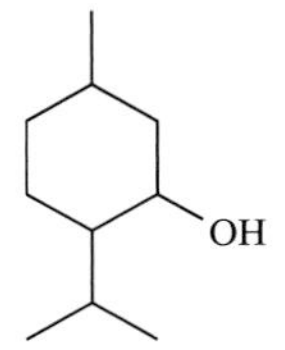

图 薄荷醇

性状 白色块状或针晶。

结构类型 单萜类化合物。

药理作用 主要具有抗炎镇痛、清凉止痒、抗真菌、胃肠道保护、促渗透和抗肿瘤等方面的药理作用。

临床应用 在非处方药如止咳糖浆、滴鼻剂、止痒润肤剂以及局部麻醉药等方面被广泛使用，同时也作为多种药物的促渗透剂应用于临床。

（宋小妹）

bòhétóng

薄荷酮（menthone） 从唇形科植物辣薄荷 *Mentha piperita* L.、薄荷 *Mentha haplocalyx* Briq.、美国薄荷 *Monarda didyma* L. 等的挥发油中分离得到的化合物。也可以薄荷醇为原料经氧化反应制得。分子式为 $C_{10}H_{18}O$，结构式如图。

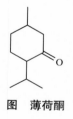

图 薄荷酮

性状 无色液体。

结构类型 单萜类化合物。

药理作用 主要具有清凉、镇痛、止痒等药理作用。

临床应用 主要用于感冒头痛等的临床治疗。

（宋小妹）

yǐsuān bòhézhǐ

乙酸薄荷酯（menthyl acetate） 从唇形科薄荷 *Mentha haplocalyx* Briq. 等植物的挥发油中分离得到的化合物。天然品有左旋、右旋体，合成品为左旋体。分子式为 $C_{12}H_{22}O_2$，结构式如图。

性状 无色至浅黄色的透明液体。

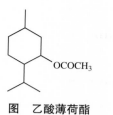

图 乙酸薄荷酯

结构类型 单萜类化合物。

药理作用 主要具有凉爽、提神作用。

临床应用 主要用作医用清凉剂。

（宋小妹）

zhāngnǎoyóu

樟脑油（camphor oil） 从樟科植物香樟 *Cinnamomum camphora* L. Presl 的树干、枝、叶中提取得到的挥发油，主要成分为樟脑、桉树脑等。

结构类型 属于挥发油类化合物。

药理作用 主要具有驱蚊、抑菌等药理作用。

临床应用 主要用于急性关节扭伤、婴幼儿腹泻等病症的临床治疗。

（宋小妹）

zhāngtóng

樟酮（camphor） 从樟科植物香樟 *Cinnamomum camphora* L. Presl 的枝、干、根、叶中的挥发油中分离得到的化合物。分子式为 $C_{10}H_{16}O$，结构式如图。

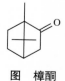

图 樟酮

性状 白色结晶性粉末或无色半透明的硬块。

结构类型 单萜类化合物。

药理作用 主要具有兴奋、强心、消炎、镇痛、抗菌、止咳、促渗等药理作用。

临床应用 主要用于疥癣瘙痒、跌打伤痛、牙痛等病症的临床治疗。

（宋小妹）

zhāngchún

樟醇（borneol） 从菊科植物艾纳香 *Blumea balsamifera* L. DC.、薰衣草 *Lavandula angustifolia* Mill.、缬草 *Valeriana officinalis* L. 等以及樟属多种植物的挥发油中分离得到的化合物。分子式为 $C_{10}H_{18}O$，结构式如图。

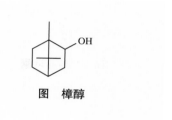

图 樟醇

性状 白色片状结晶。

结构类型 单萜类化合物。

药理作用 主要具有促渗透、抗炎、镇痛和防止腐蚀等方面的药理作用。

临床应用 主要用于皮肤创伤、心脑血管疾病等的临床治疗。

（宋小妹）

ānyèyóu

桉叶油（eucalyptus oil） 从桃金娘科植物蓝桉 *Eucalyptus globulus* Labill. 或其同属其他植物的叶和嫩枝中提取而来的挥发油。主要化学成分是萜类、萜醇、醚、酮类和酯类等含氧化合物。代表化合物有 1,8-桉叶素、α-蒎烯、β-蒎烯、α-松油醇、4-萜品醇等。

结构类型 属于挥发油类化合物。

药理作用 主要具有抗菌、抗氧化、抗炎、促渗、杀虫驱蚊及防腐等药理作用。

临床应用 主要用于感冒、流感、肠炎、腹泻、皮肤瘙痒、神经痛、烧伤等的临床治疗。

（宋小妹）

1,8-ānyèsù

1,8- 桉叶素（cineole） 从桃金娘科植物蓝桉 *Eucalyptus globulus* Labill. 或其同属其他植物的挥发油中提取得到的化合物。分子式为 $C_{10}H_{18}O$，结构式如图。

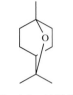

图　1,8- 桉叶素

性状 无色油状透明液体。

结构类型 单萜类化合物。

药理作用 主要具有降压、平喘、抗炎、杀虫、镇静及镇痛等药理作用。

临床应用 主要用于流感、感冒、细菌性痢疾、肠炎及多种感染等的临床治疗。

（宋小妹）

ézhúyóu

莪术油（zedoray turmeric oil） 为姜科植物蓬莪术 *Curcuma phaeocaulis* Val.、广西莪术 *Curcuma kwangsiensis* S. G. Lee et C. F. Liang 或温郁金 *Curcuma wenyujin* Y.H.Chen et C.Ling 中提取得到的挥发油。主要成分为倍半萜类，代表化合物为莪术醇、莪术二酮、吉马酮、α- 蒎烯、β- 蒎烯、榄香烯等。

性状 浅棕色或深棕色的澄清液体。

结构类型 属于挥发油类化合物。

药理作用 主要具有抗肿瘤、抗病毒、抗菌、抗炎等药理作用。

临床应用 主要用于过敏性紫癜、白血病、多种癌症、外阴炎、皮肤湿疹、风湿痛等的临床治疗。

（宋小妹）

ézhúchún

莪术醇（curcumol） 从姜科植物莪术 *Curcuma zedoaria* Berg. Rosc. 和郁金 *Curcuma aromatica* Salisb. 的根茎等中提取得到的化合物。分子式为 $C_{15}H_{24}O_2$，结构式如图。

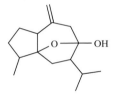

图　莪术醇

性状 无色针状结晶。

结构类型 属于倍半萜类化合物。

药理作用 主要具有抗肿瘤、抗菌、抗病毒及抗血栓等多种药理作用。

临床应用 主要用于宫颈癌、胃癌等的临床治疗。

（宋小妹）

guǎnghuòxiāngyóu

广藿香油（patchouli oil） 从唇形科植物广藿香 *Pogostemon cablin* Blanco Bent. 的地上部分得到的挥发油。代表化合物为广藿香酮、广藿香醇、木栓酮、表木栓醇、广藿香烯和异愈创木烯等。

结构类型 属于挥发油类化合物。

药理作用 主要具有抗炎镇痛、化痰止咳、杀虫抑菌等药理作用。

作用。

临床应用 主要用于脘腹胀痛、呕吐腹泻和痢疾等病症的临床治疗。

（宋小妹）

guǎnghuòxiāngchún

广藿香醇（patchouli alcohol） 从唇形科植物广藿香 *Pogostemon cablin* Blanco Bent. 等的挥发油中分离得到的化合物。分子式 $C_{15}H_{26}O$，结构式如图。

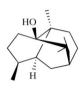

图　广藿香醇

性状 无色晶体。

结构类型 属于倍半萜类化合物。

药理作用 主要具有神经保护作用、抑菌、体外抑制流感病毒等药理作用。

临床应用 主要用于幽门螺杆菌相关性胃炎等的临床治疗。

（宋小妹）

guǎnghuòxiāngtóng

广藿香酮（pogostone） 从唇形科植物广藿香 *Pogostemon cablin* Blanco Bent. 等的挥发油中分离得到的化合物。分子式为 $C_{12}H_{16}O_4$，结构式如图。

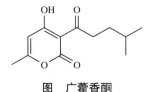

图　广藿香酮

性状 无色针晶。

结构类型 萜酮类化合物。

药理作用 主要具有抗细菌和抗真菌等药理作用。

临床应用 主要用于细菌感染性疾病等的临床治疗。

(宋小妹)

guìpíyóu

桂皮油（cinnamon oil） 从樟科植物肉桂 *Cinnamomum cassia* Presl 的树皮、枝、叶中得到的挥发油。代表化合物为桂皮醛、桂皮酸、丁香酚、T- 依兰油醇、T- 荜澄茄醇等。

结构类型 属于挥发油类化合物。

药理作用 主要具有镇静、镇痛、解热、抗惊厥、增强胃肠蠕动、利胆、抗肿瘤等药理作用。

临床应用 主要用于风湿及皮肤瘙痒等的临床治疗。

(宋小妹)

yúxīngcǎoyóu

鱼腥草油（houttuynia oil） 从三白草科植物蕺菜 *Houttuynia cordata* Thunb. 的全草中得到的挥发油。代表化合物为 α- 蒎烯、癸酰乙醛、月桂醛、月桂烯、柠檬烯等。

结构类型 属于挥发油类化合物。

药理作用 主要具有抗病毒、抗菌、调节免疫功能等药理作用。

临床应用 主要用于呼吸道感染等的临床治疗。

(宋小妹)

guǐxiānyǐquán

癸酰乙醛（houttuynin） 从三白草科植物蕺菜 *Houttuynia Cordata* Thunb. 的全草中得到的化合物。又称鱼腥草素。分子式为 $C_{12}H_{22}O_2$，结构式如图。

性状 黄色油状液体。

结构类型 萜醛类化合物。

药理作用 主要具有抑菌、增强体内白细胞吞噬能力和提高

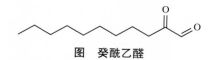

图 癸酰乙醛

血清白介素等药理作用。

临床应用 主要用于慢性气管炎、慢性宫颈炎、附件炎、小儿肺炎等的临床治疗。

(宋小妹)

cháihú huīfāyóu

柴胡挥发油（volatile oil of Bupleurum chinense） 从伞形科植物柴胡 *Bupleurum chinense* DC. 或狭叶柴胡 *B.scorzonerifolium* Willd. 的根、茎中提取得到的挥发油。化学成分类型多为醛、酮、醇、酯、烃、脂肪酸及苯的衍生物等。代表化合物为 4- 萜品醇、α- 萜品醇、2- 甲基环戊酮、柠檬烯、月桂烯、1,3- 异苯呋喃二酮、甲基萘、2,4- 二烯十二醛、1- 苯 - 戊酮 -1、α- 姜黄烯、α- 愈创烯等。

结构类型 属于挥发油类化合物。

药理作用 主要具有解热、抗炎、抗病毒、抗肿瘤、增强学习记忆等药理作用。

临床应用 主要用于感冒、流感、上呼吸道感染、肺炎等多种发热症的临床治疗。

(宋小妹)

4-tièpǐnchún

4- 萜品醇（terpinen-4-ol） 从菊科植物艾 *Artemisia argyi* Lévl. et Van. 的叶子、唇形科植物麝香草 *Thymus vulgaris* L. 的全草中提取得到的化合物。分子式为 $C_{10}H_{18}O$，结构式如图。

性状 无色或淡黄色的清亮液体。

结构类型 单萜类化合物。

药理作用 主要具有抗肿瘤、

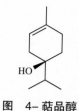

图 4- 萜品醇

平喘、抑菌等药理作用。

(宋小妹)

α-jiānghuángxī

α- 姜黄烯（α-curcumene） 从姜科植物温郁金 *Curcuma aromatic* Salisb.cv. Wenyujin 等植物中得到的化合物。分子式为 $C_{15}H_{22}$，结构式如图。

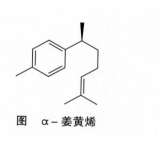

图 α- 姜黄烯

性状 无色油状物。

结构类型 属于倍半萜类化合物。

药理作用 主要具有抗菌、抗肿瘤和抗氧化等药理作用。

临床应用 主要用于细菌感染、肿瘤等的临床治疗。

(宋小妹)

dīngxiāngyóu

丁香油（clove oil） 从桃金娘科植物丁香 *Eugenia caryophyllata* Thunb. 的花蕾中提取得到的挥发油。代表化合物有丁香酚、乙酸丁香酯、β- 石竹烯、香兰素、古巴烯、愈创木酚等。

结构类型 属于挥发油类化合物。

药理作用 主要具有防霉、抑菌等药理作用。

临床应用 主要用于口腔溃

疡、口臭、痹痛等的临床治疗。

（宋小妹）

dīngxiāngfēn

丁香酚（eugenol）

从桃金娘科植物丁香 *Eugenia caryophyllata* Thunb.、芸香科植物九里香 *Murraya exotica* L. 的叶及姜科植物红豆蔻 *Alpinia galanga* L.Willd. 的根茎等中提取得到的化合物。分子式为 $C_{10}H_{12}O_2$，结构式如图。

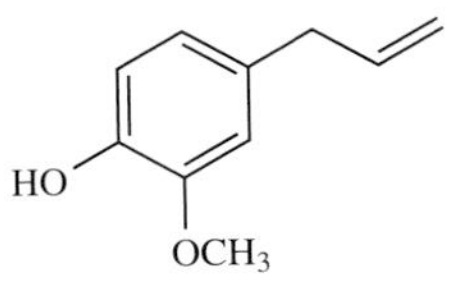

图 丁香酚

性状 微黄色至黄色液体。

结构类型 萜酚类化合物。

药理作用 主要具有抑菌、麻醉、解热、抗氧化、抗肿瘤、促进透皮吸收、祛蚊等药理作用。

临床应用 主要用于口腔念珠菌病、口腔溃疡和牙科疾病的治疗。此外，对于深龋和牙髓炎可有效镇痛，并能辅助牙髓失活。

（宋小妹）

huíxiāngyóu

茴香油（fennel oil）

从伞形科植物茴香 *Foeniculum vulgare* Mill. 中提取得到的挥发油。主要包括单萜类和苯丙烷类化合物两大类。代表化合物为茴香醚、茴香脑、松烯、香叶烯、柠檬烯、小茴香酮、新别罗勒烯、爱草脑、对甲氧苯基丙酮、马郁兰酚、樟烯、水茴香萜等。

结构类型 属于挥发油类化合物。

药理作用 主要具有抗菌、抗氧化、杀虫等药理作用。

临床应用 主要用于消化系统疾病等的临床治疗。

（宋小妹）

huíxiāngmí

茴香醚（anisole）

从伞形科植物茴香 *Foeniculum vulgare* Mill.、木兰科植物八角茴香 *Illicium verum* Hook. f.、柏科植物杜松 *Juniperus rigida* Sieb. et Zucc. 等的果实中分离得到的化合物。分子式为 C_7H_8O，结构式如图。

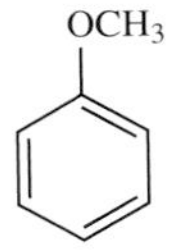

图 茴香醚

性状 无色液体。

结构类型 芳香族化合物。

药理作用 主要具有雌激素样、致敏等多种药理作用。

临床应用 主要用于白细胞减少症等的临床治疗。

（宋小妹）

shíchāngpú huīfāyóu

石菖蒲挥发油（volatile oil of Acorus tatarinowii）

从天南星科植物石菖蒲 *Acorus tatarinowii* Schott 的干燥根茎中提取得到的挥发油。代表化合物为 β-细辛醚、α-细辛醚、欧细辛醚、甲基异丁香酚、榄香素、α-甜没药萜醇、β-蒎烯、龙脑、桉油、土青木香烯、丁香酚甲醚、甲基丁香酚等。

结构类型 属于挥发油类化合物。

药理作用 主要具有抗癫痫、抗惊厥、开窍醒神、抗痴呆、平喘、增强肠蠕动等药理作用。

临床应用 主要用于癫痫等的临床治疗。

（宋小妹）

α-xìxīnmí

α-细辛醚（α-asarone）

从天南星科植物石菖蒲 *Acorus tatari-nowii* Schott 等植物的挥发油中分离得到的化合物。分子式为 $C_{12}H_{16}O_3$，结构式如图。

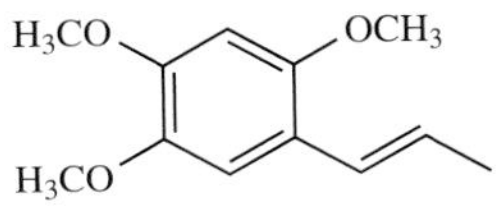

图 α-细辛醚

性状 无色针状结晶。

结构类型 芳香族化合物。

药理作用 主要具有止咳、祛痰、平喘、解痉、镇静、抗癫痫、抑菌、抗癌、降血脂等药理作用。

临床应用 主要用于慢性支气管炎、支气管哮喘、成人肺炎、慢性阻塞性肺疾病伴肺部急性炎症、癫痫大发作及高脂血症等的临床治疗。

（宋小妹）

β-xìxīnmí

β-细辛醚（β-asarone）

从天南星科植物石菖蒲 *Acorus tatari-nowii* Schott 等植物的挥发油中提取得到的化合物。分子式为 $C_{12}H_{16}O_3$，结构式如图。

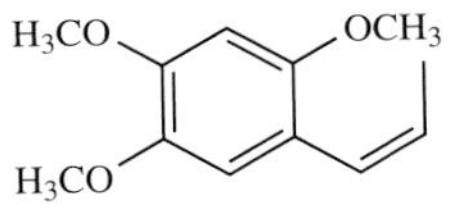

图 β-细辛醚

性状 无色针晶。

结构类型 芳香族化合物。

药理作用 具有抗肿瘤、抗炎、抗血栓、保护大脑、保护心肌细胞、保护呼吸系统、保护消化系统和杀虫灭菌等药理作用。

临床应用 主要用于老年痴呆、癫痫以及抑郁等的临床治疗。

（宋小妹）

ōuxìxīnmí

欧细辛醚（euasarone）

从天南星科植物石菖蒲 *Acorus tatarinowii* Schott 等植物的挥发油中分离得到的化合物。分子式为 $C_{12}H_{16}O_3$，结构式如图。

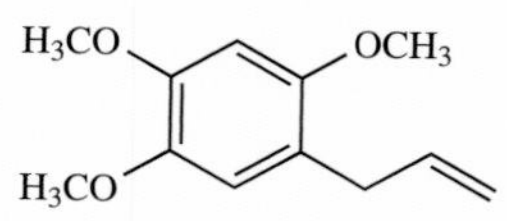

图　欧细辛醚

性状　无色针晶。

结构类型　芳香族化合物。

药理作用　主要具有抗菌等药理作用。

（宋小妹）

zāitǐlèi huàxué chéngfèn

甾体类化学成分（steroids）

以环戊烷骈多氢菲结构为基本母核的化合物。母核结构如图。

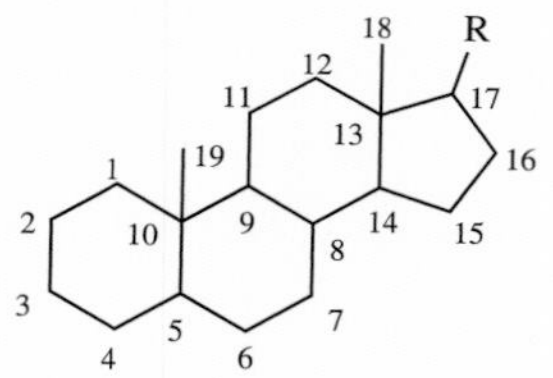

图　甾体类化合物母核结构

结构类型　根据 C_{17} 侧链结构的不同，天然甾体化合物可分为强心苷、甾体皂苷、醉茄内酯、C_{21} 甾体类化学成分、植物甾醇、胆汁酸、昆虫变态激素、蟾毒配基等多种类型。

研究内容　主要包括以下几个方面。

提取方法　根据不同化合物的溶解特性，主要采用溶剂法，以适宜的溶剂进行提取。

分离方法　主要采用色谱法进行分离。常用硅胶柱色谱、反相色谱、凝胶色谱等。也可采用溶剂分配法、沉淀法等，也取得较好的分离纯化效果。

检识方法　甾体化合物在无水条件下用酸处理，能产生各种颜色反应，可用以检识。①利伯曼－伯查德（Liebermann-Burchard）反应：将样品溶于三氯甲烷，加硫酸－乙酐（1∶20），产生红→紫→蓝→绿→污绿等颜色变化，最后褪色。②沙尔科夫斯基（Salkowski）反应：将样品溶于三氯甲烷，加入硫酸，硫酸层显血红色或蓝色，三氯甲烷层显绿色荧光。③Tschugaev 反应：将样品溶于冰乙酸，加几粒氯化锌和乙酰氯共热，或取样品溶于三氯甲烷，加冰乙酸、乙酰氯、氯化锌煮沸，反应液呈现紫红→蓝→绿的变化。④罗森－海默（Rosen-Heimer）反应：将样品溶液滴在滤纸上，喷 25% 的三氯乙酸乙醇溶液，加热至 60℃，呈现红色至紫色。⑤卡伦贝格（Kahlenberg）反应：将供试样品溶液点于滤纸上，喷 20% 五氯化锑的三氯甲烷溶液（不含乙醇和水），于 60~70℃加热 3~5 分钟，样品斑点呈现灰蓝、蓝、灰紫等颜色。

结构研究方法详见强心苷、甾体皂苷、醉茄内酯等甾体类衍生物相关条目的相应内容。

（杨炳友）

qiángxīngān

强心苷（cardiac glycosides）

生物界中存在的对心脏有显著生理活性的甾体苷类化合物。主要存在于一些有毒的植物中，其中以夹竹桃科、玄参科、百合科、萝摩科、十字花科、毛茛科、卫矛科、桑科等植物中最为普遍。强心苷是一类选择性作用于心脏的化合物，能增强心肌收缩力，减慢窦性频率，影响心肌电生理。临床上主要用于治疗慢性心功能不全及一些心律失常，如心房纤颤、心房扑动、阵发性室上性心动过速等心脏疾病。

结构类型　强心苷是由强心苷元（cardiac aglycones）与糖缩合而成的苷。天然存在的强心苷元是 C_{17} 侧链为不饱和内酯环，根据不饱和内酯环的不同，可分为甲型强心苷元（又称强心甾烯类，见甲型强心苷）和乙型强心苷元（又称海葱甾二烯类或蟾蜍甾二烯类，见乙型强心苷）。也可按照糖的种类以及和苷元的连接方式，分为以下三种类型。Ⅰ型：苷元–$(2,6-$去氧糖$)_x$–$(\alpha-$羟基糖$)_y$；Ⅱ型：苷元–$(6-$去氧糖$)_x$–$(\alpha-$羟基糖$)_y$；Ⅲ型：苷元–$(\alpha-$羟基糖$)_y$。植物界存在的强心苷以Ⅰ型、Ⅱ型较多见，Ⅲ型较少见。

研究内容　主要包括以下几个方面。

提取方法　多数强心苷是多糖苷，受植物中酶、酸的影响可生成次生苷。在研究或生产中，若以提取分离原生苷为目的时，要注意抑制酶的活性，防止酶解。当以提取次生苷为目的时，可采取发酵法、部分水解法等适当方法以提高目标提取物的产量。

分离方法　经初步除杂质后的强心苷浓缩液，可用三氯甲烷和不同比例的三氯甲烷–甲醇（乙醇）溶液依次萃取，将强心苷按极性大小划分为亲脂性、弱亲脂性等几个部分，供进一步分离。分离混合强心苷，常采用溶剂萃取法、逆流分溶法和色谱分离法。对含量较高的组分，可用适当的溶剂，反复结晶得到单体。但一般需用多种方法配合使用。两相溶剂萃取法和逆流分溶法均是利用强心苷在两相溶剂中分配系数的差异而达到分离目的。分离亲脂性单糖苷、次生苷和苷元，一般选用吸附色谱，常以中性氧化铝、硅胶为吸附剂，用正己烷－乙酸乙酯、苯、丙酮、三氯甲烷－甲醇、乙酸乙酯－甲醇等作洗脱剂。对弱亲脂性的成分宜选用分配色谱，可用硅胶、硅藻土、纤维素为支持剂，以乙酸乙酯－甲醇－水、三氯甲烷－甲醇－水作洗脱剂。

检识方法 主要利用化学方法和色谱法对强心苷类化学成分进行检识。化学方法主要是利用强心苷分子结构中甾体母核反应、C_{17} 位不饱和内酯环的颜色反应以及 α－去氧糖的颜色反应等。色谱法主要有纸色谱、薄层色谱。纸色谱一般针对亲脂性较强的强心苷及苷元，常用的溶剂系统为三氯甲烷、乙酸乙酯、苯、甲苯等有机溶剂与水组成的混合溶剂。薄层色谱常以硅胶作吸附剂，以三氯甲烷－甲醇－冰乙酸（85∶13∶2）、二氯甲烷－甲醇－甲酰胺（80∶19∶1）等溶剂系统作展开剂。也可用反相硅胶薄层色谱分离强心苷类化合物，常用的溶剂展开系统有甲醇－水、三氯甲烷－甲醇－水等。对于极性较弱的苷元及一些单糖苷，亦可采用氧化铝、氧化镁、硅酸镁作吸附剂，以二氯甲烷或三氯甲烷－甲醇（99∶1）等作展开剂。

结构鉴定方法 研究强心苷结构最重要的方法是波谱法。如紫外（UV）光谱可区分甲型和乙型强心苷。在红外光谱中，乙型强心苷元在 1800 ～ 1700cm^{-1} 区域内有两个羰基吸收峰，因其环内共轭程度高，两峰均较甲型强心苷元中相应的羰基峰向低波数位移 40cm^{-1} 左右。^{1}H-NMR 谱的

高场区可见饱和的亚甲基及次甲基信号相互重叠严重，较难准确地一一指定归属。但仍可见某些质子信号具有明显的特征，易于解析，且可为其结构确定提供重要信息。^{13}C-NMR 谱对于鉴定强心苷分子中糖链的结构以及糖链与苷元的连接位置等具有重要作用。在质谱（MS）中，可根据裂解的碎片离子峰区别甲型强心苷和乙型强心苷。

（吴 霞）

jiǎxíng qiángxīngān

甲型强心苷（A-type cardiac glycoside）

C_{17} 侧链为五元不饱和内酯环（$\Delta^{\alpha\beta}$－γ－内酯）的强心苷元与糖缩合所形成的强心苷。此类强心苷元称为甲型强心苷元，又称强心甾烯。自然界中的强心苷类成分大多属于此种类型。代表化合物有洋地黄毒苷、吉他洛苷、铃兰苷、K－毒毛旋花子苷等。主要具有强心、抗病毒、抗肿瘤等药理作用。基本母核结构式如图。

（吴 霞）

yángdìhuáng dúgān

洋地黄毒苷（digitoxin）

从玄参科植物毛花洋地黄 *Digitalis lanata* Ehrh. 或紫花洋地黄 *Digitalis*

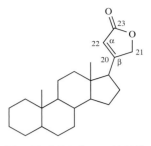

图 甲型强心苷元母核结构

Purpurea L. 等的叶中提取得到的甲型强心苷。属于 I 型强心苷。分子式 $C_{41}H_{64}O_{13}$，结构式如图。

性状 无色粉末。

结构类型 属于甲型强心苷类化合物。

药理作用 具有加强心肌收缩力、减慢心率、抗肿瘤、抗单纯疱疹病毒等药理作用。

临床应用 主要用于治疗充血性心功能不全。能蓄积，过量可产生毒性反应。

（吴 霞）

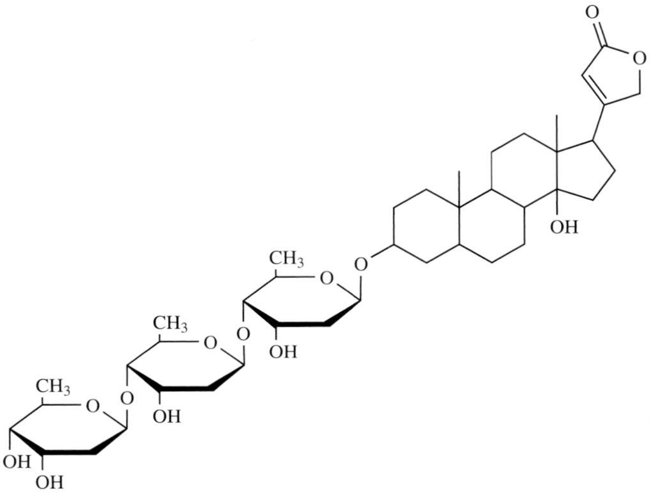

yìqiǎngjī yángdìhuáng dúgān

异羟基洋地黄毒苷（digoxin）

从玄参科植物毛花洋地黄 *Digitalis lanata* Ehrh. 中提取得到的甲型强心苷。属于 I 型强心苷。其临床应用特点是排泄较快而蓄积

图 洋地黄毒苷

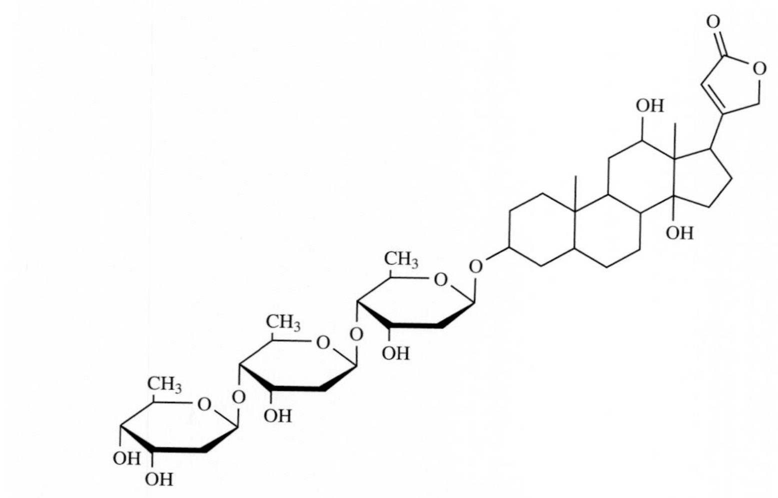

图　异羟基洋地黄毒苷

性较小，使用比洋地黄毒苷安全。分子式 $C_{41}H_{64}O_{14}$，结构式如图。

性状　白色粉末。

结构类型　属于甲型强心苷类化合物。

药理作用　为中效强心苷。同时具有抗肿瘤、逆转乳腺癌细胞耐药性等药理作用。

临床应用　主要用于各种急性和慢性心功能不全以及室上性心动过速、心房颤动和扑动、心脏衰竭等的临床治疗。

（吴　霞）

zǐhuāyángdìhuánggān A

紫花洋地黄苷 A（purpurea gly-coside A）　从玄参科植物紫花洋地黄 *Digitalis purpurea* L. 的叶中分离得到的甲型强心苷。属于 I 型强心苷。采用温和的酸水解生成洋地黄毒苷元，在紫花苷酶（β‑葡萄糖苷酶）作用下可生成洋地黄毒苷。分子式 $C_{47}H_{74}O_{18}$，结构式如图。

性状　无色粉末。

结构类型　属于甲型强心苷类化合物。

药理作用　对肾腺癌和肝癌细胞具有肿瘤特异性的细胞毒活性作用。

（吴　霞）

jítāluògān

吉他洛苷（gitaloxin）　从玄参科植物毛花洋地黄 *Digitalis lanata* Ehrh. 等的叶中提取得到的甲型强心苷。属于 I 型强心苷。分子式 $C_{42}H_{64}O_{15}$，结构式如图。

性状　白色粉末。

结构类型　属于甲型强心苷类化合物。

药理作用　具有与洋地黄毒苷相同的强心作用。

临床应用　主要用于各种急性和慢性心功能不全以及室上性

心动过速、心房颤动和扑动、心脏衰竭等的临床治疗。

（吴　霞）

línglángān

铃兰苷（convalloside）　从百合科植物铃兰 *Convallaria majalis* Linn. 的地上部分和桑科植物见血封喉 *Antiaris toxicaria*（Pers.）Lesch. 的树皮以及玉竹 *Polygonatum odoratum*（Mill.）Druce 的根状茎等中提取得到的甲型强心苷。分子式 $C_{35}H_{52}O_{15}$，结构式如图。

性状　白色粉末。

结构类型　属于甲型强心苷类化合物。

药理作用　主要具有强心的药理作用。

临床应用　主要用于急慢性充血性心力衰竭，阵发性心动过速等的临床治疗。

（吴　霞）

línglán dúgān

铃兰毒苷（convallatoxin）　从百合科植物铃兰 *Convallaria majalis* Linn. 的地上部分和桑科植物见血封喉 *Antiaris toxicaria*（Pers.）

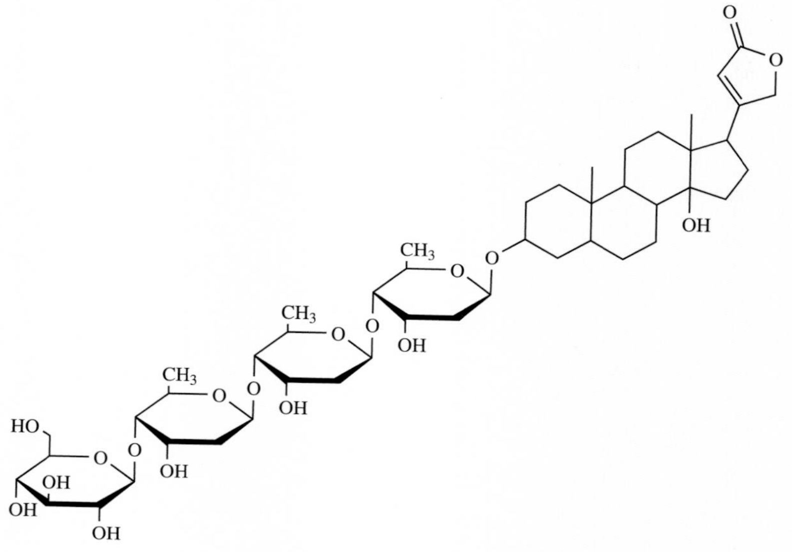

图　紫花洋地黄苷 A

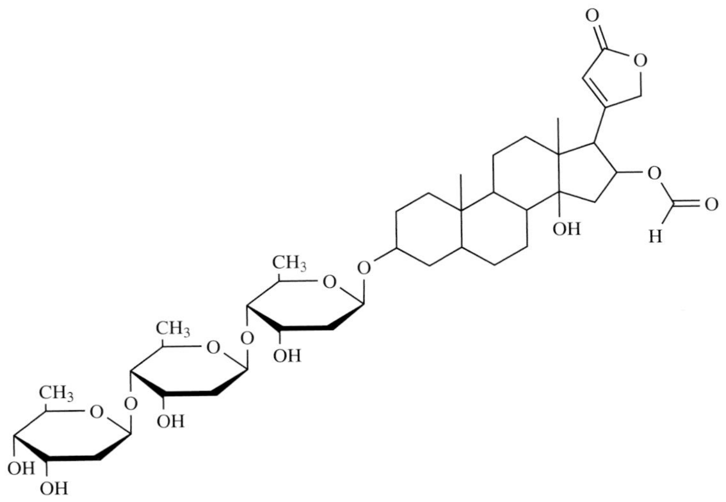

图　吉他洛苷

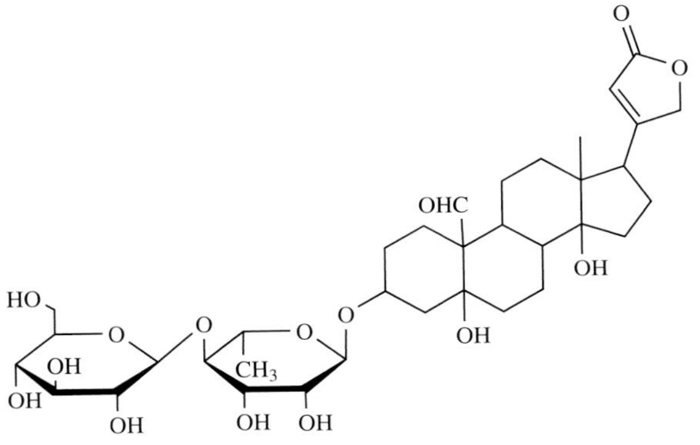

图　铃兰毒醇苷

图　铃兰苷

图　铃兰毒苷

Lesch. 的树皮等中分离得到的甲型强心苷。分子式 $C_{29}H_{42}O_{10}$，结构式如图。

性状　白色粉末。

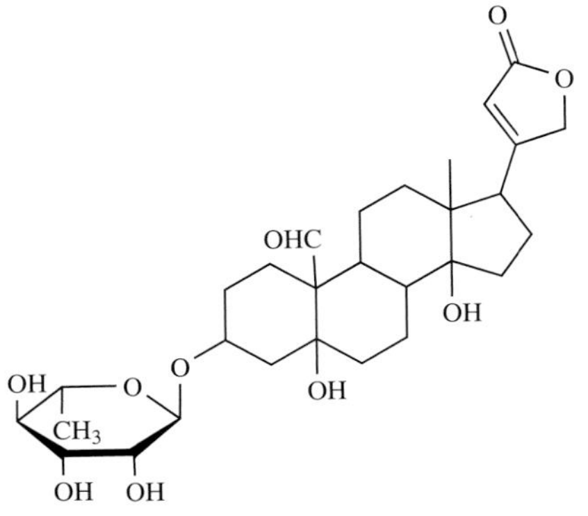

结构类型　属于甲型强心苷类化合物。

药理作用　主要具有强心作用及抗衰老、抗肿瘤、抗血管生成等药理作用。

临床应用　主要用于急慢性充血性心力衰竭、阵发性心动过速等的临床治疗。

（吴　霞）

línglán dúchúngān

铃兰毒醇苷（convallatoxol）从百合科植物铃兰 *Convallaria majalis* Linn. 的地上部分和桑科植物见血封喉 *Antiaris toxicaria*（Pers.）Lesch. 的树皮等中提取得到的甲型强心苷。分子式 $C_{29}H_{44}O_{10}$，结构式如图。

性状　白色粉末。

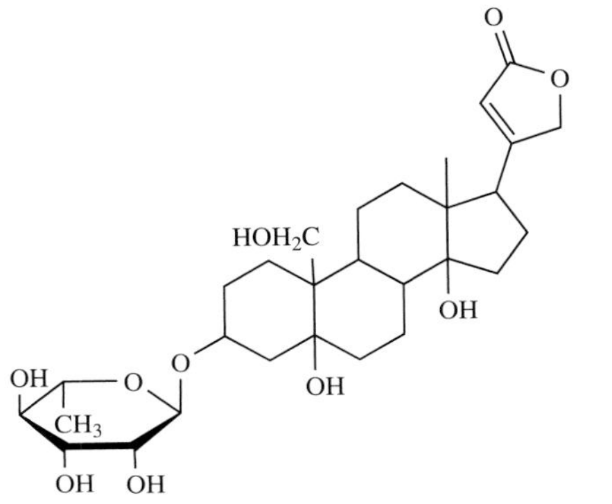

结构类型　属于甲型强心苷类化合物。

药理作用　主要具有强心作用及抗肿瘤作用。

临床应用　主要用于急慢性充血性心力衰竭、阵发性心动过速等的临床治疗。

（吴　霞）

huángjiágān jiǎ

黄夹苷甲（thevetin A）　从夹竹桃科植物黄花夹竹桃 *Thevetia. peruviana*（Pers.）K. Schum. 的果仁中分离得到的甲型强心苷。属于 Ⅱ 型强心苷。分子式 $C_{42}H_{64}O_{19}$，结构式如图。

性状　无色结晶。

结构类型　属于甲型强心苷类化合物。

药理作用　主要具有强心、利尿等药理作用。

临床应用　主要用于心力衰竭、喘息咳嗽等的临床治疗。

（吴　霞）

huángjiácìgān jiǎ

黄夹次苷甲（peruvoside）　从夹竹桃科植物黄花夹竹桃 *Thevetia peruviana*（Pers.）K.Schum. 的果仁等中得到的甲型强心苷。可作为强心药的主要成分。分子式 $C_{30}H_{44}O_9$，结构式如图。

性状　无色结晶。

结构类型　属于甲型强心苷

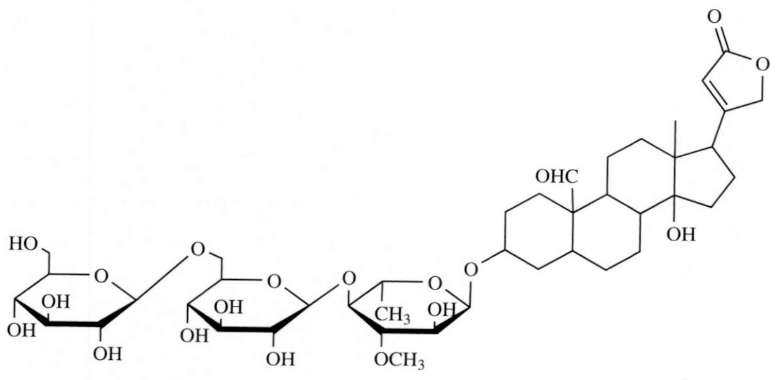

图　黄夹苷甲

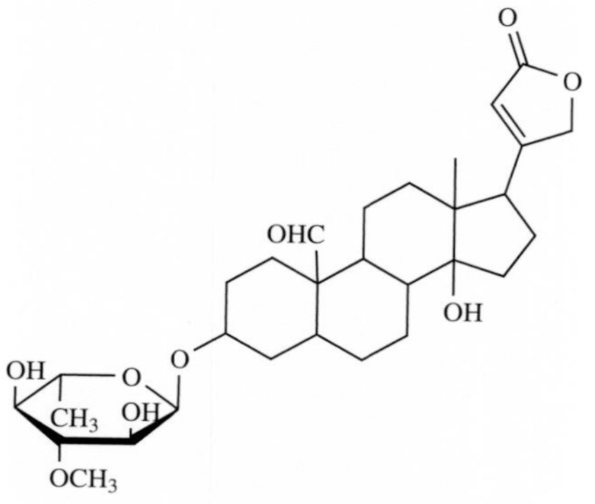

图　黄夹次苷甲

类化合物。

药理作用　主要具有强心作用及抗肿瘤等药理作用。

临床应用　主要用于各种心力衰竭和心肌功能不全等的临床治疗。

（吴　霞）

K-dúmáoxuánhuāzǐgān

K- 毒毛旋花子苷（strophanthoside K）

从夹竹桃科植物黄花夹竹桃 *Thevetia peruviana*（Pers.）K. Schum. 的种子和叶等中提取得到的甲型强心苷。通用名毒毛花苷K。分子式 $C_{42}H_{64}O_{19}$，结构式如图。

性状　白色或淡黄色粉末。

结构类型　属于甲型强心苷类化合物。

药理作用　为常用速效强心苷。此外，还具有利尿、抗病毒等药理作用。

临床应用　主要用于治疗急性充血性心力衰竭，是最有效的正性肌力药物。

（吴　霞）

qùyǐxiān máohuāyángdìhuánggān bǐng

去乙酰毛花洋地黄苷丙（deslanoside）

从玄参科植物毛花洋地黄 *Digitalis lanata* Ehrh 的叶中提取的毛花洋地黄苷丙经去乙酰化后得到的甲型强心苷。通用名毛花苷丙。商品名西地兰（Digilanid C）。分子式为 $C_{47}H_{74}O_{19}$，结构式如图。

性状　无色粉末。

结构类型　属于甲型强心苷类化合物。

药理作用　为常用速效强心苷，并具有抑制胃癌细胞增殖等作用。

临床应用　主要用于急性心功能不全或慢性心功能不全急性加重的患者。亦可用于控制伴快速心室率的心房颤动、心房扑动患者的心室率。

（吴　霞）

xīnnuògān

辛诺苷（sinoside）

从夹竹桃科植物羊角拗 *Strophanthus divaricatus*（Lour.）Hook. et Arn. 的种子中提取的甲型强心苷。分子式 $C_{30}H_{44}O_{9}$，结构式如图。

性状　无色结晶。

结构类型　属于甲型强心苷类化合物。

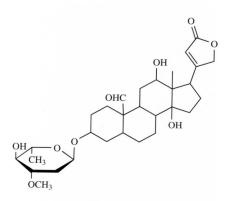

图　辛诺苷

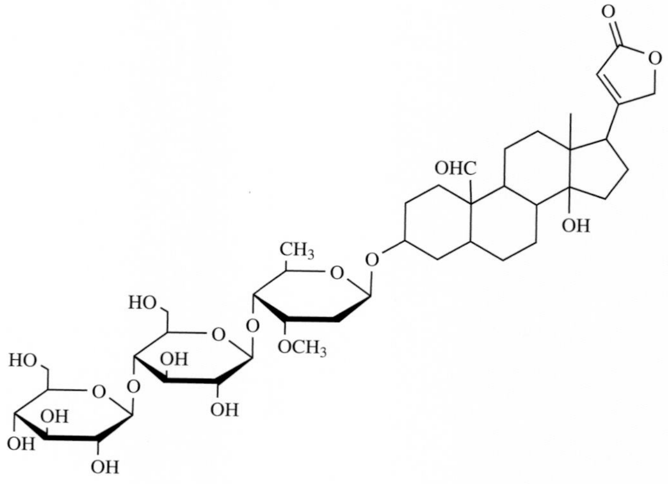

图　K- 毒毛旋花子苷

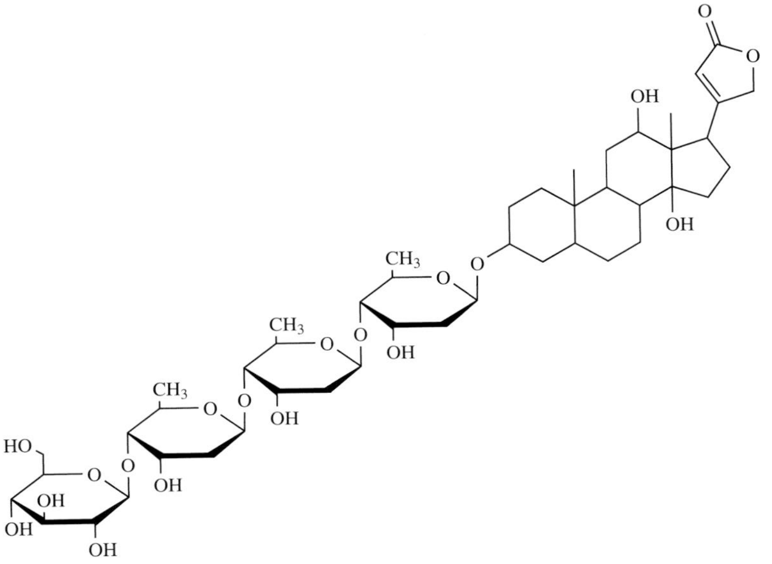

图 去乙酰毛花洋地黄苷丙

药理作用 主要具有强心的药理作用。

（吴 霞）

yángjiǎoniùgān

羊角拗苷（divaricoside） 从夹竹桃科植物羊角拗 *Strophanthus divaricatus*（Lour.）Hook. et Arn. 的根、茎、叶等中提取的甲型强心苷。商品名地伐西（Divaside）。分子式为 $C_{30}H_{46}O_8$，结构式如图。

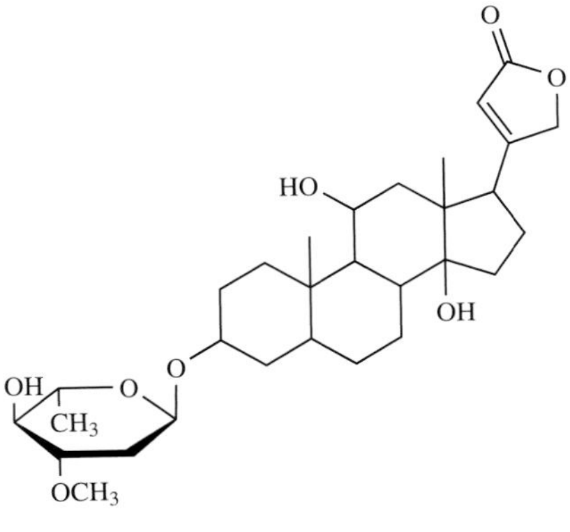

图 羊角拗苷

性状 无色结晶。

结构类型 属于甲型强心苷类化合物。

药理作用 主要具有强心、灭螺、灭虫等药理作用。

临床应用 主要用于治疗充血性心力衰竭、心肌梗死，尤适用于急性病例。

（吴 霞）

jiānádàmágān

加拿大麻苷（cymarin） 从夹竹桃科植物罗布麻 *Apocynum venetum* L. 的根和叶、毛茛科植物冰凉花 *Adonis amurensis* Regel et Radde 的全草和根等中提取得到的甲型强心苷类。分子式 $C_{30}H_{44}O_9$，结构式如图。

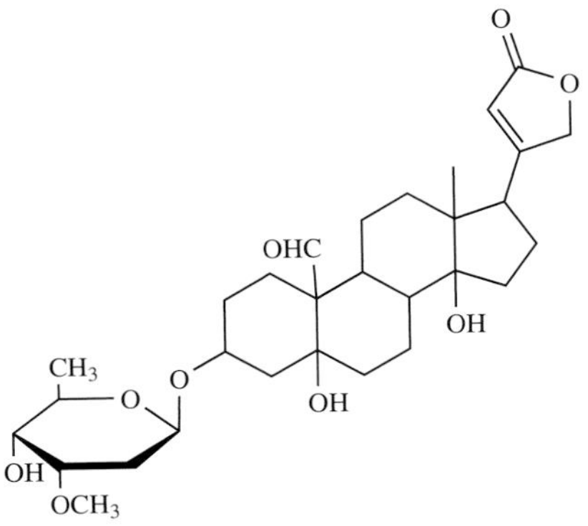

图 加拿大麻苷

性状 无色结晶。

结构类型 属于甲型强心苷类化合物。

药理作用 主要具有强心、灭螺、灭虫等药理作用。

临床应用 主要用于治疗充血性心力衰竭、心肌梗死，尤适用于急性病例。

（吴 霞）

yǐxíng qiángxīngān

乙型强心苷（B-type cardiac glycoside） C_{17} 侧链为六元不饱和内酯环（$\Delta^{\alpha\beta,\gamma\delta}-\delta-$内酯）的强心苷元与糖缩合而成的强心苷。此类强心苷元称为乙型强心苷元，又称海葱甾二烯或蟾蜍甾二烯。自然界中该类型强心苷类化合物数目较少。代表化合物有原海葱苷 A、海葱苷 A、华蟾毒精等。主要具有强心、止痛、抗肿瘤等药理作用。乙型强心苷元基本母核结构式如图。

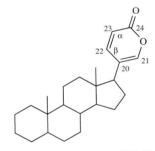

图 乙型强心苷元母核结构

（吴 霞）

yuánhǎicōnggān A

原海葱苷 A（proscillaridin A） 从百合科植物绵枣儿 *Scilla sinensis*（Lour.）Merr. 的鳞茎、白海葱 *Scilla maritimo* L.var.*alba* 的根等中提取得到的乙型强心苷。属于 II 型强心苷。又称海葱次苷甲。分子式 $C_{30}H_{42}O_8$，结构式如图。

性状 无色晶体。

结构类型 属于乙型强心苷

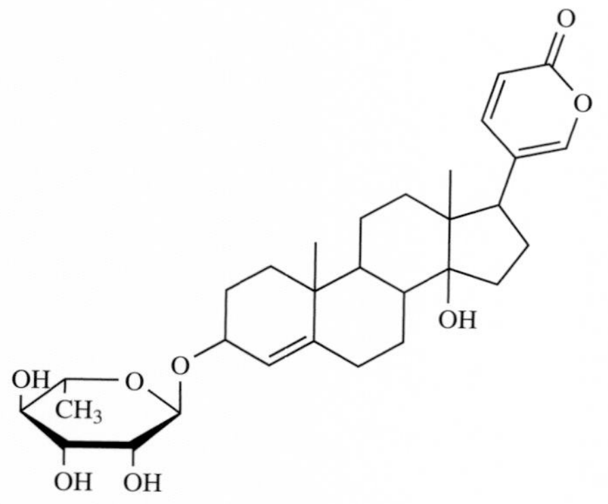

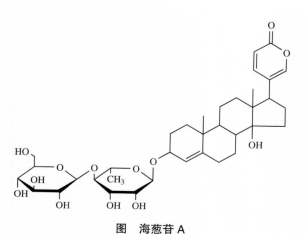

图　原海葱苷 A

类化合物。

药理作用　主要具有增强心肌收缩、调整心律、抗乙型肝炎病毒（HBV）、抗肿瘤细胞增殖等药理作用。

临床应用　主要用作强心剂。适用于心瓣膜疾病、贫血性心脏病和高血压性心脏病等疾病的临床治疗。

（吴　霞）

hǎicōnggān A

海葱苷 A（scillaren A）　从风信子科植物海葱 *Urginea maritime*（Baker）L. 的鳞茎等中分离得到的乙型强心苷。属于乙型强心苷。分子式 $C_{36}H_{52}O_{13}$，结构式如图。

性状　无色无定形粉末。

结构类型　属于乙型强心苷类化合物。

药理作用　主要具有强心及利尿等作用。

（吴　霞）

huáchándújīng

华蟾毒精（cinobufagin）　从蟾蜍科动物如中华大蟾蜍 *Bufo bufogargarizans* Cantor. 或黑眶蟾蜍 *Bufo melanostictus* Schneider. 的耳下腺及皮肤分泌的白色浆液中分离得到的游离蟾蜍甾二烯类化合物。又称华蟾酥毒基。分子式 $C_{26}H_{34}O_6$，结构式如图。

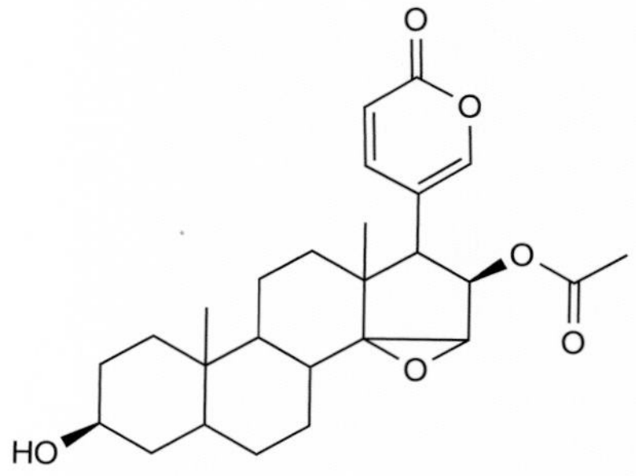

性状　无色结晶。

结构类型　属于蟾蜍甾二烯类化合物。

药理作用　主要具有强心、抗心律失常、抗肿瘤、镇痛、抑制睾酮分泌等药理作用。

临床应用　主要用于癌症、

结核病、心脏病、恶性血液病、顽固性呃逆、周期性面神经麻痹、急性咽炎和慢性乙肝等病症的临床治疗。还可以用于局部麻醉、表面麻醉及慢性牙髓炎的无痛切髓术等。

（吴　霞）

zhīchándú pèijī

脂蟾毒配基（resibufogenin）从蟾蜍科动物如中华大蟾蜍 *Bufo bufogargarizans* Cantor. 或黑眶蟾蜍 *Bufo melanostictus* Schneider. 等的耳下腺及皮肤腺分泌的白色浆液中分离得到的游离蟾蜍甾二烯类化合物。又称蟾力苏。分子式 $C_{24}H_{32}O_4$，结构式如图。

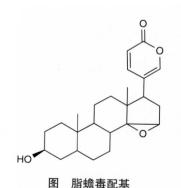

图　脂蟾毒配基

性状　无色结晶。

结构类型　属于蟾蜍甾二烯类化合物。

药理作用　主要具有强心、抑制癌细胞增殖、抗氧化等药理作用。

图　华蟾毒精

图　海葱苷 A

临床应用 主要用于心力衰竭、呼吸抑制、外伤性休克等的临床治疗。具有明显的急性中枢神经毒性。

（吴 霞）

chándúlíng

蟾毒灵（bufalin）

从蟾蜍科动物如中华大蟾蜍 *Bufo bufo gargarizans* Cantor 或黑眶蟾蜍 *Bufo melanstictus* Schneider 等的耳下腺及皮肤腺分泌的白色浆液中分离得到的游离蟾蜍甾二烯类化合物。又称蟾毒精。分子式 $C_{24}H_{34}O_4$，结构式如图。

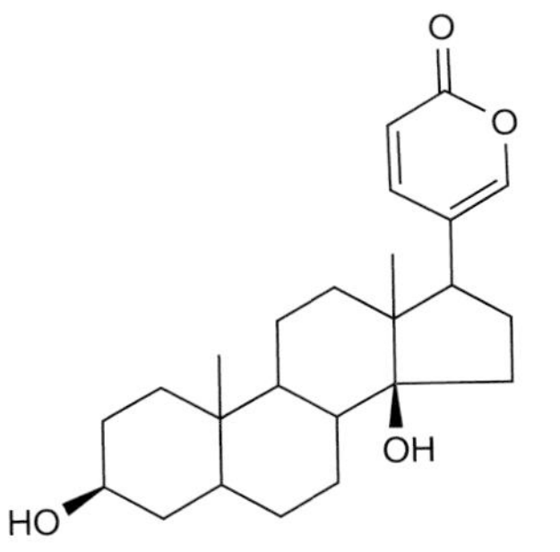

图　蟾毒灵

性状 无色结晶。

结构类型 属于蟾蜍甾二烯类化合物。

药理作用 主要具有抗肿瘤、抗血管生成、强心、升压、兴奋呼吸、抗炎、调节免疫力及局麻等药理作用。

临床应用 主要用于肝癌、胰腺癌、肠癌、胃癌、膀胱癌等的临床治疗。

（吴 霞）

chándútālíng

蟾毒它灵（Bufotaline）

从蟾蜍科动物如中华大蟾蜍 *Bufo bufo-gargarizans* Cantor 或黑眶蟾蜍 *Bufo melanostictus* Schneider 等的耳下腺及皮肤腺分泌的白色浆液中分离得到的游离蟾蜍甾二烯类化合物。

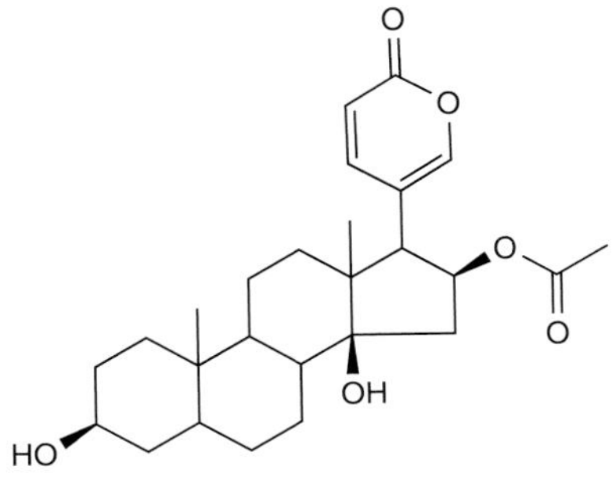

图　蟾毒它灵

分子式 $C_{26}H_{36}O_6$，结构式如图。

性状 无色粉末。

结构类型 属于蟾蜍甾二烯类化合物。

药理作用 主要具有抗肿瘤作用。

临床应用 主要用于恶性肿瘤、止痛、麻醉、抗感染、白细胞减少症、周围性面神经麻痹等的临床治疗。

（吴 霞）

rìchándútālíng

日蟾毒它灵（gamabufalin）

从蟾蜍科动物如中华大蟾蜍 *Bufo bufo gargarizans* Cantor 或黑眶蟾蜍 *Bufo melanostictus* Schneider 等的耳下腺及皮肤腺分泌的白色浆液中分离得到的游离蟾蜍甾二烯类化合物。分子式 $C_{24}H_{34}O_5$，结构式如图。

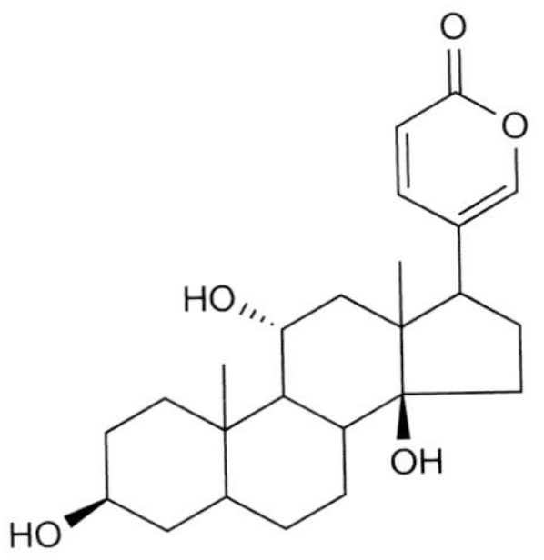

图　日蟾毒它灵

性状 无色结晶。

结构类型 属于蟾蜍甾二烯类化合物。

药理作用 主要具有抗肿瘤、抗炎等药理作用。

临床应用 主要用于恶性肿瘤、感染、白细胞减少症、周围性面神经麻痹等的临床治疗。

（吴 霞）

chándútālǐdìng

蟾毒它里定（bufotalidin）

从蟾蜍科动物如中华大蟾蜍 *Bufo bufogargarizans* Cantor 或黑眶蟾蜍 *Bufo melanostictus* Schneider 等的耳下腺及皮肤腺分泌的白色浆液中分离得到的游离蟾蜍甾二烯类化合物。又称嚏根草配基（hellebrigenin）。分子式 $C_{24}H_{32}O_6$，结构式如图。

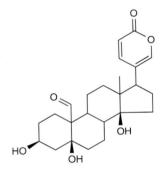

图　蟾毒它里定

性状 无色粉末。

结构类型 属于蟾蜍甾二烯类化合物。

药理作用 主要具有抗肿瘤作用。

临床应用 主要用于恶性肿瘤、感染、白细胞减少症、周围性面神经麻痹等的临床治疗。

（吴 霞）

zāitǐ zàogān

甾体皂苷（steroidal saponins）

由螺甾烷类化合物与糖结合而成的皂苷类化合物。又称中性皂苷。其水溶液经振摇后多能产生大量肥皂水溶液样的泡沫。甾体皂苷呈中性，故又称中性皂苷。

甾体皂苷类主要分布在单子叶植物中，大多存在于百合科、薯蓣科、石蒜科和龙舌兰科，在菠萝科、棕榈科、茄科、玄参科、豆科、姜科、延龄草科等植物中也存在。常见的含有甾体皂苷的中药材有知母、穿山龙、菝葜、黄独、山草薢、七叶一枝花等。此外，多种海洋生物和动物体内亦有结构特殊的甾体皂苷。甾体皂苷具有多方面生物活性，主要表现为防治心脑血管疾病、抗肿瘤、抗生育、降血糖和调节免疫等药理作用。

结构类型 甾体皂苷元由27个碳原子组成，根据甾体皂苷元 C_{25} 的构型和 F 环的环合状态，甾体皂苷可分为螺甾烷醇型皂苷、异螺甾烷醇型皂苷、呋甾烷醇型皂苷和变形螺甾烷醇型皂苷四种类型。

研究内容 甾体皂苷类化学成分的研究内容主要包括以下几个方面。

提取方法 甾体皂苷类成分主要采用亲水性溶剂（如甲醇、乙醇）等进行提取，提取液回收溶剂后，分散在水中，用水饱和正丁醇萃取或用大孔树脂纯化，得到粗甾体皂苷成分。甾体皂苷元的制备主要有两种方法。一种是先用有机溶剂（如甲醇、乙醇等）从原料中提出皂苷，然后将粗皂苷酸水解，再用苯、三氯甲烷等有机溶剂自酸水解液中提出皂苷元。实验室常采用这种方法；另一种是将植物原料直接酸水解，水解物水洗干燥后，再用亲脂性有机溶剂提取。这是工业生产常用的方法。

分离方法 分离、纯化甾体皂苷类成分的经典方法主要有分段沉淀法、胆甾醇沉淀法等，但应用较多、分离效果最好的仍是各种色谱法。①大孔吸附树脂柱色谱法：将欲分离的混合物水溶液通过大孔吸附树脂柱后，依次用水、浓度由低到高的含水甲（乙）醇溶液、甲（乙）醇洗脱，将混合物分离成若干组分。一般是极性大的甾体皂苷，可被 10%～30% 的甲醇或乙醇先洗脱下来，极性小的甾体皂苷，可被 50% 以上的甲醇或乙醇洗脱下来，获得纯度较高的总甾体皂苷类成分。②分配柱色谱法：甾体皂苷极性较大，采用分配柱色谱法分离效果更好。常用硅胶等为支持剂，以 3% 的草酸水溶液为固定相，以含水的混合有机溶剂为流动相，如三氯甲烷-甲醇-水、二氯甲烷-甲醇-水、乙酸乙酯-乙醇-水等，也可用水饱和的正丁醇为流动相。各洗脱流分经薄层色谱（TLC）检测，单一组分者合并后回收溶剂，即可得到单体甾体皂苷。③凝胶色谱法：常用凝胶是葡聚糖凝胶 LH-20。甾体皂苷混合物在凝胶色谱柱上用不同浓度的甲醇、乙醇或水等溶剂洗脱时，分子量大的甾体皂苷先被洗脱下来，分子量小的甾体皂苷后被洗脱下来。各洗脱流分经 TLC 检测，单一组分者合并后回收溶剂，即可得到单体甾体皂苷。

检识方法 主要用泡沫试验、溶血试验及化学方法进行甾体皂苷的检识。①泡沫试验：取中药粉末 1g，加水 10ml，煮沸 10 分钟后滤出水液，水液振摇后产生持久性泡沫（15 分钟以上），则为阳性。②溶血试验：取供试液 1ml，水浴蒸干，残留物加 0.9% 生理盐水溶解，再加几滴 2% 的红细胞悬浮液，若溶液由混浊变为澄清，示有皂苷类成分存在，即产生溶血现象。③醋酐-浓硫酸反应：将样品溶于三氯甲烷中，加硫酸-醋酐（1:20），产生红→紫→蓝→绿→污绿等颜色变化，最后褪色。④三氯醋酸反应：将样品溶液滴在滤纸上，喷 25% 的三氯乙酸乙醇溶液，加热至 60℃ 呈红色至紫色。⑤盐酸-对二甲氨基苯甲醛反应：F 环裂解的双糖链甾体皂苷与盐酸-对二甲氨基苯甲醛试剂（Ehrlich 试剂，简称 E 试剂）显红色。

结构鉴定方法 甾体皂苷的结构研究主要采用波谱法。①红外光谱：甾体皂苷元分子中含有螺缩酮结构，在红外光谱中 $980cm^{-1}$（A）、$920cm^{-1}$（B）、$900cm^{-1}$（C）、$860cm^{-1}$（D）附近有四个特征吸收谱带。螺甾烷醇类皂苷的 B 带 >C 带，异螺甾烷醇类皂苷的 B 带 <C 带。②核磁共振氢谱：^{1}H-NMR 可用于鉴定甾体皂苷元分子中 18-、19-、21-和 27-位甲基的特征峰。从端基质子信号的数目可推测糖的个数，偶合常数可用于确定苷键的构型。③核磁共振碳谱：结合无畸变极化转移增强法（DEPT）谱，根据甾体皂苷元有 27 个碳信号，可判断碳的类型。根据 C-5、C-9 和 C-19 信号的化学位移值鉴别甾体皂苷元 A/B 环的稠合方式。根据 27-CH$_3$ 信号的化学位移判断 C-25 的构型。④质谱：甾体皂苷元分子中有螺甾烷结构，在质谱（MS）中均出现很强的质荷比（m/z）139 的基峰，中等强度的 m/z 115 的碎片离子峰及一个弱的 m/z 126 碎片离子峰。

（尹 莲）

luózāiwánchúnxíng zàogān

螺甾烷醇型皂苷（spirostanol saponins） 甾体母核 25 位上的甲基位于直立键的甾体皂苷。代表性化合物为知母皂苷 A-Ⅲ、剑麻皂苷、菝葜皂苷等。主要具有抑制血小板聚集和血管扩张、抗肿瘤、降血糖、降血压、抗炎、抗氧化、抗病毒等药理作用。其苷元基本母核结构如图。

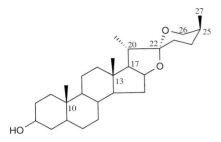

图　螺甾烷醇型皂苷元母核结构

（尹　莲）

zhīmǔ zàogān A-Ⅲ

知母皂苷 A-Ⅲ（timosaponin A-Ⅲ）　从百合科植物知母 *Anemarrhena asphodeloides* Bunge 的根中提取出的螺甾烷醇型皂苷。分子式 $C_{39}H_{64}O_{13}$，结构式如图。

性状　白色粉末。

结构类型　属于甾体皂苷类化合物。

药理作用　主要具有改善学习和记忆障碍、抑制血小板聚集和血管扩张、抗肿瘤、降血糖、降血压、抗炎、抗氧化、抗辐射、抗病毒、抗真菌等药理作用。

（尹　莲）

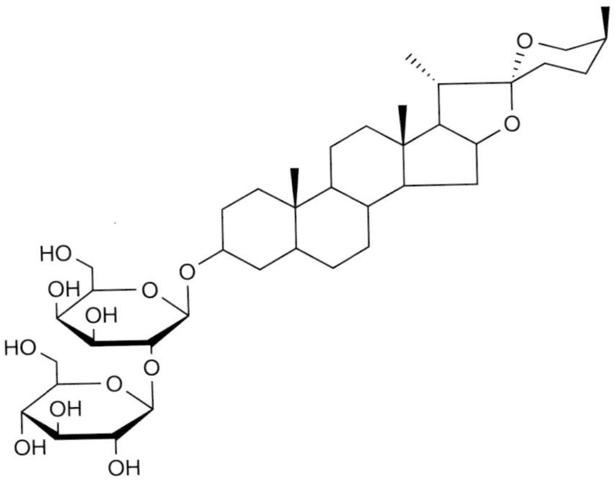

báqiā zàogān

菝葜皂苷（parillin）　从百合科植物灰菝葜 *Smilax aristolochiaefolia* L. 的根中提取出的螺甾烷醇型皂苷。分子式为 $C_{51}H_{84}O_{23}$，结构式如图。

性状　白色粉末。

结构类型　属于甾体皂苷类化合物。

药理作用　主要具有抗肿瘤等药理作用。

（尹　莲）

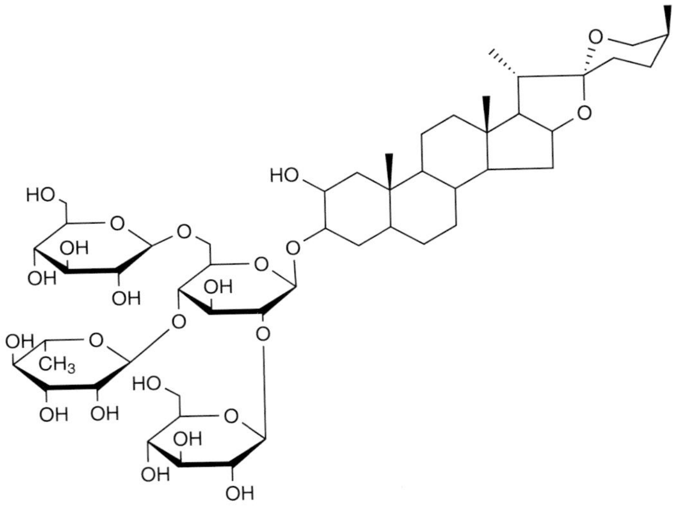

yìluózāiwánchúnxíng zàogān

异螺甾烷醇型皂苷（isospiro-stanol saponins）　甾体母核25

位上的甲基位于平伏键的甾体皂苷。代表化合物为薯蓣皂苷、麦冬皂苷 D 等。主要具有降血脂、血管扩张、抗肿瘤等药理作用。异螺甾烷醇型皂苷元基本母核结构如图。

（尹　莲）

shǔyù zàogān

薯蓣皂苷（dioscin）　从薯蓣科植物穿山龙 *Dioscorea nipponica* Makino、盾叶薯蓣 *Dioscorea zingiberensis* C.H.Wright 及福州薯蓣 *Dioscorea futschauensis* Uline ex R. Knuth 等的根茎中提取出的异螺甾烷醇型皂苷。分子式 $C_{45}H_{72}O_{16}$，结构式如图。

性状　白色结晶。

结构类型　属于甾体皂苷类化合物。

药理作用　主要具有抗肿瘤、保护缺氧心肌、抗血小板聚集、降血脂、调节免疫、抗炎、镇痛、化痰、止咳、平喘、抑制平滑肌收缩等药理作用。

临床应用　主要用于冠心病、心绞痛、高血压等的临床治疗。

（尹　莲）

màidōng zàogān D

麦冬皂苷 D（ophiopogonin D）　从百合科植物麦冬 *Ophiopogon*

图　知母皂苷 A-Ⅲ

图　菝葜皂苷

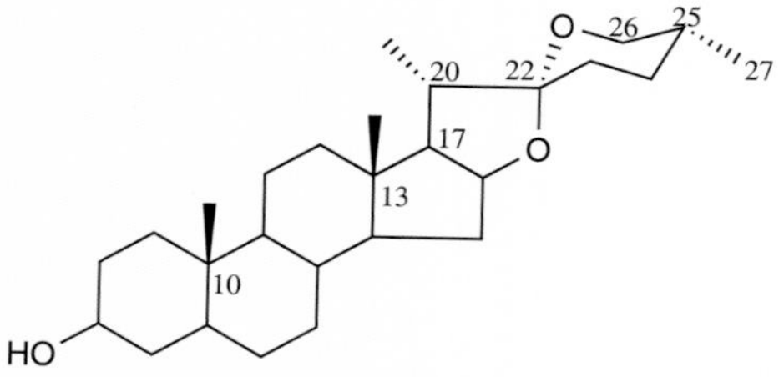

图　异螺甾烷醇型皂苷元母核结构

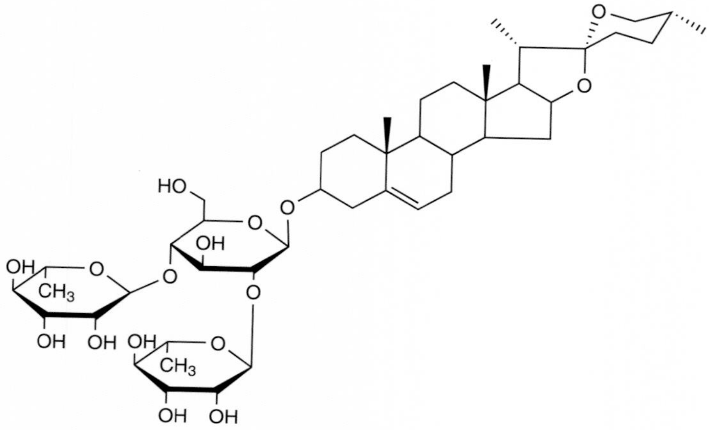

图　薯蓣皂苷

japonicus（Linn.f.）Ker-Gawl. 的块根中提取分离出的异螺甾烷醇型皂苷。分子式为 $C_{44}H_{70}O_{16}$，结构式如图。

性状　白色粉末。

结构类型　属于甾体皂苷类化合物。

药理作用　主要具有保护心肌、抗肿瘤、祛痰、抗炎等药理作用。

（尹　莲）

fūzǎiwánchúnxíng zàogān

呋甾烷醇型皂苷（furostanol saponins）　甾体皂苷元结构中的 F 环开裂的甾体皂苷。代表性化合物有原菝葜皂苷、薤白苷等。主要具有抗炎、抗肿瘤、抗菌、抗血小板聚集等药理作用。基本母核结构如图。

（尹　莲）

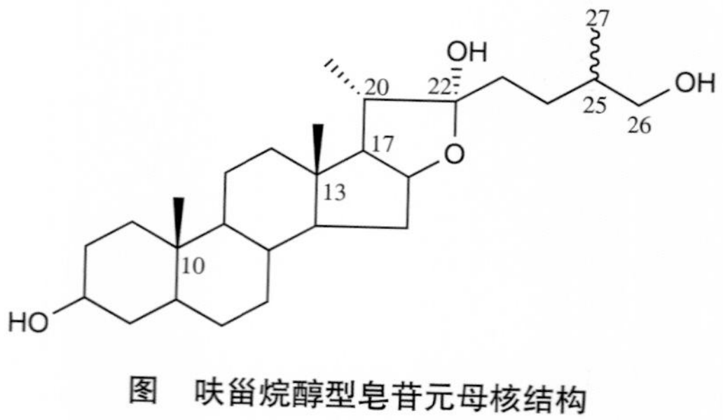

biànxíng luózāiwánchúnxíng zàogān

变型螺甾烷醇型皂苷（pseu-

do-spirostanolsaponin）　甾体皂苷元结构中 F 环为呋喃环的甾体皂苷。代表性化合物有颠茄皂苷、纽替皂苷等。主要具有抗肿瘤、抗菌等药理作用。苷元基本母核结构式如图。

（尹　莲）

zuìqié nèizhǐ

醉茄内酯（withanolides）　具有 C-28 麦角甾烷骨架的 C-26 羧酸内酯类甾体化合物。广泛分布于茄科植物中，尤其是酸浆属、醉茄属、曼陀罗属中。其主要结构特征为麦角甾烷的侧链 C-26 羧基与 C-22 或 C-23 位的羟基形成 δ- 或 γ- 内酯环。根据 C-17 侧链的不同，可以分为 δ- 醉茄内酯和 γ- 醉茄内酯两类。醉茄内酯类成分主要具有抗肿瘤、抗菌、抗炎、调节免疫与抑制、利尿、降糖、杀虫等药理作用。结构式如图。

（杨炳友）

yángjīnhuāgān

洋金花苷（datura metelosides）　从茄科植物洋金花 *Dature Stra-*

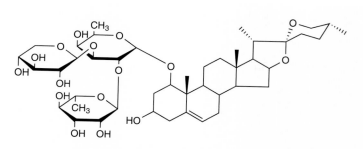

图　麦冬皂苷 D

图　呋甾烷醇型皂苷元母核结构

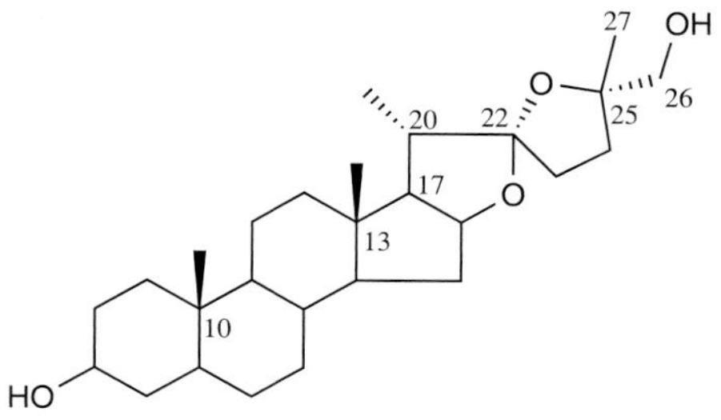

构如图。

结构类型 属于醉茄内酯类化合物。

药理作用 主要具有抗炎、抗真菌等药理作用。

（杨炳友）

suānjiāng kǔsù

酸浆苦素（physalins） 从茄科植物酸浆 *Physalis alkekengi* L. 的果实中分离得到的醉茄内酯。已发现酸浆苦素类化合物20余种。根据 C-14 与 C-27 之间形成氧桥与否，将酸浆苦素类化合物分为两类，结构式如图。

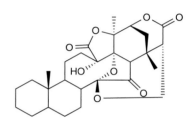

图 变型螺甾烷醇型皂苷元母核结构

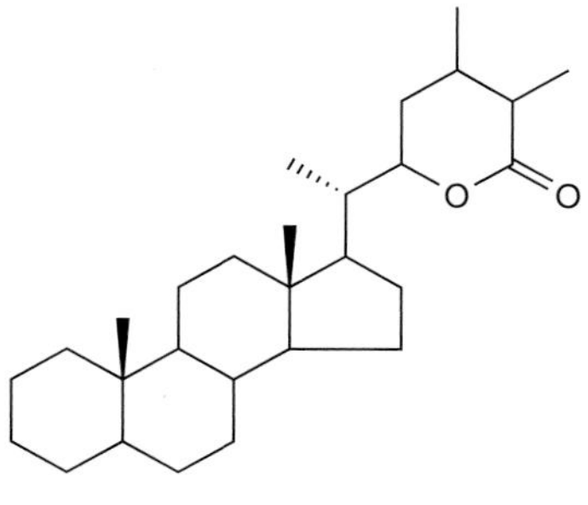

a.δ–醉茄内酯　　b.γ–醉茄内酯

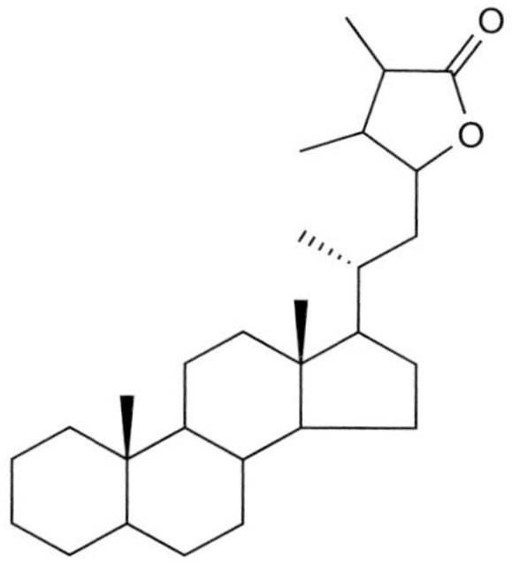

图 醉茄内酯

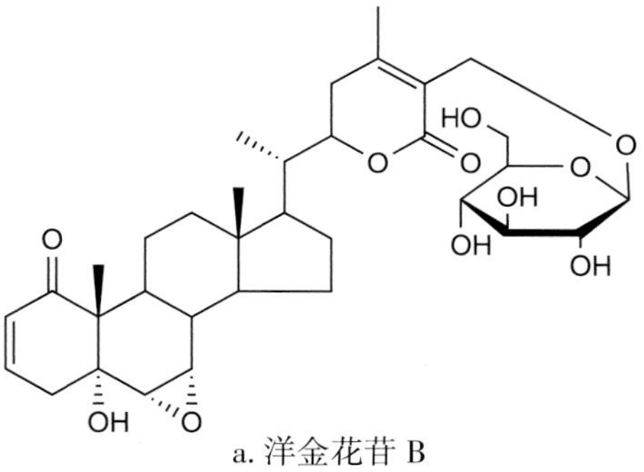

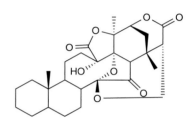

a.C–14 与 C–27 之间形成氧桥

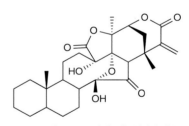

b.C–14 与 C–27 之间未形成氧桥

图 酸浆苦素衍生物

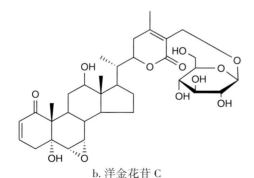

a. 洋金花苷 B

b. 洋金花苷 C

图 洋金花苷衍生物

结构类型 属于醉茄内酯类化合物。

药理作用 主要具有抗炎、抗菌作用、杀虫、抗肿瘤、抑制免疫等药理作用。

临床应用 主要用于肿瘤、真菌感染等的临床治疗。

（杨炳友）

C₂₁ zāitǐ huàxué chéngfèn

C₂₁ 甾体化学成分（C_{21} steroides） 含有 21 个碳原子的甾体类化学成分。C_{21} 甾体类成分主要

monium Datura L. 的花中提取分离得到的醉茄内酯。现已分离获得了洋金花苷 A–N 等多个化合物。洋金花苷衍生物洋金花苷 B、C 结

存在于萝藦科、玄参科、夹竹桃科、毛茛科等植物中，多数以苷的形式存在，且大多与强心苷共存于同种植物中。主要具有抗炎、抗肿瘤、抗生育等生物活性。C_{21}甾类成分以孕甾烷或其异构体为骨架，基本结构式母核如图。

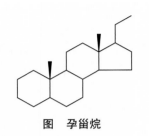

图　孕甾烷

（何桂霞）

zhíwù zāichún

植物甾醇（phytosterols）　结构母核的 C_{17} 位连接 8 ～ 10 个碳原子组成的链状侧链的甾体类化学成分。在植物界分布广泛，几乎所有植物中均存在，是植物细胞的重要组成。在植物体中多以游离状态存在，且常与油脂共存于植物种子或花粉中，也有与糖形成苷的形式或高级脂肪酸酯的形式存在。代表化合物有 β-谷甾醇、豆甾醇、α-菠甾醇。主要具有降血脂、抗炎、抗肿瘤等药理作用。

（何桂霞）

β-gǔzāichún

β-谷甾醇（β-sitosterol）　从小檗科植物八角莲 *Dysosma versipellis*（Hance）M.Cheng ex Ying 和五加科植物人参 *Panax ginseng* C. A. Mey. 的根等中提取得到的植物甾醇。分子式为 $C_{29}H_{50}O$，结构式如图。

性状　白色粉末。

结构类型　属于植物甾醇类化合物。

药理作用　主要具有降血脂、抗炎、抗肿瘤等药理作用。

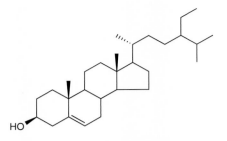

图　β-谷甾醇

临床应用　主要用于 II 型高脂血症及预防动脉粥样硬化的临床治疗。

（何桂霞）

dòuzāichún

豆甾醇（stigmasterol）　从豆科植物大豆 *Glycine max*（L.）Merr. 的种子中分离得到的植物甾醇。分子式 $C_{29}H_{48}O$，结构式如图。

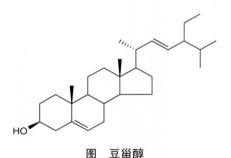

图　豆甾醇

性状　白色粉末。

结构类型　属于植物甾醇类化合物。

药理作用　主要具有降低胆固醇、抗炎等药理作用。

临床应用　主要用于脂肪肝的临床治疗。

（何桂霞）

α-bōzāichún

α-菠甾醇（bessisterol）　从葫芦科植物甜瓜 *Cucumis melo* L. 的果蒂等中分离得到的植物甾醇。分子式 $C_{29}H_{48}O$，结构式如图。

性状　白色粉末。

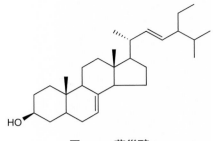

图　α-菠甾醇

结构类型　属于植物甾醇类化合物。

药理作用　主要具有控制糖原和矿物质代谢、降低胆固醇、抗肿瘤等药理作用。

临床应用　主要用于拮抗胆固醇及预防心血管疾病。

（何桂霞）

kūnchóng biàntài jīsù

昆虫变态激素（moulting hormones）　具有促蜕皮活性的甾醇衍生物或代谢产物。该类化合物最初在昆虫体内发现，是昆虫蜕皮时必要的激素。20 世纪 60 年代后从植物界也逐渐分离得到蜕皮类化合物等，因此又将这类成分称为植物蜕皮素（phytoecdysones）。主要具有促进蛋白质合成、降低血脂、抑制血糖上升等药理作用。

（何桂霞）

niúxī zāitóng

牛膝甾酮（inokosterone）　从苋科植物日本牛膝 *Achyranthes fauriei* Lev. et. Van 的根、牛膝 *Achyranthes bidentate* Bl. 的全草等中提取分离得到的昆虫变态激素。分子式 $C_{27}H_{44}O_7$，结构式如图。

性状　无色针晶。

结构类型　属于昆虫变态激素类化合物。

药理作用　主要具有蜕皮激素样作用及降血糖、促进蛋白质合成等药理作用。

（何桂霞）

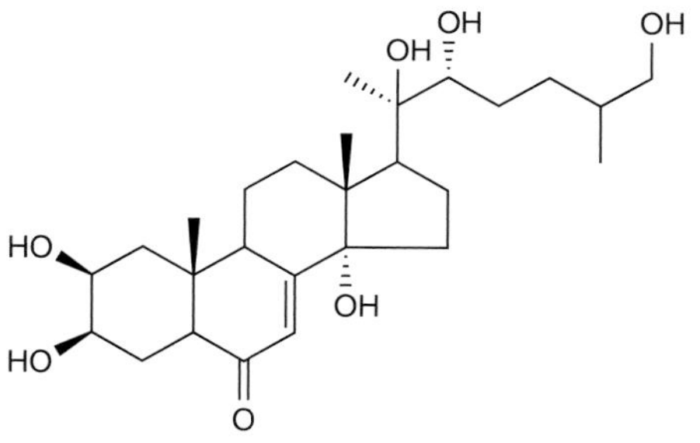

图　牛膝甾酮

白合成、抗心律不齐、抗疲劳、降血脂等药理作用。

临床应用　主要用于风湿性关节炎、糖尿病等的临床治疗。

（何桂霞）

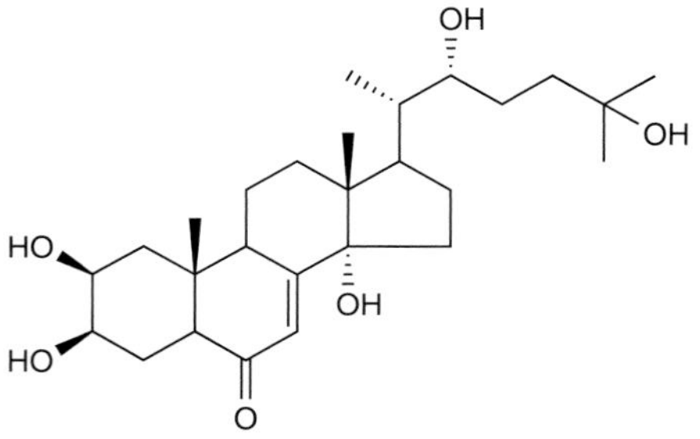

tuìpí zāitóng

蜕皮甾酮（ecdysterone）　从鸭跖草科植物露水草 *Cyanotis arachnoidea* C. B. Clarke 的全草等中分离得到的昆虫变态激素。又称 β–蜕皮素（β–ecdysone）。分子式 $C_{27}H_{44}O_7$，结构式如图。

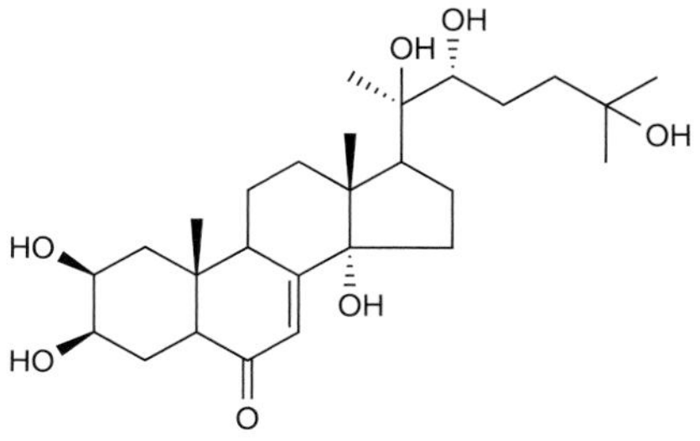

chuānniúxī zāitóng

川牛膝甾酮（cyasterone）　从苋科植物川牛膝 *Cyathula officinalis* Kuan. 的根、百合科植物延龄草 *Trillium tschonoskii* Maxim. 的根茎等中提取分离得到的昆虫变态激素。川牛膝甾酮分子式为 $C_{29}H_{44}O_8$，结构式如图。

性状　无色针晶。

结构类型　属于昆虫变态激素类化合物。

药理作用　主要具有蜕皮激素样作用及降血糖、促进蛋白质

合成、抗血小板聚集等药理作用。

（何桂霞）

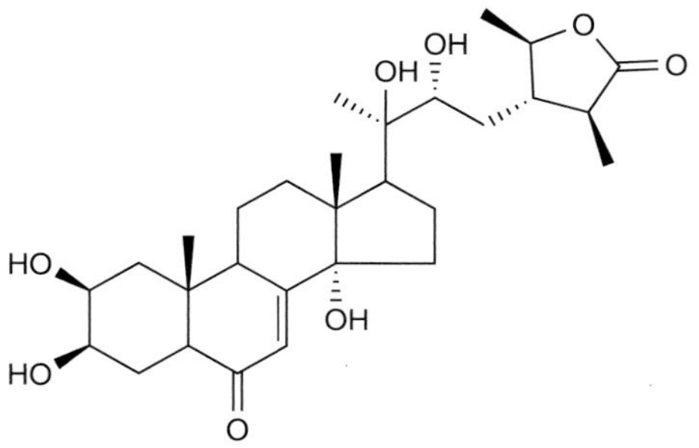

α-tuìpísù

α–蜕皮素（α-ecdysone）从罗汉松科、紫杉科、苋科、桑科等多种蕨类植物和种子植物中分离得到的昆虫变态激素。分子式 $C_{27}H_{44}O_6$，结构式如图。

性状　无色针晶。

结构类型　属于昆虫变态激素类化合物。

药理作用　主要具有蜕皮激素样作用及降血糖、促进胶原蛋

图　蜕皮甾酮

性状　白色粉末。

结构类型　属于昆虫变态激素类化合物。

药理作用　主要具有蜕皮激素样作用及促进胶原蛋白合成、抗心律不齐、抗疲劳、降血糖等药理作用。

（何桂霞）

图　川牛膝甾酮

dǎnzhīsuān

胆汁酸（bile acid）　存在于动物胆汁中的胆烷酸类化合物。在动物胆汁中通常与甘氨酸或牛磺酸以肽键结合成甘氨胆汁酸或牛磺胆汁酸并以钠盐形式存在。几乎所有家禽的胆汁中都含有这类化合物。胆汁酸具有广泛的用途，如从猪、牛、羊胆汁中提取胆酸，用以制备人工牛黄。一些胆汁酸具有抗菌、健胃、镇痛、解痉、降胆固醇、镇咳等药理作用，可用以治疗高血压、动脉粥样硬化

图　α–蜕皮素

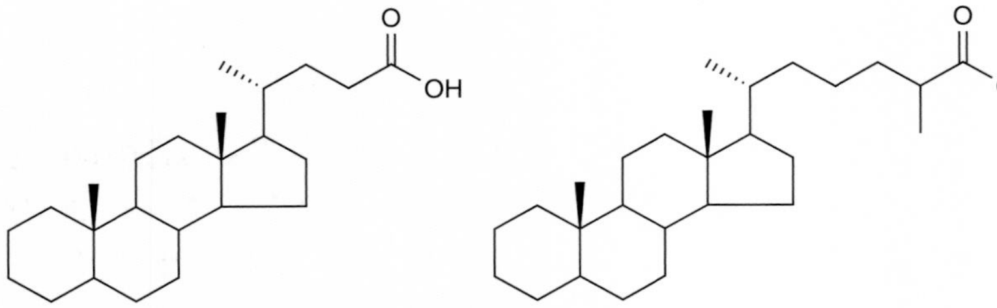

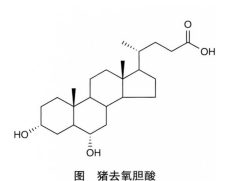

图　胆汁酸衍生物的母核结构

a. 胆烷酸　　　b. 粪甾烷酸

及胆结石等。

结构类型　高等动物中的胆汁酸由 24 个碳原子组成基本母核。鱼类、两栖类和爬行类动物中的胆汁酸基本母核由 27 个或 28 个碳原子组成，属于粪甾烷酸（coprostanic acid）的羟基衍生物。各种动物胆汁中胆汁酸的区别，主要在于羟基数目、位置及构型的区别。胆汁酸衍生物的基本母核如图。

研究内容　主要包括以下几个方面。

提取方法　首先取动物胆汁加碱皂化，使结合型胆汁酸皂化为游离型，皂化滤液酸化，使胆汁酸盐成为游离胆汁酸，再用有机溶剂提取。

分离方法　主要采用重结晶法分离胆汁酸类成分。

检识方法　胆汁酸的检识可以采用显色反应，也可采用纸色谱、薄层色谱、气相色谱等技术和酶循环法等。

（郭　玫　杨鸣华）

dǎnsuān

胆酸（cholic acid）　从猪、牛、羊等的胆汁中提取分离得到的胆汁酸类化合物。分子式 $C_{24}H_{40}O_5$，结构式如图。

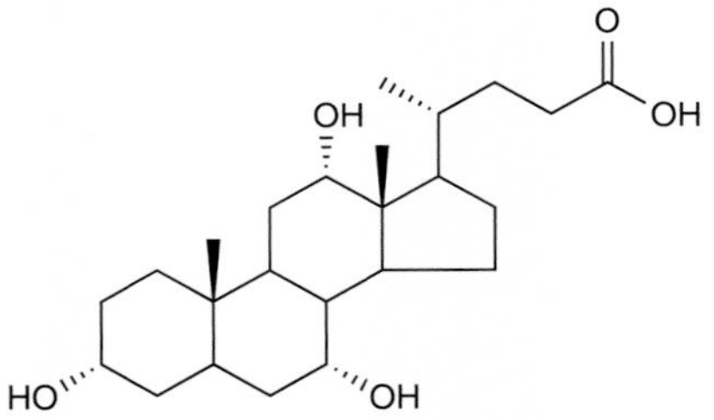

性状　白色粉末。

结构类型　属于胆汁酸类化合物。

药理作用　主要具有解热、

图　胆酸

抗炎、抗过敏、抗菌、抗病毒、抗氧化、保肝等药理作用。能刺激胆汁分泌，促进脂类的乳化和吸收。

临床应用　主要用于胆囊炎、胆结石、胆汁缺乏、脂肪消化不良及胆道瘘管长期引流等的临床治疗。

（郭　玫　杨鸣华）

qùyǎng dǎnsuān

去氧胆酸（deoxycholic acid）可以从多种家畜（猪、牛、羊、兔）的胆汁中提取分离得到胆汁酸类化合物。分子式 $C_{24}H_{40}O_4$，结构式如图。

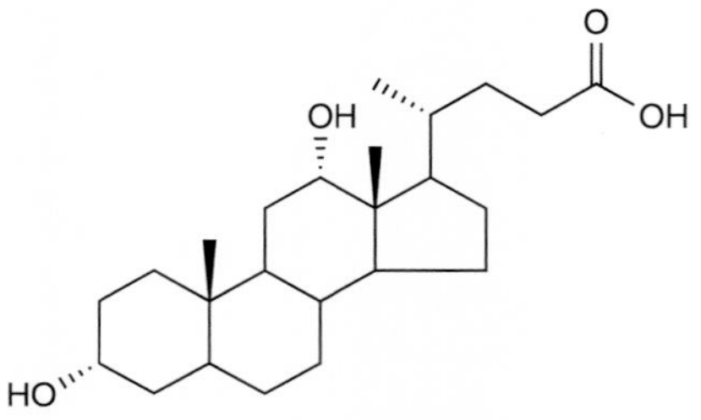

图　去氧胆酸

性状　白色结晶。

结构类型　属于胆汁酸类化合物。

药理作用　主要具有抗菌、抗炎、解热、镇咳、祛痰、镇静、镇痛、解痉等药理作用。

（郭　玫　杨鸣华）

zhūqùyǎng dǎnsuān

猪去氧胆酸（hyodesoxycholic acid）　从猪的胆汁中提取分离得到的胆汁酸类化合物。分子式 $C_{24}H_{40}O_4$，结构式如图。

图　猪去氧胆酸

性状　白色或略带微黄色的粉末。

结构类型　属于胆汁酸类化合物。

药理作用　主要能降低胆固醇和甘油三酯并具有抑菌、抑制肝癌细胞转移等药理作用。

临床应用　主要用于高脂血症、动脉粥样硬化症、慢性支气管炎、小儿病毒性上呼吸道炎症等、胆道炎、胆囊炎、胆石症以及肝胆疾患引起的消化不良等的临床治疗。

（郭　玫　杨鸣华）

xióngqùyǎng dǎnsuān

熊去氧胆酸（ursodeoxycholic acid）　从熊的胆汁中提取分离得到的胆汁酸类化合物。分子式 $C_{24}H_{40}O_4$，结构式如图。

性状　白色粉末。

结构类型　属于胆汁酸类化

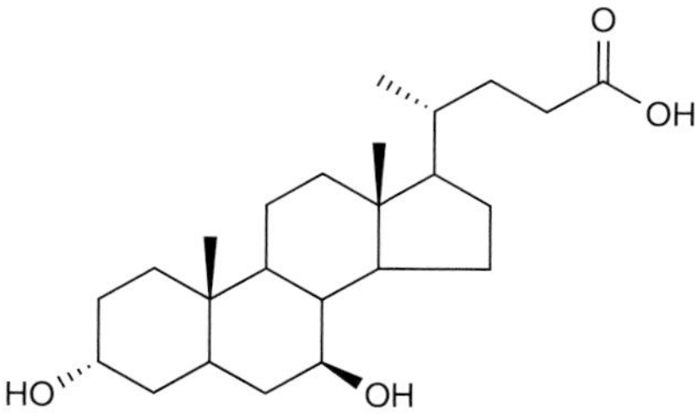

图　熊去氧胆酸

合物。

药理作用　主要具有促进胆汁分泌、保护肝脏、调节免疫、降血脂、镇痉、抗惊厥、降血糖等药理作用。

临床应用　主要用于慢性肝炎、胆囊炎、胆管炎、胆汁性消化不良、黄疸等的临床治疗。

（郭　玫　杨鸣华）

équyǎng dǎnsuān

鹅去氧胆酸（chenodeoxycholic acid）　从鹅、牛、羊、鸡、猪、熊的胆汁中提取分离得到的胆汁酸类化合物。分子式 $C_{24}H_{40}O_4$，结构式如图。

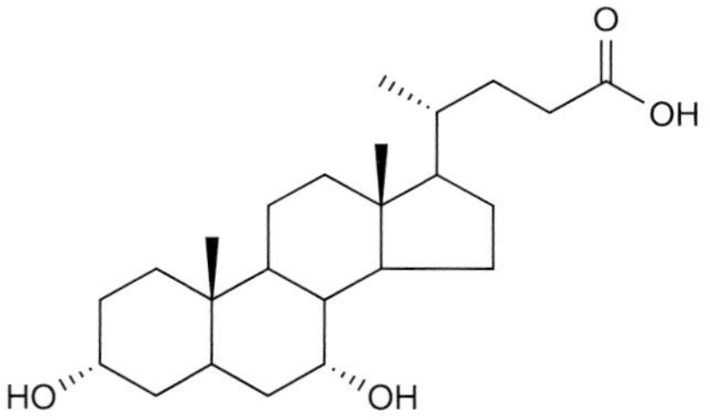

图　鹅去氧胆酸

性状　白色粉末。

结构类型　属于胆汁酸类化合物。

药理作用　主要具有促进胆汁分泌、抗炎、抑菌、镇咳、祛痰、平喘等药理作用。

临床应用　主要用于预防和治疗胆固醇性胆结石症，对胆色素性结石和混合性结石也有一定

疗效。

（郭　玫　杨鸣华）

niúhuáng dǎnsuān

牛磺胆酸（taurocholic acid）

从牛黄、动物胆汁中提取分离得到的胆汁酸类化合物，也可以采用人工合成方法获取。分子式 $C_{26}H_{45}NO_7S$，结构式如图。

性状　白色或类白色粉末。

结构类型　属于胆汁酸类化合物。

药理作用　主要具有镇咳、祛痰、抗炎、抑菌、促进胆汁分泌等药理作用。

临床应用　以牛磺胆酸钠形式用于生化研究。

（郭　玫　杨鸣华）

shēngwùjiǎnlèi huàxué chéngfèn

生物碱类化学成分（alkaloids）

含有负氧化态氮原子的多具有碱性的化合物。生物碱主要分布于植物界，绝大多数存在于高等植物的双子叶植物中，已知存在于 50 多个科的 120 多个属中，如毛莨科、罂粟科、茄科、防己科、豆科等；单子叶植物也有少数科属含生物碱，如石蒜科、百合科、兰科等；少数裸子植物如麻黄科、红豆杉科、三尖杉科也存在生物碱。在植物体内，少数碱性极弱的生物碱以游离态存在，如酰胺类生物碱。有一定碱性的生物碱多以有机酸盐形式存在，如柠檬酸盐、草酸盐、酒石酸盐、琥珀

酸盐等。少数以无机酸盐形式存在，如盐酸小檗碱、硫酸吗啡等。其他存在形式尚有 N-氧化物、生物碱苷等。生物碱多具有显著而特殊的生物活性，如镇痛、解痉、抗菌、消炎、降血压、止咳平喘、抗疟、抗心律失常、抗肿瘤等药理作用。

结构类型　生物碱常按化学结构不同进行分类。可分为吡咯烷类生物碱、莨菪烷类生物碱、哌啶类生物碱、里西啶类生物碱、苯丙胺类生物碱、异喹啉类生物碱、喹啉类生物碱、吖啶酮类生物碱、吲哚类生物碱、咪唑类生物碱、甾体类生物碱及萜类生物碱等十几个类型。

研究内容　主要包括以下几个方面。

提取方法　总生物碱的提取方法主要有溶剂法、离子交换树脂法、沉淀法。①溶剂法：是最常用的方法，包括水或酸水－有机溶剂提取、醇－酸水－有机溶剂提取、碱化－有机溶剂及其他溶剂提取法。②离子交换树脂法：将酸水液与阳离子交换树脂进行交换，以与非生物碱成分分离。交换后树脂，用碱液或 10% 氨水碱化后，用有机试剂进行洗脱，回收有机溶剂的总生物碱。③沉淀法：季铵类生物碱因易溶于碱水中，除离子交换法外，往往难于用一般溶剂方法将其提出，因

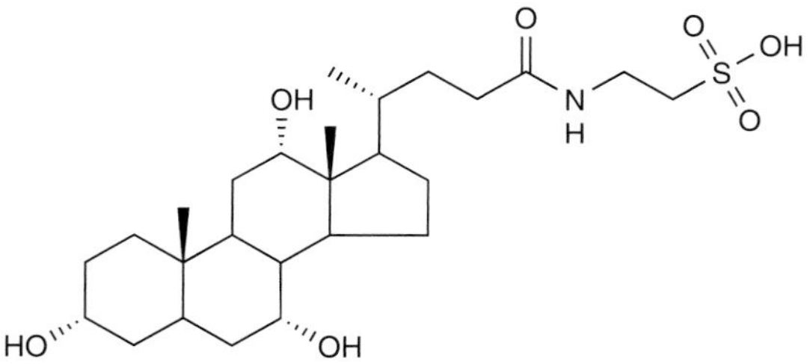

图　牛磺胆酸

此常用沉淀法进行提取。

分离方法 生物碱的分离主要是利用生物碱碱性差异、生物碱及其盐溶解度的差异以及色谱法进行分离。①利用碱性差异分离：可在不同pH值条件下以水不溶性有机溶剂萃取进行生物碱的分离。②利用溶解度差异分离：某些生物碱对有机溶剂的溶解度不同，由此可以利用生物碱及其盐溶解度的差异进行分离。③色谱法：广泛应用于生物碱分离。最常用的是硅胶、氧化铝、十八烷基硅烷键合硅胶（ODS）、葡聚糖凝胶LH-20、大孔树脂等柱色谱。因硅胶显弱酸性，强碱能在色谱柱中成盐，常在洗脱剂中加入适量的二乙胺，使生物碱游离进行分离。对生物碱苷、极性较大的生物碱或极性差异很小的生物碱的分离可以采用反相色谱、分配色谱等进行分离。

检识方法 生物碱的检识一般可采用沉淀反应或显色反应。①沉淀反应：大多数生物碱或其盐的水溶液能与一些试剂生成难溶性的盐或配合物而沉淀。这些能与生物碱发生沉淀反应的试剂称作生物碱沉淀剂。生物碱沉淀剂的种类较多，根据其组成，可分为碘化物复盐、重金属盐和大分子酸类三大类。生物碱沉淀反应一般是在弱酸性水溶液中进行，苦味酸试剂和三硝基间苯二酚试剂亦可在中性条件下进行。在生物碱的检识中应注意假阳性结果的排除，进行沉淀反应，需用三种以上试剂才能确证。②显色反应：生物碱可与一些浓无机酸为主的试剂反应，呈现不同的颜色，这些试剂称为生物碱显色剂。常用的生物碱显色剂有钒酸铵的浓硫酸溶液、钼酸钠的浓硫酸溶液、对二甲氨基苯甲醛的硫酸溶液、甲醛-硫酸试剂、浓硫酸、浓硝酸、浓盐酸等。利用此性质可检查和鉴别生物碱。如1%的钒酸铵-浓硫酸溶液遇莨菪碱显红色、马钱子碱显血红色、奎宁显淡橙色、吗啡显棕色、番木鳖碱显紫蓝色。

结构鉴定方法 随着波谱技术的不断发展，波谱法已成为生物碱类化合物结构研究的重要方法。①紫外-可见光谱：通过紫外光谱可以反映生物碱等基本骨架和其分子中生色团的结构特点。②红外光谱：主要用于生物碱的功能基定性和与已知碱的对照鉴定，对某些生物碱骨架的立体构型、功能基的位置及构型有一定的帮助。③核磁共振光谱：是生物碱结构测定最强有力的工具，可提供多种官能团、结构骨架及立体化学信息。④质谱：生物碱的质谱裂解数据十分丰富，需要结合生物碱的结构类型，对质谱数据进行综合分析以确定其结构。

（罗建光）

bǐluòwánlèi shēngwùjiǎn

吡咯烷类生物碱（pyrrolidine alkaloids） 以吡咯或吡咯烷为基本母核的生物碱类化学成分。吡咯烷类生物碱结构简单，数目较少，主要具有祛痰、镇咳、降压等药理作用。代表化合物为水苏碱、红古豆碱、党参碱等。母核结构如图。

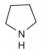

图 吡咯烷类生物碱母核结构

（罗建光）

hónggǔdòujiǎn

红古豆碱（cuscohygrine） 从茄科植物颠茄 *Atropa belladonna* L. 的根等中提取出的吡咯烷类生物碱。分子式为 $C_{13}H_{24}N_2O$，结构式如图。

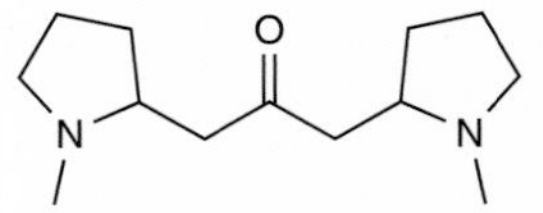

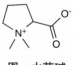

图 红古豆碱

性状 无色粉末。

结构类型 属于吡咯烷类生物碱类化合物。

药理作用 主要具有中枢镇静作用及外周抗胆碱、平喘、扩张外周血管和降压等药理作用。

临床应用 主要用于胃肠道痉挛疼痛和胃溃疡等病症的临床治疗。

（罗建光）

shuǐsūjiǎn

水苏碱（stachydrine） 从唇形科植物益母草 *Leonurus japonicus* Hout 的叶、青风藤科植物四川青风藤 *Sabia schaumanniana* Diels 的根等中提取出的吡咯烷类生物碱。分子式 $C_7H_{13}NO_2$，结构式如图。

图 水苏碱

性状 白色固体，超过50℃熔化成液态。

结构类型 属于吡咯类生物碱类化合物。

药理作用 主要具有祛痰、镇咳、活血、调经、利尿、消肿、兴奋子宫等药理作用。

（罗建光）

làngdàngwánlèi shēngwùjiǎn

莨菪烷类生物碱（tropane alkaloids）

以莨菪烷为基本母核的生物碱类化学成分。常以有机酸酯的形式存在。从植物中已经分离得到 500 余个莨菪烷类生物碱，主要分布在茄科、大戟科、十字花科、旋花科等双子叶植物中，主要具有镇痛、解痉、抗炎等药理作用。代表化合物为莨菪碱、东莨菪碱、樟柳碱等。母核结构如图。

图　莨菪烷类生物碱母核结构

（罗建光）

ātuōpǐn

阿托品（atropine）

从茄科植物颠茄 *Atropa belladonna* L. 和莨菪 *Hyoscyamus niger* L. 的根、曼陀罗 *Datura stramonium* Linn. 的花等中分离得到的莨菪烷类生物碱。为消旋体，常用其硫酸盐。分子式 $C_{17}H_{23}NO_3$，结构式如图。

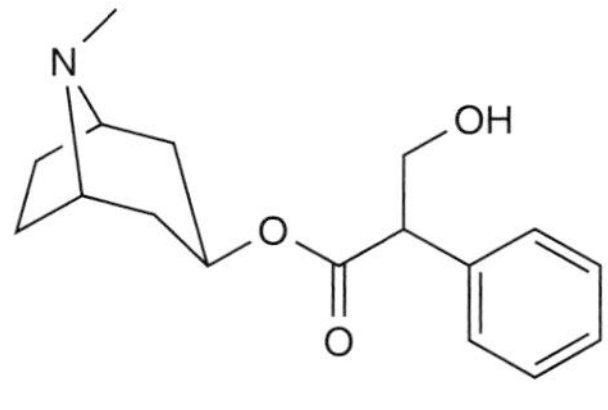

图　阿托品

性状　白色粉末。

结构类型　属于莨菪烷类生物碱类化合物。

药理作用　为选择性的 M 受体阻断剂。

临床应用　主要用于缓解各种内脏绞痛、解除平滑肌痉挛，

也用于抗心律失常、抗休克以及解救有机磷酸酯类中毒和全身麻醉前给药。

（罗建光）

làngdàngjiǎn

莨菪碱（hyoscyamine）

从茄科植物颠茄 *Atropa belladonna* Burm.f. 和天仙子 *Hyoscyamus niger* L. 的根、曼陀罗 *Datura stramonium* Linn. 的花等中分离得到的莨菪烷类生物碱。是阿托品的左旋异构体。分子式为 $C_{17}H_{23}NO_3$，结构式如图。

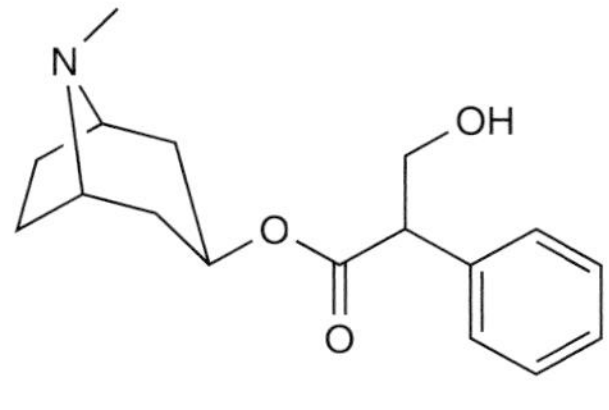

图　莨菪碱

性状　无色结晶。

结构类型　属于莨菪烷类生物碱类化合物。

药理作用　主要为 M 胆碱能受体阻滞剂，具有解痉、抑制腺体分泌、散瞳等药理作用。

临床应用　临床主要应用于解痉、散瞳，治疗胃和十二指肠溃疡等。

（罗建光）

dōnglàngdàngjiǎn

东莨菪碱（scopolamine）

从茄科植物颠茄 *Atropa belladonna* Burm.f. 和天仙子 *Hyoscyamus niger* L. 的根、曼陀罗 *Datur astramonium* Linn. 的花中分离得到的莨菪烷类生物碱。分子式为 $C_{17}H_{21}NO_4$，结构式如图。

性状　黏稠液体。

结构类型　属于莨菪烷类生物碱类化合物。

药理作用　主要具有中枢神

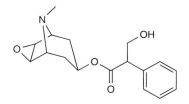

图　东莨菪碱

经系统作用。低剂量时中枢神经系统被抑制，起到镇静作用。大剂量时产生兴奋作用。

临床应用　临床上主要用于麻醉前给药、止痛及治疗精神病等方面。

（罗建光）

shānlàngdàngjiǎn

山莨菪碱（anisodamine）

从茄科植物唐古特山莨菪 *Anisodus tanguticus*（Maxim.）Pascher 的根中离得到的莨菪烷类生物碱。天然山莨菪碱为左旋体，临床使用的人工合成品为消旋体。分子式为 $C_{17}H_{23}NO_4$，结构式如图。

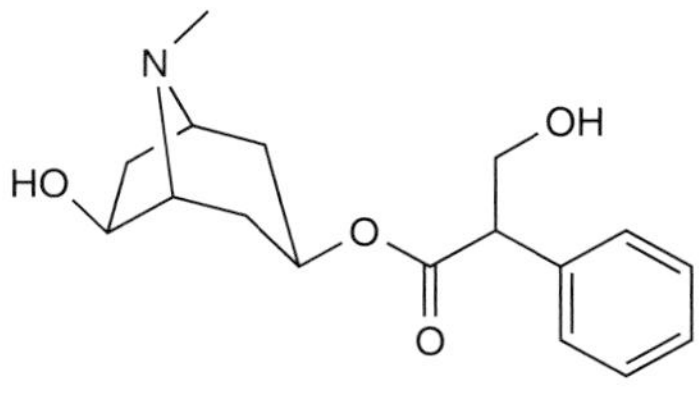

图　山莨菪碱

性状　白色粉末。

结构类型　属于莨菪烷类生物碱类化合物。

药理作用　主要具有外周抗胆碱作用及解除血管平滑肌痉挛和微循环障碍的作用及抗肿瘤和细胞毒性。

临床应用　主要用于中毒性休克及内脏平滑肌绞痛、眩晕症，血管神经性头痛等的临床治疗。

（罗建光）

zhāngliǔjiǎn

樟柳碱（anisodine） 从唐古特山莨菪 *Anisodus tanguticus*（Maxim.）Pascher 的根中分离得到的莨菪烷类生物碱。分子式为 $C_{17}H_{21}NO_5$，结构式如图。

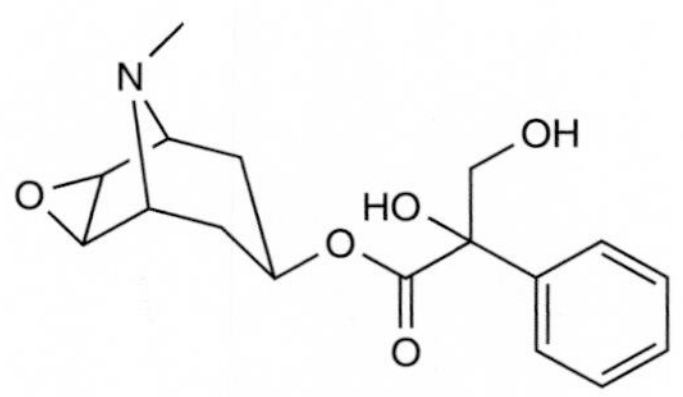

图　樟柳碱

性状　白色粉末。

结构类型　属于莨菪烷类生物碱类化合物。

药理作用　主要具有抑制中枢神经系统及抗胃溃疡、缓解有机磷中毒等药理作用。

临床应用　主要用于视网膜疾病、脑血管闭塞病症、慢性气管炎、偏头痛及抢救因脑缺氧产生的昏迷、中药麻醉、防晕船及眼科散瞳验光等。

（罗建光）

pàidìnglèi shēngwùjiǎn

哌啶类生物碱（piperidines alkaloids） 以哌啶为基本母核的生物碱类化学成分。生源上可看成是由赖氨酸衍生而来。哌啶类生物碱分布广泛，在胡椒科、菊科、藜科、伞形科、荨麻科、天南星科、安石榴科、景天科、桔梗科、松科、豆科、大戟科、百合科、云实科、含羞草科、椴树科、茜草科、刺茉莉科、番木瓜科、蝶

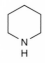

图　哌啶类生物碱母核结构

形花科、紫薇科、茄科等植物中均有分布，已发现 200 余种该类型化合物。哌啶类生物碱主要具有抗惊厥、镇静、抗肿瘤、抗菌、清除氧自由基、杀虫等药理作用。代表化合物为胡椒碱、槟榔碱等。母核结构如图。

（罗建光）

hújiāojiǎn

胡椒碱（piperine） 从胡椒科植物胡椒 *Piper nigrum* L. 和荜茇 *Piper longum* L. 等的果实等中分离得到的哌啶类生物碱。分子式为 $C_{17}H_{19}NO_3$，结构式如图。

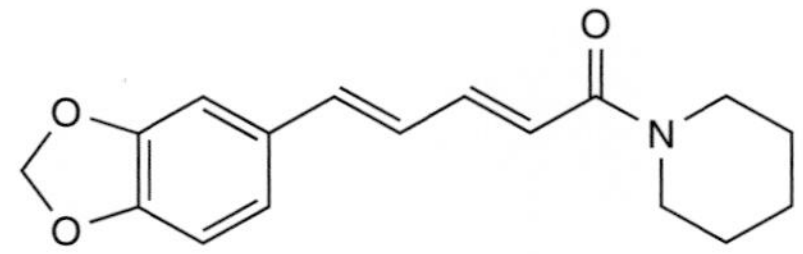

图　胡椒碱

性状　淡黄色粉末。

结构类型　属于哌啶类生物碱类化合物。

药理作用　主要具有降低总胆固、降血脂、抗惊厥、抑制结石生成作、调节免疫、止痛、消炎、抗溃疡、抗氧化、抗肿瘤、抗抑郁、抗疲劳等药理作用。

临床应用　主要用于癫痫、癌症、慢性支气管炎、哮喘、风湿、白癜风、肥胖症、高脂血症和肠胃疾病等的临床治疗。

（罗建光）

bīnlángjiǎn

槟榔碱（arecoline） 从棕榈科植物槟榔 *Areca catechu* L. 的种子中分离得到的哌啶类生物碱。分子式为 $C_8H_{13}NO_2$，结构式如图。

性状　无色油状液体。

结构类型　属于哌啶类生物碱类化合物。

药理作用　主要具有增加肠

图　槟榔碱

蠕动、减慢心率、扩张血管、降血压、杀虫等药理作用。

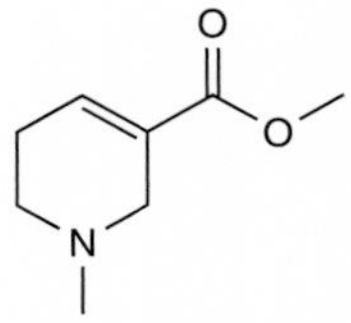

临床应用　主要用于青光眼的临床治疗。也用作驱绦虫药。

（罗建光）

bìbōmíngjiǎn

荜茇明碱（piperlongumine） 从胡椒科植物荜茇 *Piper longum* L. 的果实中分离得到的哌啶类生物碱。分子式为 $C_{17}H_{19}NO_5$，其结构式如图。

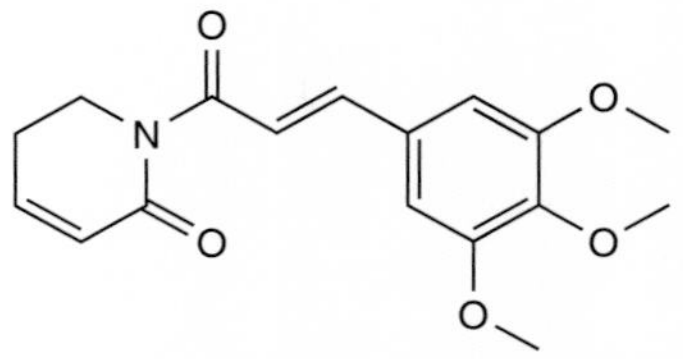

图　荜茇明碱

性状　灰黄色针晶。

结构类型　属于哌啶类生物碱类化合物。

药理作用　主要具有抗肿瘤、抗菌、抗血小板聚集、抗真菌、降血压等作用。

（罗建光）

bànbiānliánjiǎn

半边莲碱（lobeline） 从桔梗科植物半边莲 *Lobelia chinensis* Lour. 等的全草中分离得到的哌啶类生物碱。分子式为 $C_{22}H_{27}NO_2$，结构式如图。

性状　无色结晶。

结构类型　属于哌啶类生物碱类化合物。

药理作用　主要具有扩张支

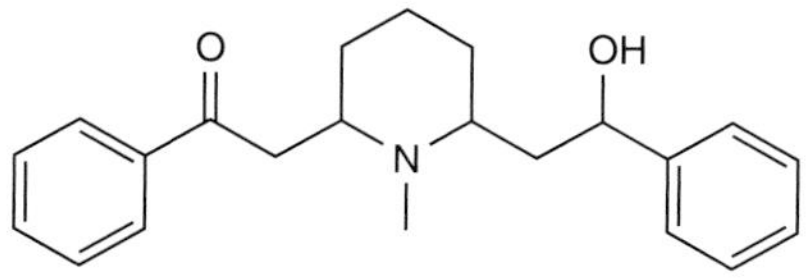

图 半边莲碱

气管、利尿、呼吸兴奋、抗菌、抗肿瘤等药理作用。

临床应用 主要用于新生儿窒息和一氧化碳中毒引起的窒息等的临床治疗。

（罗建光）

fānmùguājiǎn

番木瓜碱（carpaine） 从番木瓜科植物番木瓜 *Carica papaya* L. 的果实和叶、豆科植物胡卢巴 *Trigonella foenum-graecum* L. 的种子中分离得到的聚合哌啶类生物碱。分子式为 $C_{28}H_{50}N_2O_4$，其结构如图。

性状 无色结晶。

结构类型 哌啶类生物碱类化合物。

药理作用 具有杀灭阿米巴原虫、麻痹中枢神经等药理作用。

临床应用 用于淋巴细胞白血病、阿米巴痢疾等的临床治疗。

（罗建光）

lǐxīdìnglèi shēngwùjiǎn

里西啶类生物碱（lizidine alkaloid） 具有含氮双环结构的生物碱类化学成分。可进一步分为吡咯里西啶类、吲哚里西啶和喹喏里西啶类三种类型，均属于杂环类化合物。吡咯里西啶类生物碱

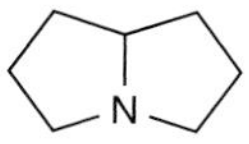

a. 吡咯里西啶

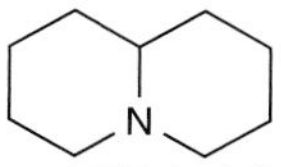

b. 喹诺里西啶

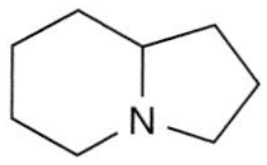

c. 吲哚里西啶

图 里西啶类生物碱母核结构

来源于鸟氨酸代谢途径，吲哚里西啶类和喹喏里西啶类则由赖氨酸代谢而来。里西啶类生物碱植物来源广泛，生物活性多样，主要具有抗肿瘤、抗病毒、抗疟疾、抗微生物、抑制肿瘤细胞迁移和凋亡、抗惊厥、镇痛、催眠、抗心律失常、抗肝纤维化等药理作用。代表化合物喹诺里西啶类：苦参碱、氧化苦参碱、金雀花碱，吲哚里西啶类：一叶萩碱，吡咯里西啶类：多榔菊碱、大叶千里光碱、阔叶千里光碱等。母核结构如图。

（罗建光）

kǔshēnjiǎn

苦参碱（matrine） 从豆科植物苦参 *Sophora flavescens* Ait. 和广豆根 *Sophora subprostrata* Chun et T. Chen 的根、苦豆草 *Sophoraal opecuroides* L. 的地上部分等中分离得到的里西啶类生物碱类。分子式 $C_{15}H_{24}N_2O$，结构式如图。

性状 白色粉末。

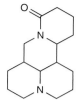

图 苦参碱

结构类型 属于里西啶类生物碱类化合物。

药理作用 主要具有利尿、抗菌、抗病毒、抗肿瘤、抗心律失常、抗过敏、抗肝损伤等药理作用。

临床应用 主要用于心律失常、病毒性心肌炎、慢性乙型肝炎、肝癌、宫颈癌、卵巢癌以及滴虫性阴道炎、霉菌性阴道炎等的临床治疗。

（罗建光）

yǎnghuà kǔshēnjiǎn

氧化苦参碱（oxymatrine） 从豆科植物苦参 *Sophora flavescens* Ait. 和广豆根 *Sophora subprostrata* Chun et T.Chen 的根、苦豆草 *Sophora alopecuroides* L. 的地上部分等中分离得到的里西啶类生物碱类。分子式为 $C_{15}H_{24}N_2O_2$，结构式如图。

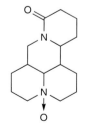

图 氧化苦参碱

性状 白色粉末。

结构类型 属于里西啶类生物碱类化合物。

药理作用 主要具有镇静、

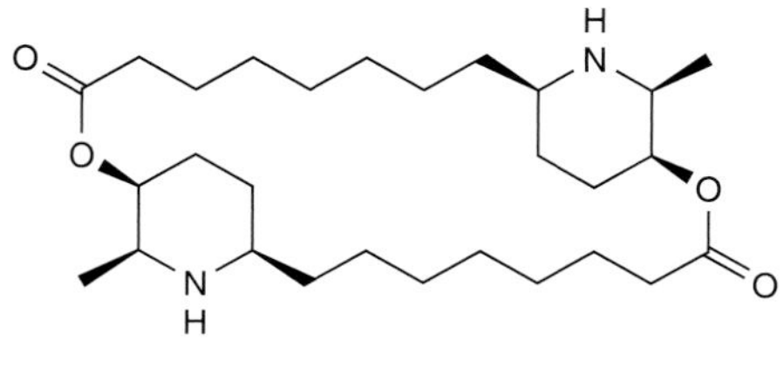

图 番木瓜碱

抗心律失常、正性肌力、升血压、抗炎、抗肿瘤、平喘等药理作用。

临床应用 用于心律失常、白细胞减少症、消化道及生殖系统恶性肿瘤、慢性活动性肝炎及迁延型肝炎等的临床治疗。

（罗建光）

yìyèqiūjiǎn

一叶萩碱（securinine） 大戟科植物一叶萩 Securinega suffruticosa（Pall.）Rehd 的枝叶或根中提取出的吲哚里西啶类生物碱。分子式 $C_{13}H_{18}N_2O$，结构式如图。

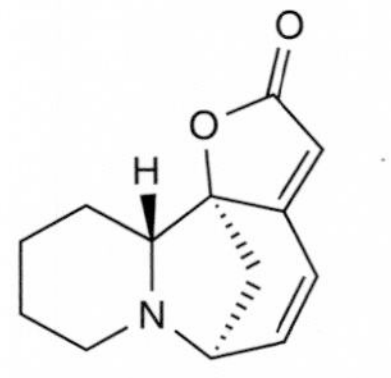

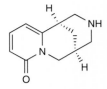

图 一叶萩碱

性状 黄色粉末。

结构类型 属于里西啶类生物碱类化合物。

药理作用 主要具有兴奋中枢神经系统等药理作用。

临床应用 主要用于小儿麻痹症及其后遗症、面部神经麻痹、神经衰弱、低血压、自主神经功能紊乱所引起的头晕以及耳鸣、耳聋、脊髓侧索硬化、慢性再生障碍性贫血、更年期综合征、阳痿等的临床治疗。

（罗建光）

jīnquèhuājiǎn

金雀花碱（cytisine） 从豆科植物苦参 Sophora flavescens Ait. 的种子、野决明 Thermopsis lupinvides（L.）Link. 的地上部分等中分离得到的喹诺里西啶类生物碱。分子式 $C_{11}H_{14}N_2$，结构式如图。

性状 白色粉末。

结构类型 属于里西啶类生

图 金雀花碱

物碱类化合物。

药理作用 主要具有兴奋呼吸、抗炎、镇痛等药理作用。

临床应用 主要用于创伤、战伤及窒息性毒剂、氰类毒剂、麻醉药等引起中毒时的反射性呼吸暂停和传染性疾病时呼吸和心血管活动的衰竭以及休克、虚脱状态和新生儿窒息等。

（罗建光）

duōlángjújiǎn

多榔菊碱（doronine） 从菊科植物一点红 Emilia sonchifolia（Linn.）DC. 的全草中分离得到的吡咯里西啶类生物碱类。分子式为 $C_{18}H_{25}NO_5$，结构式如图。

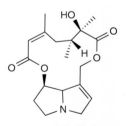

图 多榔菊碱

性状 无色结晶。

结构类型 属于里西啶类生物碱类化合物。

药理作用 主要具有抑菌、抗炎等药理作用。

临床应用 主要用于上呼吸道感染、口腔溃疡、肺炎、乳腺炎、肠炎、菌痢、尿路感染、疮疖痈肿、湿疹、跌打损伤等临床治疗。

（罗建光）

dàyè qiānlǐguāngjiǎn

大叶千里光碱（macrophylline） 从菊科植物森林千里光 Senecio nemorensis L. 的全草中分离得到的吡咯里西啶类生物碱。分子式为 $C_{13}H_{21}NO_3$，结构式如图。

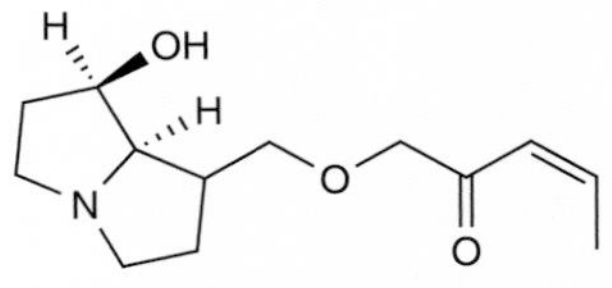

图 大叶千里光碱

性状 无色粉末。

结构类型 属于里西啶类生物碱类化合物。

药理作用 主要具有抗菌、抗炎等药理作用。

临床应用 主要用于上呼吸道感染、肺炎、急性扁桃体炎、急性肠炎、菌痢、急性尿路感染、丹毒、湿疹、滴虫性阴道炎、烧烫伤等的临床治疗。

（罗建光）

kuòyè qiānlǐguāngjiǎn

阔叶千里光碱（platyphylline） 从菊科植物阔叶千里光 Senecio platyphyllus DC 等的全草中分离得到的吡咯里西啶类生物碱。分子式为 $C_{18}H_{27}NO_5$，结构式如图。

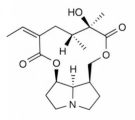

图 阔叶千里光碱

性状 无色结晶。

结构类型 属于里西啶类生物碱类化合物。

药理作用　主要具有抗胆碱能活性及抗炎等药理作用。

临床应用　主要用于消化道溃疡、小儿鹅口疮、疔疮等的临床治疗。

（罗建光）

běnbǐng'ànlèi shēngwùjiǎn

苯丙胺类生物碱（phenylalanine alkaloids）

具有苯丙胺基本结构的生物碱类化学成分。此类生物碱结构简单，生物活性显著，主要具有抗炎、镇痛、利尿、平喘、抗肿瘤等药理作用。代表化合物为麻黄碱、秋水仙碱、益母草碱等。母核结构如图。

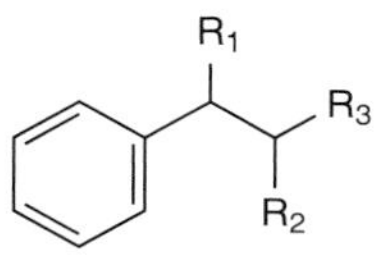

图　苯丙胺类生物碱母核结构

（罗建光）

máhuángjiǎn

麻黄碱（ephedrine）

从麻黄科植物草麻黄 *Ephedra sinica* Stapf、中麻黄 *Ephedra intermedia* Schrenk et C. A. Mey 和木贼麻黄 *Ephedra equisetina* Bge. 等的全草中提取出的苯丙胺类生物碱。分子式 $C_{10}H_{15}NO$，结构式如图。

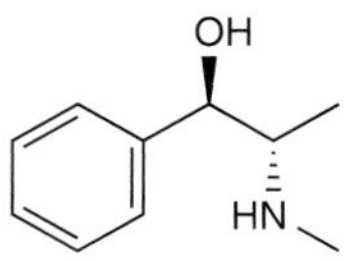

图　麻黄碱

性状　白色粉末。

结构类型　属于苯丙胺类生物碱类化合物。

药理作用　主要具有强心、升高血压、收缩血管、松弛平滑肌、发汗、抗哮喘、止咳、兴奋中枢神经等药理作用。

临床应用　主要用于流行性感冒、支气管哮喘、荨麻疹、过敏等病症的临床治疗。

（罗建光）

wěimáhuángjiǎn

伪麻黄碱（pseudoephedrine）

从麻黄科植物草麻黄 *Ephedra sinica* Stapf、中麻黄 *Ephedra intermedia* Schrenk et C. A. Mey 和木贼麻黄 *Ephedra equisetina* Bge 等的全草中提取出的苯丙胺类生物碱。分子式 $C_{10}H_{15}NO$，和麻黄碱互为差向异构体。结构式如图。

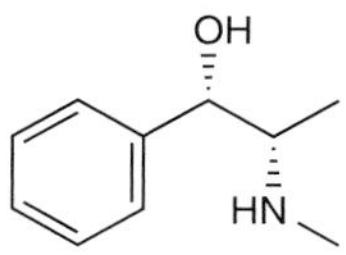

图　伪麻黄碱

性状　白色晶体。

结构类型　属于苯丙胺类生物碱类化合物。

药理作用　主要具有强心、利尿、收缩上呼吸道毛细血管、抗炎等药理作用。

临床应用　主要用于鼻塞，流涕等感冒症状的临床治疗。

（罗建光）

qiūshuǐxiānjiǎn

秋水仙碱（colchicine）

从百合科植物秋水仙 *Colchicum autumnale* L. 的球茎和种子中提取得到的苯丙胺类生物碱，分子式 $C_{22}H_{25}NO_6$，结构式如图。

性状　淡黄色粉末。

结构类型　属于苯丙胺类生物碱类化合物。

药理作用　主要具有抗炎，镇痛、抗病毒炎、抑制免疫、抗肿瘤等药理作用。

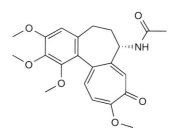

图　秋水仙碱

临床应用　主要用于原发性痛风、白血病、乳腺癌、肝硬化、顽固性椎间盘病导致的慢性疼痛等的临床治疗。

（罗建光）

yìmǔcǎojiǎn

益母草碱（leonurine）

从唇形科植物细叶益母草 *Leonurus sibiricus* L.、益母草 *Leonurus heterophyllus* Sweet 等的全草中提取得到的苯丙胺类生物碱。分子式 $C_{14}H_{21}N_2O_5$，结构式如图。

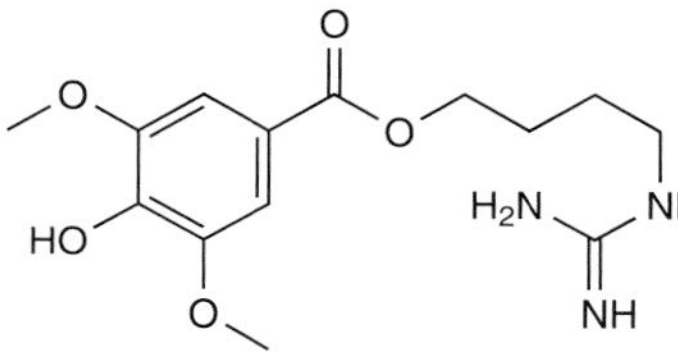

图　益母草碱

性状　白色粉末。

结构类型　属于苯丙胺类生物碱类化合物。

药理作用　主要具有抗前列腺增生，改善抗血小板聚集、改善血循环、抗炎、镇痛、兴奋子宫、利尿和保护心肌等药理作用。

临床应用　主要用于流产后出血、高黏血症、痛经、冠心病、心肌缺血等的临床治疗。

（罗建光）

yìkuílínlèi shēngwùjiǎn

异喹啉类生物碱（isoquinoline alkaloids）

以异喹啉为基本母

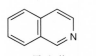 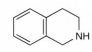

a. 异喹啉　　b. 四氢异喹啉

图　异喹啉类生物碱母核结构

核的生物碱类化学成分。广泛存在于木兰科、防己科、毛茛科、小檗科、罂粟科等二十几科植物中。主要具有镇痛、抗菌、抗肿瘤、抗心律失常、抗血小板聚集、降压、调节免疫等药理作用。异喹啉类生物碱可分为简单异喹啉类、苄基异喹啉类、阿朴啡类、小檗碱类、普托品类、吗啡类等20余种类型。代表性化合物主要有萨苏林、罂粟碱、木兰碱、防己碱、吗啡、三尖杉碱、吐根碱等。母核结构如图。

（杨鸣华）

yīngsùjiǎn

罂粟碱（papaverine）　从罂粟科植物罂粟 *Papaver somniferum* L. 的果壳、夹竹桃科植物蛇根木 *Rauvolfia serpentine*（L.）Benth. ex Kurz 的根和茎叶等中提取出的苄基异喹啉类生物碱。分子式 $C_{20}H_{21}NO_4$，结构式如图。

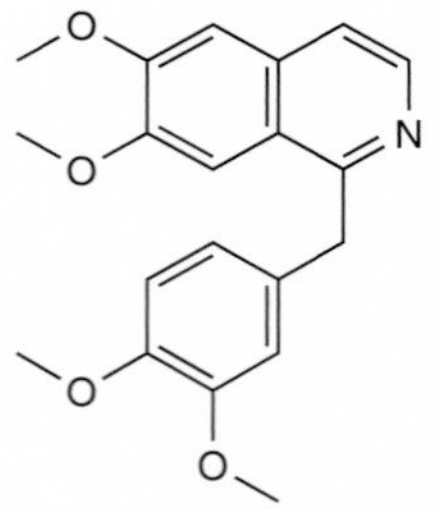

图　罂粟碱

性状　白色粉末。

结构类型　属于异喹啉类生物碱类化合物。

药理作用　主要具有抗血管痉挛、扩张血管、改善微循环、

镇痛等药理作用。

临床应用　主要用于心血管痉挛、内脏痉挛、迟发性脑血管痉挛、疼痛等的临床治疗。

（杨鸣华）

xiǎobòjiǎn

小檗碱（berberine）　从毛茛科植物黄连 *Coptis chinesis* Franch.、芸香科植物黄柏 *Phellodendron chinense* Schneid. 等的根茎和树皮中提取得到的异喹啉类生物碱。分子式 $C_{20}H_{19}NO_5$，结构式如图。

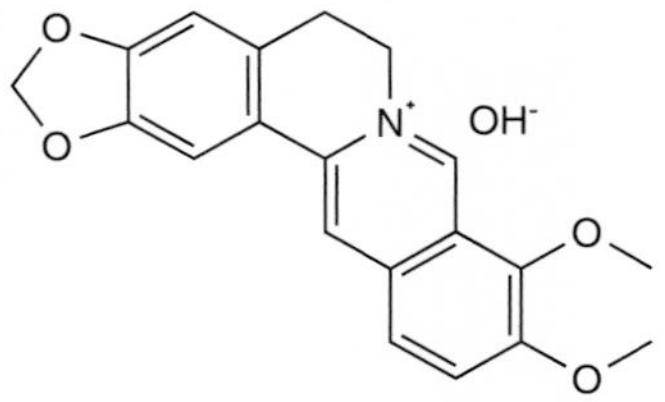

图　小檗碱

性状　黄色针晶。

结构类型　属于异喹啉生物碱类化合物。

药理作用　主要具有抗菌、抗炎、抗病毒、抗动脉粥样硬化、降血糖、抗肿瘤、抗心律失常等药理作用。

临床应用　主要用于胃肠炎、眼结膜炎、化脓性中耳炎、心律失常、糖尿病等的临床治疗。

（杨鸣华）

nàkědīng

那可丁（noscapine）　从罂粟科植物罂粟 *Papaver somniferum* L. 的果实等中提取出的异喹啉类生物碱。分子式 $C_{22}H_{23}NO_7$，结构式如图。

性状　白色粉末。

结构类型　属于异喹啉生物碱类化合物。

药理作用　主要具有解痉镇咳、抗肿瘤等药理作用。

临床应用　主要用于刺激性

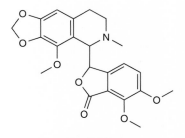

图　那可丁

干咳的临床治疗。

（杨鸣华）

qīngténgjiǎn

青藤碱（sinomenine）　从防己科植物青藤 *Sinomenium actum* Rehd. et Wils. 的根和蝙蝠葛 *Menispermun dauricum* DC. 的叶等中提取得到的异喹啉类生物碱。分子式 $C_{19}H_{23}NO_4$，结构式如图。

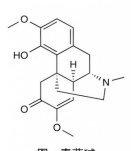

图　青藤碱

性状　无色针晶。

结构类型　属于异喹啉生物碱类化合物。

药理作用　主要具有镇痛、镇静、镇咳、降血压、抗炎、抗凝血等药理作用。

临床应用　主要用于风湿性关节炎、神经痛等的临床治疗。

（杨鸣华）

sàsūlín

萨苏林（salsoline）　从藜科植物猪毛菜 *Salsolacollina* Pall. 等的全草中提取得到的异喹啉类生物碱。分子式为 $C_{11}H_{15}NO_2$，结构式如图。

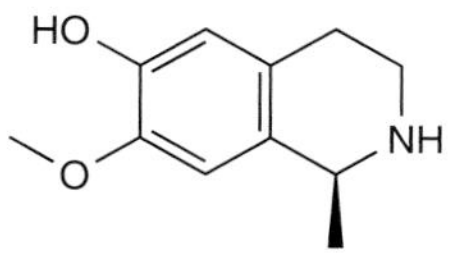

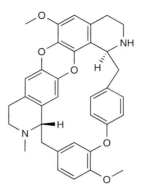

图　萨苏林

性状　白色粉末。

结构类型　属于异喹啉生物碱类化合物。

药理作用　主要具有镇静催眠、降血压等药理作用。

临床应用　主要用于高血压症、脑血管痉挛、头疼、头晕、心绞痛等的临床治疗。

（杨鸣华）

fěnfángjǐjiǎn

粉防己碱（tetrandrine）　从防己科植物粉防己 *Stephania tetrandran* S.Moore 的根中提取得到的双苄基异喹啉生物碱类化合物。又称汉防己甲素。分子式 $C_{38}H_{42}N_2O_6$，结构式如图。

性状　无色针晶。

结构类型　属于双苄基异喹啉生物碱类化合物。

药理作用　主要具有消炎、镇痛、降压、抗硅沉着病等药理作用。

临床应用　主要用于高血压、硅沉着病、关节痛、神经痛等的临床治疗。

（杨鸣华）

mùfángjǐjiǎn

木防己碱（trilobine）　从防己

科植物木防己 *Cocculus orbiculatus*（L.）DC. 的根中提取出的双苄基异喹啉生物碱类化合物。分子式 $C_{35}H_{34}N_2O_5$，结构式如图。

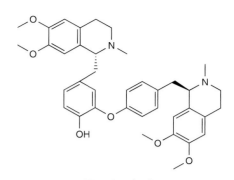

图　木防己碱

性状　无色晶体。

结构类型　属于异喹啉生物碱类化合物。

药理作用　主要具有抗肿瘤、抗炎、抗菌、抑制血小板凝聚等药理作用。

临床应用　主要用于发热、疼痛等的临床治疗。

（杨鸣华）

shāndòugēnjiǎn

山豆根碱（dauricine）　从防己科植物山豆根 *Menispermum dauricum* DC. 的藤茎及根茎中提取得到的双苄基异喹啉生物碱。分子式 $C_{38}H_{44}N_2O_6$，结构式如图。

性状　白色粉末。

结构类型　属于异喹啉生物

图　山豆根碱

碱类化合物。

药理作用　主要具有解热镇痛、解痉、抗炎、降压、利尿、抗心律失常、抑制血小板聚集、降低血胆固醇等药理作用。

临床应用　主要用于高血压症、扁桃体炎、喉炎、风湿痛、哮喘等的临床治疗。

（杨鸣华）

yánhúsuǒ yǐsù

延胡索乙素（tetrahydropalmatine）　从罂粟科植物延胡索 *Corydalis yanhusuo* W. T. Wang.、防己科植物华千金藤 *stephania sinica* Diels 的根等中提取得到的苄基异喹啉生物碱。分子式 $C_{21}H_{25}NO_4$，结构式如图。

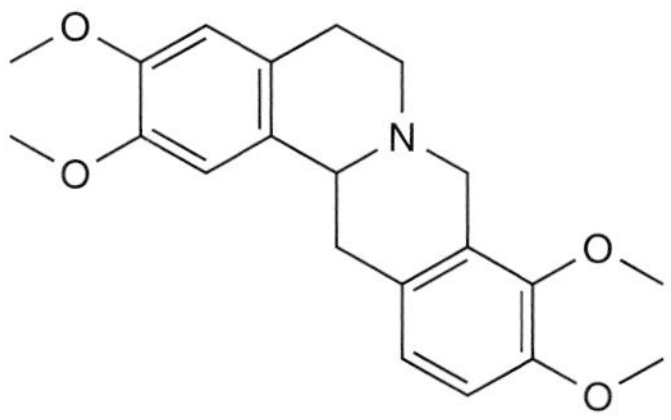

图　延胡索乙素

性状　白色或淡黄色结晶。

结构类型　属于苄基异喹啉生物碱类化合物。

药理作用　主要具有镇痛镇静、催眠安定、降压、抗心律失常、抑制血小板聚集、抑制胃酸

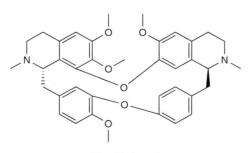

图　粉防己碱

分泌等药理作用。

临床应用 主要用于月经痛、分娩痛、头痛失眠、高血压等的临床治疗。

(杨鸣华)

kuílínlèi shēngwùjiǎn

喹啉类生物碱（quinoline alkaloids）

以喹啉为基本母核的生物碱类化学成分。广泛分布于芸香科、茜草科等植物的根、树皮、根皮、叶和果实中。主要具有抗菌、抑制血小板聚集、镇静止痛、抗疟等药理作用。代表性化合物为奎宁、喜树碱、白鲜碱、茵芋碱等。母核结构如图。

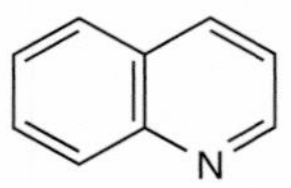

图　喹啉类生物碱母核结构

(杨鸣华)

kuíníng

奎宁（quinine）

从茜草科植物金鸡纳树 *Cinchona ledgeriana*（Howard）Moens ex Trim. 及其同属植物的树皮中提取得到的喹啉类生物碱。分子式 $C_{20}H_{24}N_2O_2$，结构式如图。

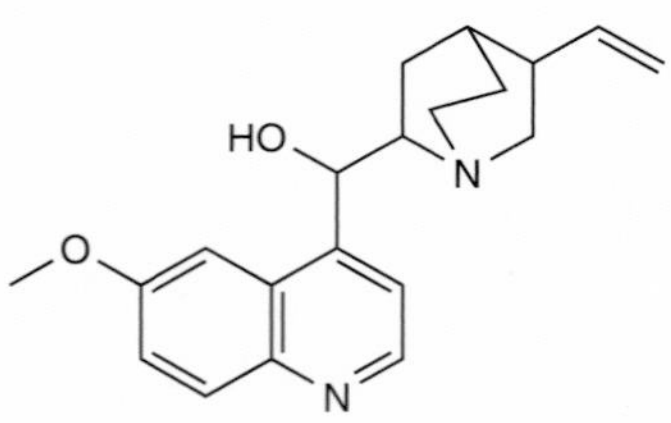

图　奎宁

性状 白色粉末。

结构类型 属于喹啉生物碱类化合物。

药理作用 主要具有抗疟、解热、镇痛、收缩子宫、催产等

药理作用。

临床应用 主要用于疟疾、发热等的临床治疗。

(杨鸣华)

xīnkěníng

辛可宁（cinchonine）

从茜草科植物金鸡纳树 *Cinchona ledgeriana*（Howard）Moens ex Trim. 的树皮中提取得到的喹啉类生物碱。分子式 $C_{19}H_{22}N_2O$，结构式如图。

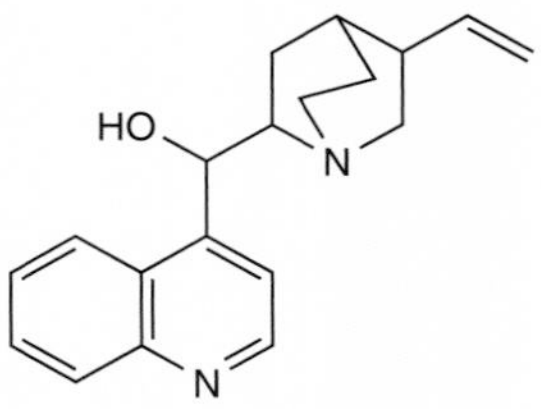

图　辛可宁

性状 无色结晶。

结构类型 属于喹啉类生物碱类化合物。

药理作用 主要具有抗疟、抗心律失常、抗肿瘤等药理作用。

临床应用 主要用于疟疾、心房颤动、阵发性心动过速等的临床治疗。

(杨鸣华)

báixiǎnjiǎn

白鲜碱（dictamnine）

从芸香科植物白鲜 *Dictamnus dasycarpus* Turcz. 的干燥根等中提取得到的喹啉类生物碱。分子式 $C_{12}H_9NO_2$，结构式如图。

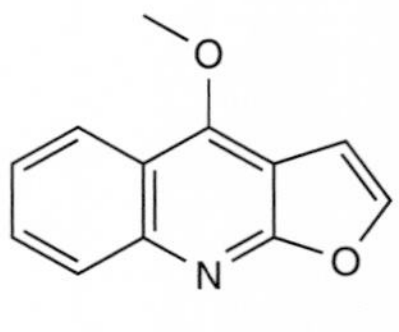

图　白鲜碱

性状 白色结晶。

结构类型 属于喹啉生物碱

类化合物。

药理作用 主要具有抗菌、抑制血小板聚集、松弛平滑肌、抗病毒、抗肿瘤等药理作用。

临床应用 主要用于皮肤湿疹、皮肤瘙痒等的临床治疗。

(杨鸣华)

yīnyùjiǎn

茵芋碱（skimmianine）

从芸香科植物茵芋 *Skimmia reevesiana* Fort. 的叶等中提取得到的喹啉类生物碱。分子式 $C_{14}H_{13}NO_4$，结构式如图。

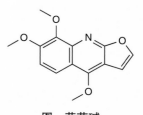

图　茵芋碱

性状 白色结晶。

结构类型 属于喹啉生物碱类化合物。

药理作用 主要具有升高血压、抑制小肠收缩、扩张冠状血管、镇静、止痛等药理作用。

临床应用 主要用于低血压等的临床治疗。

(杨鸣华)

xǐshùjiǎn

喜树碱（camptothecin）

从珙桐科喜树 *Camptotheca acuminate* Decne. 的树皮、根皮、叶和果实以及茜草科蛇根草 *Ophiorrhiza japonica* Bl. 的全草等中提取得到的喹啉类生物碱。分子式 $C_{20}H_{16}N_2O_4$，结构式如图。

性状 浅黄色针晶。

结构类型 属于喹啉生物碱类化合物。

药理作用 主要具有抗肿瘤、杀虫等药理作用。

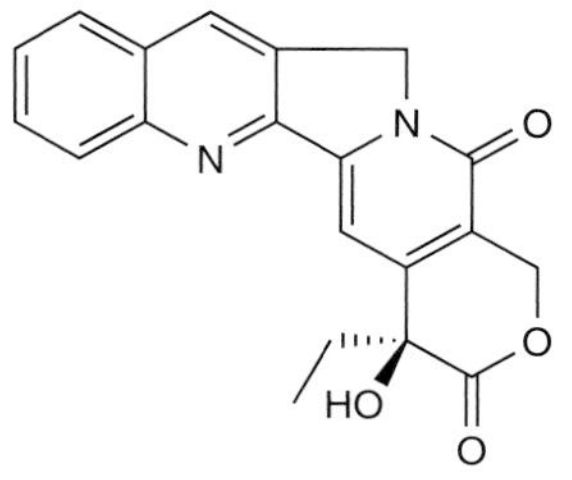

图 喜树碱

图 芸香吖啶酮

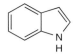

图 吲哚类生物碱母核结构

临床应用 主要用于胃肠道肿瘤、白血病等的临床治疗。

（杨鸣华）

ādìngtónglèi shēngwùjiǎn

吖啶酮类生物碱（acridone alkaloids） 具有吖啶酮基本母核的生物碱类化学成分。主要从芸香科柑橘类植物的叶、根、枝、果实等中提取得到。主要具有抗肿瘤、抗病毒、抗疟等药理作用。可进一步分为简单吖啶酮、C-异戊二烯基吖啶酮、呋喃吖啶酮、吡喃吖啶酮和二聚吖啶酮等类型。代表性化合物为降山油柑碱等。母核结构如图。

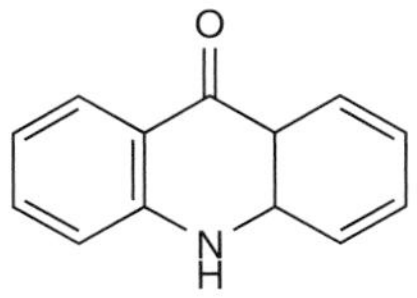

图 吖啶酮类生物碱母核结构

（杨鸣华）

yúnxiāng ādìngtóng

芸香吖啶酮（rutacridone） 从芸香科植物芸香 Ruta graveolens L. 的根中提取得到的吖啶酮类生物碱。分子式为 $C_{19}H_{17}NO_3$，结构式如图。

性状 黄色粉末。

结构类型 属于吖啶酮类生物碱类化合物。

药理作用 主要具有抗炎、抗真菌、抗生育、刺激毛发生长等

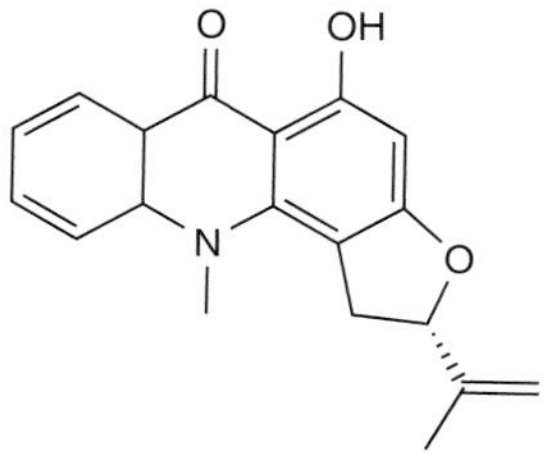

药理作用。

临床应用 主要用于疟疾、白血病等的临床治疗。

（杨鸣华）

jiàngshānyóugānjiǎn

降山油柑碱（noracronycine） 从芸香科植物山油柑 Acronychia pedunculata（L.）Miq. 的根、叶、果实等中提取得到的吖啶酮类生物碱。分子式 $C_{19}H_{17}NO_3$，结构式如图。

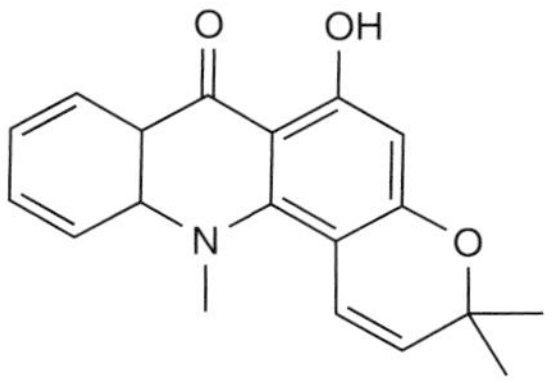

图 降山油柑碱

性状 黄色粉末。

结构类型 属于吖啶酮类生物碱类化合物。

药理作用 主要具有抑制肿瘤细胞有丝分裂、活血、止痛等药理作用。

临床应用 主要用于胃癌、骨纤维肉瘤、白血病等疾病的临床治疗。

（杨鸣华）

yǐnduǒlèi shēngwùjiǎn

吲哚类生物碱（indole alkaloids） 具有吲哚结构母核的生物碱类化学成分。主要分布于马钱科、夹竹桃科、茜草科等植物中。吲

哚类生物碱主要由色氨酸衍生而成，可进一步分为简单吲哚类生物碱、色胺吲哚类生物碱、单萜吲哚类生物碱、双吲哚类生物碱等类型。吲哚类生物碱主要具有止血、抗病毒、抗病原微生物、抗内毒素等药理作用。代表化合物为麦角新碱、芦竹碱等。母核结构如图。

（王炜）

dàqīngsù

大青素（isatan） 从十字花科植物菘蓝 Isatis indigotica Fort. 的叶等中提取得到的吲哚类生物碱。分子式 $C_{16}H_{12}N_2O_2$，结构式如图。

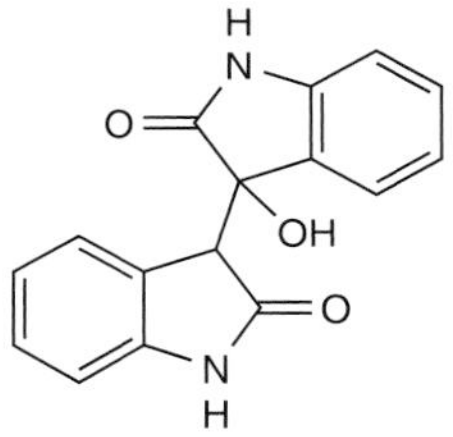

图 大青素

性状 棕色粉末。

结构类型 属于吲哚类生物碱类化合物。

药理作用 主要具有止血、抗病毒、抗病原微生物、抗内毒素等药理作用。

临床应用 主要用于细菌、病毒引起的流行性感冒和急性、传染性肝炎、菌痢、急性肺炎、急性肠胃炎等的临床治疗。

（王炜）

màijiǎoxīnjiǎn

麦角新碱（ergometrine） 从

野生及人工栽培麦角中以及酵母中提取分离得到的吲哚类生物碱。分子式 $C_{19}H_{23}N_3O_2$，结构式如图。

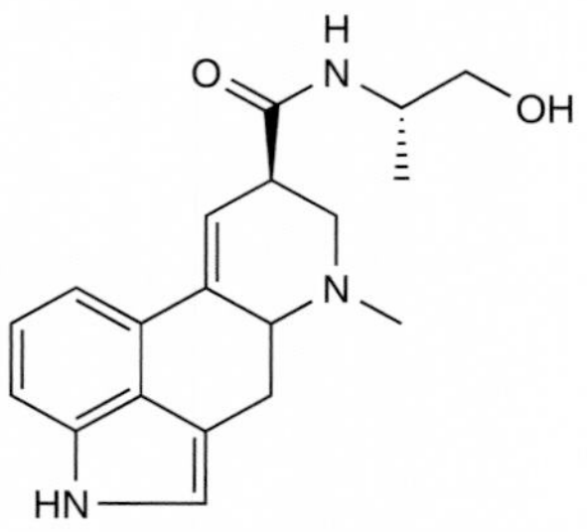

图　麦角新碱

性状　白色晶体。

结构类型　属于吲哚类生物碱类化合物。

药理作用　主要对子宫平滑肌有选择性兴奋作用。

临床应用　主要用于产后子宫出血、产后子宫复旧不全、月经过多等的临床治疗。

（王　炜）

xiāngsīdòujiǎn

相思豆碱（abrine）　从豆科植物相思藤 *Abrus precatorius* L. 的种子中提取得到的吲哚类生物碱。分子式 $C_{12}H_{14}N_2O_2$，结构式如图。

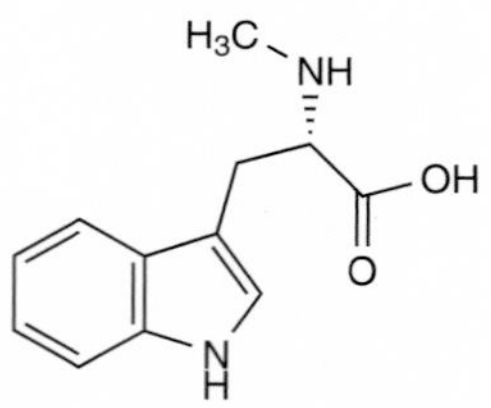

图　相思豆碱

性状　白色结晶。

结构类型　属于吲哚类生物碱类化合物。

药理作用　主要具有抗过敏、抑制哮喘等药理作用。

临床应用　主要用于哮喘和过敏性休克等的临床治疗。

（王　炜）

mīzuòlèi shēngwùjiǎn

咪唑类生物碱（imidazole alkaloids）　具有咪唑结构母核的生物碱类化学成分。已发现的此类化合物数量较少，代表性化合物为毛果芸香碱。咪唑类生物碱主要具有利尿、抗病毒、抗微生物、抗寄生虫、抗炎等药理作用。母核结构如图。

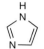

图　咪唑类生物碱母核结构

（王　炜）

máoguǒyúnxiāngjiǎn

毛果芸香碱（pilocarpine）　从芸香科植物毛果芸香 *Pilocarpus Jaborandi* Holmes 或小叶毛果芸香 *Pilocarpus Microphyllus* Stapf 的叶中提取得到的咪唑类生物碱。分子式为 $C_{11}H_{16}N_2O_2$，结构式如图。

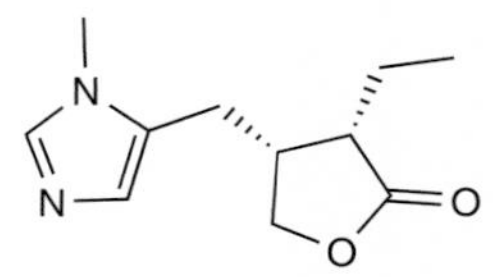

图　毛果芸香碱

性状　油状液体或结晶。

结构类型　属于咪唑类生物碱类化合物。

药理作用　主要具有降低眼内压、抗心律失常等药理作用。

临床应用　主要用于治疗青光眼和虹膜炎的临床治疗。全身给药可用于阿托品等抗胆碱药中毒的解救。

（王　炜）

tiēlèi shēngwùjiǎn

萜类生物碱（terpenoid alkaloids）　由萜类化学成分衍生而形成的生物碱类化学成分。可进一步分为单萜类生物碱、倍半萜类生物碱、二萜类生物碱、三萜类生物碱等。主要具有抗炎、镇痛、保肝、利胆等药理作用。代表化合物为乌头碱、龙胆碱、交让木碱等。

（王　炜）

wūtóujiǎn

乌头碱（aconitine）　从毛茛科植物卡氏乌头 *Aconitum carmichaeli* Debx. 等的根中分离得到的萜类生物碱。分子式 $C_{34}H_{47}NO_{11}$，结构式如图。

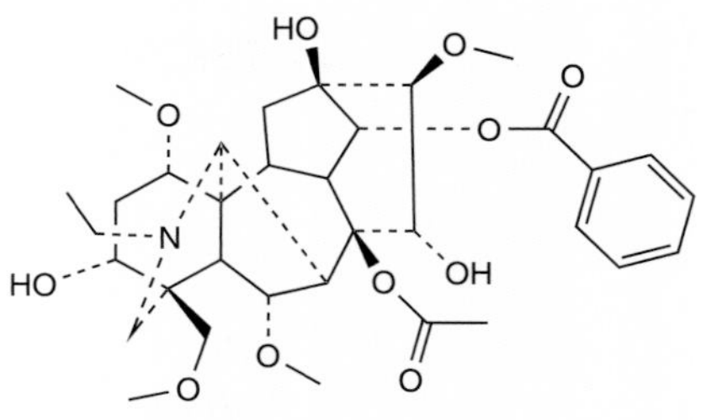

图　乌头碱

性状　无色结晶。

结构类型　属于萜类生物碱类化合物。

药理作用　主要具有强心、抗心律失常、抗炎、镇痛、抗肿瘤、抗衰老、提高耐缺氧能力、心肌保护、镇静及局部麻醉等药理作用。

临床应用　主要用于风湿性关节炎及类风湿关节炎、缓慢性心律失常、癌症等的临床治疗。

（王　炜）

guānfù jiǎsù

关附甲素（acehytisine）　从毛茛科植物黄花乌头 *Aconitum coreanum*（Lévl.）Rapaics 的块根等中提取分离得到的萜类生物碱。分子式 $C_{24}H_{31}NO_6$，结构式如图。

性状　白色晶体。

结构类型　属于萜类生物碱

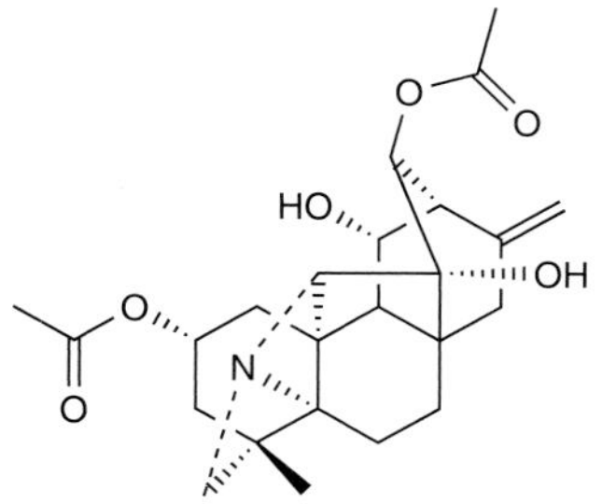

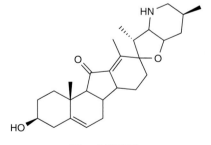

图　关附甲素

类化合物。

药理作用　主要具有抗心律失常等药理作用。

临床应用　主要用于心律失常、病毒性心肌炎、慢性乙型肝炎、肝癌、宫颈癌、卵巢癌以及滴虫性阴道炎、霉菌性阴道炎等的临床治疗。

（王　炜）

jiāoràngmùjiǎn

交让木碱（codaphniphylline）从虎皮楠科植物交让木 *Daphniphyllum macropodum* Miq. 的种子及叶中提取得到的萜类生物碱。分子式 $C_{30}H_{47}NO_3$，结构式如图。

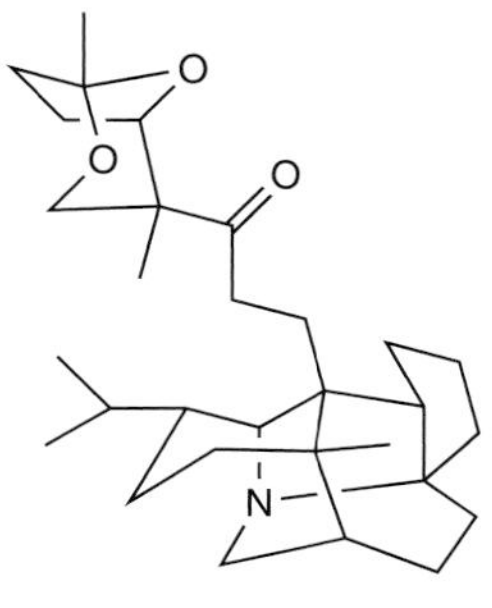

图　交让木碱

性状　无色粉末。

结构类型　属于萜类生物碱类化合物。

药理作用　主要具有抑制肿瘤细胞生长、抗氧化、抗血小板聚集、血管舒张等药理作用。

临床应用　主要用于疮疖肿毒、哮喘、咳嗽、风湿、感冒发

热、毒蛇咬伤等的临床治疗。

（王　炜）

zāitǐlèi shēngwùjiǎn

甾体类生物碱（steroidal alkaloids）含有甾体母核的生物碱类化学成分。氮原子均不在甾体母核内。根据甾核的骨架不同，可分为孕甾烷类生物碱、环孕甾烷类生物碱、胆甾烷类生物碱等类型。主要具有抗炎、解热、调节机体免疫功能等药理作用。代表化合物为藜芦胺、澳洲茄胺等。

（王　炜）

làqiéjiǎn

辣茄碱（solanocapsine）从茄科植物辣茄 *Capsicum frutescens* L.（*C. annuum* L.）的果实、根和茎枝等中提取分离得到的甾体类生物碱。分子式为 $C_{27}H_{46}N_2O_2$，结构式如图。

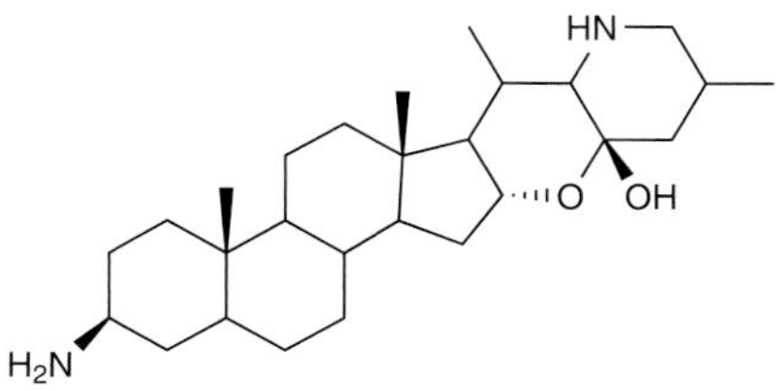

图　辣茄碱

性状　无色针晶。

结构类型　属于甾体生物碱类化合物。

药理作用　主要具有抗菌、催吐、减慢心率等药理作用。

临床应用　主要用于心律失

常等的临床治疗。

（王　炜）

lílú'àn

藜芦胺（veratramine）从百合科植物黑紫藜芦 *Veratrum japonicum*（Baker）Loes 的根茎及根中提取得到的甾体类生物碱。分子式为 $C_{27}H_{39}NO_2$，结构式如图。

性状　无色晶体。

结构类型　属于甾体生物碱类化合物。

药理作用　主要具有降低心率、抗肿瘤、兴奋中枢神经系统等药理作用。

临床应用　主要用于高血压的临床治疗。

（王　炜）

jièlílú'àn

介藜芦胺（jervine）从百合科植物黑紫藜芦 *Veratrum japonicum*（Baker）Loes、毛叶藜芦 *Veratrum grandiflorum* Loes. f.、兴安藜芦 *Veratrum dahuricum* Loes.f. 等的根及根茎中提取分离得到的甾体类生物碱。分子式 $C_{27}H_{39}NO_3$，结构式如图。

图　介藜芦胺

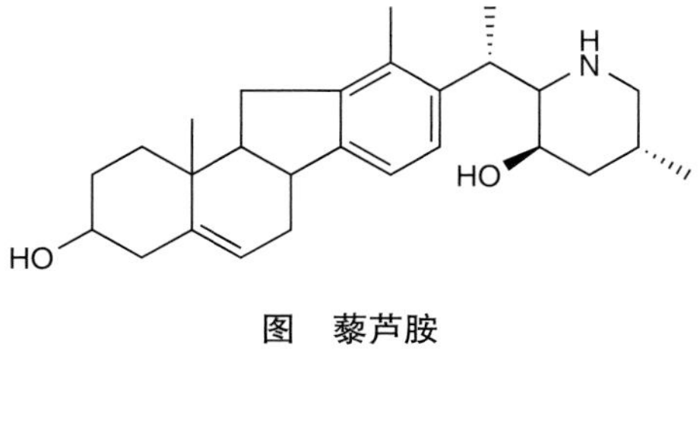

图　藜芦胺

性状 白色粉末。

结构类型 属于甾体生物碱类化合物。

药理作用 主要具有抗肿瘤、减慢心率、抑制癌细胞迁移和增殖等药理作用。

临床应用 主要用于心律失常及癌症等的临床治疗。

（王　炜）

àozhōuqié'àn

澳洲茄胺（solasodine） 从茄科植物澳洲茄 *Solanum aviculare* Forst. 的果实、苦茄 *Solanum dulcamara* L.、白英 *Solanum lyratum* Thunb. 及龙葵 *Solanum nigrum* L. 的全草等中提取分离得到的甾体类生物碱。分子式为 $C_{27}H_{43}NO_2$，结构式如图。

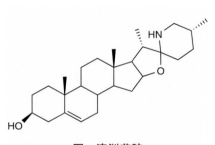

图　澳洲茄胺

性状 无色结晶。

结构类型 属于甾体生物碱类化合物。

药理作用 主要具有抗炎、解热、调节机体免疫功能等药理作用。

临床应用 主要用于高热、各种炎症等的临床治疗。

（王　炜）

róuzhìlèi huàxué chéngfèn

鞣质类化学成分（tannins） 由没食子酸（或其聚合物）的葡萄糖（及其他多元醇）酯、黄烷醇及其衍生物的聚合物以及两者混合共同组成的植物多元酚类化合物。又称单宁或鞣酸（tannic acid）。曾指具有鞣制皮革作用的化合物。鞣质广泛分布于植物药中，尤其在种子植物中分布更为广泛，如蔷薇科、大戟科、蓼科、茜草科、桃金娘科、石榴科等植物中最为多见。含有鞣质的中草药资源十分丰富，五倍子、地榆、大黄、虎杖、诃子、仙鹤草、老鹳草、四季青、儿茶、麻黄、芍药、山楂、黄连、乌药等中均含有大量的鞣质。鞣质具有多方面生物活性，主要表现为抗肿瘤、抗脂质过氧化、清除自由基、抗菌、抗病毒、抗过敏、抗疱疹以及止血、止泻等作用。中国在鞣质的化学及其应用研究上取得了显著的成果，如以鞣质类化合物为有效成分研制成功的抗肿瘤二类新药威麦宁胶囊；以四季青鞣质为原料制成的治疗烫伤、烧伤有良效的制剂，曾获得国家级奖励；以茶叶中的鞣质为主制成的茶多酚产品，用于抗衰老等取得了可喜的成绩。

结构类型 鞣质类化学成分一般均有较大的分子量和较强的极性，化学性质比较活泼，根据化学结构特征，将鞣质分为可水解鞣质、缩合鞣质和复合鞣质三大类。

研究内容 主要包括以下几个方面。

提取方法 应在选择合适溶剂的基础上，注意控制提取的温度和时间，旨在不破坏鞣质。用于提取鞣质的中药原料最好用新鲜原料，且宜立即浸提，也可以用冷冻或浸泡在丙酮中的方法贮存。原料的干燥宜在尽可能短的时间内完成，以避免鞣质在水分、日光、氧气和酶的作用下变质。

组织破碎提取法是提取鞣质类化合物最常用的方法。经过粉碎的干燥原料或新鲜原料（茎叶类）可在高速搅碎机内加溶剂进行破碎提取，然后过滤得到浸提液。提取鞣质时使用最普遍的溶剂是 50%～70% 含水丙酮，其比例视原料含水率而异。含水丙酮对鞣质的溶解能力最强，能够打开中药组织内鞣质－蛋白质的连接链，使鞣质的提出率提高，减压浓缩很容易将丙酮从提取液中回收，得到鞣质的水溶液。

分离方法 分离、纯化鞣质的经典方法主要有沉淀法、膜法、结晶法等，现在则常采用色谱法。①溶剂法：通常将含鞣质的水溶液先用乙醚等极性小的溶剂萃取，除去极性小的杂质，然后用乙酸乙酯提取，可得到较纯的鞣质。亦可将鞣质粗品溶于少量乙醇和乙酸乙酯中，逐渐加入乙醚，鞣质可沉淀析出。②沉淀法：利用鞣质与蛋白质结合的性质，可从水溶液中分离鞣质。向含鞣质的水溶液中分批加入明胶溶液，滤取沉淀，用丙酮回流，鞣质溶于丙酮，蛋白质不溶于丙酮而析出，这也是将鞣质与非鞣质成分相互分离的常用方法。③柱色谱法：是制备鞣质的最主要方法。一般以大孔树脂色谱、葡聚糖凝胶色谱等进行纯化分离，常以水－甲醇、水－乙醇、水－丙酮等为流动相（洗脱剂），各洗脱流分最终可用高效液相色谱（HPLC）检测，单一组分者合并后回收溶剂，即可得到单体鞣质化合物。④高效液相色谱法：对鞣质不仅具有良好的分离效果，而且还可以用于判断鞣质的分子大小、各组分纯度及 α、β－异构体等，具有简便、快速、准确、实用性强等优点。

检识方法 主要利用化学方法对鞣质类化学成分进行检识。①明胶沉淀反应：鞣质能与蛋白质结合产生不溶于水的沉淀，故能使明胶从水溶液中析出沉淀。②重金属盐沉淀反应：鞣质的水溶液能与重金属盐，如醋酸铅、醋酸铜、氯化亚锡或碱土金属的氢氧化物溶液等作用，生成沉淀。③生物碱沉淀反应：鞣质的水溶液可与生物碱生成难溶或不溶的沉淀。④三氯化铁反应：鞣质的水溶液与 $FeCl_3$ 作用，可产生蓝黑色或绿黑色反应或产生沉淀。⑤铁氰化钾反应：鞣质与铁氰化钾氨溶液反应呈深红色，并很快变成棕色。

结构鉴定方法 核磁共振氢谱（^1H-NMR）对可水解鞣质的结构测定是行之有效的手段之一。通过制备甲基化衍生物后再测定 ^1H-NMR，可测定出酚羟基的数目；根据 ^1H-NMR 中糖上 C_1-H 的数目可以判断糖的个数；根据偶合常数关系可以找出各组糖上氢；根据芳香氢数目及化学位移，可以判断其芳核的取代情况。此外，根据 $^1H-^1H$ 化学位移相关谱（$^1H-$ ^1H COSY）谱可确定各氢间的关系；$^{13}C-NMR$ 能判断可水解鞣质中没食酰基、六羟基联苯二甲酰基的数目、酰化位置、糖基的构型；通过 ^1H 核检测的异核单量子相关谱（HSQC）及通过 ^1H 核检测的异核多量子相关谱（HMQC）的应用可判断结构中 C 与 H 的关系以及相距两个或三个键以上的 C 与 H 间的偶合，从而确定它们之间的相对位置。

（冯卫生）

kěshuǐjiě róuzhì

可水解鞣质（hydrolysable tannins）

可水解成小分子酚酸类化合物和糖或多元醇的鞣质类化学成分。根据其水解主要产物的不同，又可进一步分为没食子鞣质、逆没食子鞣质、可水解鞣质低聚体、C-苷鞣质和咖啡鞣质等。代表化合物主要有五倍子鞣质、老鹳草素、仙鹤草因等。

（冯卫生）

mòshízǐ róuzhì

没食子鞣质（gallotannins）

水解后能生成没食子酸和糖或多元醇的鞣质类化学成分。此类鞣质的糖或多元醇部分的羟基全部或部分地被没食子酸或其缩酚酸所酯化，结构中具有酯键或酯苷键。其中最常见的糖及多元醇部分为葡萄糖。代表性化合物为金缕梅鞣质、诃子酸等。新发现的一些没食子鞣质的葡萄糖端基碳上连接 $C_6-C_4-C_6$ 或黄酮等结构单元。

（冯卫生）

wǔbèizǐ róuzhì

五倍子鞣质（gallotannin）

由五至十二 -O- 没食子酰葡萄糖组成的鞣质混合物。在国外称为中国梧鞣质（chinese gallotannin），是没食子鞣质的代表。五倍子鞣质混合物由五至十二 -O- 没食子酰葡萄糖组成，都是以 1,2,3,4,6 - 五 - 没食子酰葡萄糖为核心结构，在 2、3、4 位上有更多的没食子酰基以缩酚酸的形式相连接形成的。最多的组分是七至九 -O- 没食子酰葡萄糖。平均分子量为1434，每个葡萄糖基平均有 8.3 个没食子酰基。混合物的基本结构如图。

结构类型 属于没食子鞣质类化合物。

药理作用 主要具有收敛、解毒、抗菌、抑制脂质过氧化、抑制人类免疫缺陷病毒反转录酶（HIV-Rt）、抗突变、抗肿瘤、抗白内障等药理作用。

临床应用 主要用于腹泻、慢性胃肠炎及溃疡、慢性肾炎、小儿遗尿、盗汗、软组织损伤、烧烫伤、龋齿痛、慢性化脓性中耳炎及外伤出血等的临床治疗。

（冯卫生）

hēzǐsuān

诃子酸（chebulinic acid）

从使君子科植物诃子 *Terminalia chebula* Retz.、绒毛诃子 *Terminalia chebula* Retz. var. tomentella Kurt. 的果实等中提取得到的没食子鞣质。分子式为 $C_{41}H_{32}O_{27}$，结构式如图。

性状 白色针晶。

结构类型 属于没食子鞣质类化合物。

药理作用 主要具有抗氧化、抗肿瘤、降低血压、抗菌等药理作用。

（冯卫生）

biǎomòshízǐ érchásù mòshízǐsuānzhǐ

表没食子儿茶素没食子酸酯（epigallocatechin gallate）

从山茶科植物茶树 *Camellia sinensis* L. O. Ktze. 的叶子等中提取的没食子鞣质。分子式为 $C_{22}H_{18}O_{11}$，结构式如图。

性状 白色粉末。

结构类型 属于没食子鞣质类化合物。

药理作用 主要具有抗氧化、

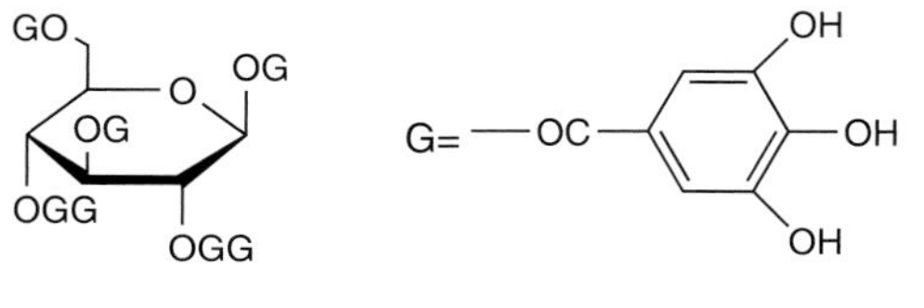

图 五倍子鞣质衍生物

注：GG，二倍没食子酰基；GGG，三倍没食子酰基

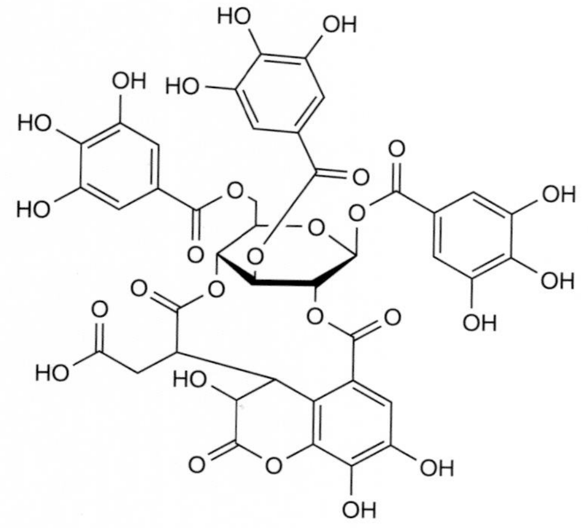

图 诃子酸

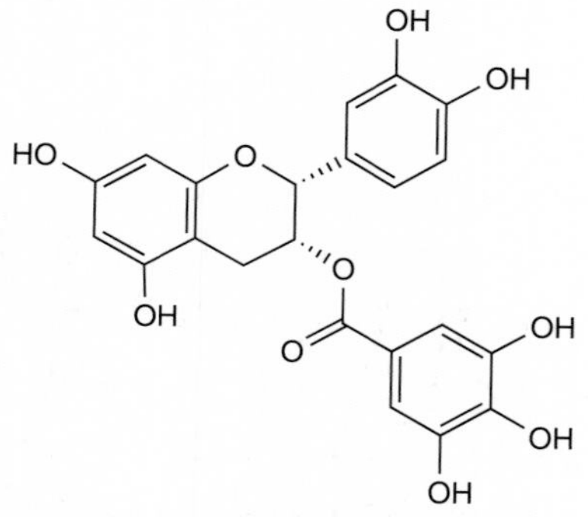

图 表没食子儿茶素没食子酸酯

抗肿瘤、抗炎、抗突变、抗衰老、抗病毒、抗感染、镇痛、调节血脂、降血压、降血糖等药理作用。

临床应用 主要用于高血压、糖尿病及神经退行性疾病等的临床治疗。

（冯卫生）

nìmòshízǐ róuzhì

逆没食子鞣质（ellagitannins）

六羟基联苯二甲酸（HHDP）或与其有生源关系的酚酸与多元醇（多数是葡萄糖）形成的可水解鞣质。又称鞣花鞣质。水解后可产生逆没食子酸（又称鞣花酸）和糖或多元醇。与六羟基联苯二甲酰基有生源关系的酚酸酰基主要有：脱氢二没食子酰基（DHDG）、

橡腕酰基（Val）、地榆酰基（Sang）、脱氢六羟基联苯二酰基（DHHDP）、诃子酰基（Che）等。这些酰基态的酚酸在植物体内均来源于没食子酰基，是相邻的二个、三个或四个没食子酰基之间发生脱氢、偶合、重排、环裂等变化形成的。逆没食子鞣质是植物中分布最广泛、种类最多的一类可水解鞣质。代表化合物有特里马素Ⅱ、老鹳草素、地榆素 H-2、月见草素 B 等。

（冯卫生）

tèlǐmǎsù Ⅱ

特里马素Ⅱ（tellimagrandin Ⅱ）

从胡桃科乔木植物胡桃 *Juglans*

regia L. 的种仁等中提取得到的逆没食子鞣质。分子式 $C_{41}H_{30}O_{26}$，结构式如图。

性状 浅棕色无定形粉末。

结构类型 属于逆没食子鞣质类化合物。

药理作用 主要具有抗肿瘤、抗菌、抗炎、抑制脂肪酸合成酶活性等药理作用。

（冯卫生）

lǎoguàncǎosù

老鹳草素（geraniin）

从牻牛儿苗科植物牻牛儿苗 *Erodium stephanianum* Willd.、老鹳草 *Geranium wilfordii* Maxim.、野老鹳草 *Geranium carolinianum* L. 的地上部分等中提取得到的逆没食子鞣质。分子式 $C_{41}H_{28}O_{27}$，结构式如图。

性状 淡黄色柱晶。

结构类型 属于逆没食子鞣质类化合物。

药理作用 主要具有抗氧化、抗炎、抗辐射、抗肿瘤、抗病毒、抗骨质疏松、降血压、镇痛、保护胃黏膜、促进伤口愈合、抗血小板聚集、降血糖、保肝等多种药理作用。

临床应用 主要用于肝纤维化、慢性乙型肝炎的临床治疗。

（冯卫生）

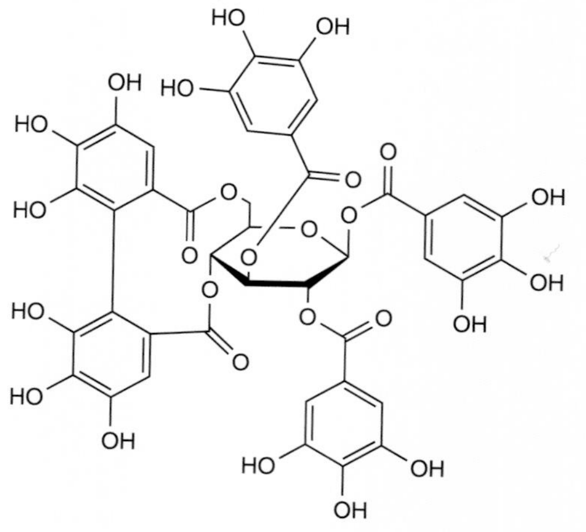

图 特里马素Ⅱ

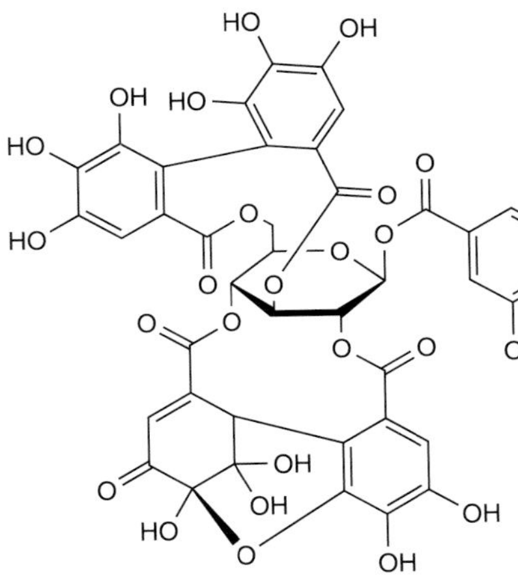

图　老鹳草素

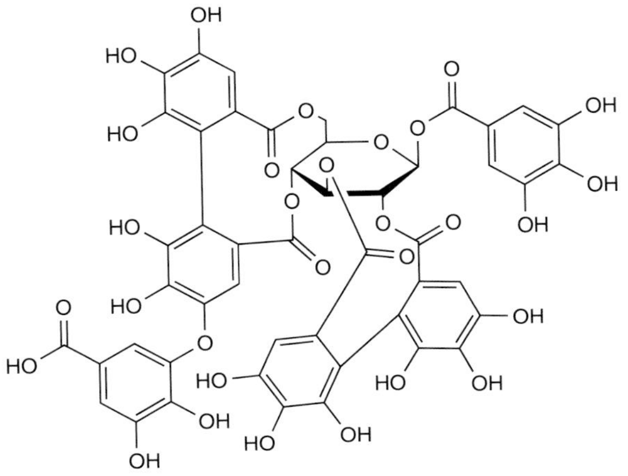

图　地榆素 H-2

dìyúsù H-2

地榆素 H-2（sanguiin H-2）从蔷薇科植物地榆 Sanguisorba officinalis L.、长叶地榆 Sanguisorba officinalis var. longifolia（Bert.）Yü et Li 的根中提取得到的逆没食子鞣质。分子式 $C_{48}H_{32}O_{31}$，结构式如图。

性状　棕褐色粉末。

结构类型　属于逆没食子鞣质类化合物。

药理作用　主要具有细胞毒活性、对拓扑异构酶Ⅱ呈抑制活性等药理作用。

（冯卫生）

yuèjiàncǎosù B

月见草素 B（oenothein B）从柳叶菜科植物月见草 Oenothera

erythrosepala Borb. 的根中提取得到的逆没食子鞣质。分子式 $C_{68}H_{48}O_{44}$，结构式如图。

性状　白色粉末。

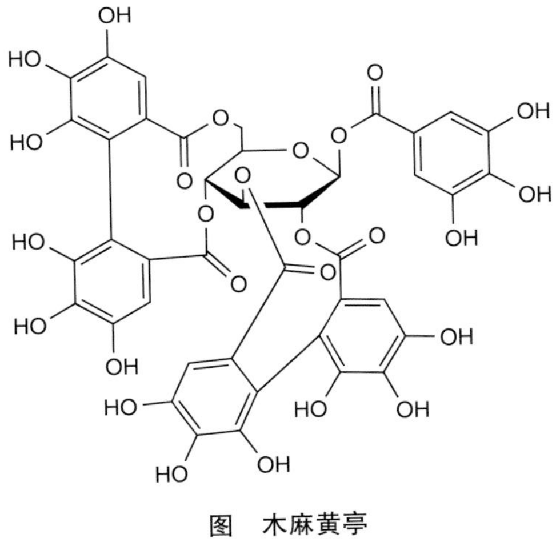

结构类型　属于逆没食子鞣质类化合物。

药理作用　主要具有抗氧化、抗肿瘤、调节免疫、降血糖等药理作用。

临床应用　主要用于雄激素过高症（前列腺增生、前列腺肿瘤、痤疮、脱发、皮脂溢症、妇女多毛症等）的治疗。

（冯卫生）

mùmáhuángtíng

木麻黄亭（casuarictin）从旌节花科植物旌节花 Stachyurus praecox Sieb. et Zucc. 的叶等中提取得到的逆没食子鞣质。分子式 $C_{41}H_{28}O_{26}$，结构式如图。

性状　类白色粉末。

结构类型　属于逆没食子鞣质类化合物。

药理作用　主要具有抗肿瘤等药理作用。

（冯卫生）

xiānhècǎoyīn

仙鹤草因（agrimoniin）从蔷薇科植物龙芽草 Agrimonia pilosa Ledeb. 的地上部分等中提取得到的逆没食子鞣质。分子式 $C_{82}H_{54}O_{52}$，结构式如图。

性状　浅棕色粉末。

结构类型　属于逆没食子鞣质类化合物。

图　木麻黄亭

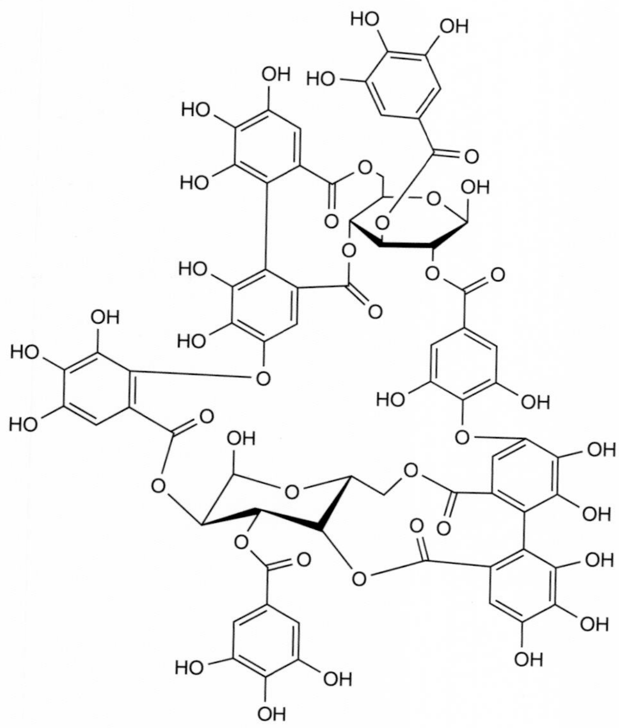

子鞣质二分子以上缩合所形成的可水解鞣质。根据葡萄糖核的数目可分为二聚体、三聚体及四聚体。其中二聚体最多，有200多种，三聚体有20多种，四聚体较少。代表化合物有地榆素 H-11、山茱萸素 A。

（冯卫生）

dìyúsù H-11

地榆素 H-11（sanguiin H-11）

从蔷薇科地榆属植物地榆 *Sanguisorba officinalis* Linn、长叶地榆 *Sanguisorba officinalis* var. *longifolia*（Bert.）Yü et Li 的根等中提取得到的可水解鞣质低聚体。分子式 $C_{164}H_{106}O_{104}$，结构式如图。

性状 棕黄色粉末。

结构类型 属于可水解鞣质低聚体类化合物。

药理作用 主要具有抑制一氧化氮（NO）生成、抑制中性粒细胞趋化、抑制 NADH 脱氢酶、抗肿瘤等药理作用。

（冯卫生）

shānzhūyúsù A

山茱萸素 A（cornusiin A）

从山茱萸科植物山茱萸 *Cornus officinalis* Sieb.et Zucc 的根等中提取得到的可水解鞣质低聚体。分子式 $C_{68}H_{50}O_{44}$。结构式如图。

性状 类白色粉末。

结构类型 属于可水解鞣质类化合物。

药理作用 主要具有抗肿瘤、清除自由基、抑制黄嘌呤氧化酶活性等药理作用。

（冯卫生）

C-gānróuzhì

C- 苷鞣质（C-glycosidic tannins）

糖端基碳和六羟基联苯二甲酸等基团以碳－碳相连的可水解鞣质。木麻黄宁是最初从麻黄科植物中分得的 C- 苷鞣质，糖开环后端基 C-C 相连，后来又分得

图　月见草素 B

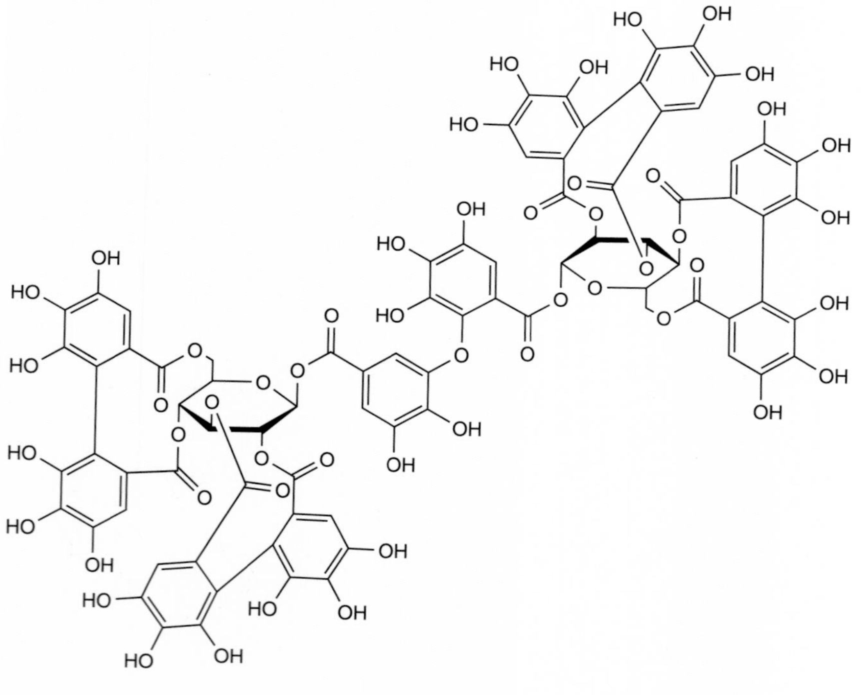

图　仙鹤草因

药理作用 主要具有抗肿瘤、抗氧化、止血等药理作用。

（冯卫生）

kěshuǐjiě róuzhì dījùtǐ

可水解鞣质低聚体（hydrolysable tannin oligomers）

逆没食

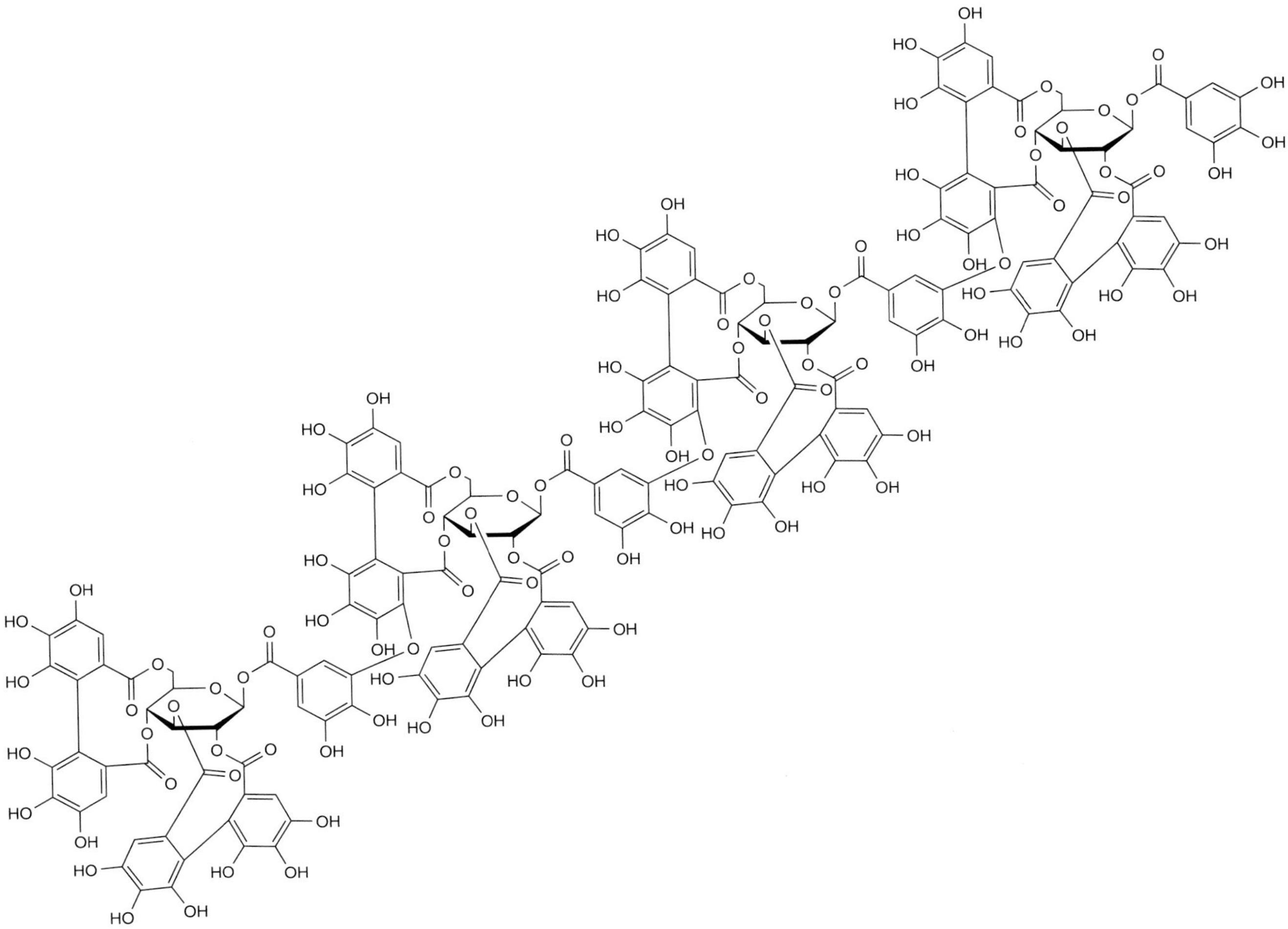

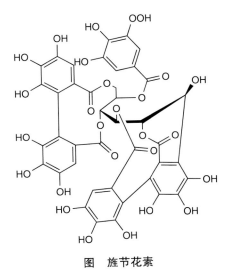

图　地榆素 H–11

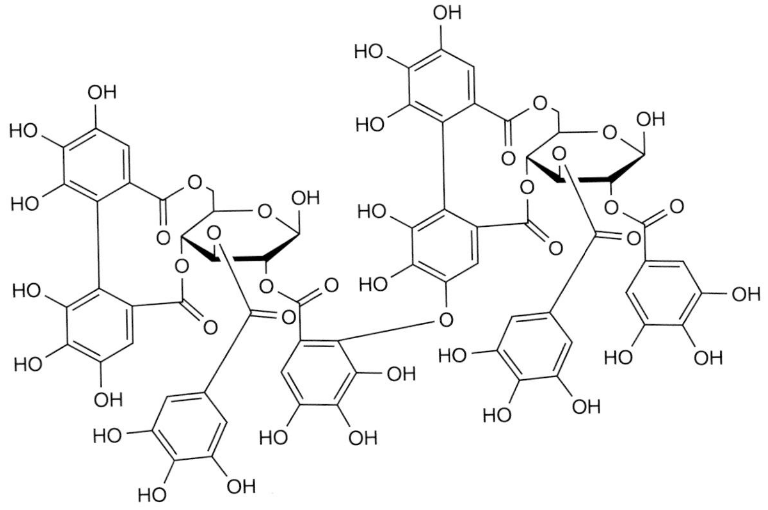

图　山茱萸素 A

图　旌节花素

很多 C- 苷鞣质，如旌节花素和榛
叶素 B 等。

（冯卫生）

旌节花素（stachyurin）　从蔷
薇科植物缫丝花 *Rosa roxbunghii*

jīngjiéhuāsù

Tratt. 的果实中提取的 C- 苷鞣质。
分子式 $C_{44}H_{28}O_{26}$，结构式如图。

性状　浅棕色粉末。

结构类型　属于 C- 苷鞣质类

化合物。

药理作用 主要具有抗氧化等药理作用。

（冯卫生）

mùmáhuángníng

木麻黄宁（casuarinin）

从桦木科植物赤杨 *Alnus japonica* Steud.、木麻黄科植物小木麻黄 *Casuarina stricta* Ait. 的叶等中提取的 C-苷鞣质。分子式 $C_{44}H_{28}O_{26}$，结构式如图。

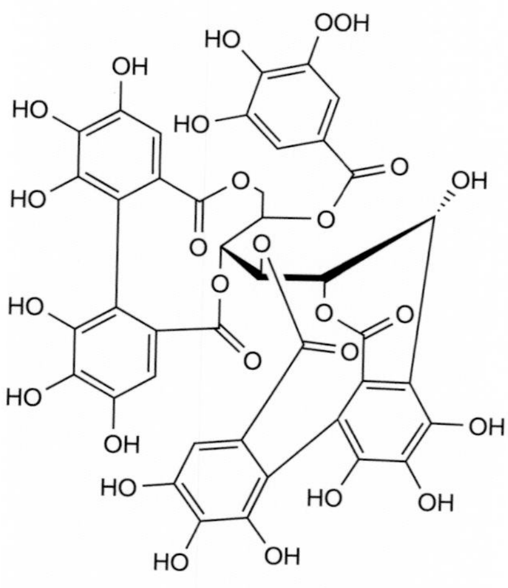

图 木麻黄宁

性状 淡黄色无定形粉末。

结构类型 属于 C-苷鞣质类化合物。

药理作用 主要具有抗氧化作用、抑制黄嘌呤氧化酶、抗肿瘤等药理作用。

（冯卫生）

kāfēi róuzhì

咖啡鞣质（caffeetannins）

由奎宁酸和若干个咖啡酸通过酯化反应缩合而成的可水解鞣质。属于咖啡酰奎宁酸类化合物。根据分子中咖啡酸数目的不同可分为单咖啡酰奎宁酸类、双咖啡酰奎宁酸类、三咖啡酰奎宁酸类和多咖啡酰奎宁酸类等。咖啡鞣质类化合物广泛存在于植物之中，如菊科、豆科、伞形科、忍冬科、旋花科等。该类化合具有显著的药理作用，包括抗氧化、抗炎、抗微生物、抑制血管紧张素转化酶、肝细胞保护、抑制血小板聚集、抗糖尿病等。代表化合物有 3,4,5-三咖啡酰奎宁酸。

（冯卫生）

3,4,5-sānkāfēixiān kuíníngsuān

3,4,5-三咖啡酰奎宁酸（3,4,5-tricaffeoylquinic acids）

从菊科植物阔苞菊 *Pluchea indica* L. Less. 的茎、叶等中提取得到的咖啡鞣质。分子式 $C_{34}H_{30}O_{15}$，结构式如图。

性状 白色粉末。

结构类型 属于咖啡鞣质类化合物。

药理作用 主要具有抗氧化、保护神经等药理作用。

（冯卫生）

suōhé róuzhì

缩合鞣质（condensed tannins）

由（+）-儿茶素（catechin）、（-）-表儿茶素（epicatechin）等黄烷-3-醇或黄烷-3,4-二醇类通过 4,8-或 4,6 位以 C-C 缩合而成的鞣质类化学成分。又称黄烷类鞣质（flavonoid tannin）。此类鞣质用酸、碱、酶处理或久置均不能水解，但可缩合为高分子不溶于水的产物鞣红（tannin reds），亦称鞣酐（phlobaphenies）。缩合鞣质在植物界的分布比可水解鞣质广泛，天然鞣质大多属于此类。它们主要存在于植物的果实、种子及树皮等中，例如柿子、槟榔、钩藤、山茶、麻黄、翻白草、茶叶、大黄、肉桂等都含有缩合鞣质。缩合鞣质与空气接触，特别是在酶的影响下，很易氧化、脱水缩合形成暗棕色或红棕色的鞣红沉淀。从中草物中分得的缩合鞣质主要有二聚体、三聚体及四聚体。此外，也有五聚体及六聚体等。代表化合物有槟榔鞣质 A1。

（冯卫生）

bīnláng róuzhì A1

槟榔鞣质 A1（arecatannin A1）

从棕榈科植物槟榔 *Areca catechu* L. 的种子等中提取得到的缩合鞣质。分子式为 $C_{45}H_{38}O_{18}$，结构式如图。

性状 无定形粉末。

结构类型 属于缩合鞣质类化合物。

药理作用 主要具有抑制人类免疫缺陷病毒（HIV）蛋白酶等药理作用。

（冯卫生）

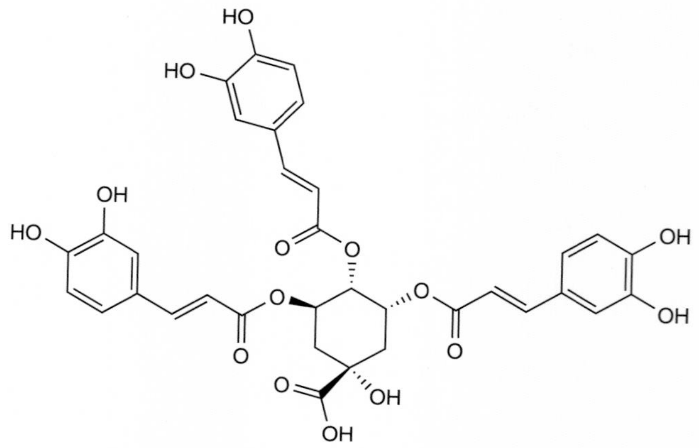

图 3,4,5-三咖啡酰奎宁酸

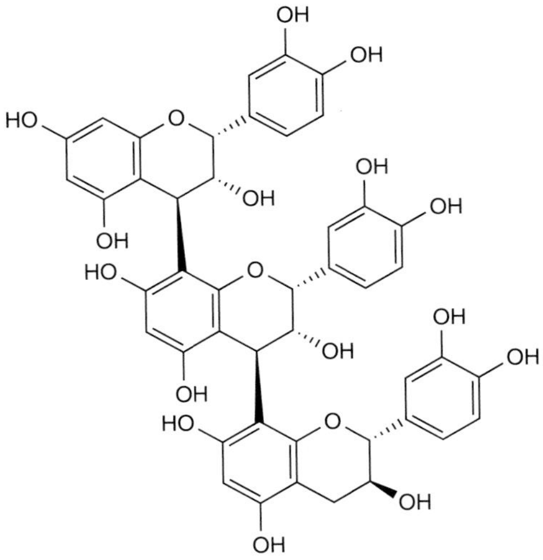

图 槟榔鞣质 A1

fùhé róuzhì

复合鞣质（complex tannins）由可水解鞣质部分与黄烷醇缩合而成的鞣质类化学成分。由逆没食子鞣质部分与黄烷醇部分结合组成，同时具有可水解鞣质与缩合鞣质的一切特征。

（冯卫生）

hóngshānchá róuzhì A

红山茶鞣质 A（camelliatannin A）从山茶科植物山茶 *Camellia japonica* L. 叶等中分离得到的复合鞣质。分子式 $C_{49}H_{36}O_{27}$，结构式如图。

图 红山茶鞣质 A

性状 类白色粉末。

结构类型 属于复合鞣质类化合物。

药理作用 主要具有抑制人类免疫缺陷病毒（HIV）诱导的细胞病变等药理作用。

（冯卫生）

yǒujīsuānlèi huàxué chéngfèn

有机酸类化学成分（organic acids） 分子结构中含有羧基的化学成分。在中草药的花和果实中广泛分布，根和叶中亦有少量分布。已经从中药中发现了较多种类和数量的有机酸类成分，具有抗炎、抑制血小板聚集、抗血栓、诱导肿瘤细胞凋亡、镇痛、调理肠胃、抗疲劳、抑菌、抗病毒、抗结核等药理作用。

结构类型 中草药中常见的有机酸包括脂肪族有机酸和芳香族有机酸两大类。在药用植物中，此类化合物少数以游离状态存在，大多与钠、钾、钙及生物碱成盐，其中脂肪酸多与甘油结合在生物体内以酯的形式存在。

研究内容 ①提取方法：提取时主要依极性和溶解性，选用有机溶剂或水提取。因其具有酸性，也可采用碱性水溶液进行提取。②分离方法：一般按照中药化学成分分离的常规方法进行，如结晶法、硅胶柱色谱、高效液相色谱等。

（王彦志）

zhīfángzú yǒujīsuān

脂肪族有机酸（aliphatic organic acid） 不含有芳香环结构的有机酸类化学成分。广泛分布于动植物中，且几乎均以酯的形式存在。脂肪族有机酸类成分具有很多重要的用途，如 L- 苹果酸易被人体吸收，广泛应用于医疗和保健食品等领域；枸橼酸铁铵是常用补血药；枸橼酸钠具有防止血液凝固作用，常用作抗凝剂；乙酰水杨酸（阿司匹林）常用作解热镇痛药等。代表化合物有琥珀酸、奎宁酸。

（王彦志）

hǔpòsuān

琥珀酸（butanedioic acid） 从桔梗科植物半边莲 *Lobelia chinensis* Lour.、兰科植物草珊瑚 *Sarcardraglabra* Thunb. Nakai、伞形科植物当归 *Angelica sinensis* Oliv. Diels 等的根中提取出的脂肪族有机酸。分子式 $C_4H_6O_4$，结构式如图。

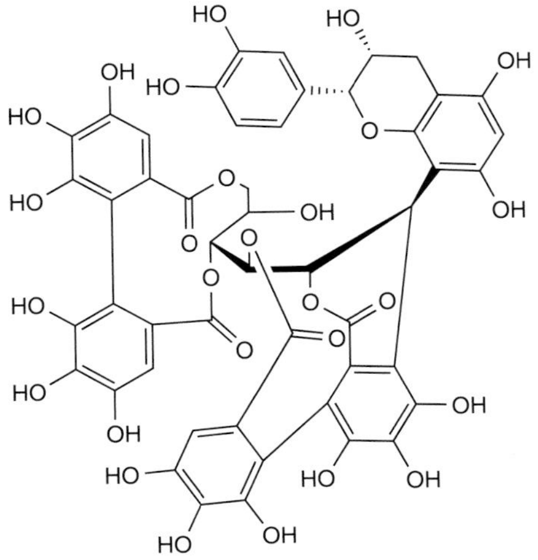

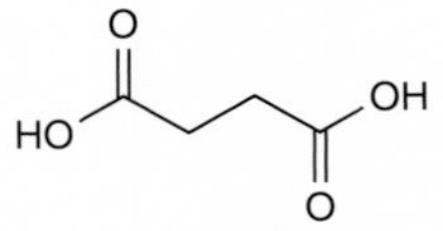

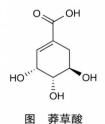

图 琥珀酸

性状 白色粉末。

结构类型 属于脂肪族有机酸类化合物。

药理作用 主要具有抗菌、抗胃溃疡、解毒、抗衰老、抗焦虑、抗癫痫、抗炎、免疫抑制等药理作用。

临床应用 主要用于哮喘、呼吸系统感染、心源性休克、心源性肝硬化、肾上腺皮质功能低下等的临床治疗。

（王彦志）

kuíníngsuān

奎宁酸（quinic acid） 从茜草科植物金鸡纳树 *Cinchona ledgeriana*（Howard）Moens ex Trim 的树皮及根皮等中提取出的脂肪族有机酸。又称奎尼酸、金鸡纳酸。分子式为 $C_7H_{12}O_6$，结构式如图。

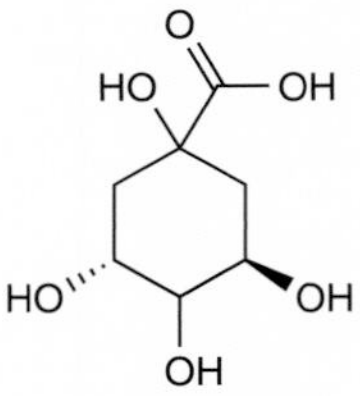

图 奎宁酸

性状 白色透明晶体。

结构类型 属于脂肪族有机酸类化合物。

药理作用 主要具有促进链球菌生成、抗氧化、抗炎等药理作用。

临床应用 主要用于合成医药中间体、促进人体排泄在代谢过程中产生的代谢废物及毒素，

也用于前列腺病变及尿路感染等的临床治疗。

（王彦志）

fāngxiāngzú yǒujīsuān

芳香族有机酸（aromatic organic acid） 含有芳香烃母核的有机酸类化学成分。芳香族有机酸种类很多，就其结构而言，芳香族有机酸按其羧基数目可分为一元、二元或多元羧酸；按存在的其他官能团而言，有饱和酸、不饱和酸或羧基酸、酚酸、酮酸等。一般都与植物中的钾离子、钠离子、钙离子等结合成盐，或与醇类和羟基化合物结合成酯类化合物，有的也能与植物中的生物碱合成盐，还有少数是以酰胺的结合形式存在。

芳香族有机酸也是一些中草药的主要有效成分，如土槿皮中的土槿皮酸有很好的抗真菌作用；青木香中的马兜铃总酸能增强吞噬细胞吞噬功能，调节机体免疫力；咖啡酸、水杨酸、马兜铃酸、阿魏酸、苯甲酸等已作为消毒、消炎、抑菌、驱虫、增多白细胞、利胆、抗心肌缺氧、缺血、心绞痛、动脉硬化药物，广泛应用于医药临床。代表化合物有莽草酸、丁香酸、白果酸等。

（王彦志）

mǎngcǎosuān

莽草酸（shikimic acid） 从木兰科植物八角茴香 *Illicium verum* Hook. f. 的果实等中提取得到的芳香族有机酸。分子式为 $C_7H_{10}O_5$，结构式如图。

性状 白色粉末。

结构类型 属于有机酸类化合物。

药理作用 主要具有抗炎、镇痛、抗菌、抗肿瘤、抑制血小板凝集、抗禽流感等药理作用。

临床应用 主要用于脑血栓、

图 莽草酸

脑缺血等心脑血管系统疾病的临床治疗。

（王彦志）

dīngxiāngsuān

丁香酸（syringate） 从菊科植物绒线草 *Conyza canadensis* L. Cronq. 的地上部分、杜鹃花科植物兴安杜鹃 *Rhododendron dauricum* L.、伞形科植物茴香 *Foeniculum vulgare* Mill. 的叶等中分离得到的芳香族有机酸。分子式为 $C_9H_{10}O_5$，结构式如图。

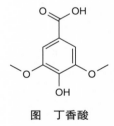

图 丁香酸

性状 白色粉末。

结构类型 属于有机酸类化合物。

药理作用 主要具有抑制醛糖还原酶、抗内毒素、抗氧化等药理作用。

临床应用 主要用于白内障等的临床治疗。

（王彦志）

báiguǒsuān

白果酸（ginkgolic acid） 从银杏科银杏 *Ginkgo biloba* L. 的外种皮中分离得到的芳香族有机酸。分子式 $C_{22}H_{34}O_3$，结构式如图。

性状 无色针晶。

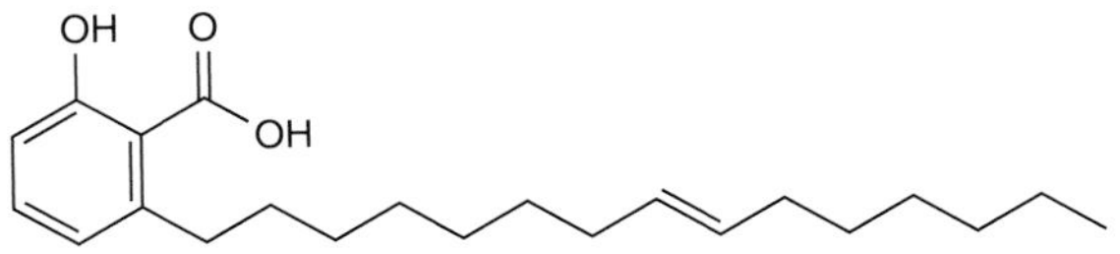

图 白果酸

结构类型 属于有机酸类化合物。

药理作用 主要具有调节免疫力、抗肿瘤、抗病毒、抗炎、抗过敏、抑制真菌、抗衰老等药理作用。

临床应用 主要用于高血脂、血吸虫病、痤疮等的临床治疗。

（王彦志）

mòshízǐsuān

没食子酸（gallic acid） 从蓼科植物掌叶大黄 *Rheum palmatum* L. 的根茎、桃金娘科植物大叶桉 *Eucalyptus robusta* Sm. 的叶、山茱萸科植物山茱萸 *Cornus officinalis* Sieb. et Zucc. 的果实、千屈菜科植物千屈菜 *Lythrum salicaria* L. 的花等中提取得到的芳香族有机酸。分子式为 $C_7H_6O_5$，结构式如图。

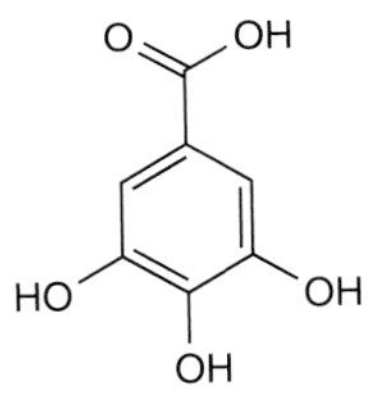

图 没食子酸

性状 白色或微黄色针晶。

结构类型 属于有机酸类化合物。

药理作用 主要具有抗氧化、抗病毒、抑菌、抗炎、抗肿瘤、抗突变、防龋齿等药理作用。

临床应用 主要用于大肠杆菌、金黄色葡萄球菌、空肠弯曲杆菌、沙门菌等致病菌引起的恶心、头痛、呕吐、腹泻等的临床治疗。

（王彦志）

yuán'érchásuān

原儿茶酸（protocatechuate） 从鳞始蕨科植物乌蕨 *Stenoloma chusanum* L.Ching、冬青科植物冬青 *Ilex chinensis* Sims 的叶中等提取得到的芳香族有机酸。分子式为 $C_7H_6O_4$，结构式如图。

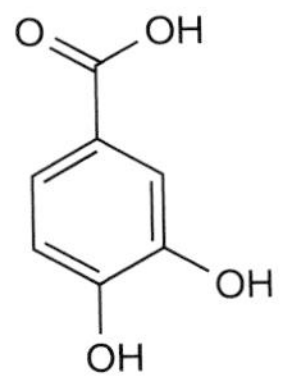

图 原儿茶酸

性状 白色至褐色粉末。

结构类型 属于有机酸类化合物。

药理作用 原儿茶酸主要具有抗氧化、抗菌、抗肿瘤、抗炎、保护神经、降低心肌耗氧量等方面的药理作用。

临床应用 主要用于乙型肝炎等的临床治疗。

（王彦志）

xiāngcǎosuān

香草酸（vanillic acid） 从兰科植物香荚兰 *Vanilla fragrans* Salisb. Ames 的种子、荨麻科植物掌叶蝎子草 *Girardinia palmata* Forsk Gaud、景天科植物景天三七 *Sedum aizoon* L. 的全草等中提取得到的芳香族有机酸。分子式为 $C_8H_8O_4$，结构式如图。

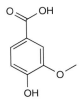

图 香草酸

性状 白色粉末。

结构类型 属于有机酸类化合物。

药理作用 主要具有抗氧化、抗菌、抗真菌、抗炎、止血等药理作用。

临床应用 主要用于各种炎症、出血症等的临床治疗。

（王彦志）

zhīfángsuānlèi huàxué chéngfèn

脂肪酸类化学成分（fatty acids） 含有羧基的脂肪族化合物。广泛分布于动植物中。可与碱结合成盐，长置空气中会产生难闻的气体，称为酸败。脂肪酸在生物体内几乎均以酯的形式存在，主要具有降血脂、软化血管、降血压、促进微循环等药理作用。

结构类型 脂肪酸类化学成分主要分为两类，即饱和脂肪酸和不饱和脂肪酸。饱和脂肪酸如硬脂酸等，不饱和脂肪酸如棕榈油酸、油酸等。

研究内容 主要包括以下几个方面。

提取方法 脂肪酸类化学成分的提取主要有以下两种方法。①有机溶剂提取法：常用乙醚、石油醚及环己烷等亲脂性有机溶剂进行提取，回收溶液既得粗脂肪酸类化学成分。②超临界流体萃取法：通常在压力为 $0.1\sim105kPa$、温度 $30\sim45℃$ 的条件下，提取总脂肪酸。

分离方法 脂肪酸类化学成分的分离主要有以下四种方法。

①蒸馏法：实际工作中可分为减压分馏和分子蒸馏。②丙酮冷冻法：碳链长度及饱和度不同的脂肪酸，在过冷的丙酮溶剂中溶解度不同，借此达到分离的目的。③脂肪酸盐结晶法：将脂肪酸混合物经氢氧化钠醇溶液皂化为脂肪酸盐，冷却，使饱和及不饱和脂肪酸盐析出，滤液酸化提取，可得高浓度的多不饱和脂肪酸。④尿素结晶法：经典的提纯多不饱和脂肪酸的方法。

(王知斌)

bǎohé zhīfángsuān

饱和脂肪酸（saturated fatty acid）

碳链中不含双键的脂肪酸类化学成分。结构稳定，不易被氧化，是构成脂质的基本成分之一。常见的饱和脂肪酸有辛酸、癸酸、月桂酸、肉豆蔻酸、软脂酸、硬脂酸、棕榈酸、花生酸等。此类脂肪酸多含于牛、羊、猪等动物的脂肪中，有少数植物如椰子油、可可油、棕榈油等中也多含此类脂肪酸。膳食中饱和脂肪酸多存在于动物脂肪及脂肪酸中。不同种类的饱和脂肪酸具有不同的生理功能。如丁酸具有调节免疫应答和炎症反应、抑制肿瘤生长、促进细胞分化和凋亡等作用，月桂酸具有抗菌作用，肉豆蔻酸具有降低胆固醇作用。

(王知斌)

yìngzhīsuān

硬脂酸（stearic acid）

含有18个碳原子的饱和脂肪酸。由油脂水解产生，主要用于生产硬脂酸盐。分子式为 $C_{18}H_{36}O_2$，结构式如图。

性状 白色略带光泽的蜡状小片结晶体。

结构类型 属于饱和脂肪酸类化合物。

药理作用 主要具有防辐射、

改善血液循环等药理作用。

(王知斌)

zōnglǘsuān

棕榈酸（palmitic acid）

含有16个碳原子的饱和脂肪酸。自然界中广泛存在，几乎所有的油脂中都有含量不等的棕榈酸组分。分子式为 $C_{16}H_{32}O_2$，结构式如图。

性状 白色带珠光鳞片状。

结构类型 属于饱和脂肪酸类化合物。

药理作用 主要具有防辐射等药理作用。

(王知斌)

bùbǎohé zhīfángsuān

不饱和脂肪酸（unsaturated fatty acid）

分子中含有双键的脂肪酸类化学成分。根据双键个数的不同，分为单不饱和脂肪酸（monounsaturated fatty acid，MUFA）和多不饱和脂肪酸（polyunsaturated fatty acid，PUFA）两种。单不饱和脂肪酸主要为棕榈油酸等，多不饱和脂肪酸为亚油酸、亚麻酸、花生四烯酸等。人体不能合成亚油酸和亚麻酸，必须从膳食中补充。根据双键的位置及功能又将多不饱和脂肪酸分为 ω-6 系列和 ω-3 系列，即碳碳双键位于碳端第 3 个碳原子为 ω-3，碳碳双键位于碳端第 6 个碳原子为 ω-6。其中，亚油酸和花生四烯酸属于 ω-6 系列，亚麻酸、二十二碳六烯酸（DHA）、二十碳五烯酸（EPA）等属于 ω-3 系列。

(王知斌)

yàyóusuān

亚油酸（linoleic acid）

含有18个碳原子、碳碳双键位于9、12位碳原子上的多不饱和脂肪酸。在植物体内通过油酸的去饱和作用得到，是一种必须脂肪酸，自身无法合成或合成很少，必须从食物中获得。分子式为 $C_{18}H_{32}O_2$，结构式如图。

性状 无色至稻草色液体。

结构类型 属于不饱和脂肪酸类化合物。

药理作用 主要具有降血脂、软化血管、降血压、促进微循环等药理作用。

临床应用 主要用于防治动

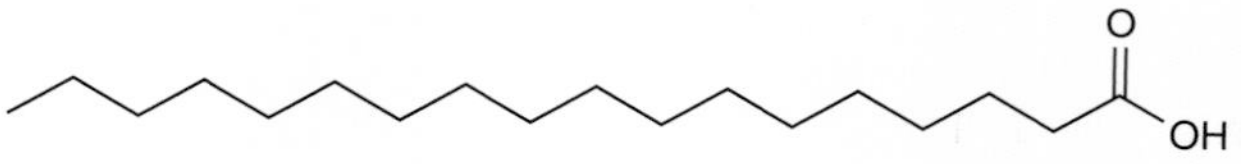

图 硬脂酸

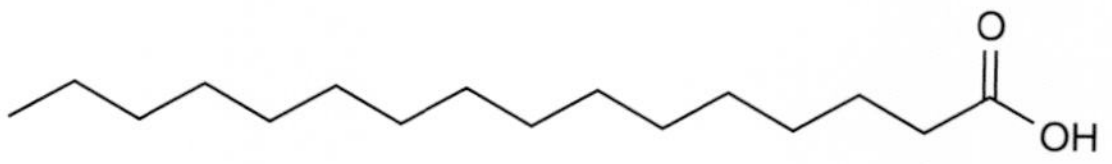

图 棕榈酸

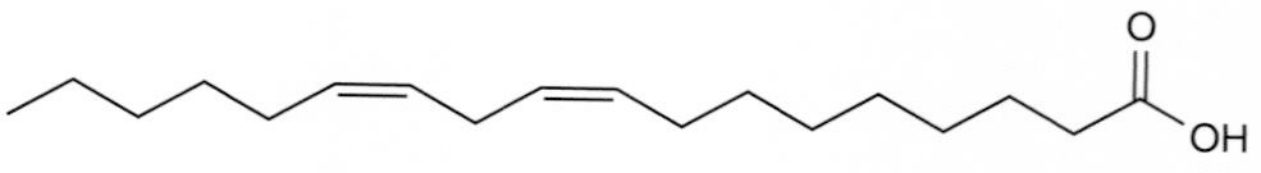

图 亚油酸

脉粥样硬化等心血管疾病。

（王知斌）

yàmásuān

亚麻酸（α-linolenic acid）

含有 18 个碳原子、碳碳双键位于 9、12、15 位碳原子上的多不饱和脂肪酸。常以甘油酯的形式存在于深绿色植物中，是构成人体组织细胞的主要成分，在体内不能合成、代谢，可转化为机体必需的生命活性因子二十二碳六烯酸（DHA）和二十碳五烯酸（EPA）。分子式为 $C_{18}H_{32}O_2$，结构式如图。

性状 无色至稻草色液体。

结构类型 属于不饱和脂肪酸类化合物。

药理作用 主要具有降血脂、抑制癌细胞转移等药理作用。

临床应用 主要用于预防心脑血管病以及缓解疲劳、健忘和免疫力降低。

（王知斌）

zōnglú yóusuān

棕榈油酸（palmitoleic acid）

含有 16 个碳原子、碳碳双键位于 9 位碳原子上的单不饱和脂肪酸。在动植物油脂中含量很少，大量存于海产油脂中。分子式为 $C_{16}H_{10}O_2$，结构式如图。

性状 无色透明液体。

结构类型 属于不饱和脂肪酸类化合物。

药理作用 主要具有抗炎以及对肥胖症、高血糖的影响等药理作用。

（王知斌）

huāshēng sìxīsuān

花生四烯酸（arachidonic acid）

含有 20 个碳原子、碳碳双键分别位于 5、8、11、14 位碳原子上的多不饱和脂肪酸。属于 ω-6 系列。广泛分布于动物界，在花生油中含量较高。分子式为 $C_{20}H_{32}O_2$，结构式如图。

性状 无色至淡黄色的油状液体。

结构类型 属于不饱和脂肪酸类化合物。

药理作用 主要具有兴奋子宫、抑制胃酸分泌等药理作用。

临床应用 主要用于糖尿病和肿瘤的临床治疗及心血管疾病的预防。

（王知斌）

dànbáizhìlèi huàxué chéngfèn

蛋白质类化学成分（proteins）

由核酸编码的 22 种 α-氨基酸之间通过 α-氨基和 α-羧基形成肽键连接而成肽链，并经翻译加工后生成具有特定立体结构的生物活性大分子。分子两端有氨基和羧基，具有两性和等电点，是构成机体组织、器官的重要成分和生命基本物质。蛋白质为高分子物质，水溶液具有胶体特性，分子量多在一万以上，不能透过半透膜。当蛋白质被加热或与酸、碱等作用时，则变性而失去活性。中药中的活性蛋白质显示独特的药理作用，如天花粉蛋白具有引产作用、半夏蛋白具有抗肿瘤及抗生育作用等。

结构类型 常见的蛋白质分类方法有以下几种。①按来源不同分类：可分为动物性蛋白和植物性蛋白。②按组成不同分类：通常可以分为简单蛋白质、结合蛋白质和衍生蛋白质。简单蛋白质经水解得氨基酸和氨基酸衍生物，结合蛋白质经水解得氨基酸、非蛋白的辅基和其他（结合蛋白质的非氨基酸部分称为辅基），蛋白质经变性作用和改性修饰得到衍生蛋白质。③按分子形状不同分类：可分为球状蛋白质和纤维状蛋白质两大类。许多具有生理活性的蛋白质如酶、转运蛋白、蛋白类激素与免疫球蛋白、补体等均属于球蛋白。④按结构不同分类：可分为单体蛋白、寡聚蛋白、多聚蛋白。单体蛋白由一条肽链构成、最高结构为三级结构。寡聚蛋白包含 2 个或 2 个以上三级结构的亚基。多聚蛋白由数十个亚基以上、甚至数百个亚基聚合而成的超级多聚体蛋白。⑤按功能不同分类：可分为活性蛋白质和非活性蛋白质。活性蛋白质

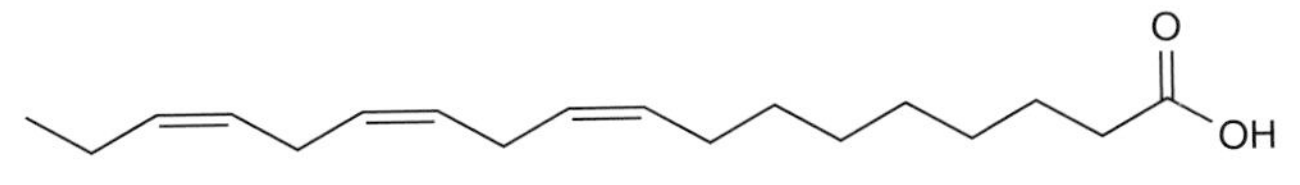

图　亚麻酸

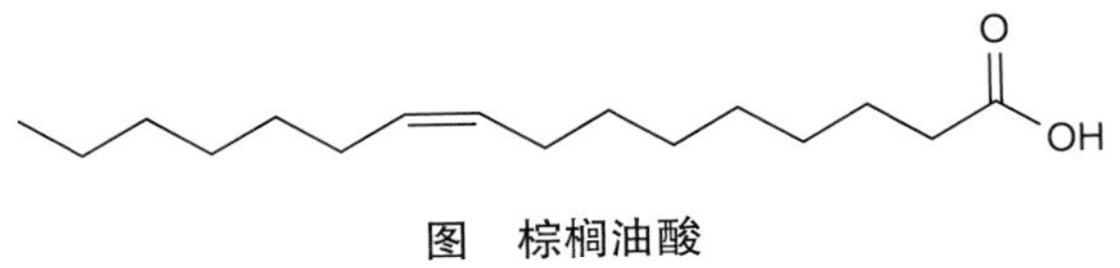

图　棕榈油酸

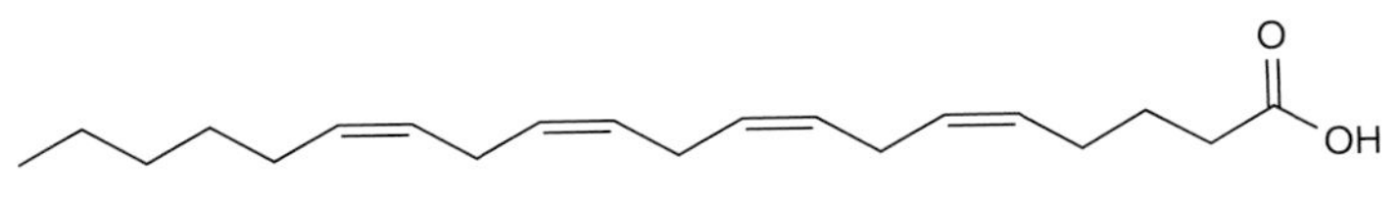

图　花生四烯酸

有调节蛋白、收缩蛋白、抗体蛋白等，非活性蛋白质有结构蛋白等。⑥按营养价值不同分类：分为完全蛋白质、半完全蛋白质和不完全蛋白质三类。

研究内容 主要包括以下几个方面。

提取方法 一般采用水或氯化钠水溶液提取蛋白质。

分离方法 蛋白质的分离方法主要有沉淀法、盐析法、等电点法、透析法、超速离心法以及色谱法等。

检识方法 可通过沉淀实验、双缩脲（Biuret）反应、索威紫（Solway purple）反应等进行蛋白质的鉴别。也可通过硅胶 G 薄层色谱、三氯甲烷–甲醇（9∶1）展开、2% 茚三酮溶液显色进行检识蛋白质。

(关 枫)

bànxià dànbái

半夏蛋白（pinellin） 从天南星科植物半夏 *Pinellia ternata* Thunb. Breit. 的块茎鲜汁中分离得到的植物蛋白。主要由半夏胰蛋白酶抑制剂和半夏凝集素组成，热稳定性较高。主要具有凝血、抗肿瘤、镇咳、抗溃疡、抗心律失常、抗生育、杀虫等药理作用。

(田树草)

jīnshǔliú dànbái

金属硫蛋白（metallothionein） 从各种微生物，高等动、植物和人类的各种组织、器官中分离得到的富含半胱氨酸的短肽金属蛋白质。对多种重金属有高度亲和性，分子质量较低，半胱氨酸残基和金属含量极高。分子呈椭圆形，分两个结构域，分子量为6 000~7 000D，直径 30~50Å，含有 61 个氨基酸，其中 20 个氨基酸为半胱氨酸，少数有 21 个，每一个金属硫蛋白分子可以结合7~12 个金属离子。具有较强的耐热性和特殊的光吸收性。金属硫蛋白结构式片段如图。

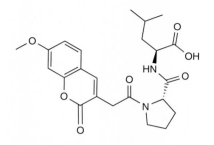

图　金属硫蛋白结构式片段

结构类型 属于金属蛋白质类化合物。

药理作用 主要具有解除金属离子毒害、维持内环境的稳定、调节体内微量元素的代谢、调控基因表达及防止机体氧化等方面的作用。

临床应用 主要用于治疗糖尿病、高血压、动脉硬化、尿毒症、癌症、重金属中毒及营养缺乏症等的临床治疗。

(田树草)

qiúdànbái

球蛋白（globulin） 存在于所有的动植物体中，具有免疫作用，基本结构由四肽链组成的蛋白质。又称免疫球蛋白（immunoglobulin，Ig）。免疫球蛋白指具有抗体活性或化学结构、与抗体分子相似的球蛋白。免疫球蛋白分子由两条相同的分子量较小的轻链（L 链）和两条相同的分子量较大的重链（H 链）组成的，其中重链有五种。L 链与 H 链是由二硫键连接形成一个四肽链分子，称为免疫球蛋白分子单体，是构成免疫球蛋白分子的基本结构。免疫球蛋白结构示意如图。

结构类型 属于蛋白质类化合物。

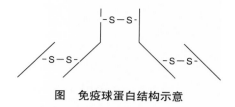

图　免疫球蛋白结构示意

药理作用 主要具有免疫的作用。

临床应用 作为嗜酸性粒细胞增多抑制剂、免疫调整剂、自身免疫疾病治疗剂、抗炎剂、抗过敏剂；也作为慢性关节风湿病、全身性红斑狼疮、多发性硬化症等自身免疫疾病和各种免疫不全症等免疫系统异常疾病的治疗剂；对肝病的诊断有重要意义。

(田树草)

tiānhuāfěn dànbái

天花粉蛋白（trichosanthin） 从葫芦科植物栝楼 *Trichosanfhes kirilowii* Maxim 或 双边栝楼 *Trichosanthes rosthornii* Harms 等的根中分离得到，由 247 或 246 个氨基酸残基组成的单一肽链的碱性蛋白。属于 I 型核糖体失活蛋白。分子量约为 24 000D，对光、热、潮湿都不稳定，变性后即失去生物活性。天花粉蛋白结构式片段如图。

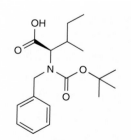

图　天花粉蛋白结构式片段

结构类型 属于单链核糖体失活蛋白类化合物。

药理作用 对病毒、真菌和昆虫有直接或间接的抑制和杀灭作用；具有引产抗孕、免疫调节、抑制人类免疫缺陷病毒（HIV）、抗肿瘤、调节机体免疫力、抗人体免疫缺陷等药理作用。

临床应用 主要用于中期妊娠、死胎及过期流产孕妇的引产，并对子宫外孕、葡萄胎、恶性葡萄胎有疗效。

（田树革）

méilèi huàxué chéngfèn

酶类化学成分（enzymes）

具有生物催化剂活性的蛋白质化学成分。少数酶具有辅基或辅酶，系高分子化合物，其分子量和结构大多未能测定。酶所能催化的反应多数是可逆的，既可催化物质的合成与转化，也可催化分解、氧化还原或异构化反应。中药中存在的一些酶类成分表现出特定的药理作用，如番木瓜中的木瓜蛋白酶可驱除肠内寄生虫；地龙中的蚯蚓纤溶酶对血栓和纤维蛋白有显著溶解作用，同时可激活纤溶酶原为纤溶酶；麦芽中的淀粉酶常用于食积不消；苦杏仁中的苦杏仁酶（emulsin）具有止咳平喘作用等。按性质可分为氧化还原酶、水解酶、合成酶、核酸酶及其他酶等。酶是活性蛋白质，故蛋白质的提取、分离、检识等方法亦适用于酶。

（关　枫）

niàoméi

脲酶（urease）

能催化尿素水解生成氨和二氧化碳的含镍酶。其活性中心含有氨基甲酸根桥连的双核镍。脲酶广泛分布于植物的种子中。具有绝对专一性，特异性地催化尿素水解释放出氨和二氧化碳或碳酸铵。脲酶可催化尿素生成代谢所需的腺苷三磷酸（ATP），同时释放出氨和二氧化碳。

结构类型 属于含镍的寡聚酶类化合物。

药理作用 能刺激机体产生脲酶抗体，抑制胃肠道内脲酶活性，从而减少尿素水解，降低血氨，达到防治肝性脑病的目的。

临床应用 主要用于肝性脑病的免疫治疗。

（田树革）

diànfěnméi

淀粉酶（amylase, AMY, AMS）

广泛存在于动物的唾液、胰液、植物的胚芽和曲霉等中的能使淀粉和糖原水解成糊精、麦芽糖和葡萄糖的酶类化学成分。又称 $1,4\text{-}\alpha\text{-}D\text{-}$ 葡聚糖水解酶。根据来源可分为植物淀粉酶（如麦芽淀粉酶）和微生物淀粉酶（如细菌淀粉酶）两类。根据作用可分为 α - 淀粉酶和 β - 淀粉酶两种。β - 淀粉酶结构片段如图。

性状 淡黄色非结晶形粉末或半透明的鳞片，微臭，无味。

结构类型 属于糖苷水解酶类化合物。

药理作用 催化淀粉及糖原水解，促进胃肠道的消化作用。

临床应用 主要用于治疗缺乏淀粉酶所引起的消化不良、异常发酵、食欲不振等；还可用于淀粉性食物的过饱、异常发酵等。

（田树革）

yídànbáiméi

胰蛋白酶（trypsin）

从牛、羊或猪的胰腺中提取得到的蛋白水解酶。能水解由肽链相连的氨基酸类化合物，具有酯酶活性，通常以无活性的胰蛋白酶原形式存在于动物的胰脏中，在小肠内被

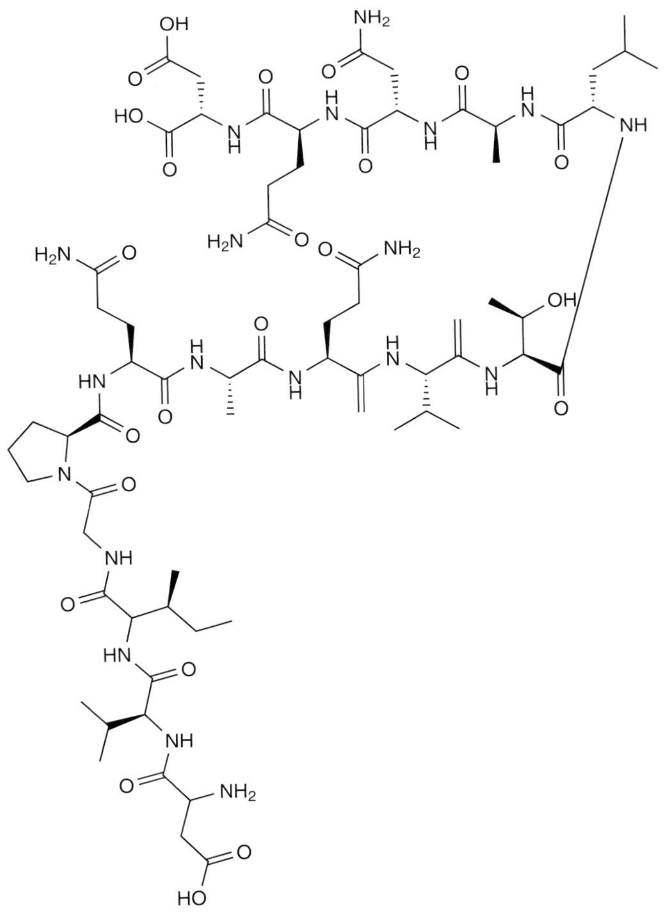

图　β - 淀粉酶结构片段

肠激酶激活转化为有活性的胰蛋白酶。胰蛋白酶除了分泌于胰腺中，还少量存在于皮肤、肾脏、肝脏、大脑和免疫系统细胞中。分子式为 $C_{11}H_9N_3O_2 \cdot Na^+$。

性状　呈白色或米黄色结晶性粉末。

结构类型　属于蛋白水解酶类化合物。

药理作用　主要能使脓、痰液、血凝块等分解、变稀，易于引流排除，还可加速创面净化、促进肉芽组织新生。此外还具有抗炎作用。

临床应用　主要用于各种溃疡、炎症、创伤、坏疽、瘘引起的局部脓肿、水肿以及癣疥、脓胸、肺气肿、支气管炎、支气管喘息等病的临床治疗。

（田树荦）

mùguā dànbáiméi

木瓜蛋白酶（papain）　从未成熟的番木瓜 *Carica papaya* L. 果实乳汁中等得到的蛋白水解酶。又称木瓜酶。由一种单肽链组成，活性中心含有半胱氨酸，由212个氨基酸残基组成，属于巯基肽链内切酶。至少有3个氨基酸残基存在于酶的活性中心部位，他们分别是 Cys25、His159 和 Asp158，六个半胱氨酸基形成了三对二硫键，但都不存在酶活性部位。木瓜蛋白酶的结构组成决定了其有较强合成能力和蛋白酶水解能力，具有稳定性好、耐高温、活性强的特点，木瓜蛋白酶结构片段如图。

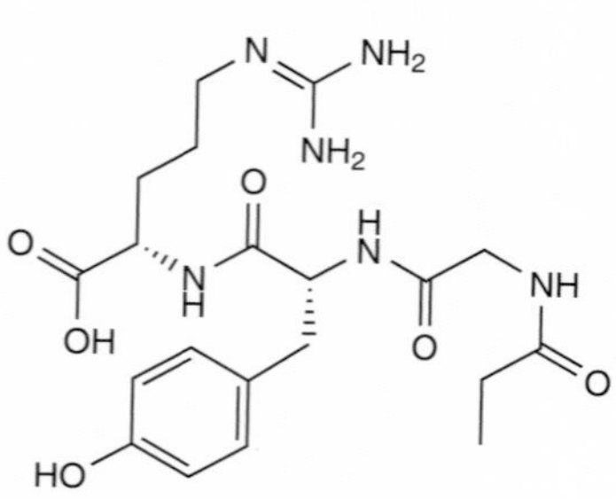

结构类型　属于蛋白水解酶类化合物。

药理作用　主要具有抗肿瘤、抗菌、抗炎、利胆、止痛、助消化等药理作用。

临床应用　主要用于淋巴细胞白血病、青光眼、骨质增生、枪刀伤口愈合、血型鉴别、昆虫叮咬等。

（田树荦）

qiūyǐn xiānróngméi

蚯蚓纤溶酶（earthworm fibrinolytic enzyme, EFE）　主要是从蚯蚓中（存在于蚯蚓的消化道内）提取并纯化得到的一组同工酶。又称蚓激酶。为丝氨酸蛋白水解酶，具有直接溶解纤维蛋白的纤溶酶活性，又具有类尿激酶的纤溶酶原激活活性，因此既能溶解陈旧血栓又能抑制新血栓形成。分子量 20 000 ~ 40 000D，等电点（pI）在 3 ~ 5 之间。氨基酸组成中酸性氨基酸含量较多，碱性氨基酸含量较低。对热较稳定，作用的 pH 范围广。多为单体酶，也有寡聚酶，有的组分为单纯酶，有的组分为含糖基的结合酶。蚯蚓纤溶酶结构片段如图。

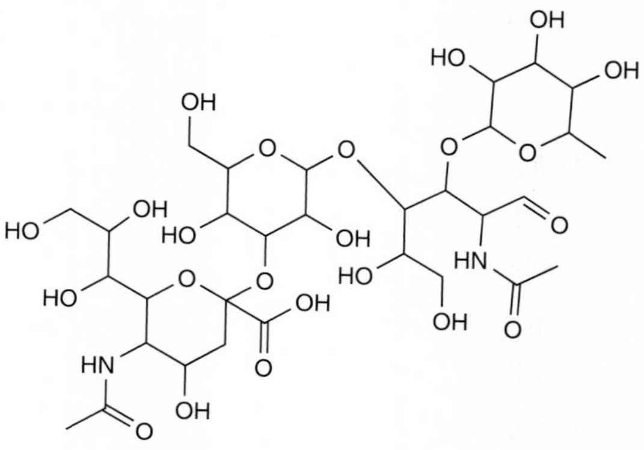

结构类型　丝氨酸蛋白水解酶类。

药理作用　主要具有抗凝溶栓、抗肿瘤、抗炎、神经修复等药理作用。

临床应用　主要用于缺血性脑病、冠心病、高脂血症等心脑血管疾病，糖尿病、纤维蛋白原和血小板聚集增高症等病症的临床治疗。

（田树荦）

chāoyǎnghuàwù qíhuàméi

超氧化物歧化酶（superoxide dismutase, SOD）　可催化超氧阴离子歧化反应的金属酶类。又称过氧化物歧化酶。按照结合金属离子种类不同，该酶有以下三种：含铜与锌超氧化歧化酶（Cu.Zn-SOD）、含锰超氧化歧化酶（Mn-SOD）和含铁超氧化歧化酶（Fe-SOD），三种超氧化歧化酶都催化超氧化物阴离子自由基歧化生成过氧化氢与氧气。超氧化歧化酶结构式片段如图。

结构类型　属于金属酶类化合物。

药理作用　主要具有防辐射损伤、抗自由基、延缓衰老、调节机体代谢能力、抗肿瘤、调节人体内分泌系统、提高人体自身的免疫功能等药理作用。

图　木瓜蛋白酶结构片段

图　蚯蚓纤溶酶结构片段

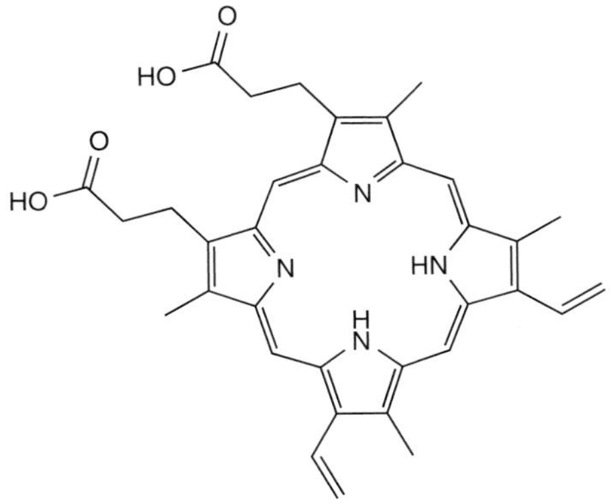

图　超氧化物歧化酶结构片段

临床应用　主要用于类风湿关节炎、慢性多发性关节炎、心肌梗死、心血管病、肿瘤患者以及放射性治疗炎症病、骨关节病、放射性膀胱炎等的临床治疗；可抑制心脑血管疾病，对自身免疫性疾病、肺气肿、老年性白内障也有治疗作用。

（田树革）

tàilèi huàxué chéngfèn

肽类化学成分（peptides）　两个或两个以上氨基酸通过肽键共价连接形成的聚合物。是涉及生物体内多种细胞功能的生物活性物质，是机体完成各种复杂的生理活性必不可少的参与者。生物活性肽主要具有调节免疫、抗血栓、抗高血压、降胆固醇、抑菌、抗病毒、抗肿瘤、抗氧化、改善元素吸收和矿物质运输、促进生长等作用，是筛选药物、制备疫苗和食品添加剂的天然资源。代表化合物有谷胱甘肽、瞿麦环肽 C、瞿麦环肽 E。

结构类型　根据肽类化合物中氨基酸残基的数目将肽类化合物分为二肽（由 2 个氨基酸残基组成）、寡肽（一般指由 3 ~ 9 个氨基酸残基组成的短肽）、多肽（一般指相对分子质量小于 10 000 的肽类）等。此外，根据分子中存在的氨基酸以外的成分与非肽键等不同可分为糖肽、脂肽与核苷肽等，依据是否成环又可分为环肽和直链肽。

研究内容　主要包括以下几个方面。

提取方法　可根据溶解性采用酸碱法、醇提取法等提取肽类化合物。

分离方法　肽类化学成分的分离纯化方法常用的有冻融法、酶解法、盐析法、超滤法、等电点沉淀法、聚乙二醇沉淀法、凝胶过滤法、离子交换色谱、亲和色谱、吸附色谱、逆流分溶法等。

结构鉴定方法　核磁共振波谱（NMR）逐渐成为多肽类物质分析的主要方法之一，可用于确定氨基酸序列、定量混合物中的各组分组成含量等。同时，质谱分析在蛋白、多肽分析中已经得到了广泛应用。此外，圆二色谱、红外光谱、紫外光谱、生物鉴定法、放射性同位素标记法及免疫学方法等都已应用于多肽类物质的结构鉴定、分析检测之中。

（左月明）

gǔguānggāntài

谷胱甘肽（glutathione）　由谷氨酸、半胱氨酸及甘氨酸组成的含 γ - 酰胺键和巯基的肽类化学成分。广泛存在于所有生物细胞中，其中以酵母、小麦胚芽以及人和动物肝脏、肾、红细胞和眼睛晶状体中含量较为丰富。谷胱甘肽在体内以两种形态存在，即还原型谷胱甘肽（reduced glutathione，GSH）和氧化型谷胱甘肽（oxidized glutathione，GSSG）。在机体中大量存在并起主要作用的是还原型谷胱甘肽。通常人们所指的谷胱甘肽是还原型谷胱甘肽。谷胱甘肽固体较为稳定，水溶液在空气中则易被氧化。两分子 GSH 的活泼巯基氧化脱氢转变为一分子 GSSG，但只有 GSH 才具有生理活性。分子式为 $C_{10}H_{17}O_6SN_3$，结构式如图。

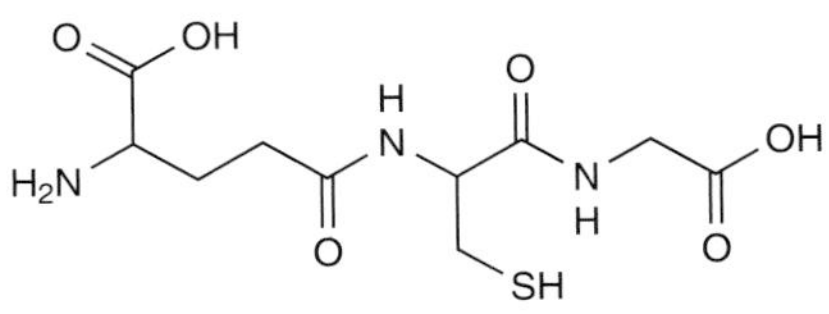

图　谷胱甘肽

性状　白色或几乎白色结晶性粉末或者无色透明的细长柱状（板状）。

结构类型　肽类化合物。

药理作用　主要具有广谱解毒作用，可清除氧自由基、增强抗氧化物酶活性、调节免疫力、抗肿瘤、抗氧化等。

临床应用　主要用于肝炎的辅助治疗、有机物及重金属的解毒、癌症辐射和化疗的保护等。

（左月明）

qúmàihuántài C

瞿麦环肽 C（dianthin C）　从石竹科瞿麦 *Dianthus superbus* L. 或石竹 *Dianthus chinensis* L. 等的地上部分中得到的环肽类化合物。主要由六种氨基酸构成，环肽序列为甘氨酸 1- 脯氨酸 2- 苯丙氨酸

3- 酪氨酸 4- 缬氨酸 5- 异亮氨酸 6（Gly1-Pro2-Phe3-Tyr4-Val5-Ile6）。分子式为 $C_{36}H_{48}N_6O_7$，结构式如图。

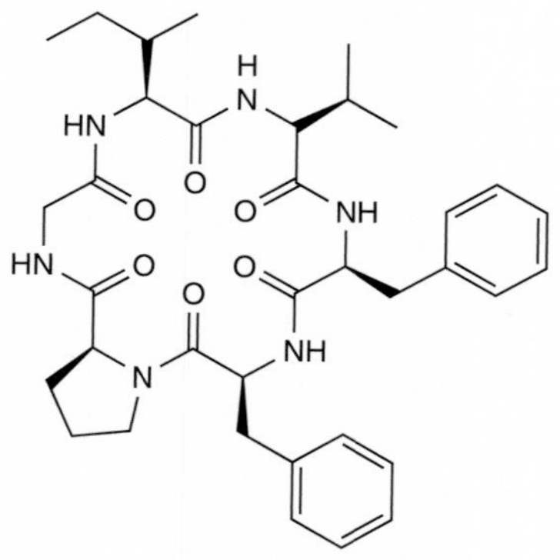

图　瞿麦环肽 C

性状　淡黄色粉末。

结构类型　环肽类化合物。

药理作用　主要具有抗肿瘤、抗血小板凝集、抗炎等药理作用。

（左月明）

qúmàihuántài E

瞿麦环肽 E（dianthin E）　从石竹科瞿麦 *Dianthus superbus* L. 或石竹 *Dianthus chinensis* L. 等的地上部分中分离得到的环肽类化合物。主要由 6 种氨基酸构成，氨基酸序列为甘氨酸 1- 脯氨酸 2- 异亮氨酸 3- 丝氨酸 4- 苯丙氨酸 5- 缬氨酸 6（Gly1-Pro2-Ile3-

图　瞿麦环肽 E

Ser4-Phe5-Val6）。分子式为 $C_{30}H_{44}N_6O_7$，结构式如图。

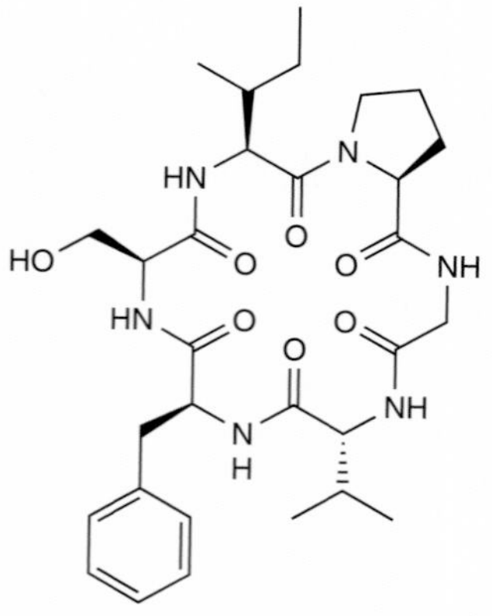

性状　淡黄色粉末。

结构类型　环肽类化合物。

药理作用　主要具有抗肿瘤、抗血小板凝集、抗炎等药理作用。

（左月明）

ānjīsuānlèi huàxué chéngfèn

氨基酸类化学成分（amino acids）　既含氨基又含羧基的化合物。是组成蛋白质的基本单元。人体必不可少而又不能自身合成的氨基酸被称为必需氨基酸。必需氨基酸有 20 种，均为 α- 氨基酸，存在于蛋白质水解物中，此类氨基酸已广泛应用于医药等方面。如精氨酸、谷氨酸作为肝性脑病抢救药之一；组氨酸用于治疗胃及十二指肠溃疡和肝炎等疾病。常用中药中含有的氨基酸一般不属于必需氨基酸，主要具有驱蛔、杀虫、止咳、平喘、止血等药理作用。

结构类型　氨基酸可以分为两大类：蛋白质氨基酸和非蛋白质氨基酸。其中的 20 种氨基酸是自然界中几乎所有蛋白质的组成成分，称为蛋白氨基酸或基本氨基酸；其他的氨基酸不参与蛋白质的构成，称为非蛋白氨基酸或天然游离氨基酸。此外，根据氨基与羧基相对位置可将氨基酸分为 α- 氨基酸、β- 氨基酸、γ-氨基酸等；根据氨基酸分子中所含氨基和羧基的数目可分为中性、酸性和碱性三类；根据侧链基团的极性可分为非极性氨基酸和极性氨基酸；根据化学结构可分为脂肪族氨基酸、芳香族氨基酸、杂环族氨基酸、杂环亚氨基酸等。

研究内容　主要包括以下几个方面。

提取方法　中药中的氨基酸类化学成分多为天然游离氨基酸，主要可采用水或稀醇等极性溶剂进行提取。

分离方法　一般先通过色谱法检查含有几种氨基酸，然后选择适宜分离方法。常用的分离方法有溶剂法、成盐法、电泳法、离子交换树脂法等。

检识方法　氨基酸类化学成分多用茚三酮试剂、吲哚醌试剂等进行检识，常以纸色谱和薄层色谱进行，常用的展开剂为正丁醇 - 醋酸 - 水（4:1:5，上层）。

（孟永海）

lài'ānsuān

赖氨酸（lysine）　组成蛋白质的唯一带有侧链伯氨基的氨基酸类化学成分。人体必需氨基酸之一。分子式为 $C_6H_{14}N_2O_2$，结构式如图。

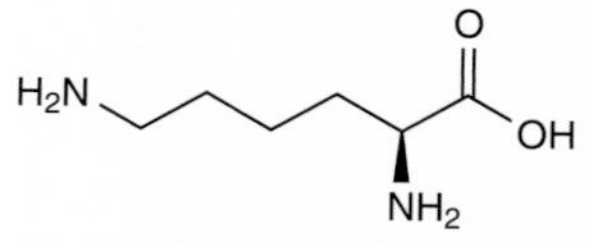

图　赖氨酸

性状　白色或近白色粉末。

结构类型　属于氨基酸类化合物。

药理作用　主要具有调节免疫功能、维持体内酸碱平衡等药理作用。

临床应用　主要用于营养不良、乙型肝炎、支气管炎的临床治疗。

（孟永海）

jīng'ānsuān

精氨酸（arginine）　含有胍基的氨基酸类化学成分。是哺乳动物的一种条件必需氨基酸，由 6 个碳原子组成。精氨酸有 2 种构型，其中具有生理作用的是 L- 精氨酸。分子式为 $C_6H_{14}N_4O_2$，结构式如图。

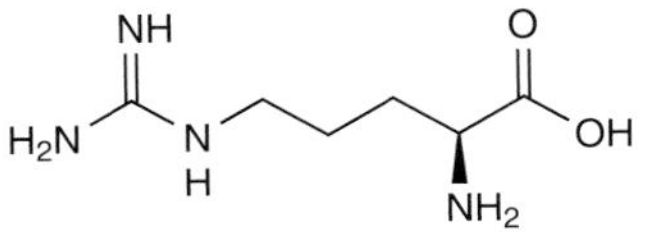

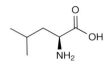

图 精氨酸

性状 白色结晶或粉末。

结构类型 属于氨基酸类化合物。

药理作用 主要具有调节机体免疫力、抗氧化等药理作用。

临床应用 主要用于肝性脑病，其他原因引起的血氨过高所致的精神症状等的临床治疗。

（孟永海）

zǔānsuān

组氨酸（histidine） 含有咪唑基侧链的氨基酸类化学成分。是蛋白质合成的编码氨基酸、哺乳动物的必需氨基酸和生糖氨基酸。分子式为 $C_6H_9N_3O_2$，结构式如图。

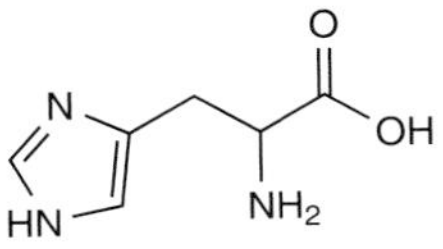

图 组氨酸

性状 无色片晶或针晶。

结构类型 属于氨基酸类化合物。

药理作用 主要具有抗贫血、扩张血管、降血压等方面的药理作用。

临床应用 主要用于贫血、心绞痛、心功能不全等疾病的临床治疗。

（孟永海）

liàngānsuān

亮氨酸（leucine） 含有 6 个碳原子的脂肪族支链非极性的 α-氨基酸。又称白氨酸。最先从奶酪中分离得到的一种支链氨基酸。

人体八种必需氨基酸之一。分子式 $C_6H_{13}NO_2$，结构式如图。

图 亮氨酸

性状 白色结晶或粉末。

结构类型 属于氨基酸类化合物。

药理作用 主要具有提高生长性能、促进骨骼肌蛋白质合成、提高免疫功能、降血糖等方面的药理作用。

（孟永海）

niúhuángsuān

牛磺酸（taurine） 半胱氨酸在体内氧化并脱羧的产物。又称 β-氨基乙磺酸。最早由牛黄中分离出来的一种含硫的非蛋白氨基酸，可与胆汁酸结合生成胆汁盐。在体内以游离状态存在于人体各组织中，不参与体内蛋白的生物合成，但与胱氨酸、半胱氨酸的代谢密切相关。分子式为 $C_2H_7NO_3S$，结构式如图。

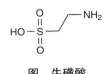

图 牛磺酸

性状 白色或类白色结晶或粉末。

结构类型 属于含硫的非蛋白氨基酸类化合物。

药理作用 主要具有维持机体渗透压平衡、调节细胞钙平衡、降血糖、调节神经传导、提高机体免疫能力、增强细胞膜抗氧化能力、保护心肌细胞等药理作用。

临床应用 主要用于心血管疾病、高胆固醇血症、眼部疾病、糖尿病、急慢性肝炎、脂肪肝、胆囊炎、支气管炎、扁桃体炎、急性结膜炎、疱疹性结膜炎等的临床治疗。

（孟永海）

fúānsuān

脯氨酸（proline） 环状的亚氨基酸。是组成蛋白质的常见 20 种氨基酸中唯一的一种具有环状结构的氨基酸。是植物蛋白质的组分之一，也可广泛游离存在于植物体中。结构中没有自由的 α-氨基，是一种 α-亚氨基酸。分子式 $C_5H_9NO_2$，结构式如图。

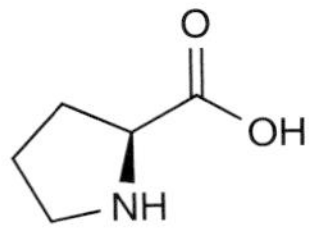

图 脯氨酸

性状 白色结晶或粉末。

结构类型 属于氨基酸类化合物。

药理作用 主要具有降低细胞酸性、解除氨毒等药理作用。

临床应用 主要用于营养不良、蛋白质缺乏症、严重胃肠道疾病、烫伤及外科手术后的蛋白质补充。

（孟永海）

sūānsuān

苏氨酸（threonine） 含有一个醇式羟基的脂肪族 α-氨基酸。从纤维蛋白水解产物中分离得到。结构类似苏糖，是最后被发现的必需氨基酸。分子式 $C_4H_9NO_3$，结构式如图。

性状 白色结晶或粉末。

结构类型 属于氨基酸类化合物。

药理作用 主要具有促进人

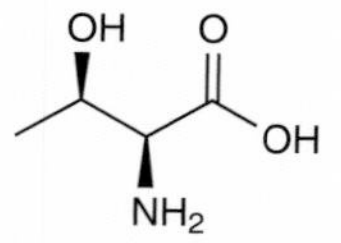

图 苏氨酸

图 三七素

体发育、抗脂肪肝、保护细胞膜等药理作用。

临床应用 主要用于脂肪肝的临床治疗，同时也用作营养强化剂。

(孟永海)

xié'ānsuān

缬氨酸（valine） 含有五个碳原子的支链非极性 α–氨基酸。是人体及动物必需氨基酸。人体缺乏 L–缬氨酸会影响机体生长发育，引起各种神经障碍、运动失调、贫血等疾病。分子式 $C_5H_{11}NO_2$，结构式如图。

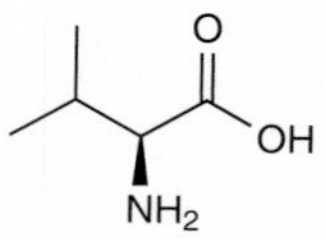

图 缬氨酸

性状 白色结晶或粉末。

结构类型 属于氨基酸类化合物。

药理作用 主要具有促进身体正常生长、修复组织、调节血糖等药理作用。

临床应用 主要可用于肝性脑病、慢性肝硬化、肾衰竭、败血症以及术后糖尿病患者的临床治疗。

(孟永海)

sānqīsù

三七素（dencichine） 从五加科三七 *Panax notoginseng*（Burk.）F. H. Chen 的根中分离得到的氨基酸类化学成分。又称田七氨酸。

分子式为 $C_5H_8N_2O_5$，结构式如图。

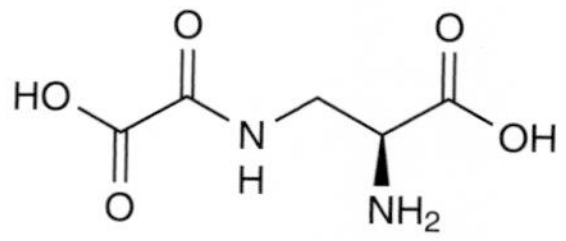

性状 无色结晶。

结构类型 属于氨基酸类化合物。

药理作用 主要具有止血的药理作用。

临床应用 主要用于临床出血症的治疗。

(孟永海)

suàn'ānsuān

蒜氨酸（alliin） 从百合科植物大蒜 *Allium sativum* L. 的鳞茎中分离得到的非蛋白含硫氨基酸。是大蒜主要生物活性成分之一。分子式 $C_6H_{11}NO_3S$，结构式如图。

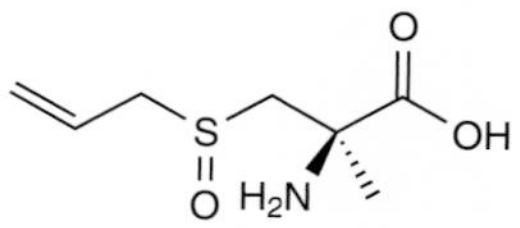

图 蒜氨酸

性状 无色针晶。

结构类型 属于氨基酸类化合物。

药理作用 主要具有抗肿瘤、抗氧化、降压、抗血小板聚集、降血脂等药理作用。

临床应用 主要用于预防心脑血管疾病的发生及肿瘤的辅助治疗。

(孟永海)

dāodòu ānsuān

刀豆氨酸（canavanine） 从豆科植物刀豆 *Canavalia gladiate* Jacq. DC. 的种子、果壳及根中分离得到的非蛋白氨基酸。具有一定

毒性。分子式为 $C_5H_{12}N_4O_3$，结构式如图。

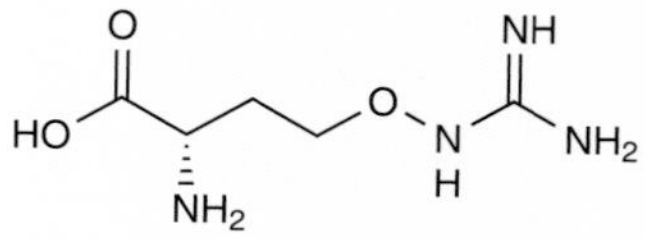

图 刀豆氨酸

性状 白色晶体。

结构类型 属于氨基酸类化合物。

药理作用 主要具有抗肿瘤等药理作用。

临床应用 主要用于肿瘤疾病的临床治疗。

(孟永海)

nánguāzǐ ānsuān

南瓜子氨酸（cucurbitin） 从葫芦科植物南瓜 *Cucurbita moschata* Duch 等的种子中分离得到的具有驱虫活性的非蛋白氨基酸。分子式 $C_5H_{10}N_2O_2$，结构式如图。

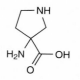

图 南瓜子氨酸

性状 白色粉末。

结构类型 属于氨基酸类化合物。

药理作用 主要具有驱虫、抗过敏等药理作用。

临床应用 主要用于绦虫病、血吸虫病、前列腺炎、前列腺增生、尿道结石等的临床治疗。

(孟永海)

shǐjūnzǐ ānsuān

使君子氨酸（quisqualic acid） 从使君子科植物使君子 *Quisqualis indica* L. 的果实中分离得到的

非蛋白质氨基酸。又称使君子酸。分子式 $C_5H_7N_3O_5$，结构式如图。

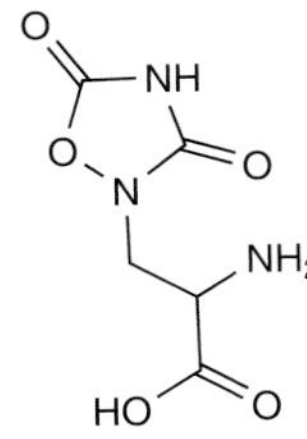

图　使君子氨酸

性状　无色针晶。

结构类型　属于氨基酸类化合物。

药理作用　主要具有驱虫、致惊厥、神经毒等药理作用。

临床应用　主要用于蛔虫病、绦虫病、蛲虫病、肠道滴虫病、小儿脱肛症、小儿厌食症等临床治疗。

（孟永海）

γ-ānjīdīngsuān

γ-氨基丁酸（γ-aminobu-tyric acid, GABA）　广泛分布于动植物体内，含有 4 个碳原子的氨基酸类化学成分。通用名氨络酸。植物、种子、根茎和组织液中都含有 γ-氨基丁酸，而在动物体内几乎只存在于神经组织中，是中枢神经突触的抑制性递质。脑中含量较高，在脑的能量代谢中占有重要的地位。分子式 $C_4H_9NO_2$，结构式如图。

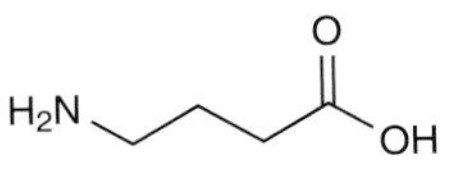

图　γ-氨基丁酸

性状　白色粉末。

结构类型　属于氨基酸类化合物。

药理作用　主要具有降低血

氨、促进脑代谢、镇静、催眠、抗惊厥、降血压等药理作用。

临床应用　用于脑卒中后遗症、肝性脑病等的临床治疗。

（孟永海）

yǒujī hánliú huàhéwù

有机含硫化合物（organosulfur compound）　含碳硫键的有机化合物。硫是所有生物的必需元素，在维生素、辅酶 A、含硫氨基酸以及由含硫氨基酸组成的多肽、蛋白质等一次代谢产物中，硫都扮演着重要的角色。天然有机含硫化合物仅次于含氧和含氮的有机化合物，广泛存在于十字花科、葱科、辣木科、泽泻科、百合科、大戟科等多种药用植物中，主要具有杀菌、抗肿瘤、降血压、调节机体免疫力、降血脂、抗血小板凝聚、抗真菌和蛋白酶抑制活性等药理作用。代表化合物有大蒜辣素、大蒜新素、萍莱素等。

结构类型　可分为含二价硫的有机化合物和含高价（四价或六价）硫的有机化合物两大类。含二价硫的有机化合物包括硫醇、硫酚、硫醚、二硫化物、多硫化物、环状硫化物以及硫代醛、酮、羧酸等衍生物，含高价硫的有机化合物包括砜、亚砜衍生物等。

研究内容　①提取方法：可采取常规提取方法进行提取，如溶剂法、水蒸气蒸馏法等。②分离方法：可采取常规分离方法进行分离，如溶剂法、结晶法、色谱法等。③检识方法：含硫化合物通常具有特异的气味，可作为主要的检识手段。

（唐　丽）

dàsuàn làsù

大蒜辣素（allicin）　从百合科植物蒜 *Allium sativum* L. 的鳞茎中提取出的二烯丙基二硫醚类

化合物。不稳定，可进一步分解为一系列含硫化合物。分子式 $C_6H_{10}OS_2$，结构式如图。

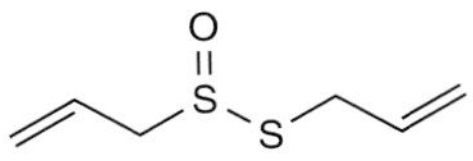

图　大蒜辣素

性状　淡黄色油状液体，具有大蒜异味。

结构类型　属于烯丙基硫醚类化合物。

药理作用　主要具有抗菌作用，还具有抗肿瘤、抑制血小板凝集、降血脂、抗纤维化、抗辐射等药理作用。

临床应用　主要用于细菌和真菌等感染性疾病的治疗，也用于防治动脉粥样硬化等疾病。

（唐　丽）

dàsuàn xīnsù

大蒜新素（alliin）　从百合科植物蒜 *Allium sativum* L. 的鳞茎中提取出的二烯丙基三硫类化合物。分子式 $C_6H_{10}S_3$，结构式如图。

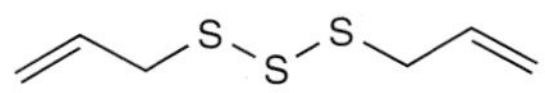

图　大蒜新素

性状　淡黄色油状液体，具有大蒜异味。

结构类型　属于烯丙基硫醚类化合物。

药理作用　主要具有抗菌、抗氧化、抗病毒、抗肿瘤等药理作用。

临床应用　主要用于细菌和真菌等感染性疾病的治疗，也用于抗病毒、降低胆固醇和甘油三酯等的辅助治疗。

（唐　丽）

hàncàisù

蔊菜素（rorifon）

从十字花科植物蔊菜 *Rorippa indica* L. 的全草中提取出的有机含硫化合物。分子式 $C_{11}H_{21}NO_2S$，结构式如图。

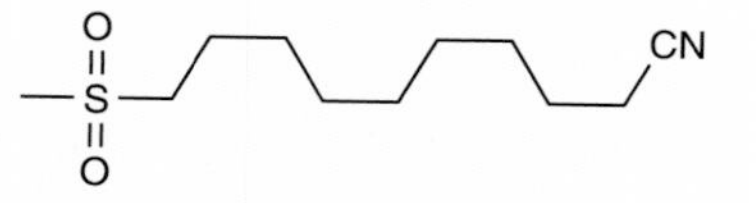

图　蔊菜素

性状　白色粉末。

结构类型　属于含硫有机化合物。

药理作用　主要具有祛痰、镇咳、平喘等药理作用。

临床应用　主要用于感冒发热、急慢性气管炎、咳嗽痰多、气喘等的临床治疗。

（唐　丽）

báijièzǐgān

白芥子苷（sinalbin）

从十字花科植物白芥 *Sinapis alba* L. 的种子中提取出的硫代葡萄糖苷。又称白芥子硫苷。分子式 $C_{14}H_{18}NO_{10}S_2$，结构式如图。

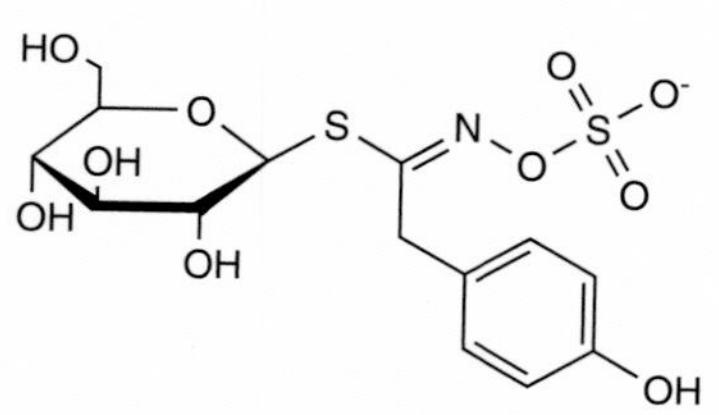

图　白芥子苷

性状　白色至米色的结晶性粉末。

结构类型　属于硫代葡萄糖苷类含硫化合物。

药理作用　主要具有平喘、止咳等药理作用。

临床应用　主要用于支气管哮喘、慢性支气管炎等疾病的临床治疗。

（唐　丽）

hēijièzǐgān

黑芥子苷（sinigrin）

从十字花科植物黑芥 *Brassica nigra* L.、白芥 *Sinapis alba* L. 的种子等中提取出的硫代葡萄糖苷。又称黑芥子硫苷。当植物组织受到损伤时，硫代葡萄糖苷可与内源黑芥子酶直接接触，并使硫代葡萄糖苷水解为异硫氰酸、腈等有毒成分。黑芥子苷分子式为 $C_{10}H_{16}NO_9S_2$，结构式如图。

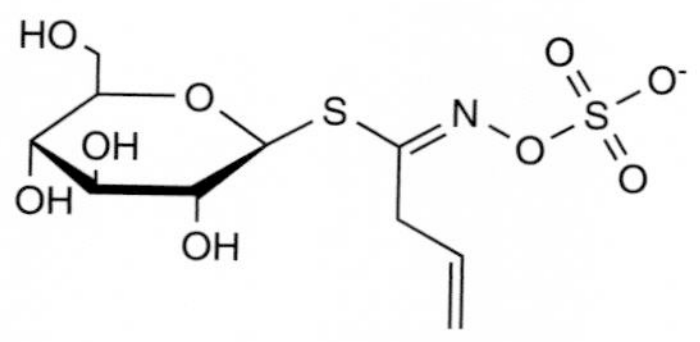

图　黑芥子苷

性状　白色结晶性粉末。

结构类型　属于硫代葡萄糖苷类含硫化合物。

药理作用　黑芥子苷水解产生芥子油而具有抗菌、刺激性等药理作用，还具有增加尿酸排泄等药理作用。

临床应用　可用于冻疮、扭伤等的临床治疗，也可用作调味剂，促进消化、增强食欲等应用。

（唐　丽）

kuàngwùyào huàxué chéngfèn

矿物药化学成分（chemical composition of mineral drug）

可供药用的矿物、岩石、古生物化石等天然形成的无机物，或矿石的加工品中的化学成分。主要包括无机化合物、微量元素和少量有机成分。矿物药是中药富有特色的组成部分，应用历史悠久，中国最早的本草专著《神农本草经》记载矿物药46种，对部分矿物药的化学性质已有简要的记述，如

丹砂能化为汞等。《本草纲目》中记载矿物药有200多种，并将药用矿物分为金类、玉类、石类、卤石类四大类。《中华人民共和国药典·一部》（2015年版）收载22种矿物药材。

矿物药化学成分的生物活性主要表现为降低体温、利尿、泻下、清热、化痰、镇静催眠、抗炎抑菌、抗肿瘤、抗突变作用。研究证明，微量元素生理功能独特，能调节机体内各种生物酶的化学活性，发挥催化作用；帮助常量元素运载至全身各组织；参与激素的合成，影响核酸代谢，因而在新陈代谢中起着十分重要的作用。缺乏微量元素，可导致机体平衡破坏，甚至引起各种疾病，如恶性贫血症与钴缺乏有关；钼、锰、铬、硒等元素不足，会导致癌症或心血管疾病；氟和锶的缺乏会造成龋齿和骨质疏松症。同时需要指出的是某些矿物药中的汞、铅、砷等对人体正常细胞是有害的，按国际惯例严禁入药，为了确保用药安全，除临床慎用外，《中华人民共和国药典》规定对相关成分进行限量检查。但依据中医药理论和临床用药经验，某些矿物药中的毒性成分可能正是其能够治疗癌症等疾病的基础，如砒霜主要存在于砒石、雄黄等矿物药中，中国学者研究证明砒霜主要成分三氧化二砷是治疗白血病的有效成分，用三氧化二砷和全反式维 A 酸对急性早幼粒细胞白血病进行联合靶向治疗，使得这一疾病的五年生存率跃升至90% 以上，这一成果获得多项国际和国内奖励。

结构类型　矿物药化学成分主要包括无机化合物和微量元素，也有少量有机化合物。多数矿物药的主含成分是无机盐和氧化物，

如石膏主含二水硫酸钙，玄明粉主含硫酸钠，炉甘石主含碳酸锌，钟乳石主含碳酸钙，朱砂主含硫化汞，雄黄主含二硫化二砷，自然铜主含二硫化铁，磁石主含四氧化三铁。少量矿物药主含成分为单一元素，如硫黄主含矿物硫族自然硫。除含有常量元素外，矿物药含有极其丰富的微量元素，如自然铜中含有铁、钴、砷、锑、铜、钼、镍等 15 种元素。微量元素是人体中含量小于万分之一的化学元素，包括铁、铜、锌、锰、钼、钴、铬、硒、钡、镍、锶、锡、硅、碘、氟、钒、硼、铷、砷等。

研究内容 矿物药化学成分组成简单明确，研究工作重点关注分析测试，主要包括以下内容。

主含成分及其检测 常采用各种化学定性反应鉴别矿物药的主含成分，如采用焰色反应和醋酸氧铀锌反应对钠盐进行鉴别；采用亚铁氰化钾沉淀反应和硫氰酸铵反应对铁盐进行鉴别。主含成分含量测定多采用经典的化学分析方法，如用二甲酚橙法测定白矾中硫酸钾铝的含量；用氯化亚锡－三氯化铁－重铬酸钾法测定自然铜中全铁的含量；用动物凝胶重量法测定海浮石中氧化硅的含量；用乙二胺四醋酸二钠滴定法测定石膏中二水硫酸钙的含量、炉甘石中氧化锌的含量；用碘量法测定雄黄中二硫化二砷的含量、轻粉中氯化亚汞的含量。

微量元素及其赋存状态分析 微量元素的测定除经典的化学分析法、分光光度法和电化学分析法，越来越多采用原子荧光光谱法、原子吸收光谱法和电感耦合等离子体－原子发射光谱法、电感耦合等离子体质谱法等新方法、新技术。电感耦合等离子体－

原子发射光谱法能同时或顺序对多种高温金属元素进行快速分析，可用于绝大部分微量元素的测定。电感耦合等离子体质谱法对几乎所有的元素均有较高的检测灵敏度和较低的检测限，是微量元素分析领域中最先进的方法，可用于除汞外的绝大多数重金属的测定。由于矿物药中元素的价态和晶体结构与其药效、毒性关系密切，如三价铬离子（Cr^{3+}）是人体必需的微量元素，六价铬离子（Cr^{6+}）却对人体有害；砷（As）无毒，三价砷离子（As^{3+}）却有毒，氯化锌具有毒性和腐蚀性，而葡萄糖酸锌作为一种新型补锌药物。因此对矿物药中元素赋存形式进行研究具有十分重要的意义，曾多采用裂解气相色谱、红外光谱进行测定，穆斯堡尔谱法测定已逐渐广泛应用。通过测试元素的穆斯堡尔谱，再利用计算机拟合处理分析数据，以测定矿物药中同一元素在同种条件下的不同价态的精确含量。

（卢汝梅）

dòngwùyào huàxué chéngfèn

动物药化学成分（chemical composition of animal medicine）

可供药用的动物整体或动物体的某一部分、动物体的生理或病理产物、动物体的加工品等中的化学成分。中国动物药应用历史悠久，《神农本草经》中收载白僵蚕、羚羊角、麝香等 67 种动物药，《本草纲目》收载动物药 461 种。新中国成立（1949 年）后，相继开展了蟾酥、麝香、熊胆、牛黄、鹿茸、斑蝥、阿胶、地龙、水蛭、羚羊角、鳖甲等的化学成分研究。中国在主要动物药化学成分研究中已取得多项重要成果。如从蟾酥中分离出 30 多种蟾毒配基，从胆汁中分离的胆汁酸近百种；熊

去氧胆酸片已用于胆固醇型胆结石的治疗；注射用尿激酶、蚓激酶肠溶片、注射用蝮蛇抗栓酶、水蛭素冻干粉针等可用于心脑血管疾病的预防和治疗；去甲斑蝥素片用于肝癌、食管癌、胃和贲门癌的治疗等。同时，为了解决部分药用野生动物资源日益减少和使用受到限制的问题，动物药化学成分研究为人工牛黄，人工麝香等动物药代用品的开发做出了重要贡献，其中"人工麝香研制及其产业化"项目获得国家科技进步一等奖。

动物药化学成分药理作用广泛，主要具有抗凝血、纤溶、抗血栓、降血脂、降血压、抗动脉粥样硬化、镇静、抗惊厥、解热镇痛、调节免疫、抗炎、抗肿瘤、抗病毒、抗菌、促消化、平喘、强心利尿等作用。

结构类型 动物药化学成分主要包括蛋白质、酶、多肽、氨基酸、生物碱及其他含氮化合物、黏多糖、皂苷、脂类、甾体类化合物（含性激素、胆汁酸、蟾毒、蜕皮激素、甾体皂苷）、萜类、芳香族化合物、含硫化合物等多种类型。

研究内容 主要包括以下几个方面。

提取方法 动物药化学成分的提取多采用溶剂提取法。如蛋白质和酶多用水或氯化钠水溶液提取，为保护其结构和活性不被破坏，应避免高温、酸碱的使用；生物碱类可用酸水、醇类或亲脂性溶剂进行提取；胆汁中胆汁酸的提取主要采用碱提酸沉法；蟾酥中蟾毒配基的提取采用三氯甲烷等低极性溶剂回流提取。

分离方法 不同动物药中化学成分类型、性质及其共存杂质的差异很大，因此其分离纯化应

根据具体情况选择有针对性的方法。①溶剂沉淀法：向含蛋白质、酶或皂苷的动物药水提取液中加入不同量的乙醇、丙酮等溶剂降低水溶液的极性，使这些类型成分分段沉淀析出。②酸碱沉淀法：胆汁酸的纯化一般采用此法，将胆汁的碱水提取液加盐酸酸化使之沉淀析出，从而可与中性和碱性杂质得到分离。③盐析法：在动物药的水提取液中加入一定量的无机盐，使其中蛋白质和酶溶解度降低析出，而与其他水溶性杂质得以分离。④结晶法：如熊去氧胆酸、鹅去氧胆酸粗品可通过甲醇-水、乙酸乙酯等反复重结晶得到纯化。⑤色谱法：动物药化学成分最主要的分离方法。常用硅胶、活性炭、葡聚糖凝胶等作为填料。分离不同类型的化学成分时通常用多种柱色谱相结合的方法。

（卢汝梅）

zhōngyào huàxué chéngfèn jiégòu zhuǎnhuà

中药化学成分结构转化（structure transformation of chemical constituents of Traditional Chinese Medicine）

利用生物技术方法或化学方法等对中药化学成分结构进行改造以从中获取符合人类需要的化合物实体的研究。

研究意义 中药化学成分结构转化已成为中药化学领域一个重要的研究方向，具有广阔的发展前景。主要意义有以下几方面。①改善药物的溶解性能：药物发挥药效的重要前提是药物要到达作用靶部位，并形成一定的药物浓度。而对于一些水不溶性药物，由于在水溶液中溶解度低，不仅影响到其在体内的转运过程和作用部位的有效浓度，而且还影响剂型的制备和使用。如抗癌药物

紫杉醇脂溶性过强，需做成蓖麻油静脉乳输入，呈现出非药物本身的毒性。因此，需要在不降低生物活性的前提下，对化学结构进行转化。②改善药物的吸收性能：许多中药化学成分为糖苷类化合物，膜透过性差，表现为吸收性能不良，将其结构转化为少糖基分子，能够大大提高其生物利用度。③提高生物学活性：许多天然结构的中药化学成分对人体有一定生物学活性，但并非很强。以此为先导进行结构转化，可获得生物学活性更强的化合物或药物。④降低药物的毒副作用：中药化学成分具有结构多样性的特点，可以通过研究它们的毒性作用规律、不同化学结构的毒性大小、毒性作用机制、安全限量标准范围等有目的地对化合物进行结构改造或转化，以降低其毒副作用、保留药效。⑤保护活性结构：有些中药化学成分结构不稳定，需要对其进行保护性结构转化。此外，还有部分中药化学成分结构在肠内细菌或肝脏药物代谢酶作用下易发生变化，失去活性或活性降低，需要将其制备成前药。

通过对中药天然化合物化学结构进行合理改造或修饰而开发出来的新药，往往具有更理想的理化性质、药代动力学性质，或膜透过性增强、吸收和生物利用度提高，或者具有靶向作用、选择性提高、药效提高、毒副作用减弱的优点，该领域的研究已成为中药化学研究的热点之一。

研究内容 包括中药化学成分生物转化、中药有效成分代谢、中药化学成分结构修饰等相关领域研究内容。中药化学成分结构转化方法包括水解、氧化、还原、骨架重排、羰基化和糖苷化，

以及在分子结构中引入—NH、—OH、—SH等活性基团以利于衍生物的制备等。

（杨秀伟）

zhōngyào huàxué chéngfèn shēngwù zhuǎnhuà

中药化学成分生物转化（biotransformation of chemical constituents of Traditional Chinese Medicine）

利用生物体系或其酶制剂对中药化学成分结构进行转化的生物化学过程。这些生物体系主要包括真菌、细菌、藻类、植物悬浮细胞、组织或器官以及动物细胞、组织等，实际上是不同生物体系中多样性酶类对化学结构的催化转化。

研究意义 生物转化不仅应用于中药药效成分的确定及有机合成的研究中，还应用于植物次生代谢产物的结构转化、活性先导化合物的寻找以及药物构效关系的探索等研究中，被称为"绿色化学"，有着重要的理论意义和实际应用价值。

研究内容 一般是先将微生物或植物细胞组织等接种于摇瓶中进行液体预培养，当其处于生长旺盛时加入底物（中药化学成分）。转化时间以2~8天为宜，有些情况下转化时间甚至更长。培养结束后，培养物可用三氯甲烷或乙酸乙酯、正丁醇等有机溶剂萃取后，采用适当的色谱法分离、纯化转化产物。有些情况下，转化产物可能在细胞中也有分布，需要采用适当的技术对细胞进行破壁处理，再用有机溶剂萃取。获取纯品转化产物后，视具体情况可采用红外光谱、紫外光谱、质谱、核磁共振波谱、圆二色谱、单晶X射线衍射等谱学技术确定其结构，有时还需要制备衍生物进行化学结构确定。与化学转化

法相比，生物转化具有反应类型多、区位选择性和立体选择性强、催化效率高、反应条件温和、副产物少、环境友好、后处理简单等特点。在这些生物体系中，应用最多的是微生物转化体系和植物细胞组织培养转化体系，其次是酶转化体系三大类。

（杨秀伟）

zhōngyào yǒuxiào chéngfèn dàixiè

中药有效成分代谢（metabolism of active ingredients of Traditional Chinese Medicine）

中药口服或静脉给药在体内的处置过程。即吸收（absorption）、分布（distribution）、代谢（metabolism）、排泄（excretion）、毒性（toxicity）/药效（activity），简称 ADMET/Act. 过程。静脉途径给药不涉及吸收的问题。

研究意义　药物代谢研究在新药研究与开发中占有举足轻重的地位。同时，药物生物转化和代谢研究促进了新种细菌、新酶的发现，也可促进器官或组织生化特性的研究。此外，中药成分的肠内菌转化研究亦可加深对中医"证"的认识，是中医药现代化研究的切入点之一。

研究内容　主要包括中药化学成分肠代谢、中药化学成分肠吸收研究以及中药化学成分肝代谢等。

中药化学成分肠代谢　肠内菌生物转化反应的类型主要包括水解反应、氧化反应、还原反应、异构化反应以及含氧化合物向含氮化合物的转化、脱酰基化、酯化作用、聚合作用等。

中药化学成分肠吸收　研究药物吸收的体外模型主要有离体组织、离体细胞、膜囊泡、细胞培养模型以及在体肠吸收法。Caco-2 细胞单层模型是国外从 20

世纪 80 年代开始应用的体外培养模型，正被广泛应用于药物研究与开发中，它的应用使人们对药物吸收、生物转化和生物利用度等机制的认识提高到了细胞和分子水平，在药物开发早期对药物或先导化合物的肠道吸收性质的科学评价大大提高了制药业创新药物开发的速度。

中药化学成分肝代谢　肝是人体最大的腺体，含有大部分代谢活性酶。药物、人体在代谢中产生的生物活性物质及代谢物等在肝内通过氧化、还原、水解等反应后，或使其结构改变，或使其毒性降低甚至消失（也有少数物质经转化后毒性增加），或使其极性和水溶性增加而排出体外。氧化反应是肝最重要的生物转化反应，是由单加氧酶系催化的。生物体多数外来物在肝细胞内经氧化后，结构改变而失去毒性。

（杨秀伟）

zhōngyào huàxué chéngfèn jiégòu xiūshì

中药化学成分结构修饰（structural modification of chemical constituents of Traditional Chinese Medicine）

基于体内过程的中药有效成分和有效效应物质的发现策略、体内过程的中药毒性成分和毒性效应物质的发现策略，所进行的中药化学成分的结构改造与修饰。以此可获得生物活性更强、安全性更好的药物。

研究意义　从中药中发现有效成分，并对其结构进行修饰和改造，是研制中药新药的重要途径。中国学者经过不断努力，以中药有效成分为先导，开发了许多疗效颇佳的新药，如麻黄碱、黄连素（盐酸小檗碱）、阿托品（莨菪碱消旋体）、洋地黄毒苷等药物。对中药化学成分结构进行

修饰以期获得创新药物，也已成为国际上新药研制与开发的重要策略之一。

研究内容　对中药先导化合物进行结构修饰或改造，多是以其结构是否具有更理想的理化性质，或具有良好的药物动力学性质，或提高生物利用度，或选择性更强而毒副作用减弱为目的。一般先通过构效关系研究发现其分子结构中各种功能基团，再对各功能基团进行结构修饰与改造，发现理想目标化合物，为新药的开发奠定基础。中药有效成分的结构修饰与结构改造需要通过合成反应来实现。中药化学成分的结构修饰与改造中药的有机合成反应类型主要包括氧化反应、还原反应、各种 C-C 键连接的反应以及重排反应等。

（杨秀伟）

zhōngyào fùfāng huàxué chéngfèn

中药复方化学成分（chemical constituents of Traditional Chinese Medicine in compound prescriptions）

由两味或两味以上中药所组成的方剂中所含有的具有生物活性、能防病治病的化学成分。中药复方是指由两味或两味以上的中药组成的方剂，就内含成分而言，是一个复杂体系，其中的各味药共同担当起中药防治疾病的重任。它的整体功效不等于方内各药功效的简单相加，同样，复方的化学成分也不是单味药化学成分的简单相加。中药配伍的实质，是其中化学成分的相互作用，从而达到提高与加强疗效、降低毒性和副作用的效果。

由于中药复方成分的复杂性，相较于单味药的化学成分研究而言，中药复方化学成分的系统性研究开展得较晚，随着现代科学技术的发展，直至 20 世纪 90 年

代开始逐渐成为热点。据不完全统计，近几十年来已对几百个中药复方进行了不同程度的化学成分研究，取得了一些重要的研究成果。如现代中药复方丹参滴丸的研制即根据中医的传统理论基础、利用现代药学新技术对复方丹参片的化学成分进行全面系统的研究，最后以明确的药效物质成分丹酚酸、三七皂苷、冰片组方，采用固体分散原理制成滴丸剂，极大地提高了生物利用度，对主要成分丹参素、三七皂苷、冰片定性、定量分析，准确地控制质量，使复方丹参滴丸的化学研究进入较高层次。此外，清开灵注射液，双黄连粉针剂等的研制成功，都是中药复方化学成分研究的成果。

研究意义　研究中药复方化学成分的意义主要是有利于中药复方的现代化研究，这是中药现代化的必经途径。同时，中药复方化学成分研究有利于阐释中医药理论，为中医药科学化进程奠定重要的基础。此外，中药复方化学成分研究可搭建中西医结合的纽带和桥梁，其深入研究的成果亦可促进中药炮制、中药制剂、中药药理等相关学科的发展。

随着现代科学技术的发展，中药复方化学研究已逐渐成为热点。尤其是中药现代化已成为国家和中医药学术发展及中药产业明确的奋斗目标，更促使中药复方物质基础研究愈益深入，中药复方药效物质基础研究的重要意义也为越来越多的人所认识。

研究内容　主要有以下几个方面。

化学成分或有效部位的分离鉴定研究　对中药复方化学成分的分离鉴定无疑对探明中药复方物质基础具有重要意义。据不完全统计，已有超过 600 首中药复方开展了化学成分的基础研究。

复方配伍理论的物质基础研究　应用化学方法对经典配伍理论的研究是中药复方化学成分研究的一个重要方面。从 20 世纪 90 年代初开始，四逆汤、生脉散、白头翁汤、四物汤、半夏泻心汤、芍药甘草汤、麻黄汤、大黄牡丹汤等的配伍研究，均从不同层面反映了复方配伍理论物质基础研究的新进展，对揭示中药复方配伍的科学内涵起到了积极的促进作用。

对药的物质基础研究　对药是中医临床常用配伍方式，许多中药复方的组成中包含有一对甚至多对对药。如补中益气汤中的柴胡与升麻、芍药汤中的大黄与肉桂、大黄附子汤中的大黄与附子等。已有学者对桃仁－红花、桂枝－羌活、荆芥－防风等对药开展了研究，发现了对药与组成该对药的单味药成分上的区别并探索对药配伍降低中药毒性的机制。这些成果均对阐释对药配伍规律具有重要意义。

化学成分或有效部位的定量分析研究　随着中药复方研究的不断深入，其所含化学成分逐渐趋于清晰。以其中一个或几个化学成分作为指标成分进行定性定量分析，是中药复方及其制剂的质量控制的重要手段。

中药复方指纹图谱研究　中药复方指纹图谱是指运用现代分析技术对中药复方多维化学及其相关生物信息以图形（图像）的方式进行表征并加以描述。指纹图谱是一种综合的、可量化的检查手段，是当前符合中药特色，能较全面反映中药复方物质基础信息的模式，它可使中药复方质量实现从单点控制到多点控制、从单一控制到相关控制的转化。

化学物种形态和生物活性关系的研究　此领域是中药复方化学研究的又一生长点。中药药效物质间的协同和拮抗作用会影响和改变其生物活性，其中微量元素和有机成分的配合作用改变了化学物种形态，是决定中药复方药效物质活性的关键点。因此，研究中药复方中化学物种形态和生物活性的关系，可为研究中药复方复杂体系夯实基础，同时也能使中药复方有效化学成分及其作用机制方面的研究取得突破。

（李医明）

索　引

条 目 标 题 汉 字 笔 画 索 引

说　明

一、本索引供读者按条目标题的汉字笔画查检条目。

二、条目标题按第一字的笔画由少到多的顺序排列，按画数和起笔笔形横（一）、竖（丨）、撇（丿）、点（、）、折（乛，包括丁乚㇏等）的顺序排列。笔画数和起笔笔形相同的字，按字形结构排列，先左右形字，再上下形字，后整体字。第一字相同的，依次按后面各字的笔画数和起笔笔形顺序排列。

三、以拉丁字母、希腊字母和阿拉伯数字、罗马数字开头的条目标题，依次排在汉字条目标题的后面。

一　画

一叶萩碱（securinine）　130

乙型强心苷（B-type cardiac glycoside）　115

乙酸－丙二酸途径（acetate-malonate pathway）　4

乙酸薄荷酯（menthyl acetate）　106

二　画

二氢丹参酮 I（dihydrotanshinone I）　53

二氢异黄酮（isoflavanones）　83

二氢黄酮（flavanones）　81

二氢黄酮醇（flavanonols）　82

二倍半萜（sesterterpenoids）　93

二萜（diterpenoids）　90

二维核磁共振谱（two-dimensional NMR spectroscopy, 2D-NMR）　30

二蒽醌（dianthraquinone）　59

丁香苦苷（syringopicroside）　88

丁香油（clove oil）　108

丁香脂素（syringaresinol）　72

丁香酚（eugenol）　109

丁香酸（syringate）　146

七叶内酯（esculetin）　64

七叶苷（esculin）　65

人参二醇（panaxdiol）　94

人参三醇（panaxtriol）　94

人参多糖（Ginseng polysaccharides）　39

人参皂苷（ginsenosides）　98

儿茶素（catechin）　84

刀豆氨酸（canavanine）　156

三　画

三七素（dencichine）　156

三萜（triterpenoids）　93

三萜皂苷（triterpenoid saponins）　98

土大黄苷（poniticin）　46

大车前苷（plantamajoside）　64

大孔树脂色谱法（macroporous resin chromatography）　17

大叶千里光碱（macrophylline）　130

大豆低聚糖（soybean oligosaccharides）　37

大豆苷（daidzin）　82

大豆素（daidzein）　82

大青素（isatan）　135

大黄多糖（Rheum polysaccharide）　39

大黄素（emodin）　56

大黄素甲醚（physcione）　56

大黄酚（chrysophanol）　55

大黄酸（rhein）　55

大戟醇（euphol）　94

大蒜新素（alliin） 157

大蒜辣素（allicin） 157

大蓟苷（pectolinarin） 78

小檗碱（berberine） 132

山豆根碱（dauricine） 133

山茱萸多糖（Comus officinalis polysaccharides） 42

山茱萸素 A（cornusiin A） 142

山药多糖（Dioscorea opposite polysaccharides） 40

山柰酚（kaempferol） 79

山扁豆双醌（cassiamine） 59

山莨菪碱（anisodamine） 127

山梨醇（sorbitol） 36

山慈菇苷 A（tuliposide A） 47

川牛膝甾酮（cyasterone） 123

川陈皮素（nobiletin） 77

川楝素（toosendanin） 95

广藿香油（patchouli oil） 107

广藿香酮（pogostone） 107

广藿香醇（patchouli alcohol） 107

卫矛醇（dulcitol） 36

飞燕草素（delphinidin） 85

马桑内酯（coriatin） 90

四 画

天花粉蛋白（trichosanthin） 150

天麻苷（gastrodin） 46

无花果多糖（Ficuscarica polysaccharides） 42

无畸变极化转移增强法（distortionless enhancement by polarization transfer，DEPT） 29

云芝多糖（Coriolus versciclor polysaccharides） 44

专属试剂沉淀法（exclusive reagent precipitation method） 14

木瓜蛋白酶（papain） 152

木防己碱（trilobine） 133

木栓酮（friedelin） 97

木脂内酯（lignanolide） 69

木脂素类化学成分（lignans） 68

木麻黄宁（casuarinin） 144

木麻黄亭（casuarictin） 141

木犀草素（luteolin） 77

木糖醇（xylitol） 36

五环三萜（pentacyclic triterpenoid） 95

五味子乙素（schisandrin B） 73

五味子甲素（deoxyschisandrin） 73

五味子多糖（Schisandra chinensis polysaccharides） 42

五味子酯甲（schisantherin A） 73

五味子醇甲（schisandrol A） 73

五倍子鞣质（gallotannin） 139

不饱和脂肪酸（unsaturated fatty acid） 148

车前子多糖（Plantago asiatic polysaccharide） 42

日照蒽酮（meso-naphthabianthrone） 59

日蟾毒它灵（gamabufalin） 117

中低压液相色谱法（medium and low pressure liquid chromatography） 18

中位二蒽酮（meso-dianthrone） 58

中位萘骈二蒽酮（meso-naphthadianthrone） 59

中药化学（chemistry of Traditional Chinese Medicine） 1

中药化学成分分离方法（separation methods of chemical constituents of Traditional Chinese Medicine） 12

中药化学成分生物合成途径（chemical biosynthesis pathway of Traditional Chinese Medicine） 3

中药化学成分生物转化（biotransformation of chemical constituents of Traditional Chinese Medicine） 160

中药化学成分结构转化（structure transformation of chemical constituents of Traditional Chinese Medicine） 160

中药化学成分结构修饰（structural modification of chemical constituents of Traditional Chinese Medicine） 161

中药化学成分结构鉴定方法（structural identification methods of chemical constituents of Traditional Chinese Medicine） 24

中药化学成分提取方法（extraction methods of chemical composition of Traditional Chinese Medicine） 5

中药有效成分代谢（metabolism of active ingredients of Traditional Chinese Medicine） 161

中药复方化学成分（chemical constituents of Traditional Chinese Medicine in compound prescriptions） 161

水苏碱（stachydrine） 126

水蒸气蒸馏法（steam distillation method） 9

牛蒡子苷（arctiin） 70

牛蒡子苷元（arctigenin） 70

牛膝多糖（Achyranthes bidentata polysaccharides） 39

牛膝甾酮（inokosterone） 122

牛磺胆酸（taurocholic acid） 125

牛磺酸（taurine） 155

毛两面针素（toddalolactone） 65

毛果芸香碱（pilocarpine）136

毛细管区带电泳法（capillary zone electrophoresis，CZE）23

毛细管胶束电动色谱法（micellar electrokinetic chromatography，MEKC）23

毛细管凝胶电泳法（micellar electrokinetic chromatography，MEKC）23

毛茛苷（ranunculin）46

气相色谱和质谱联用法（gas chromatography-mass spectrometry，GC-MS）20

气相色谱和液相色谱联用法（gas chromatography-liquid chromatography，GC-LC）20

气相色谱法（gas chromatography，GC）19

升华法（sublimation method）10

化学电离质谱（chemical ionization mass spectrometry，CI-MS）26

化学位移（chemical shift）28

化橘红多糖（Exocarpium citri grandis polysaccharides）43

介藜芦胺（jervine）137

分子印迹色谱法（molecularly imprinted chromatography）20

分子蒸馏法（molecular distillation method）10

分配柱色谱法（column partition chromatography）17

分馏分离法（fractional distillation method）15

月见草素B（oenothein B）141

丹皮苷（paeonoside）45

丹参素（salvianic acid A）62

丹参酮Ⅰ（tanshinone Ⅰ）53

丹参新醌乙（neotanshinone B）54

丹参新醌丁（neotanshinone D）55

丹参新醌丙（neotanshinone C）54

丹参新醌甲（neotanshinone A）54

丹参醌ⅡA（tanshinone ⅡA）54

丹参醌ⅡB（tanshinone ⅡB）54

丹酚酸B（salvianolic acid B）62

乌头多糖（aconitan polysaccharides）40

乌头碱（aconitine）136

巴豆苷（crotonoside）48

巴戟天低聚糖（morindea officinalis oligosaccharides）37

双木脂素（dimeric lignans）74

双环氧木脂素（bisepoxylignans）71

双黄酮（biflavones）85

五 画

玉米黄素（zeaxanthin）104

去乙酰毛花洋地黄苷丙（deslanoside）114

去氢二蒽酮（dehydro-dianthrone）59

去氧鬼臼脂素（deoxypodophyllotoxin）71

去氧胆酸（deoxycholic acid）124

甘草次酸（glycyrrhetinic acid）98

甘草皂苷（glycyrrhizin）99

甘草苷（liquiritin）81

甘草素（liquiritigenin）81

甘露糖（mannose）35

艾叶多糖（Artemisia argyi polysaccharides）38

可水解鞣质（hydrolysable tannins）139

可水解鞣质低聚体（hydrolysable tannin oligomers）142

石菖蒲挥发油（volatile oil of Acorus tatarinowii）109

龙胆苦苷（gentiopicroside）88

龙脑（borneol）87

东莨菪碱（scopolamine）127

北美芹素（pteryxin）68

叶下珠脂素（phyllanthin）69

甲戊二羟酸途径（mevalonic acid pathway）4

甲型强心苷（A-type cardiac glycoside）111

甲基钝叶决明素（chryso-obtusin）57

电子轰击质谱（electron impact mass spectrometry，EI-MS）25

电泳分离法（electrophoretic separation method）22

电喷雾电离质谱（electrospray ionization mass spectrometry，ESI-MS）27

四环三萜（tetracyclic triterpenoids）93

四萜（tetra-terpenoids）103

生物碱类化学成分（alkaloids）125

仙人掌多糖（Opuntia polysaccharides）42

仙茅皂苷（curculigo saponins）102

仙鹤草因（agrimoniin）141

白术多糖（Atractylodis macroceephalaon polysaccharides）38

白头翁皂苷（pulchinenosides）102

白花前胡丙素（praeruptorin C）68

白芥子苷（sinalbin）158

白果素（bilobetin）85

白果酸（ginkgolic acid）146

白桦脂酸（betulinic acid）96

白桦脂醇（betulin） 96

白蜡树内酯（fraxetin） 65

白鲜碱（dictamnine） 134

冬凌草素（oridonin） 91

闪式提取法（flash extraction method） 11

半边莲碱（lobeline） 128

半仿生提取法（semi-bionic extraction method） 12

半夏蛋白（pinellin） 150

汉防己多糖（Stephania tetrandra polysaccharides） 41

汉黄芩苷（wogonoside） 78

汉黄芩素（wogonin） 77

加拿大麻苷（cymarin） 115

台湾脂素 A（taiwanin A） 70

六　画

动物药化学成分（chemical composition of animal medi-cine） 159

吉马酮（germacrone） 89

吉他洛苷（gitaloxin） 112

老鹳草素（geraniin） 140

地榆皂苷（ziyuglycoside） 100

地榆素 H–11（sanguiin H-11） 142

地榆素 H–2（sanguiin H-2） 141

场解吸质谱（field desorption mass spectrometry，FD-MS） 26

芍药苷（paeoniflorin） 88

芒果苷（mangiferin） 49

亚油酸（linoleic acid） 148

亚麻氰苷（linustatin） 47

亚麻酸（α-linolenic acid） 149

压榨法（expression method） 10

百合多糖（Lily polysaccharides） 38

百里香酚（thymol） 87

百里醌（thymoquinione） 50

有机含硫化合物（organosulfur compound） 157

有机酸类化学成分（organic acids） 145

当归多糖（Angelica polysaccharide） 39

当药苦苷（swertiamarin） 88

虫草多糖（Cordyceps polysaccharides） 41

同核化学位移相关谱（homonuclear chemical shift corre-lation spectroscopy） 30

𠮿酮（xanthone） 85

吸收法（absorption method） 10

吸附柱色谱法（adsorption column chromatography） 16

吸附澄清法（adsorption clarification method） 15

吖啶酮类生物碱（acridone alkaloids） 135

回流提取法（reflux extraction） 7

肉苁蓉多糖（Cistanche deserticola polysaccharides） 42

延胡索乙素（tetrahydropalmatine） 133

华蟾毒精（cinobufagin） 116

伪麻黄碱（pseudoephedrine） 131

全相关谱（total correlation spectroscopy，TOCSY） 31

合欢皂苷（julibrosides） 101

多萜（polyterpenoids） 104

多榔菊碱（doronine） 130

多聚糖（polysaccharide） 37

色谱分离法（chromatographic isolation method） 16

齐墩果酸（oleanolic acid） 98

交让木碱（codaphniphylline） 137

决明子多糖（Cassia obtusifolia polysaccharides） 43

羊角拗苷（divaricoside） 115

关附甲素（acehytisine） 136

那可丁（noscapine） 132

异甘草素（isoliquiritigenin） 84

异芒果苷（isomangiferin） 85

异佛手柑内酯（isobergapten） 66

异补骨脂素（isopsoralen） 66

异苦鬼白脂酮（isopicropodophyllone） 71

异欧前胡素（isoimperatorin） 67

异香豆素（isocoumarin） 68

异黄酮（isoflavones） 82

异羟基洋地黄毒苷（digoxin） 111

异紫杉脂素（isotaxiresinol） 70

异紫草素（alkannin） 52

异喹啉类生物碱（isoquinoline alkaloids） 131

异鼠李素（isorhamnetin） 80

异槲皮苷（isoquercitrin） 81

异螺甾烷醇型皂苷（isospirostanol saponins） 119

防己内酯（columbin） 91

羽扇豆醇（lupeol） 96

红山茶鞣质 A（camelliatannin A） 145

红古豆碱（cuscohygrine） 126

红外光谱（infrared spectra，IR） 24

红花多糖（Carthamus tinctorius polysaccharides） 38

红芪多糖（Hedysarum polybotrys polysaccharides） 38

红景天苷（salidroside） 45

红藻多糖（rhodophyta polysaccharides） 43

七　画

麦冬多糖（Ophiopogon japonicus polysaccharides）　39

麦冬皂苷 D（ophiopogonin D）　119

麦冬高异黄酮 A（methylophiopogonanone A）　85

麦角新碱（ergometrine）　135

块苓酸（tumulosic acid）　93

芫花素（genkwanin）　77

芫花酯甲（yuanhuacin）　91

芸香吖啶酮（rutacridone）　135

花生四烯酸（arachidonic acid）　149

花色素（anthocyanidin）　84

芹菜苷（apiin）　78

芹菜素（apigenin）　76

芥子酸（sinapic acid）　63

苍术苷（atractyloside）　92

苍术酮（atractylon）　90

芳香族有机酸（aromatic organic acid）　146

芦丁（rutin）　79

芦竹素（arundoin）　95

芦荟大黄素（aloe-emodin）　56

芦荟多糖（Aloe polysaccharides）　38

芦荟苷（aloin）　57

苏氨酸（threonine）　155

杜鹃素（farrerol）　81

杨梅素（myricetin）　79

豆甾醇（stigmasterol）　122

连续动态逆流提取法（continuous dynamic countercurrent extraction method）　11

连续回流提取法（continuous refluxing）　8

连翘苷（forsythin；phillyrin）　72

连翘脂素（phillygenol）　72

呋甾烷醇型皂苷（furostanol saponins）　120

呋喃香豆素（furanocoumarin）　66

里西啶类生物碱（lizidine alkaloid）　129

吡咯烷类生物碱（pyrrolidine alkaloids）　126

吡喃香豆素（pyranocoumarin）　67

吲哚类生物碱（indole alka loids）　135

牡荆苷（vitexin）　49

何首乌多糖（Polygonum multiflorum polysaccharides）　41

低灵敏核极化转移增强法（insensitive nuclei enhanced by polarization transfer，INEPT）　29

低聚壳聚糖（chitooligosaccharide）　36

低聚果糖（fructo-oligosaccharide）　36

低聚糖（oligosaccharide）　36

佛手柑内酯（bergapten）　66

谷胱甘肽（glutathione）　153

辛可宁（cinchonine）　134

辛诺苷（sinoside）　114

没食子酸（gallic acid）　147

没食子鞣质（gallotannins）　139

沉淀分离法（precipitation separation method）　14

快原子轰击质谱（fast atom bombardment mass spectrometry，FAB-MS）　26

诃子酸（chebulinic acid）　139

补骨脂素（psoralen）　66

灵芝多糖（Ganoderma lucidum polysaccharide）　44

阿托品（atropine）　127

阿拉伯糖（arabinose）　34

阿魏酸（ferulic acid）　62

忍冬苷（lonicerin）　78

八　画

环木脂内酯（cyclolignolides）　71

环木脂素（cyclolignans）　70

环桉醇（cycloeudesmol）　89

环黄芪醇（cycloastragenol）　95

环裂豆醌（claussequinone）　51

青蒿素（artemisinin）　89

青藤碱（sinomenine）　132

表儿茶素（epicatechin）　84

表没食子儿茶素没食子酸酯（epigallocatechin gallate）　139

拉帕酚 A（lappaol A）　74

坡模醇酸（pomolic acid）　98

苷类化学成分（glycosides）　44

苦杏仁苷（amygdalin）　47

苦参碱（matrine）　129

苯丙素类化学成分（phenylpropanoids）　60

苯丙胺类生物碱（phenylalanine alkaloids）　131

苯醌（benzoquinones）　50

松柏醇（coniferyl alcohol）　61

松香酸（abietic acid）　92

松脂酸（pimaric acid）　92

刺五加多糖（Acanthopanax senticosus polysaccharides）　42

矿物药化学成分（chemical composition of mineral drug）　158

欧细辛醚（euasarone） 110

欧前胡素（imperatorin） 67

非水毛细管电泳法（nonaqueous capillary electrophoresis，NACE） 23

虎耳草素（bergenin） 68

虎杖苷（polydatin） 46

果糖（fructose） 35

昆布多糖（laminarin polysaccharides） 43

昆虫变态激素（moulting hormones） 122

固相萃取法（solid phase extraction） 12

咖啡酸（caffeic acid） 63

咖啡鞣质（caffeetannins） 144

罗汉果皂苷（mogroside） 103

制备薄层色谱法（preparative thin layer chromatography，PTLC） 22

知母皂苷 A-Ⅲ（timosaponin A-Ⅲ） 119

垂盆草苷（sarmentosin） 47

和厚朴酚（honokiol） 74

使君子氨酸（quisqualic acid） 156

质子宽带去偶法（broad band decoupling，BBD） 28

质谱（mass spectrum，MS） 25

金丝桃素（hypericin） 60

金合欢酸（acacic acid） 97

金雀花碱（cytisine） 130

金银花多糖（Lonicera japonica polysaccharides） 43

金属硫蛋白（metallothionein） 150

肽类化学成分（peptides） 153

鱼腥草多糖（Houttuynia cordata polysaccharide） 43

鱼腥草油（houttuynia oil） 108

鱼藤酮（rotenone） 83

饱和脂肪酸（saturated fatty acid） 148

变型螺甾烷醇型皂苷（pseudo-spirostanolsaponin） 120

单环氧木脂素（monoepoxy lignans） 69

单萜（monoterpenoids） 87

单糖（monosaccharide） 34

泽兰内酯（eupatolide） 90

空气爆破法（air blasting method） 12

降山油柑碱（noracronycine） 135

组氨酸（histidine） 155

贯流色谱法（perfusion chromatography） 20

甾体皂苷（steroidal saponins） 117

甾体类化学成分（steroids） 110

甾体类生物碱（steroidal alkaloids） 137

九 画

指甲花醌（lawsone） 53

挥发油（volatile oil） 104

茜草素（alizarin） 56

荜茇明碱（piperlongumine） 128

茵芋碱（skimmianine） 134

茴香油（fennel oil） 109

茴香醚（anisole） 109

茯苓多糖（Poria cocos polysaccharides） 44

胡桃醌（juglone） 52

胡椒碱（piperine） 128

南瓜子氨酸（cucurbitin） 156

南瓜多糖（pumpkin polysaccharides） 39

南沙参多糖（Adenophora tetraphylla polysaccharides） 41

荭草苷（orientin） 48

柯桠素（chrysarobin） 57

相思豆碱（abrine） 136

查耳酮（chalcone） 83

枸杞多糖（Lycium barbarum polysaccharide） 40

柿醌（diospyrin） 52

树舌多糖（Ganoderma applanatum polysaccharides） 40

厚朴酚（magnolol） 74

奎宁（quinine） 134

奎宁酸（quinic acid） 146

哌啶类生物碱（piperidines alkaloids） 128

咪唑类生物碱（imidazole alkaloids） 136

钝叶决明素（obtusin） 57

选择性去偶法（selective proton decoupling，SEL） 29

香叶醇（gcraniol） 87

香豆素类化学成分（coumarin） 64

香草酸（vanillic acid） 147

秋水仙碱（colchicine） 131

复合途径（composite pathway） 5

复合鞣质（complex tannins） 145

信筒子醌（embelin） 51

胆汁酸（bile acid） 123

胆酸（cholic acid） 124

亮氨酸（leucine） 155

亲和色谱法（affinity chromatography） 21

迷迭香酸（rosmarinic acid） 63

逆没食子鞣质（ellagitannins） 140

逆流连续萃取色谱法（countercurrent continuous extraction chromatography） 21

染料木素（genistein） 82

洋地黄毒苷（digitoxin） 111

洋金花苷（datura metelosides） 120

穿心莲内酯（andrographolide） 91

扁柏黄酮（hinokiflavone） 86

癸酰乙醛（houttuynin） 108

结晶分离法（crystallization separation method） 15

十　画

盐析沉淀法（salting-out precipitation method） 14

莽草酸（shikimic acid） 146

莽草酸途径（shikimic acid pathway） 5

莪术二酮（curdione） 90

莪术油（zedoray turmeric oil） 107

莪术醇（curcumol） 107

莨菪烷类生物碱（tropane alkaloids） 127

莨菪碱（hyoscyamine） 127

桂皮油（cinnamon oil） 108

桂皮酸（cinnamic acid） 63

桂皮酸途径（cinnamic acid pathway） 4

桂皮醛（cinnamaldehyde） 62

核磁共振波谱（nuclear magnetic resonance spectra, NMR） 27

核磁共振氢谱（proton nuclear magnetic resonance, ^{1}H-NMR） 27

核磁共振碳谱（carbon nuclear magneticresonance, ^{13}C-NMR） 28

核增益效应（nuclear overhauser effect, NOE） 28

桉叶油（eucalyptus oil） 106

原儿茶酸（protocatechuate） 147

原海葱苷 A（proscillaridin A） 115

柴胡挥发油（volatile oil of Bupleurum chinense） 108

党参多糖（Codonopsis pilosula polysaccharide） 39

圆二色谱（circular dichroism, CD） 32

铃兰苷（convalloside） 112

铃兰毒苷（convallatoxin） 112

铃兰毒醇苷（convallatoxol） 113

铅盐沉淀法（lead salt sedimentation method） 14

氧化苦参碱（oxymatrine） 129

氧苷（oxygen glycosides） 45

氨基葡萄糖（glucosamine） 35

氨基酸类化学成分（amino acids） 154

氨基酸途径（amino acid pathway） 5

特里马素Ⅱ（tellimagrandin Ⅱ） 140

积雪草皂苷（asiaticosides） 101

积雪草酸（asiatic acid） 97

倍半木脂素（sesqui-lignans） 74

倍半萜（sesquiterpenes） 89

胰蛋白酶（trypsin） 151

脂肪族有机酸（aliphatic organic acid） 145

脂肪酸类化学成分（fatty acids） 147

脂蟾毒配基（resibufogenin） 116

高分辨质谱（high resolution mass spectrum, HR-MS） 27

高异黄酮（homoisoflavone） 85

高丽槐素（maackiain） 83

高良姜素（galangin） 80

高速逆流色谱法（high-speed countercurrent chromatography, HSCCC） 22

高效毛细管等电聚焦电泳法（capillary isoelectric focusing electrophoresis, CIEF） 23

高效液相色谱法（high performance liquid chromatography, HPLC） 18

离子交换色谱法（ion exchange chromatography） 17

粉防己碱（tetrandrine） 133

益母草碱（leonurine） 131

海葱苷 A（scillaren A） 116

浸渍法（impregnation method） 7

通过 ^{1}H 核检测的异核多量子相关谱（^{1}H detected heteronuclear multiple quantum coherence, HMQC） 30

通过 ^{1}H 核检测的异核多键相关谱（^{1}H detected heteronuclear multiple bond correlation, HMBC） 31

通过 ^{1}H 核检测的异核单量子相关谱（^{1}H detected heteronuclear single quantum coherence, HSQC） 31

桑色素（morin） 80

十一　画

球蛋白（globulin） 150

基质辅助激光解吸电离质谱（matrix-assisted laser desorption mass spectrometry, MALDI-MS） 26

菝葜皂苷（parillin） 119

黄夹次苷甲（peruvoside） 113

黄夹苷甲（thevetin A） 113

黄芩苷（baicalin） 77

黄芩素（baicalein） 76

黄芪多糖（Astragalus polysaccharide） 41

黄芪皂苷（astragalosides） 100

黄烷醇（flavanols） 84

黄酮（flavones） 76

黄酮类化学成分（flavonoids） 75

黄酮醇（flavonol） 79

黄精多糖（Polygonatum polysaccharides） 40

萘醌（naphthoquinones） 51

菲醌（phenanthraquinone） 53

䓬酚酮（troponoids） 88

萜类化学成分（terpenoids） 86

萜类生物碱（terpenoid alkaloids） 136

萝卜苷（glucoraphenin） 48

萨苏林（salsoline） 132

梅笠草素（chimaphilin） 53

雪胆甲素（cucurbitacin IIa） 95

野樱苷（prunasin） 47

蚯蚓纤溶酶（earthworm fibrinolytic enzyme, EFE） 152

蛇床子素（osthole） 65

银杏内酯（ginkgolides） 91

银杏多糖（ginkgo biloba polysaccharide） 40

甜菊苷（stevioside） 92

偶合常数（coupling constant） 28

偏共振去偶法（off-resonance decoupling，OFR） 29

脯氨酸（proline） 155

脲酶（urease） 151

猪去氧胆酸（hyodesoxycholic acid） 124

麻黄多糖（Ephedra polysaccharides） 38

麻黄碱（ephedrine） 131

商陆多糖（Phytolacca acinosa polysaccharides） 40

商陆酸（esculentic acid） 97

旌节花素（stachyurin） 143

旋光光谱（optical rotatory dispersion，ORD） 32

羟基茜草素（purpurin） 56

液相色谱和质谱联用法（liuqid chromatography-mass spectrometry，LC-MS） 18

液相色谱和核磁共振波谱联用法（liquid chromatography-nuclear magnetic resonance spectroscopy，HPLC-NMR） 19

液相色谱法（liquid chromatography） 18

液滴逆流色谱法（droplet countercurrent chromatography，DCCC） 21

淀粉酶（amylase，AMY，AMS） 151

渗滤法（percolation method） 7

密花醌（rapanone） 50

蛋白质类化学成分（proteins） 149

隐丹参醌（cryptotanshinone） 55

绿原酸（chlorogenic acid） 63

绿藻多糖（green alga polysaccharides） 43

十二　画

琥珀酸（butanedioic acid） 145

超声波提取法（ultrasonic extraction method） 9

超临界流体萃取法（supercritical fluid extraction method） 8

超氧化物歧化酶（superoxide dismutase, SOD） 152

超高效液相色谱法（ultra performance liquid chromatography，UPLC） 18

喜树碱（camptothecin） 134

联苯环辛烯型木脂素（dibenzocyclooctenes lignans） 73

联苯型木脂素（biphenylenes lignans） 74

葛根素（puerarin） 82

葡萄糖（glucose） 35

葡萄糖醛酸（glucuronic acid） 35

萹蓄苷（avicularin） 80

植物甾醇（phytosterols） 122

棕榈油酸（palmitoleic acid） 149

棕榈酸（palmitic acid） 148

硬脂酸（stearic acid） 148

硫苷（thioglycoside） 48

紫丁香苷（syringin） 61

紫丹参甲素（przewaquinone A） 55

紫外－可见吸收光谱（ultraviolet-visible absorption spectra） 24

紫花前胡苷（nodakenin） 67

紫花前胡苷元（nodakenetin） 67

紫花前胡素（decursin） 68

紫花洋地黄苷A（purpurea glycoside A） 112

紫苏醛（perilla aldehyde） 87

紫罗兰酮（ionone） 88

紫草素（shikonin） 52

紫檀素（pterocarpin） 83

喹啉类生物碱（quinoline alkaloids） 134

黑芥子苷（sinigrin） 158

锁阳多糖（Cynomorium songaricum polysaccharides） 40

氮苷（nitrogen glycosides） 48

鹅去氧胆酸（chenodeoxycholic acid） 125

番木瓜碱（carpaine） 129

番茄红素（lycopene） 104

番泻苷（sennoside） 58

阔叶千里光碱（platyphylline） 130

强心苷（cardiac glycosides） 110

十三 画

瑞香内酯（daphnetin） 65

瑞香毒素（daphnetoxin） 90

蒜氨酸（alliin） 156

蓝雪醌（plumbagin） 52

蒽酚（anthracene） 57

蒽酮（anthrone） 58

蒽醌（anthraquinone） 55

蒲公英醇（taraxasterol） 96

赖氨酸（lysine） 154

雷公藤内酯（triptolide） 91

雷公藤红素（tripterine） 96

蜕皮甾酮（ecdysterone） 123

简单木脂素（simple lignans） 69

简单苯丙素类化学成分（simple phenylpropanoids） 61

简单香豆素（simple coumarin） 64

鼠李糖（rhamnose） 35

微波辅助提取法（microwave-assisted extraction method） 9

鲍迪木醌（bowdichione） 51

煎煮法（decoction method） 7

滨蒿内酯（scoparone） 65

溶剂分离法（solvent separation method） 13

溶剂沉淀法（solvent precipitation method） 14

溶剂萃取法（solvent extraction method） 13

溶剂提取法（solvent extraction method） 6

十四 画

蔊菜素（rorifon） 158

槟榔碱（arecoline） 128

槟榔鞣质 A1（arecatannin A1） 144

酶类化学成分（enzymes） 151

酶提取法（enzyme extraction method） 12

酸浆苦素（physalins） 121

酸碱溶剂法（acid and alkali solvent method） 13

碳苷（carbon glycosides） 48

罂粟碱（papaverine） 132

膜分离法（membrane separation method） 15

辣茄碱（solanocapsine） 137

精氨酸（arginine） 154

赛菊芋脂素（helioxanthin） 71

褐藻多糖（brown seaweed polysaccharides） 43

熊去氧胆酸（ursodeoxycholic acid） 124

熊果苷（arbutin） 46

熊果酸（ursolic acid） 97

缩合鞣质（condensed tannins） 144

十五 画

薁（azulenes） 89

槲皮苷（quercitrin） 80

槲皮素（quercetin） 79

槲寄生多糖（Viscum coloratum polysaccharides） 41

樟柳碱（anisodine） 128

樟脑油（camphor oil） 106

樟酮（camphor） 106

樟醇（borneol） 106

醌类化学成分（quinones） 49

醉茄内酯（withanolides） 120

澳洲茄胺（solasodine） 138

缬氨酸（valine） 156

十六 画

靛苷（indigo glycosides） 47

薯蓣皂苷（dioscin） 119

薄荷油（mint oil） 105

薄荷酮（menthone） 106

薄荷醇（menthol） 105

橙钝叶决明素（aurantio-obtusin） 57

凝胶滤过色谱法（gel filtration chromatography） 17

糖类化学成分（saccharides） 34

十七 画

螺甾烷醇型皂苷（spirostanol saponins） 118

翼核果素（ventilagolin） 53

十八 画

鞣质类化学成分（tannins） 138

藜芦胺（veratramine） 137

瞿麦皂苷（dianthus saponin） 101

瞿麦环肽 C（dianthin C） 153

瞿麦环肽 E（dianthin E） 154

十九 画

蟾毒它里定（bufotalidin） 117

蟾毒它灵（Bufotaline） 117

蟾毒灵（bufalin） 117

拉丁字母

C₂₁ 甾体化学成分（C₂₁ steroides） 121

C– 苷鞣质（C-glycosidic tannins） 142

K– 毒毛旋花子苷（strophanthoside K） 114

l– 细辛脂素（*l*-Asarinin） 72

pH 梯度萃取法（pH gradient extraction method） 14

X 射线衍射技术（X-ray diffraction technology） 33

希腊字母

α – 细辛醚（α-asarone） 109

α – 姜黄烯（α-curcumene） 108

α – 菠甾醇（bessisterol） 122

α – 蜕皮素（α-ecdysone） 123

β – 谷甾醇（β-sitosterol） 122

β – 细辛醚（β-asarone） 109

β – 胡萝卜素（β-carotene） 103

β – 隐黄素（β-cryptoxanthin） 103

γ – 氨基丁酸（γ-aminobutyric acid, GABA） 157

阿拉伯数字

1,8– 桉叶素（cineole） 107

2,6– 二甲氧基对苯醌（2,6-dimethoxy-p-benzoquinone） 51

20（S）– 原人参二醇［20（S）-protopanaxadiol］ 93

20（S）– 原人参三醇［20（S）-protopanaxatriol］ 94

3,4,5– 三咖啡酰奎宁酸（3,4,5-tricaffeoylquinic acids） 144

4– 萜品醇（terpinen-4-ol） 108

条 目 外 文 标 题 索 引

A

Acanthopanax senticosus polysaccharides（刺五加多糖） 42

Achyranthes bidentata polysaccharides（牛膝多糖） 39

Adenophora tetraphylla polysaccharides（南沙参多糖） 41

Aloe polysaccharides（芦荟多糖） 38

Angelica polysaccharide（当归多糖） 39

Artemisia argyi polysaccharides（艾叶多糖） 38

Astragalus polysaccharide（黄芪多糖） 41

Atractylodis macroceephalaon polysaccharides（白术多糖） 38

A-type cardiac glycoside（甲型强心苷） 111

abietic acid（松香酸） 92

abrine（相思豆碱） 136

absorption method（吸收法） 10

acacic acid（金合欢酸） 97

acehytisine（关附甲素） 136

acetate-malonate pathway（乙酸－丙二酸途径） 4

acid and alkali solvent method（酸碱溶剂法） 13

aconitan polysaccharides（乌头多糖） 40

aconitine（乌头碱） 136

acridone alkaloids（吖啶酮类生物碱） 135

adsorption clarification method（吸附澄清法） 15

adsorption column chromatography（吸附柱色谱法） 16

affinity chromatography（亲和色谱法） 21

agrimoniin（仙鹤草因） 141

air blasting method（空气爆破法） 12

aliphatic organic acid（脂肪族有机酸） 145

alizarin（茜草素） 56

alkaloids（生物碱类化学成分） 125

alkannin（异紫草素） 52

allicin（大蒜辣素） 157

alliin（大蒜新素） 157

alliin（蒜氨酸） 156

aloe-emodin（芦荟大黄素） 56

aloin（芦荟苷） 57

amino acid pathway（氨基酸途径） 5

amino acids（氨基酸类化学成分） 154

amygdalin（苦杏仁苷） 47

amylase, AMY, AMS（淀粉酶） 151

andrographolide（穿心莲内酯） 91

anisodamine（山莨菪碱） 127

anisodine（樟柳碱） 128

anisole（茴香醚） 109

anthocyanidin（花色素） 84

anthracene（蒽酚） 57

anthraquinone（蒽醌） 55

anthrone（蒽酮） 58

apigenin（芹菜素） 76

apiin（芹菜苷） 78

arabinose（阿拉伯糖） 34

arachidonic acid（花生四烯酸） 149

arbutin（熊果苷） 46

arctigenin（牛蒡子苷元） 70

arctiin（牛蒡子苷） 70

arecatannin A1（槟榔鞣质 A1） 144

arecoline（槟榔碱） 128

arginine（精氨酸） 154

aromatic organic acid（芳香族有机酸） 146

artemisinin（青蒿素） 89

arundoin（芦竹素） 95

asiatic acid（积雪草酸） 97

asiaticosides（积雪草皂苷） 101

astragalosides（黄芪皂苷） 100

atractylon（苍术酮） 90

atractyloside（苍术苷） 92

atropine（阿托品） 127

aurantio-obtusin（橙钝叶决明素） 57

avicularin（萹蓄苷） 80

azulenes（薁） 89

B

B-type cardiac glycoside（乙型强心苷） 115

Bufotaline（蟾毒它灵） 117

baicalein（黄芩素） 76

baicalin（黄芩苷） 77

benzoquinones（苯醌） 50

berberine（小檗碱） 132

bergapten（佛手柑内酯） 66

bergenin（虎耳草素） 68

bessisterol（α－菠甾醇） 122

betulin（白桦脂醇） 96

betulinic acid（白桦脂酸） 96

biflavones（双黄酮） 85

bile acid（胆汁酸） 123

bilobetin（白果素） 85

biotransformation of chemical constituents of Traditional Chinese Medicine（中药化学成分生物转化） 160

biphenylenes lignans（联苯型木脂素） 74

bisepoxylignans（双环氧木脂素） 71

borneol（龙脑） 87

borneol（樟醇） 106

bowdichione（鲍迪木醌） 51

broad band decoupling，BBD（质子宽带去偶法） 28

brown seaweed polysaccharides（褐藻多糖） 43

bufalin（蟾毒灵） 117

bufotalidin（蟾毒它里定） 117

butanedioic acid（琥珀酸） 145

C

C_{21} steroides（C_{21} 甾体化学成分） 121

Carthamus tinctorius polysaccharides（红花多糖） 38

Cassia obtusifolia polysaccharides（决明子多糖） 43

C-glycosidic tannins（C– 苷鞣质） 142

Cistanche deserticola polysaccharides（肉苁蓉多糖） 42

Codonopsis pilosula polysaccharide（党参多糖） 39

Comus officinalis polysaccharides（山茱萸多糖） 42

Cordyceps polysaccharides（虫草多糖） 41

Coriolus versciclor polysaccharides（云芝多糖） 44

Cynomorium songaricum polysaccharides（锁阳多糖） 40

caffeetannins（咖啡鞣质） 144

caffeic acid（咖啡酸） 63

camelliatannin A（红山茶鞣质 A） 145

camphor oil（樟脑油） 106

camphor（樟酮） 106

camptothecin（喜树碱） 134

canavanine（刀豆氨酸） 156

capillary isoelectric focusing electrophoresis，CIEF（高效毛细管等电聚焦电泳法） 23

capillary zone electrophoresis，CZE（毛细管区带电泳法） 23

carbon glycosides（碳苷） 48

carbon nuclear magneticresonance，^{13}C-NMR（核磁共振碳谱） 28

cardiac glycosides（强心苷） 110

carpaine（番木瓜碱） 129

cassiamine（山扁豆双醌） 59

casuarictin（木麻黄亭） 141

casuarinin（木麻黄宁） 144

catechin（儿茶素） 84

chalcone（查耳酮） 83

chebulinic acid（诃子酸） 139

chemical biosynthesis pathway of Traditional Chinese Medicine（中药化学成分生物合成途径） 3

chemical composition of animal medicine（动物药化学成分） 159

chemical composition of mineral drug（矿物药化学成分） 158

chemical constituents of Traditional Chinese Medicine in compound prescriptions（中药复方化学成分） 161

chemical ionization mass spectrometry，CI-MS（化学电离质谱） 26

chemical shift（化学位移） 28

chemistry of Traditional Chinese Medicine（中药化学） 1

chenodeoxycholic acid（鹅去氧胆酸） 125

chimaphilin（梅笠草素） 53

chitooligosaccharide（低聚壳聚糖） 36

chlorogenic acid（绿原酸） 63

cholic acid（胆酸） 124

chromatographic isolation method（色谱分离法） 16

chrysarobin（柯桠素） 57

chryso-obtusin（甲基钝叶决明素） 57

chrysophanol（大黄酚） 55

cinchonine（辛可宁） 134

cineole（1,8– 桉叶素） 107

cinnamaldehyde（桂皮醛） 62

cinnamic acid pathway（桂皮酸途径） 4

cinnamic acid（桂皮酸） 63

cinnamon oil（桂皮油） 108

cinobufagin（华蟾毒精） 116

circular dichroism，CD（圆二色谱） 32

claussequinone（环裂豆醌） 51

clove oil（丁香油） 108

codaphniphylline（交让木碱） 137

colchicine（秋水仙碱） 131

columbin（防己内酯） 91

column partition chromatography（分配柱色谱法） 17

complex tannins（复合鞣质） 145

composite pathway（复合途径） 5

condensed tannins（缩合鞣质） 144

coniferyl alcohol（松柏醇） 61

continuous dynamic countercurrent extraction method（连续动态逆流提取法） 11

continuous refluxing（连续回流提取法） 8

convallatoxin（铃兰毒苷） 112

convallatoxol（铃兰毒醇苷） 113

convalloside（铃兰苷） 112

coriatin（马桑内酯） 90

cornusiin A（山茱萸素 A） 142

coumarin（香豆素类化学成分） 64

countercurrent continuous extraction chromatography（逆流连续萃取色谱法） 21

coupling constant（偶合常数） 28

crotonoside（巴豆苷） 48

cryptotanshinone（隐丹参醌） 55

crystallization separation method（结晶分离法） 15

cucurbitacin IIa（雪胆甲素） 95

cucurbitin（南瓜子氨酸） 156

curculigo saponins（仙茅皂苷） 102

curcumol（莪术醇） 107

curdione（莪术二酮） 90

cuscohygrine（红古豆碱） 126

cyasterone（川牛膝甾酮） 123

cycloastragenol（环黄芪醇） 95

cycloeudesmol（环桉醇） 89

cyclolignans（环木脂素） 70

cyclolignolides（环木脂内酯） 71

cymarin（加拿大麻苷） 115

cytisine（金雀花碱） 130

D

Dioscorea opposite polysaccharides（山药多糖） 40

daidzein（大豆素） 82

daidzin（大豆苷） 82

daphnetin（瑞香内酯） 65

daphnetoxin（瑞香毒素） 90

datura metelosides（洋金花苷） 120

dauricine（山豆根碱） 133

decoction method（煎煮法） 7

decursin（紫花前胡素） 68

dehydro-dianthrone（去氢二蒽酮） 59

delphinidin（飞燕草素） 85

dencichine（三七素） 156

deoxycholic acid（去氧胆酸） 124

deoxypodophyllotoxin（去氧鬼臼脂素） 71

deoxyschisandrin（五味子甲素） 73

deslanoside（去乙酰毛花洋地黄苷丙） 114

dianthin C（瞿麦环肽 C） 153

dianthin E（瞿麦环肽 E） 154

dianthraquinone（二蒽醌） 59

dianthus saponin（瞿麦皂苷） 101

dibenzocyclooctenes lignans（联苯环辛烯型木脂素） 73

dictamnine（白鲜碱） 134

digitoxin（洋地黄毒苷） 111

digoxin（异羟基洋地黄毒苷） 111

dihydrotanshinone I（二氢丹参酮 I） 53

dimeric lignans（双木脂素） 74

dioscin（薯蓣皂苷） 119

diospyrin（柿醌） 52

distortionless enhancement by polarization transfer，DEPT（无畸变极化转移增强法） 29

diterpenoids（二萜） 90

divaricoside（羊角拗苷） 115

doronine（多榔菊碱） 130

droplet countercurrent chromatography，DCCC（液滴逆流色谱法） 21

dulcitol（卫矛醇） 36

E

Ephedra polysaccharides（麻黄多糖） 38

Exocarpium citri grandis polysaccharides（化橘红多糖） 43

earthworm fibrinolytic enzyme，EFE（蚯蚓纤溶酶） 152

ecdysterone（蜕皮甾酮） 123

electron impact mass spectrometry，EI-MS（电子轰击质谱） 25

electrophoretic separation method（电泳分离法） 22

electrospray ionization mass spectrometry，ESI-MS（电喷雾电离质谱） 27

ellagitannins（逆没食子鞣质） 140

embelin（信筒子醌） 51

emodin（大黄素） 56

enzyme extraction method（酶提取法） 12

enzymes（酶类化学成分） 151

ephedrine（麻黄碱） 131

epicatechin（表儿茶素） 84

epigallocatechin gallate（表没食子儿茶素没食子酸酯） 139

ergometrine（麦角新碱） 135

esculentic acid（商陆酸） 97

esculetin（七叶内酯） 64

esculin（七叶苷） 65

euasarone（欧细辛醚） 110

eucalyptus oil（桉叶油） 106

eugenol（丁香酚） 109

eupatolide（泽兰内酯） 90

euphol（大戟醇） 94

exclusive reagent precipitation method（专属试剂沉淀法） 14

expression method（压榨法） 10

extraction methods of chemical composition of Traditional Chinese Medicine（中药化学成分提取方法） 5

F

Ficuscarica polysaccharides（无花果多糖） 42

farrerol（杜鹃素） 81

fast atom bombardment mass spectrometry，FAB-MS（快原子轰击质谱） 26

fatty acids（脂肪酸类化学成分） 147

fennel oil（茴香油） 109

ferulic acid（阿魏酸） 62

field desorption mass spectrometry，FD-MS（场解吸质谱） 26

flash extraction method（闪式提取法） 11

flavanols（黄烷醇） 84

flavanones（二氢黄酮） 81

flavanonols（二氢黄酮醇） 82

flavones（黄酮） 76

flavonoids（黄酮类化学成分） 75

flavonol（黄酮醇） 79

forsythin；phillyrin（连翘苷） 72

fractional distillation method（分馏分离法） 15

fraxetin（白蜡树内酯） 65

friedelin（木栓酮） 97

fructo-oligosaccharide（低聚果糖） 36

fructose（果糖） 35

furanocoumarin（呋喃香豆素） 66

furostanol saponins（呋甾烷醇型皂苷） 120

G

Ganoderma applanatum polysaccharides（树舌多糖） 40

Ganoderma lucidum polysaccharide（灵芝多糖） 44

Ginseng polysaccharides（人参多糖） 39

galangin（高良姜素） 80

gallic acid（没食子酸） 147

gallotannin（五倍子鞣质） 139

gallotannins（没食子鞣质） 139

gamabufalin（日蟾毒它灵） 117

gas chromatography，GC（气相色谱法） 19

gas chromatography-liquid chromatography，GC-LC（气相色谱和液相色谱联用法） 20

gas chromatography-mass spectrometry，GC-MS（气相色谱和质谱联用法） 20

gastrodin（天麻苷） 46

gcraniol（香叶醇） 87

gel filtration chromatography（凝胶滤过色谱法） 17

genistein（染料木素） 82

genkwanin（芫花素） 77

gentiopicroside（龙胆苦苷） 88

geraniin（老鹳草素） 140

germacrone（吉马酮） 89

ginkgo biloba polysaccharide（银杏多糖） 40

ginkgolic acid（白果酸） 146

ginkgolides（银杏内酯） 91

ginsenosides（人参皂苷） 98

gitaloxin（吉他洛苷） 112

globulin（球蛋白） 150

glucoraphenin（萝卜苷） 48

glucosamine（氨基葡萄糖） 35

glucose（葡萄糖） 35

glucuronic acid（葡萄糖醛酸） 35

glutathione（谷胱甘肽） 153

glycosides（苷类化学成分） 44

glycyrrhetinic acid（甘草次酸） 98

glycyrrhizin（甘草皂苷） 99

green alga polysaccharides（绿藻多糖） 43

H

Hedysarum polybotrys polysaccharides（红芪多糖） 38

Houttuynia cordata polysaccharide（鱼腥草多糖） 43

helioxanthin（赛菊芋脂素） 71

high performance liquid chromatography，HPLC（高效液相色谱法） 18

high resolution mass spectrum，HR-MS（高分辨质谱）27

high-speed countercurrent chromatography，HSCCC（高速逆流色谱法） 22

hinokiflavone（扁柏黄酮） 86

histidine（组氨酸） 155

homoisoflavone（高异黄酮） 85

homonuclear chemical shift correlation spectroscopy（同核化学位移相关谱） 30

honokiol（和厚朴酚） 74

houttuynia oil（鱼腥草油） 108

houttuynin（癸酰乙醛） 108

hydrolysable tannin oligomers（可水解鞣质低聚体） 142

hydrolysable tannins（可水解鞣质） 139

hyodesoxycholic acid（猪去氧胆酸） 124

hyoscyamine（莨菪碱） 127

hypericin（金丝桃素） 60

I

imidazole alkaloids（咪唑类生物碱） 136

imperatorin（欧前胡素） 67

impregnation method（浸渍法） 7

indigo glycosides（靛苷） 47

indole alka loids（吲哚类生物碱） 135

infrared spectra，IR（红外光谱） 24

inokosterone（牛膝甾酮） 122

insensitive nuclei enhanced by polarization transfer，INEPT（低灵敏核极化转移增强法） 29

ion exchange chromatography（离子交换色谱法） 17

ionone（紫罗兰酮） 88

isatan（大青素） 135

isobergapten（异佛手柑内酯） 66

isocoumarin（异香豆素） 68

isoflavanones（二氢异黄酮） 83

isoflavones（异黄酮） 82

isoimperatorin（异欧前胡素） 67

isoliquiritigenin（异甘草素） 84

isomangiferin（异芒果苷） 85

isopicropodophyllone（异苦鬼臼脂酮） 71

isopsoralen（异补骨脂素） 66

isoquercitrin（异槲皮苷） 81

isoquinoline alkaloids（异喹啉类生物碱） 131

isorhamnetin（异鼠李素） 80

isospirostanol saponins（异螺甾烷醇型皂苷） 119

isotaxiresinol（异紫杉脂素） 70

J

jervine（介藜芦胺） 137

juglone（胡桃醌） 52

julibrosides（合欢皂苷） 101

K

kaempferol（山奈酚） 79

L

Lily polysaccharides（百合多糖） 38

Lonicera japonica polysaccharides（金银花多糖） 43

Lycium barbarum polysaccharide（枸杞多糖） 40

l-Asarinin（*l*-细辛脂素） 72

laminarin polysaccharides（昆布多糖） 43

lappaol A（拉帕酚 A） 74

lawsone（指甲花醌） 53

lead salt sedimentation method（铅盐沉淀法） 14

leonurine（益母草碱） 131

leucine（亮氨酸） 155

lignanolide（木脂内酯） 69

lignans（木脂素类化学成分） 68

linoleic acid（亚油酸） 148

linustatin（亚麻氰苷） 47

liquid chromatography（液相色谱法） 18

liquid chromatography-mass spectrometry，LC-MS（液相色谱和质谱联用法） 18

liquid chromatography-nuclear magnetic resonance spectroscopy，HPLC-NMR（液相色谱和核磁共振波谱联用法） 19

liquiritigenin（甘草素） 81

liquiritin（甘草苷） 81

lizidine alkaloid（里西啶类生物碱） 129

lobeline（半边莲碱） 128

lonicerin（忍冬苷） 78

lupeol（羽扇豆醇） 96

luteolin（木犀草素） 77

lycopene（番茄红素） 104

lysine（赖氨酸） 154

M

maackiain（高丽槐素） 83

macrophylline（大叶千里光碱） 130

macroporous resin chromatography（大孔树脂色谱法） 17

magnolol（厚朴酚） 74

mangiferin（芒果苷） 49

mannose（甘露糖） 35

mass spectrum，MS（质谱） 25

matrine（苦参碱） 129

matrix-assisted laser desorption mass spectrometry，
　MALDI-MS（基质辅助激光解吸电离质谱） 26

medium and low pressure liquid chromatography（中低压
　液相色谱法） 18

membrane separation method（膜分离法） 15

menthol（薄荷醇） 105

menthone（薄荷酮） 106

menthyl acetate（乙酸薄荷酯） 106

meso-dianthrone（中位二蒽酮） 58

meso-naphthabianthrone（日照蒽酮） 59

meso-naphthadianthrone（中位萘骈二蒽酮） 59

metabolism of active ingredients of Traditional Chinese
　Medicine（中药有效成分代谢） 161

metallothionein（金属硫蛋白） 150

methylophiopogonanone A（麦冬高异黄酮 A） 85

mevalonic acid pathway（甲戊二羟酸途径） 4

micellar electrokinetic chromatography，MEKC（毛细管
　胶束电动色谱法） 23

micellar electrokinetic chromatography，MEKC（毛细管
　凝胶电泳法） 23

microwave-assisted extraction method（微波辅助提取法）
　9

mint oil（薄荷油） 105

mogroside（罗汉果皂苷） 103

molecular distillation method（分子蒸馏法） 10

molecularly imprinted chromatography（分子印迹色谱法）
　20

monoepoxy lignans（单环氧木脂素） 69

monosaccharide（单糖） 34

monoterpenoids（单萜） 87

morin（桑色素） 80

morindea officinalis oligosaccharides（巴戟天低聚糖）
　37

moulting hormones（昆虫变态激素） 122

myricetin（杨梅素） 79

N

naphthoquinones（萘醌） 51

neotanshinone A（丹参新醌甲） 54

neotanshinone B（丹参新醌乙） 54

neotanshinone C（丹参新醌丙） 54

neotanshinone D（丹参新醌丁） 55

nitrogen glycosides（氮苷） 48

nobiletin（川陈皮素） 77

nodakenetin（紫花前胡苷元） 67

nodakenin（紫花前胡苷） 67

nonaqueous capillary electrophoresis，NACE（非水毛细
　管电泳法） 23

noracronycine（降山油柑碱） 135

noscapine（那可丁） 132

nuclear magnetic resonance spectra，NMR（核磁共振波
　谱） 27

nuclear overhauser effect，NOE（核增益效应） 28

O

Ophiopogon japonicus polysaccharides（麦冬多糖） 39

Opuntia polysaccharides（仙人掌多糖） 42

obtusin（钝叶决明素） 57

oenothein B（月见草素 B） 141

off-resonance decoupling，OFR（偏共振去偶法） 29

oleanolic acid（齐墩果酸） 98

oligosaccharide（低聚糖） 36

ophiopogonin D（麦冬皂苷 D） 119

optical rotatory dispersion，ORD（旋光光谱） 32

organic acids（有机酸类化学成分） 145

organosulfur compound（有机含硫化合物） 157

oridonin（冬凌草素） 91

orientin（荭草苷） 48

osthole（蛇床子素） 65

oxygen glycosides（氧苷） 45

oxymatrine（氧化苦参碱） 129

P

Phytolacca acinosa polysaccharides（商陆多糖） 40

Plantago asiatic polysaccharide（车前子多糖） 42

Polygonatum polysaccharides（黄精多糖） 40

Polygonum multiflorum polysaccharides（何首乌多糖）
　41

Poria cocos polysaccharides（茯苓多糖） 44

paeoniflorin（芍药苷） 88

paeonoside（丹皮苷） 45

palmitic acid（棕榈酸） 148

palmitoleic acid（棕榈油酸） 149

panaxdiol（人参二醇） 94

panaxtriol（人参三醇） 94

papain（木瓜蛋白酶） 152

papaverine（罂粟碱） 132

parillin（菝葜皂苷） 119

patchouli alcohol（广藿香醇） 107

patchouli oil（广藿香油） 107

pectolinarin（大蓟苷） 78

pentacyclic triterpenoid（五环三萜） 95

peptides（肽类化学成分） 153

percolation method（渗漉法） 7

perfusion chromatography（贯流色谱法） 20

perilla aldehyde（紫苏醛） 87

peruvoside（黄夹次苷甲） 113

pH gradient extraction method（pH 梯度萃取法） 14

phenanthraquinone（菲醌） 53

phenylalanine alkaloids（苯丙胺类生物碱） 131

phenylpropanoids（苯丙素类化学成分） 60

phillygenol（连翘脂素） 72

phyllanthin（叶下珠脂素） 69

physalins（酸浆苦素） 121

physcione（大黄素甲醚） 56

phytosterols（植物甾醇） 122

pilocarpine（毛果芸香碱） 136

pimaric acid（松脂酸） 92

pinellin（半夏蛋白） 150

piperidines alkaloids（哌啶类生物碱） 128

piperine（胡椒碱） 128

piperlongumine（荜茇明碱） 128

plantamajoside（大车前苷） 64

platyphylline（阔叶千里光碱） 130

plumbagin（蓝雪醌） 52

pogostone（广藿香酮） 107

polydatin（虎杖苷） 46

polysaccharide（多聚糖） 37

polyterpenoids（多萜） 104

pomolic acid（坡模醇酸） 98

poniticin（土大黄苷） 46

praeruptorin C（白花前胡丙素） 68

precipitation separation method（沉淀分离法） 14

preparative thin layer chromatography，PTLC（制备薄层色谱法） 22

proline（脯氨酸） 155

proscillaridin A（原海葱苷 A） 115

proteins（蛋白质类化学成分） 149

protocatechuate（原儿茶酸） 147

proton nuclear magnetic resonance，¹H-NMR（核磁共振氢谱） 27

prunasin（野樱苷） 47

przewaquinone A（紫丹参甲素） 55

pseudoephedrine（伪麻黄碱） 131

pseudo-spirostanolsaponin（变型螺甾烷醇型皂苷） 120

psoralen（补骨脂素） 66

pterocarpin（紫檀素） 83

pteryxin（北美芹素） 68

puerarin（葛根素） 82

pulchinenosides（白头翁皂苷） 102

pumpkin polysaccharides（南瓜多糖） 39

purpurea glycoside A（紫花洋地黄苷 A） 112

purpurin（羟基茜草素） 56

pyranocoumarin（吡喃香豆素） 67

pyrrolidine alkaloids（吡咯烷类生物碱） 126

Q

quercetin（槲皮素） 79

quercitrin（槲皮苷） 80

quinic acid（奎宁酸） 146

quinine（奎宁） 134

quinoline alkaloids（喹啉类生物碱） 134

quinones（醌类化学成分） 49

quisqualic acid（使君子氨酸） 156

R

Rheum polysaccharide（大黄多糖） 39

ranunculin（毛茛苷） 46

rapanone（密花醌） 50

reflux extraction（回流提取法） 7

resibufogenin（脂蟾毒配基） 116

rhamnose（鼠李糖） 35

rhein（大黄酸） 55

rhodophyta polysaccharides（红藻多糖） 43

rorifon（蔊菜素） 158

rosmarinic acid（迷迭香酸） 63

rotenone（鱼藤酮） 83

rutacridone（芸香吖啶酮） 135

rutin（芦丁） 79

S

Schisandra chinensis polysaccharides（五味子多糖） 42

Stephania tetrandra polysaccharides（汉防己多糖） 41

saccharides（糖类化学成分） 34

salidroside（红景天苷） 45

salsoline（萨苏林） 132

salting-out precipitation method（盐析沉淀法） 14

salvianic acid A（丹参素） 62

salvianolic acid B（丹酚酸 B） 62

sanguiin H-11（地榆素 H-11） 142

sanguiin H-2（地榆素 H-2） 141

sarmentosin（垂盆草苷） 47

saturated fatty acid（饱和脂肪酸） 148

schisandrin B（五味子乙素） 73

schisandrol A（五味子醇甲） 73

schisantherin A（五味子酯甲） 73

scillaren A（海葱苷 A） 116

scoparone（滨蒿内酯） 65

scopolamine（东莨菪碱） 127

securinine（一叶萩碱） 130

selective proton decoupling，SEL（选择性去偶法） 29

semi-bionic extraction method（半仿生提取法） 12

sennoside（番泻苷） 58

separation methods of chemical constituents of Traditional Chinese Medicine（中药化学成分分离方法） 12

sesqui-lignans（倍半木脂素） 74

sesquiterpenes（倍半萜） 89

sesterterpenoids（二倍半萜） 93

shikimic acid（莽草酸） 146

shikimic acid pathway（莽草酸途径） 5

shikonin（紫草素） 52

simple coumarin（简单香豆素） 64

simple lignans（简单木脂素） 69

simple phenylpropanoids（简单苯丙素类化学成分） 61

sinalbin（白芥子苷） 158

sinapic acid（芥子酸） 63

sinigrin 黑芥子苷） 158

sinomenine（青藤碱） 132

sinoside（辛诺苷） 114

skimmianine（茵芋碱） 134

solanocapsine（辣茄碱） 137

solasodine（澳洲茄胺） 138

solid phase extraction（固相萃取法） 12

solvent extraction method（溶剂萃取法） 13

solvent extraction method（溶剂提取法） 6

solvent precipitation method（溶剂沉淀法） 14

solvent separation method（溶剂分离法） 13

sorbitol（山梨醇） 36

soybean oligosaccharides（大豆低聚糖） 37

spirostanol saponins（螺甾烷醇型皂苷） 118

stachydrine（水苏碱） 126

stachyurin（旌节花素） 143

steam distillation method（水蒸气蒸馏法） 9

stearic acid（硬脂酸） 148

steroidal alkaloids（甾体类生物碱） 137

steroidal saponins（甾体皂苷） 117

steroids（甾体类化学成分） 110

stevioside（甜菊苷） 92

stigmasterol（豆甾醇） 122

strophanthoside K（K- 毒毛旋花子苷） 114

structural identification methods of chemical constituents of Traditional Chinese Medicine（中药化学成分结构鉴定方法） 24

structural modification of chemical constituents of Traditional Chinese Medicine（中药化学成分结构修饰） 161

structure transformation of chemical constituents of Traditional Chinese Medicine（中药化学成分结构转化） 160

sublimation method（升华法） 10

supercritical fluid extraction method（超临界流体萃取法） 8

superoxide dismutase, SOD（超氧化物歧化酶） 152

swertiamarin（当药苦苷） 88

syringaresinol（丁香脂素） 72

syringate（丁香酸） 146

syringin（紫丁香苷） 61

syringopicroside（丁香苦苷） 88

T

taiwanin A（台湾脂素 A） 70

tannins（鞣质类化学成分） 138

tanshinone Ⅰ（丹参酮 Ⅰ） 53

tanshinone ⅡA（丹参醌 ⅡA） 54

tanshinone ⅡB（丹参醌 ⅡB） 54

taraxasterol（蒲公英醇） 96

taurine（牛磺酸） 155

taurocholic acid（牛磺胆酸） 125

tellimagrandin Ⅱ（特里马素 Ⅱ） 140

terpenoid alkaloids（萜类生物碱） 136

terpenoids（萜类化学成分） 86

terpinen-4-ol（4–萜品醇） 108

tetracyclic triterpenoids（四环三萜） 93

tetrahydropalmatine（延胡索乙素） 133

tetrandrine（粉防己碱） 133

tetra-terpenoids（四萜） 103

thevetin A（黄夹苷甲） 113

thioglycoside（硫苷） 48

threonine（苏氨酸） 155

thymol（百里香酚） 87

thymoquinione（百里醌） 50

timosaponin A-Ⅲ（知母皂苷 A–Ⅲ） 119

toddalolactone（毛两面针素） 65

toosendanin（川楝素） 95

total correlation spectroscopy，TOCSY（全相关谱） 31

trichosanthin（天花粉蛋白） 150

trilobine（木防己碱） 133

tripterine（雷公藤红素） 96

triptolide（雷公藤内酯） 91

triterpenoids（三萜） 93

triterpenoid saponins（三萜皂苷） 98

tropane alkaloids（莨菪烷类生物碱） 127

troponoids（䓬酚酮） 88

trypsin（胰蛋白酶） 151

tuliposide A（山慈菇苷 A） 47

tumulosic acid（块苓酸） 93

two-dimensional NMR spectroscopy，2D-NMR（二维核磁共振谱） 30

U

ultra performance liquid chromatography，UPLC（超高效液相色谱法） 18

ultrasonic extraction method（超声波提取法） 9

ultraviolet-visible absorption spectra（紫外–可见吸收光谱） 24

unsaturated fatty acid（不饱和脂肪酸） 148

urease（脲酶） 151

ursodeoxycholic acid（熊去氧胆酸） 124

ursolic acid（熊果酸） 97

V

Viscum coloratum polysaccharides（槲寄生多糖） 41

valine（缬氨酸） 156

vanillic acid（香草酸） 147

ventilagolin（翼核果素） 53

veratramine（藜芦胺） 137

vitexin（牡荆苷） 49

volatile oil（挥发油） 104

volatile oil of Acorus tatarinowii（石菖蒲挥发油） 109

volatile oil of Bupleurum chinense（柴胡挥发油） 108

W

withanolides（醉茄内酯） 120

wogonin（汉黄芩素） 77

wogonoside（汉黄芩苷） 78

X

X-ray diffraction technology（X 射线衍射技术） 33

xanthone（𠮿酮） 85

xylitol（木糖醇） 36

Y

yuanhuacin（芫花酯甲） 91

Z

zeaxanthin（玉米黄素） 104

zedoray turmeric oil（莪术油） 107

ziyuglycoside（地榆皂苷） 100

希腊字母

α–asarone（α–细辛醚） 109

α–curcumene（α–姜黄烯） 108

α–ecdysone（α–蜕皮素） 123

α–linolenic acid（亚麻酸） 149

β–asarone（β–细辛醚） 109

β–carotene（β–胡萝卜素） 103

β–cryptoxanthin（β–隐黄素） 103

β–sitosterol（β–谷甾醇） 122

γ–aminobutyric acid, GABA（γ–氨基丁酸） 157

阿拉伯数字

^{1}H detected heteronuclear multiple bond correlation，HMBC（通过 ^{1}H 核检测的异核多键相关谱） 31

^{1}H detected heteronuclear multiple quantum coherence，HMQC（通过 ^{1}H 核检测的异核多量子相关谱） 30

^{1}H detected heteronuclear single quantum coherence，HSQC（通过 ^{1}H 核检测的异核单量子相关谱） 31

2,6–dimethoxy-p-benzoquinone（2,6–二甲氧基对苯

醌） 51

20（S）–protopanaxadiol［20（S）– 原人参二醇］ 93

20（S）–protopanaxatriol［20（S）– 原人参三醇］ 94

3,4,5–tricaffeoylquinic acids（3,4,5– 三咖啡酰奎宁酸）
144

内 容 索 引

说 明

一、本索引是本卷条目和条目内容的主题分析索引。索引款目按汉语拼音字母顺序并辅以汉字笔画、起笔笔形顺序排列。同音时，按汉字笔画由少到多的顺序排列，笔画数相同的按起笔笔形横（一）、竖（丨）、撇（丿）、点（、）、折（乛，包括丁乚等）的顺序排列。第一字相同时，按第二字，余类推。索引标目中夹有拉丁字母、希腊字母、阿拉伯数字和罗马数字的，依次排在相应的汉字索引款目之后。标点符号不作为排序单元。

二、设有条目的款目用黑体字，未设条目的款目用宋体字。

三、不同概念（含人物）具有同一标目名称时，分别设置索引款目；未设条目的同名索引标目后括注简单说明或所属类别，以利检索。

四、索引标目之后的阿拉伯数字是标目内容所在的页码，数字之后的小写拉丁字母表示索引内容所在的版面区域。本书正文的版面区域划分如右图。

a	c	e
b	d	f

A

吖啶酮类生物碱（acridone alkaloids） 135a

吖啶酮类生物碱母核结构 135b

阿拉伯糖（arabinose） 34f

阿拉戈（Arago） 32d

阿托品（atropine） 127a

阿托品结构式 127b

阿魏酸（ferulic acid） 62c

阿魏酸结构式 62c

艾叶多糖（Artemisia argyi polysaccharides） 38a

桉叶油（eucalyptus oil） 106f

氨基葡萄糖（glucosamine） 35e

氨基葡萄糖结构式 35f

氨基酸类化学成分（amino acids） 154c

氨基酸类化学成分分离方法 154e

氨基酸类化学成分检识方法 154e

氨基酸类化学成分提取方法 154d

氨基酸途径（amino acid pathway） 5c

氨络酸 157b

氨性氯化锶反应 75f

澳洲茄胺（solasodine） 138a

澳洲茄胺结构式 138b

B

巴豆苷（crotonoside） 48d

巴豆苷结构式 48e

巴基斯坦中药化学相关研究发展 1e

巴戟天低聚糖（morindea officinalis oligosaccharides） 37b

巴戟天低聚糖母核结构 37d

菝葜皂苷（parillin） 119b

菝葜皂苷结构式 119d

白氨酸 155b

白果黄素 86a

白果素（bilobetin） 85f

白果素结构式 86a

白果酸（ginkgolic acid） 146f

白果酸结构式 147a

白花前胡丙素（praeruptorin C） 68c

白花前胡丙素结构式 68d

白桦脂醇（betulin） 96c

白桦脂醇结构式 96d

白桦脂酸（betulinic acid） 96d

白桦脂酸结构式 96e

白芥子苷（sinalbin） 158a

白芥子苷结构式 158b

白芥子硫苷 158b

白蜡树内酯（fraxetin） 65e

白蜡树内酯结构式 65f

白术多糖（Atractylodis macroceephalaon polysaccharides） 38b

白头翁皂苷（pulchinenosides） 102e

白头翁皂苷衍生物 102d

白鲜碱（dictamnine） 134d

白鲜碱结构式 134d

百合多糖（Lily polysaccharides） 38b

百里醌（thymoquinione） 50e

百里醌结构式 50e

百里香酚（thymol） 87d

百里香酚结构式 87e

半边莲碱（lobeline） 128f

半边莲碱结构式 129a

半仿生提取法（semi-bionic extraction method） 12b

半夏蛋白（pinellin） 150a

薄层色谱 16b

薄荷醇（menthol） 105f

薄荷醇结构式 105f

薄荷酮（menthone） 106a

薄荷酮结构式 106b

薄荷油（mint oil） 105e

饱和脂肪酸（saturated fatty acid） 148a

鲍迪木醌（bowdichione） 51b

鲍迪木醌结构式 51b

北美芹素（pteryxin） 68b

北美芹素结构式 68c

倍半木脂素（sesqui–lignans） 74c

倍半萜（sesquiterpenes） 89b

《本草纲目》 1a，158e，159d

苯丙胺类生物碱（phenylalanine alkaloids） 131a

苯丙胺类生物碱母核结构 131a

苯丙素类化学成分（phenylpropanoids） 60c

苯丙素类化学成分分离方法 60e

苯丙素类化学成分检识方法 60f

苯丙素类化学成分结构鉴定方法 61a

苯丙素类化学成分提取方法 60d

苯代 –2,3– 萘内酯类 71a

苯代二氢萘型结构式 70d

苯代萘酞类 71a

苯代萘型结构式 70c

苯代四氢萘型结构式 70d

苯醌（benzoquinones） 50d

苯醌母核结构 50d

吡咯里西啶生物碱结构式 129c

吡咯烷类生物碱（pyrrolidine alkaloids） 126d

吡咯烷类生物碱母核结构 126d

吡喃香豆素（pyranocoumarin） 67f

吡喃香豆素母核结构 68a

必需氨基酸 154c

荜茇明碱（piperlongumine） 128e

荜茇明碱结构式 128f

萹蓄苷（avicularin） 80e

萹蓄苷结构式 80f

扁柏黄酮（hinokiflavone） 86b

扁柏黄酮结构式 86b

扁桃苷 47b

变型螺甾烷醇型皂苷（pseudo-spirostanolsaponin） 120d

变型螺甾烷醇型皂苷元母核结构 121a

表儿茶素（epicatechin） 84e

表儿茶素结构式 84e

表没食子儿茶素没食子酸酯（epigallocatechin gallate） 139f

表没食子儿茶素没食子酸酯结构式 140b

滨蒿内酯（scoparone） 65b

滨蒿内酯结构式 65b

槟榔碱（arecoline） 128d

槟榔碱结构式 128e

槟榔鞣质 A1（arecatannin A1） 144e

槟榔鞣质 A1 结构式 145a

补骨脂素（psoralen） 66c

补骨脂素结构式 66c

不饱和脂肪酸（unsaturated fatty acid） 148c

C

苍术苷 93d

苍术苷（atractyloside） 92f

苍术酮（atractylon） 90a

苍术酮结构式 90a

查耳酮（chalcone） 83f

查耳酮母核结构 83f

柴胡挥发油（volatile oil of Bupleurum chinense） 108c

柴胡总皂苷 44d

蟾蜍甾二烯 115e

蟾毒精 117a

蟾毒灵（bufalin） 117a

蟾毒灵结构式 117b

蟾毒它里定（bufotalidin） 117e

蟾毒它里定结构式 117f

蟾毒它灵（Bufotaline） 117b

蟾毒它灵结构式 117c

蟾力苏 116f

常规溶剂萃取装置 13f

常压升华 10a

常压升华装置　10b

场解吸质谱（field desorption mass spectrometry, FD-MS）　26c

超高效液相色谱法（ultra performance liquid chromatography，UPLC）　18e

超临界流体（supercritical fluid，SF）　8e

超临界流体萃取法（supercritical fluid extraction method）　8e

超声波提取法（ultrasonic extraction method）　9a

超氧化物歧化酶（superoxide dismutase, SOD）　152e

超氧化物歧化酶结构片段　153a

车前子多糖（Plantago asiatic polysaccharide）　42d

沉淀分离法（precipitation separation method）　14c

橙钝叶决明素（aurantioobtusin）　57c

橙钝叶决明素结构式　57d

虫草多糖（Cordyceps polysaccharides）　41b

川陈皮素（nobiletin）　77e

川陈皮素结构式　77f

川楝素（toosendanin）　95a

川楝素结构式　95c

川牛膝甾酮（cyasterone）　123a

川牛膝甾酮结构式　123b

穿心莲内酯（andrographolide）　91e

穿心莲内酯结构式　91f

穿心莲乙素　91e

垂盆草苷（sarmentosin）　47e

垂盆草苷结构式　47f

醇苷　45c

磁石　159a

次生苷　44e

刺五加多糖（Acanthopanax senticosus polysaccharides）　42e

醋酐 – 浓硫酸反应　118d

D

大车前苷（plantamajoside）　64a

大车前苷结构式　64b

大豆低聚糖（soybean oligosaccharides）　37b

大豆苷（daidzin）　82f

大豆苷结构式　83a

大豆素（daidzein）　82c

大豆素结构式　82c

大黄多糖（Rheum polysaccharide）　39d

大黄酚（chrysophanol）　55e

大黄酚结构式　55f

大黄素（emodin）　56b

大黄素甲醚（physcione）　56d

大黄素甲醚结构式　56e

大黄素结构式　56b

大黄酸（rhein）　55f

大黄酸结构式　56a

大戟醇（euphol）　94f

大戟醇结构式　94f

大蓟苷（pectolinarin）　78f

大蓟苷结构式　78d

大孔树脂色谱法（macroporous resin chromatography）　17c

大青素（isatan）　135e

大青素结构式　135f

大蒜辣素（allicin）　157d

大蒜辣素结构式　157e

大蒜新素（alliin）　157f

大蒜新素结构式　157f

大叶千里光碱（macrophylline）　130e

大叶千里光碱结构式　130e

丹参醌ⅡA（tanshinone ⅡA）　54a

丹参醌ⅡA结构式　54b

丹参醌ⅡB（tanshinone ⅡB）　54c

丹参醌ⅡB结构式　54c

丹参素（salvianic acid A）　62e

丹参素结构式　62e

丹参酮Ⅰ（tanshinone Ⅰ）　53e

丹参酮Ⅰ结构式　53f

丹参酮ⅡA　54b

丹参酮ⅡB　54c

丹参新醌丙（neotanshinone C）　54f

丹参新醌丙结构式　54f

丹参新醌丁（neotanshinone D）　55a

丹参新醌丁结构式　55a

丹参新醌甲（neotanshinone A）　54d

丹参新醌甲结构式　54d

丹参新醌乙（neotanshinone B）　54e

丹参新醌乙结构式　54e

丹酚酸B（salvianolic acid B）　62f

丹酚酸B结构式　62d

丹皮酚　45c

丹皮苷（paeonoside）　45f

丹皮苷结构式　45f

单不饱和脂肪酸（monounsaturated fatty acid，MUFA） 148c

单环氧木脂素（monoepoxy lignans） 69e

单环氧木脂素母核结构 69d

单宁 138b

单去氢木脂内酯结构式 69d

单糖（monosaccharide） 34e

单体蛋白 149e

单萜（monoterpenoids） 87b

胆酸（cholic acid） 124b

胆酸结构式 124c

胆烷酸结构式 124a

胆汁酸（bile acid） 123f

胆汁酸分离方法 124b

胆汁酸检识方法 124b

胆汁酸提取方法 124b

胆汁酸衍生物的母核结构 124a

蛋白氨基酸 154d

蛋白质类化学成分（proteins） 149c

蛋白质类化学成分分离方法 150a

蛋白质类化学成分检识方法 150a

蛋白质类化学成分提取方法 150a

氮苷（nitrogen glycosides） 48d

当归多糖（Angelica polysaccharide） 39e

当药苦苷（swertiamarin） 88f

当药苦苷结构式 89a

党参多糖（Codonopsis pilosula polysaccharide） 39f

刀豆氨酸（canavanine） 156d

刀豆氨酸结构式 156e

低聚果糖（fructo-oligosaccharide） 36f

低聚壳聚糖（chitooligosaccharide） 36f

低聚壳聚糖结构单元 37a

低聚糖（oligosaccharide） 36d

低灵敏核极化转移增强法（insensitive nuclei enhanced by polarization transfer，INEPT） 29d

地伐西（Divaside） 115b

地榆素 H-11（sanguiin H-11） 142e

地榆素 H-11 结构式 143c

地榆素 H-2（sanguiin H-2） 141b

地榆素 H-2 结构式 141b

地榆皂苷（ziyuglycoside） 100e

地榆皂苷衍生物 100d

点滴反应 24b

电喷雾电离质谱（electrospray ionization mass spectrometry，ESI-MS） 27a

电泳 22f

电泳分离法（electrophoretic separation method） 22e

电子电离质谱 25f

电子轰击质谱（electron impact mass spectrometry，EI-MS） 25f

淀粉酶（amylase，AMY，AMS） 151c

靛苷（indigo glycosides） 47f

靛苷结构式 48a

丁香酚（eugenol） 109a

丁香酚结构式 109a

丁香苦苷（syringopicroside） 88d

丁香苦苷结构式 88d

丁香酸（syringate） 146e

丁香酸结构式 146f

丁香油（clove oil） 108f

丁香脂素（syringaresinol） 72b

丁香脂素结构式 72d

东莨菪碱（scopolamine） 127d

东莨菪碱结构式 127e

冬凌草素（oridonin） 91a

冬凌草素结构式 91a

动物药化学成分（chemical composition of animal medicine） 159d

动物药化学成分分离方法 159f

动物药化学成分提取方法 159f

豆甾醇（stigmasterol） 122c

豆甾醇结构式 122d

毒毛花苷 K 114b

杜鹃素（farrerol） 81c

杜鹃素结构式 81d

杜鹃酮 89f

对苯醌 50d

对菲醌结构式 53d

对药 162d

钝叶决明素（obtusin） 57b

钝叶决明素结构式 57c

多不饱和脂肪酸（polyunsaturated fatty acid，PUFA） 148c

多聚蛋白 149f

多聚糖（polysaccharide） 37d

多聚糖分离方法 37e

多聚糖提取方法 37e

多榔菊碱（doronine） 130c

多榔菊碱结构式 130d

多伦反应 34d

多肽 153b

多糖 37d

多萜（polyterpenoids） 104c

多萜醇（dolichol，Dol） 104c

多萜树脂 104c

E

俄罗斯中药化学相关研究发展 1f

莪术醇（curcumol） 107c

莪术醇结构式 107c

莪术二酮（curdione） 90b

莪术二酮结构式 90b

莪术油（zedoray turmeric oil） 107b

鹅去氧胆酸（chenodeoxycholic acid） 125a

鹅去氧胆酸结构式 125b

恩贝醌 51a

蒽酚（anthracene） 57f

蒽酚结构式 58a

蒽醌（anthraquinone） 55d

蒽醌母核结构 55e

蒽酮（anthrone） 58b

蒽酮结构式 58b

儿茶素（catechin） 84c

儿茶素结构式 84c

二倍半萜（sesterterpenoids） 93b

二苄基丁烷类木脂素（dibenzylbutane lignans） 69a

二次代谢产物（secondary metabolites） 4a

二次代谢过程 4a

二蒽醌（dianthraquinone） 59a

二蒽醌结构式 59b

二氢吡喃香豆素 67f

二氢丹参酮Ⅰ（dihydrotanshinone Ⅰ） 53f

二氢丹参酮Ⅰ结构式 54a

二氢呋喃香豆素 66b

二氢黄酮（flavanones） 81c

二氢黄酮醇（flavanonols） 82a

二氢黄酮醇结构式 82b

二氢黄酮母核结构 81c

二氢异黄酮（isoflavanones） 83a

二氢异黄酮结构式 83b

二肽 153b

二萜（diterpenoids） 90e

二维核磁共振谱（two-dimensional NMR spectroscopy，2D-NMR） 30a

F

番木瓜碱（carpaine） 129a

番木瓜碱结构式 129b

番茄红素（lycopene） 104a

番茄红素结构式 104d

番泻苷（sennoside） 58e

番泻苷 A 结构式 58d

番泻苷 B 结构式 58f

番泻苷 C 结构式 58d

番泻苷 D 结构式 58f

番泻苷类衍生物 58d

芳香族有机酸（aromatic organic acid） 146c

防己内酯（columbin） 91c

防己内酯结构式 91d

飞龙掌血内酯 66a

飞燕草素（delphinidin） 85a

飞燕草素结构式 85a

非蛋白氨基酸 154d

非活性蛋白质 150a

非水毛细管电泳法（nonaqueous capillary electrophoresis，NACE） 23e

菲醌（phenanthraquinone） 53d

菲醌母核结构 53d

菲林反应 34c

分馏分离法（fractional distillation method） 15a

分配色谱 16b

分配柱色谱法（column partition chromatography） 17b

分子筛色谱 17e

分子印迹技术（molecularly imprinted technique，MIT） 20d

分子印迹聚合物 20d

分子印迹模板技术 20d

分子印迹色谱法（molecularly imprinted chromatography） 20d

分子蒸馏法（molecular distillation method） 10f

酚苷 45c

粉防己碱（tetrandrine） 133a

粉防己碱结构式 133b

粉末 X 射线衍射技术 33e

粪甾烷酸（coprostanic acid） 124a

粪甾烷酸结构式 124b

佛手柑内酯（bergapten） 66e

佛手柑内酯结构式 66e

呋喃香豆素（furanocoumarin） 66b

呋甾烷醇型皂苷（furostanol saponins） 120b

呋甾烷醇型皂苷元母核结构 120d

茯苓多糖（Poria cocos polysaccharides） 44c

负性科顿效应 33a

复方丹参滴丸 162a

复合鞣质（complex tannins） 145a

复合途径（composite pathway） 5d

G

甘草次酸（glycyrrhetinic acid） 98a

甘草次酸结构式 98b

甘草苷（liquiritin） 81f

甘草苷结构式 81d

甘草素（liquiritigenin） 81e

甘草素结构式 81e

甘草皂苷（glycyrrhizin） 99d

甘草皂苷衍生物 100a

甘露糖（mannose） 35c

甘露糖结构式 35d

苷的提取方法 44f

苷键 44d

苷键原子 44d

苷类化学成分（glycosides） 44d

苷类化学成分分离方法 45a

苷类化学成分检识方法 45b

苷类化学成分结构鉴定方法 45b

苷类化学成分提取方法 44e

苷元（genin） 44d

苷元的提取方法 44f

苷原子 44d

高分辨质谱（high resolution mass spectrum, HR-MS） 27b

高丽槐素（maackiain） 83c

高丽槐素结构式 83d

高良姜素（galangin） 80d

高良姜素结构式 80d

高速逆流色谱法（high-speed countercurrent chroma-tography, HSCCC） 22b

高速逆流色谱仪 22b

高效毛细管等电聚焦电泳法（capillary isoelectric focusing electrophoresis, CIEF） 23a

高效毛细管电泳法 16e

高效液相色谱法（high performance liquid chromato-graphy, HPLC） 18d

高异黄酮（homoisoflavone） 85d

高异黄酮母核结构 85d

锆盐－枸橼酸反应 75f

葛根素（puerarin） 82d

葛根素结构式 82e

功能性低聚糖 36e

枸杞多糖（Lycium barbarum polysaccharide） 40a

枸橼酸钠 145f

枸橼酸铁铵 145f

谷胱甘肽（glutathione） 153d

谷胱甘肽结构式 153f

固相萃取法（solid phase extraction） 12a

刮膜式分子蒸馏装置 11b

寡聚蛋白 149e

寡肽 153b

寡糖 36d

关附甲素（acehytisine） 136f

关附甲素结构式 137a

贯流色谱法（perfusion chromatography） 20f

广藿香醇（patchouli alcohol） 107e

广藿香醇结构式 107e

广藿香酮（pogostone） 107f

广藿香酮结构式 107f

广藿香油（patchouli oil） 107d

硅胶 16f

硅胶吸附柱色谱 17a

癸酰乙醛（houttuynin） 108b

癸酰乙醛结构式 108c

桂皮醛（cinnamaldehyde） 62a

桂皮醛结构式 62b

桂皮酸（cinnamic acid） 63a

桂皮酸结构式 63b

桂皮酸途径（cinnamic acid pathway） 4f

桂皮油（cinnamon oil） 108a

果聚糖通式 37c

果糖（fructose） 35d

果糖结构式 35e

过氧化物歧化酶 152e

H

海葱次苷甲　115f

海葱苷 A（scillaren A）　116b

海葱苷 A 结构式　116b

海葱甾二烯　115e

蔊菜素（rorifon）　158a

蔊菜素结构式　158a

汉防己多糖（Stephania tetrandra polysaccharides）　41d

汉防己甲素　133a

汉黄芩苷（wogonoside）　78e

汉黄芩苷结构式　78e

汉黄芩素（wogonin）　77b

汉黄芩素结构式　77c

诃子酸（chebulinic acid）　139e

诃子酸结构式　140a

合欢皂苷（julibrosides）　101a

合欢皂苷衍生物　101d

何首乌多糖（Polygonum multiflorum polysaccharides）　41e

和厚朴酚（honokiol）　74a

和厚朴酚结构式　74b

核磁共振波谱（nuclear magnetic resonance spectra, NMR）　27c

核磁共振氢谱（proton nuclear magnetic resonance, ¹H–NMR）　27e

核磁共振碳谱（carbon nuclear magneticresonance, ¹³C–NMR）　28c

核苷类　48d

核增益效应（nuclear overhauser effect, NOE）　28c

褐藻多糖（brown seaweed polysaccharides）　43e

黑芥子苷（sinigrin）　158c

黑芥子苷结构式　158c

黑芥子硫苷　158c

红古豆碱（cuscohygrine）　126d

红古豆碱结构式　126e

红花多糖（Carthamus tinctorius polysaccharides）　38c

红景天苷（salidroside）　45e

红景天苷结构式　45e

红芪多糖（Hedysarum polybotrys polysaccharides）　38d

红山茶鞣质 A（camelliatannin A）　145b

红山茶鞣质 A 结构式　145b

红外光谱（infrared spectra, IR）　24f

红藻多糖（rhodophyta polysaccharides）　43f

荭草苷（orientin）　48f

荭草苷结构式　49a

厚朴酚（magnolol）　74b

厚朴酚结构式　74c

胡椒碱（piperine）　128c

胡椒碱结构式　128c

胡桃醌（juglone）　52a

胡桃醌结构式　52b

槲寄生多糖（Viscum coloratum polysaccharides）　41c

槲皮苷（quercitrin）　80f

槲皮苷结构式　81a

槲皮素（quercetin）　79e

槲皮素结构式　79f

虎耳草素（bergenin）　68e

虎耳草素结构式　68f

虎杖苷（polydatin）　46a

虎杖苷结构式　46a

琥珀酸（butanedioic acid）　145f

琥珀酸结构式　146a

花色素（anthocyanidin）　84f

花色素母核结构　84f

花生四烯酸（arachidonic acid）　149b

花生四烯酸结构式　149d

华蟾毒精（cinobufagin）　116c

华蟾毒精结构式　116e

华蟾酥毒基　116d

化橘红多糖（Exocarpium citri grandis polysaccharides）　43c

化学电离质谱（chemical ionization mass spectrometry, CI-MS）　26a

化学位移（chemical shift）　28a

化学性质　2c

还原型谷胱甘肽（reduce dglutathione, GSH）　153e

环桉醇（cycloeudesmol）　89e

环桉醇结构式　89e

环黄芪醇（cycloastragenol）　95c

环黄芪醇结构式　95d

环裂豆醌（claussequinone）　51d

环裂豆醌结构式　51d

环木脂内酯（cyclolignolides）　71a

环木脂内酯基本结构 71b

环木脂素（cyclolignans） 70e

环木脂素及衍生物基本结构 70d

黄夹次苷甲（peruvoside） 113f

黄夹次苷甲结构式 114a

黄夹苷甲（thevetin A） 113e

黄夹苷甲结构式 114a

黄精多糖（Polygonatum polysaccharides） 40f

黄芪多糖（Astragalus polysaccharide） 41a

黄芪皂苷（astragalosides） 100a

黄芪皂苷衍生物 100d

黄芩苷（baicalin） 77f

黄芩苷结构式 78a

黄芩素（baicalein） 76f

黄芩素结构式 76f

黄酮（flavones） 76c

黄酮醇（flavonol） 79a

黄酮醇母核结构 79

黄酮类化学成分（flavonoids） 75a

黄酮类化学成分分离方法 75d

黄酮类化学成分核磁共振氢谱 76b

黄酮类化学成分核磁共振碳谱 76b

黄酮类化学成分检识方法 75e

黄酮类化学成分结构鉴定方法 76a

黄酮类化学成分提取方法 75c

黄酮类化学成分紫外光谱 76a

黄酮母核结构 76d

黄烷 –3,4– 二醇结构式 84d

黄烷 –3– 醇结构式 84b

黄烷醇（flavanols） 84a

黄烷醇母核结构 84b

黄烷类鞣质（flavonoid tannin） 144d

挥发油（volatile oil） 104d

挥发油成分鉴定方法 105b

挥发油分离方法 104f

挥发油分馏分离法 105a

挥发油官能团鉴定 105c

挥发油化学常数测定 105b

挥发油化学分离方法 105a

挥发油冷冻分离法 105a

挥发油色谱法成分鉴定 105d

挥发油色谱分离法 105a

挥发油提取方法 104f

回流提取法（reflux extraction） 7f

回流提取装置 8b

茴香醚（anisole） 109c

茴香醚结构式 109c

茴香油（fennel oil） 109b

活性蛋白质 149f

活性炭 17a

活性炭柱色谱 17a

J

积雪草酸（asiatic acid） 97d

积雪草酸结构式 97e

积雪草皂苷（asiaticosides） 101c

积雪草皂苷衍生物 101d

基本氨基酸 154d

基质辅助激光解吸电离质谱（matrix-assisted laser desorption mass spectrometry，MALDI-MS） 26e

吉马酮（germacrone） 89f

吉马酮结构式 89f

吉他洛苷（gitaloxin） 112c

吉他洛苷结构式 113a

计算圆二色谱法 33c

加拿大麻苷（cymarin） 115d

加拿大麻苷结构式 115d

甲基钝叶决明素（chrysoobtusin） 57d

甲基钝叶决明素结构式 57e

甲戊二羟酸途径（mevalonic acid pathway） 4e

甲型强心苷（A–type cardiac glycoside） 111c

甲型强心苷元 111c

甲型强心苷元母核结构 111e

煎煮法（decoction method） 7b

减压升华 10a

减压升华装置 10c

简单苯丙素类成分分离方法 60e

简单苯丙素类成分提取方法 60d

简单苯丙素类化学成分（simple phenylpropanoids） 61d

简单苯丙素类化学成分检识方法 60f

简单蛋白质 149e

简单木脂素（simple lignans） 69a

简单木脂素母核结构 69b

简单香豆素（simple coumarin） 64e

简单香豆素母核结构 64e

姜黄二酮 90b

降膜式分子蒸馏装置　11b

降山油柑碱（noracronycine）　135c

降山油柑碱结构式　135d

交让木碱（codaphniphylline）　137a

交让木碱结构式　137b

角型吡喃香豆素　67f

角型吡喃香豆素结构式　68a

角型呋喃香豆素　66b

结合蛋白质　149e

结晶分离法（crystallization separation method）　15f

介藜芦胺（jervine）　137e

介藜芦胺结构式　137f

芥子酸（sinapic acid）　63b

芥子酸结构式　63c

芥子油　48b

金合欢酸（acacic acid）　97f

金合欢酸结构式　97f

金鸡纳酸　146b

金雀花碱（cytisine）　130b

金雀花碱结构式　130b

金雀异黄酮　82f

金属硫蛋白（metallothionein）　150b

金属硫蛋白结构式片段　150c

金丝桃素（hypericin）　60b

金丝桃素结构式　60b

金银花多糖（Lonicera japonica polysaccharides）　43a

浸渍法（impregnation method）　7c

旌节花素（stachyurin）　143d

旌节花素结构式　143f

精氨酸（arginine）　154f

精氨酸结构式　155a

精油（essential oil）　104e

菊粉糖通式　37c

聚酰胺柱色谱　17a

决明子多糖（Cassia obtusifolia polysaccharides）　43b

均多糖（homopolysaccharide）　37e

K

咖啡鞣质（caffeetannins）　144b

咖啡酸（caffeic acid）　63c

咖啡酸结构式　63c

卡伦贝格（Kahlenberg）反应　110d

柯桠素（chrysarobin）　57a

柯桠素结构式　57b

科顿效应（Cotton effect）　32e

壳寡糖　37a

可水解鞣质（hydrolysable tannins）　139b

可水解鞣质低聚体（hydrolysable tannin oligomers）　142d

空气爆破法（air blasting method）　12e

苦参碱（matrine）　129d

苦参碱结构式　129e

苦杏仁苷（amygdalin）　47b

苦杏仁苷结构式　47c

苦杏仁酶（emulsin）　151b

块苓酸（tumulosic acid）　93e

块苓酸结构式　93f

快原子轰击质谱（fast atom bombardment mass spectrometry，FAB-MS）　26d

矿物药化学成分（chemical composition of mineral drug）　158d

奎尼酸　146b

奎宁（quinine）　134b

奎宁结构式　134b

奎宁酸（quinic acid）　146a

奎宁酸结构式　146b

喹啉类生物碱（quinoline alkaloids）　134a

喹啉类生物碱母核结构　134a

喹诺里西啶生物碱结构式　129c

昆布多糖（laminarin polysaccharides）　43f

昆虫变态激素（moulting hormones）　122e

醌类化学成分（quinones）　49d

醌类化学成分分离方法　49f

醌类化学成分核磁共振谱（NMR）　50c

醌类化学成分红外光谱（IR）　50c

醌类化学成分检识方法　50a

醌类化学成分结构鉴定方法　50b

醌类化学成分提取方法　49e

醌类化学成分质谱（MS）　50c

醌类化学成分紫外光谱（UV）　50b

醌式结构　49e

阔叶千里光碱（platyphylline）　130f

阔叶千里光碱结构式　130f

L

拉帕酚 A（lappaol A）　74e

拉帕酚 A 结构式　74d

拉帕酚 F　74f

拉帕酚 F 结构式　74d

辣茄碱（solanocapsine）　137c

辣茄碱结构式　137d

赖氨酸（lysine）　154e

赖氨酸结构式　154f

蓝雪醌（plumbagin）　52b

蓝雪醌结构式　52c

老鹳草素（geraniin）　140e

老鹳草素结构式　141a

雷公藤红素（tripterine）　96a

雷公藤红素结构式　96a

雷公藤内酯（triptolide）　91f

雷公藤内酯结构式　92b

冷吸收法　10f

离子交换色谱　16b

离子交换色谱法（ion exchange chromatography）
　17f

离子源　25c

藜芦胺（veratramine）　137e

藜芦胺结构式　137d

李时珍　1a

里西啶类生物碱（lizidine alkaloid）　129c

里西啶类生物碱母核结构　129c

利伯曼 – 伯查德（Liebermann–Burchard）反应　110c

连翘苷（forsythin；phillyrin）　72e

连翘苷结构式　72d

连翘脂素（phillygenol）　72c

连翘脂素结构式　72e

连续动态逆流提取法（continuous dynamic counter-
　current extraction method）　11c

连续回流提取法（continuous refluxing）　8b

连续回流提取装置　8d

联苯环辛烯类木脂素母核结构　73a

联苯环辛烯型木脂素（dibenzocyclooctenes lignans）
　73a

联苯型木脂素（biphenylenes lignans）　74a

莨菪碱（hyoscyamine）　127c

莨菪碱结构式　127c

莨菪烷类生物碱（tropane alkaloids）　127a

莨菪烷类生物碱母核结构　127a

亮氨酸（leucine）　155b

亮氨酸结构式　155c

邻苯醌　50d

邻菲醌结构式　53d

灵芝多糖（Ganoderma lucidum polysaccharide）　44a

铃兰毒醇苷（convallatoxol）　113d

铃兰毒醇苷结构式　113e

铃兰毒苷（convallatoxin）　112f

铃兰毒苷结构式　113b

铃兰苷（convalloside）　112e

铃兰苷结构式　113b

硫苷（thioglycoside）　48a

硫黄　159a

龙胆苦苷（gentiopicroside）　88e

龙胆苦苷结构式　88f

龙脑（borneol）　87f

龙脑结构式　87f

芦丁（rutin）　79b

芦丁结构式　79c

芦荟大黄素（aloe–emodin）　56c

芦荟大黄素结构式　56c

芦荟多糖（Aloe polysaccharides）　38e

芦荟苷（aloin）　57e

芦荟苷结构式　57f

芦竹素（arundoin）　95e

芦竹素结构式　95f

炉甘石　159a

罗汉果皂苷（mogroside）　103a

罗汉果皂苷衍生物　103c

罗森 – 海默（Rosen–Heimer）反应　110c

萝卜苷（glucoraphenin）　48c

萝卜苷结构式　48c

螺甾烷醇型皂苷（spirostanol saponins）　118f

螺甾烷醇型皂苷元母核结构　119a

绿色化学　160e

绿原酸（chlorogenic acid）　63e

绿原酸结构式　63d

绿藻多糖（green alga polysaccharides）　43d

M

麻黄多糖（Ephedra polysaccharides）　38f

麻黄碱（ephedrine）　131b

麻黄碱结构式　131b

马桑内酯（coriatin）　90d

马桑内酯结构式　90d

麦冬多糖（Ophiopogon japonicus polysaccharides）
　39a

麦冬高异黄酮 A（methylophiopogonanone A）　85e

麦冬高异黄酮 A 结构式　85e

麦冬皂苷 D（ophiopogonin D）　119e

麦冬皂苷 D 结构式　120d

麦角新碱（ergometrine）　135f

麦角新碱结构式　136a

芒果苷（mangiferin）　49b

芒果苷结构式　49b

牻牛儿醇　87c

牻牛儿酮　89f

莽草酸（shikimic acid）　146d

莽草酸结构式　146e

莽草酸途径（shikimic acid pathway）　5b

毛茛苷（ranunculin）　46b

毛茛苷结构式　46b

毛果芸香碱（pilocarpine）　136c

毛果芸香碱结构式　136d

毛花苷丙　114d

毛两面针素（toddalolactone）　65f

毛两面针素结构式　66a

毛细管胶束电动色谱法（micellar electrokinetic chromatography, MEKC）　23c

毛细管凝胶电泳法（micellar electrokinetic chromatography, MEKC）　23d

毛细管区带电泳法（capillary zone electrophoresis, CZE）　23b

毛细管柱色谱法　19e

毛细管自由溶液区带电泳　23b

没食子鞣质（gallotannins）　139c

没食子酸（gallic acid）　147a

没食子酸结构式　147b

梅笠草素（chimaphilin）　53b

梅笠草素结构式　53b

酶类化学成分（enzymes）　151a

酶提取法（enzyme extraction method）　12d

美国中药化学相关研究发展　1e

咪唑类生物碱（imidazole alkaloids）　136c

咪唑类生物碱母核结构　136c

迷迭香酸（rosmarinic acid）　63f

迷迭香酸结构式　64a

密花醌（rapanone）　50f

密花醌结构式　51a

免疫球蛋白（immunoglobulin, Ig）　150d

免疫球蛋白分子单体　150d

免疫球蛋白结构示意　150e

明胶沉淀反应　138f

膜分离法（membrane separation method）　15c

莫氏（Molish）反应　34c

牡荆苷（vitexin）　49c

牡荆苷结构式　49d

木防己碱（trilobine）　133b

木防己碱结构式　133c

木瓜蛋白酶（papain）　152a

木瓜蛋白酶结构片段　152b

木瓜酶　152b

木麻黄宁（casuarinin）　144a

木麻黄宁结构式　144b

木麻黄亭（casuarictin）　141e

木麻黄亭结构式　141d

木栓酮（friedelin）　97a

木栓酮结构式　97b

木糖醇（xylitol）　36a

木糖醇结构式　36b

木犀草素（luteolin）　77d

木犀草素结构式　77d

木脂内酯（lignanolide）　69e

木脂内酯及其衍生物的基本结构　69d

木脂内酯结构式　69d

木脂素检识方法　61a

木脂素类化学成分（lignans）　68f

木脂素类化学成分分离方法　60e

木脂素类结构鉴定方法　61c

木脂素提取方法　60e

N

那可丁（noscapine）　132d

那可丁结构式　132e

萘醌（naphthoquinones）　51f

萘醌母核结构　52a

南瓜多糖（pumpkin polysaccharides）　39c

南瓜子氨酸（cucurbitin）　156e

南瓜子氨酸结构式　156f

南沙参多糖（Adenophora tetraphylla polysaccharides）　41f

逆检测技术　30e

逆流连续萃取色谱法（countercurrent continuous extraction chromatography）　21c

逆没食子鞣质（ellagitannins）　140b

脲酶（urease）　151b

凝胶滤过色谱法（gel filtration chromatography） 17e

凝胶色谱 16b

牛蒡子苷（arctiin） 70a

牛蒡子苷结构式 70b

牛蒡子苷元（arctigenin） 70b

牛蒡子苷元结构式 70c

牛磺胆酸（taurocholic acid） 125c

牛磺胆酸结构式 125d

牛磺酸（taurine） 155c

牛磺酸结构式 155d

牛膝多糖（Achyranthes bidentata polysaccharides） 39b

牛膝甾酮（inokosterone） 122f

牛膝甾酮结构式 123a

O

欧前胡素（imperatorin） 67a

欧前胡素结构式 67b

欧细辛醚（euasarone） 110a

欧细辛醚结构式 110a

偶合常数（coupling constant） 28a

P

排阻色谱 17e

哌啶类生物碱（piperidines alkaloids） 128b

哌啶类生物碱母核结构 128b

泡沫试验 118d

配基（aglycone） 44d

配糖体 44d

砒霜 158f

偏共振去偶法（off-resonance decoupling，OFR） 29c

平坦的旋光光谱线 32e

坡模醇酸（pomolic acid） 98d

坡模醇酸结构式 98d

脯氨酸（proline） 155e

脯氨酸结构式 155e

葡萄糖（glucose） 35b

葡萄糖醛酸（glucuronic acid） 35f

葡萄糖醛酸结构式 36a

蒲公英醇（taraxasterol） 96b

蒲公英醇结构式 96c

普通低聚糖 36e

普通光谱仪 24d

Q

七叶苷（esculin） 65a

七叶苷结构式 65a

七叶内酯（esculetin） 64f

七叶内酯结构式 64f

齐墩果酸（oleanolic acid） 98b

齐墩果酸结构式 98c

齐墩果烷型皂苷 99d

气－固色谱法 19d

气相色谱法（gas chromatography，GC） 19c

气相色谱工作流程示意 19d

气相色谱和液相色谱联用法（gas chromatography-liquid chromatography，GC-LC） 20a

气相色谱和质谱联用法（gas chromatography-mass spectrometry，GC-MS） 20b

气相色谱仪 19e

气－液色谱法 19d

铅盐沉淀法（lead salt sedimentation method） 14d

茜草素（alizarin） 56e

茜草素结构式 56f

强心苷（cardiac glycosides） 110d

强心苷分离方法 110f

强心苷检识方法 111a

强心苷结构鉴定方法 111b

强心苷提取方法 110f

强心苷元（cardiac aglycones） 110e

强心甾烯 111c

羟基茜草素（purpurin） 56f

羟基茜草素结构式 57a

亲和层析 21a

亲和力 21a

亲和色谱法（affinity chromatography） 21a

亲水性有机溶剂 7a

亲脂性有机溶剂 7a

芹菜苷（apiin） 78b

芹菜苷结构式 78a

芹菜素（apigenin） 76e

芹菜素结构式 76e

秦皮素 65e

青蒿素（artemisinin） 89d

青蒿素 $^1H-^1H$ COSY 谱 30d

青蒿素 DEPT 谱 29d

青蒿素的 HMBC 放大谱　32a

青蒿素的 HSQC 谱　31d

青蒿素的 TOCSY 放大谱　32b

青蒿素结构式　89d

青蒿素质子宽带去偶谱　28d

青藤碱（sinomenine）　132e

青藤碱结构式　132f

氢 – 氢化学位移相关谱（^{1}H–^{1}H COSY 谱）　30c

氰苷　45d

秋水仙碱（colchicine）　131d

秋水仙碱结构式　131e

蚯蚓纤溶酶（earthworm fibrinolytic enzyme, EFE）　152c

蚯蚓纤溶酶结构片段　152d

球蛋白（globulin）　150d

瞿麦环肽 C（dianthin C）　153f

瞿麦环肽 C 结构式　154a

瞿麦环肽 E（dianthin E）　154b

瞿麦环肽 E 结构式　154b

瞿麦皂苷（dianthus saponin）　101e

瞿麦皂苷结构类型　102c

去氢二蒽酮（dehydro–dianthrone）　59d

去氢二蒽酮母核结构　59d

去氧胆酸（deoxycholic acid）　124d

去氧胆酸结构式　124d

去氧鬼臼脂素（deoxypodophyllotoxin）　71b

去氧鬼臼脂素结构式　71c

去乙酰毛花洋地黄苷丙（deslanoside）　114c

去乙酰毛花洋地黄苷丙结构式　115a

全氢去偶法（proton complete decoupling，COM）　28e

全去偶　28e

全相关谱（total correlation spectroscopy，TOCSY）　31e

R

染料木黄酮　82f

染料木素（genistein）　82e

染料木素结构式　82f

人参多糖（Ginseng polysaccharides）　39c

人参二醇（panaxdiol）　94c

人参二醇结构式　94d

人参二醇型皂苷　98f

人参三醇（panaxtriol）　94d

人参三醇结构式　94e

人参三醇型皂苷　98f

人参皂苷（ginsenosides）　98f

人体第六要素　37a

忍冬苷（lonicerin）　78b

忍冬苷结构式　78d

日本中药化学相关研究发展　1d

日蟾毒它灵（gamabufalin）　117d

日蟾毒它灵结构式　117d

日照蒽酮（meso–naphthabianthrone）　59e

日照蒽酮结构式　59f

溶剂沉淀法（solvent precipitation method）　14c

溶剂萃取法（solvent extraction method）　13d

溶剂分级沉淀法　14d

溶剂分离法（solvent separation method）　13d

溶剂分配法　13d

溶剂提取法（solvent extraction method）　6d

溶剂提取法提取溶剂　6f

溶剂提取法提取原理　6e

溶血试验 118d

鞣酐（phlobaphenies）　144e

鞣红（tannin reds）　144e

鞣花鞣质　140b

鞣酸（tannic acid）　138b

鞣质类化学成分（tannins）　138b

鞣质类化学成分分离方法　138e

鞣质类化学成分检识方法　138f

鞣质类化学成分结构鉴定方法　139a

鞣质类化学成分提取方法　138d

肉苁蓉多糖（Cistanche deserticola polysaccharides）　42c

肉豆蔻酸　148b

肉桂酸　63a

软黄金　37a

瑞香毒素（daphnetoxin）　90f

瑞香毒素结构式　90f

瑞香内酯（daphnetin）　65d

瑞香内酯结构式　65d

瑞香素　65d

S

萨苏林（salsoline）　132f

萨苏林结构式　133a

赛菊芋脂素（helioxanthin）　71e

赛菊芋脂素结构式　71f

𠮿酮（xanthone） 85b

𠮿酮母核结构 85b

三氯化铝反应 75f

三氯化铁反应 139a

三七素（denchichine） 156b

三七素结构式 156c

三萜（triterpenoids） 93c

三萜皂苷（triterpenoid saponins） 98e

桑色素（morin） 80b

桑色素结构式 80b

色谱分离法（chromatographic isolation method） 16a

色谱 – 光谱联用技术 16d

色谱专家系统 16d

沙尔科夫斯基（Salkowski）反应 110c

山扁豆双醌（cassiamine） 59c

山扁豆双醌结构式 59c

山慈菇苷 A（tuliposide A） 47a

山慈菇苷 A 结构式 47b

山豆根碱（dauricine） 133d

山豆根碱结构式 133e

山梨醇（sorbitol） 36b

山梨醇结构式 36c

山莨菪碱（anisodamine） 127e

山莨菪碱结构式 127f

山柰酚（kaempferol） 79d

山柰酚结构式 79d

山药多糖（Dioscorea opposite polysaccharides） 40a

山茱萸多糖（Comus officinalis polysaccharides） 42a

山茱萸素 A（cornusiin A） 142f

山茱萸素 A 结构式 143b

闪式提取法（flash extraction method） 11e

商陆多糖（Phytolacca acinosa polysaccharides） 40b

商陆酸（esculentic acid） 97b

商陆酸结构式 97c

上向环木脂内酯 71b

芍药苷（paeoniflorin） 88c

芍药苷结构式 88c

蛇床子素（osthole） 65c

蛇床子素结构式 65c

《神农本草经》 158d，159d

渗漉法（percolation method） 7d

渗漉装置 7e

渗透 15c

渗析 15c

升华法（sublimation method） 10a

生物碱沉淀反应 126b

生物碱沉淀反应 139a

生物碱沉淀剂 126b

生物碱类化学成分（alkaloids） 125c

生物碱类化学成分分离方法 126a

生物碱类化学成分检识方法 126b

生物碱类化学成分结构鉴定方法 126c

生物碱类化学成分提取方法 125e

生物碱显色反应 126b

生物碱显色剂 126b

湿压榨法 10d

石菖蒲挥发油（volatile oil of Acorus tatarinowii） 109d

石膏 159a

使君子氨酸（quisqualic acid） 156f

使君子氨酸结构式 157a

使君子酸 157a

柿醌（diospyrin） 52c

柿醌结构式 52d

手性固定相 16c

鼠李糖（rhamnose） 35a

鼠李糖结构式 35a

薯蓣皂苷（dioscin） 119c

薯蓣皂苷结构式 120a

树舌多糖（Ganoderma applanatum polysaccharides） 40c

双环氧木脂素（bisepoxylignans） 71f

双环氧木脂素的四种异构体 72a,c

双黄酮（biflavones） 85f

双木脂素（dimeric lignans） 74e

双去氢木脂内酯结构式 69f

水苏碱（stachydrine） 126e

水苏碱结构式 126f

水蒸气蒸馏法（steam distillation method） 9e

水蒸气蒸馏装置 9e

四环三萜（tetracyclic triterpenoids） 93d

四氢硼钠反应 75f

四氢异喹啉结构式 132a

四萜（tetra–terpenoids） 103b

松柏醇（coniferyl alcohol） 61e

松柏醇结构式 61e

松香酸（abietic acid） 92d

松香酸结构式 92f

松脂酸（pimaric acid） 92c

松脂酸结构式 92d

苏氨酸（threonine） 155f

苏氨酸结构式 156a

酸败 147f

酸碱溶剂法（acid and alkali solvent method） 13f

酸浆苦素（physalins） 121e

酸浆苦素衍生物 121f

酸金牛醌 50f

酸性皂苷 98e

蒜氨酸（alliin） 156c

蒜氨酸结构式 156d

缩合鞣质（condensed tannins） 144d

索氏提取器 8b

锁阳多糖（Cynomorium songaricum polysaccharides）
40d

T

台湾脂素 A（taiwanin A） 70d

台湾脂素 A 结构式 70e

肽类化学成分（peptides） 153b

碳苷（carbon glycosides） 48e

糖类化学成分（saccharides） 34a

糖类化学成分大孔树脂色谱分离法 34b

糖类化学成分分离方法 34a

糖类化学成分高效液相色谱分离法 34b

糖类化学成分活性炭柱色谱分离法 34b

糖类化学成分检识方法 34c

糖类化学成分结构鉴定方法 34d

糖类化学成分提取方法 34a

糖类化学成分纤维素色谱分离法 34b

特里马素 II（tellimagrandin II） 140d

特里马素 II 结构式 140d

特征区（红外光谱） 24f

嚏根草配基（hellebrigenin） 117e

天花粉蛋白（trichosanthin） 150e

天花粉蛋白结构式片段 150f

天麻苷（gastrodin） 46c

天麻苷结构式 46c

天然游离氨基酸 154d

田七氨酸 156b

甜菊苷 93a

甜菊苷（stevioside） 92f

填充柱色谱法 19d

萜类化学成分（terpenoids） 86c

萜类化学成分分离方法 86f

萜类化学成分检识方法 87a

萜类化学成分结构鉴定方法 87a

萜类化学成分提取方法 86e

萜类生物碱（terpenoid alkaloids） 136d

萜烯 86e

萜烯树脂 104c

铁氰化钾反应 139a

通过 ^{1}H 核检测的异核单量子相关谱（^{1}H detected
heteronuclear single quantum coherence,
HSQC） 31b

通过 ^{1}H 核检测的异核多键相关谱（^{1}H detected
heteronuclear multiple bond correlation,
HMBC） 31c

通过 ^{1}H 核检测的异核多量子相关谱（^{1}H detected
heteronuclear multiple quantum coherence,
HMQC） 30e

同核哈特曼－哈恩谱（homonuclear Hartmann–Hahn
spectroscopy, HOHAHA 谱） 31e

同核化学位移相关谱（homonuclear chemical shift
correlation spectroscopy） 30c

土大黄苷（ponicitin） 46e

土大黄苷结构式 46d

土丁内酯 90d

蜕皮甾酮（ecdysterone） 123e

蜕皮甾酮结构式 123e

W

微波辅助提取法（microwave-assisted extraction
method） 9c

伪麻黄碱（pseudoephedrine） 131c

伪麻黄碱结构式 131c

卫矛醇（dulcitol） 36c

卫矛醇结构式 36d

温浸吸收法 10f

乌头多糖（aconitan polysaccharides） 40e

乌头碱（aconitine） 136e

乌头碱结构式 136f

无花果多糖（Ficuscarica polysaccharides） 42a

无机絮凝剂　15e

无畸变极化转移增强法（distortionless enhancement by polarization transfer，DEPT）　29e

五倍子鞣质（gallotannin）　139c

五倍子鞣质衍生物　139d

五环三萜（pentacyclic triterpenoid）　95e

五味子醇甲（schisandrol A）　73a

五味子醇甲结构式　73b

五味子多糖（Schisandra chinensis polysaccharides）　42f

五味子甲素（deoxyschisandrin）　73d

五味子甲素结构式　73e

五味子乙素（schisandrin B）　73e

五味子乙素结构式　73f

五味子酯甲（schisantherin A）　73c

五味子酯甲结构式　73d

物理性质　2c

X

西地兰（Digilanid C）　114d

吸附澄清法（adsorption clarification method）　15e

吸附色谱　16b

吸附柱色谱法（adsorption column chromatography）　16e

吸收法（absorption method）　10e

喜树碱（camptothecin）　134f

喜树碱结构式　135a

下向环木脂内酯　71d

仙鹤草因（agrimoniin）　141f

仙鹤草因结构式　142b

仙茅皂苷（curculigo saponins）　102a

仙茅皂苷衍生物　102d

仙人掌多糖（Opuntia polysaccharides）　42b

线型吡喃香豆素　67f

线型吡喃香豆素结构式　68a

线型呋喃香豆素　66b

相思豆碱（abrine）　136b

相思豆碱结构式　136b

香草酸（vanillic acid）　147d

香草酸结构式　147e

香豆素类成分分离方法　60e

香豆素类成分提取方法　60d

香豆素类化学成分（coumarin）　64c

香豆素类化学成分检识方法　60f

香豆素类结构鉴定方法　61a

香叶醇（gcraniol）　87c

香叶醇结构式　87d

小檗碱（berberine）　132c

小檗碱结构式　132c

缬氨酸（valine）　156a

缬氨酸结构式　156b

辛可宁（cinchonine）　134c

辛可宁结构式　134c

辛诺苷（sinoside）　114e

辛诺苷结构式　114f

信筒子醌（embelin）　51a

信筒子醌结构式　51c

雄黄　159a

熊果苷（arbutin）　46e

熊果苷结构式　46f

熊果酸（ursolic acid）　97c

熊果酸结构式　97d

熊去氧胆酸（ursodeoxycholic acid）　124f

熊去氧胆酸结构式　125a

絮凝澄清法　15e

玄明粉　159a

旋光光谱（optical rotatory dispersion，ORD）　32b

旋光性　32d

选择性去偶法（selective proton decoupling，SEL）　29a

雪胆甲素（cucurbitacin IIa）　95a

雪胆甲素结构式　95b

Y

压榨法（expression method）　10c

亚麻氰苷（linustatin）　47d

亚麻氰苷结构式　47e

亚麻酸（α-linolenic acid）　149a

亚麻酸结构式　149d

亚油酸（linoleic acid）　148e

亚油酸结构式　148d

延胡索乙素（tetrahydropalmatine）　133e

延胡索乙素结构式　133f

盐酸-镁粉反应　75f

盐酸小檗碱的 ^{1}H-NMR 谱　27d

盐析沉淀法（salting-out precipitation method）　14f

衍生蛋白质　149e

羊角拗苷（divaricoside）　115a

羊角拗苷结构式 115b

杨梅素（myricetin） 79f

杨梅素结构式 80a

洋地黄毒苷（digitoxin） 111d

洋地黄毒苷结构式 111d

洋金花苷（datura mete004osides） 120f

洋金花苷 B 结构式 121b

洋金花苷 C 结构式 121b

洋金花苷衍生物 121b

氧苷（oxygen glycosides） 45c

氧化苦参碱（oxymatrine） 129e

氧化苦参碱结构式 129f

氧化铝 16f

氧化铝柱色谱 17a

氧化型谷胱甘肽（oxidized glutathione，GSSG） 153e

药物的 ADME 2f

野樱苷（prunasin） 47c

野樱苷结构式 47d

叶下珠脂素（phyllanthin） 69c

叶下珠脂素结构式 69c

液滴逆流色谱法（droplet countercurrent chromato-
graphy，DCCC） 21e

液滴逆流色谱装置示意 22a

液相色谱法（liquid chromatography） 18a

液相色谱和核磁共振波谱联用法（liquid chromato-
graphy-nuclear magnetic resonance spectroscopy,
HPLC-NMR） 19b

液相色谱和质谱联用法（liquid chromatography-mass
spectrometry，LC–MS） 18f

一次代谢产物（primary metabolites） 3f

一次代谢过程 3f

一叶萩碱（securinine） 130a

一叶萩碱结构式 130a

胰蛋白酶（trypsin） 151e

乙酸薄荷酯（menthyl acetate） 106b

乙酸薄荷酯结构式 106c

乙酸 – 丙二酸途径（acetate-malonate pathway） 4c

乙酰水杨酸（阿司匹林） 145f

乙型强心苷（B–type cardiac glycoside） 115e

乙型强心苷元 115e

乙型强心苷元母核结构 115f

异补骨脂素（isopsoralen） 66d

异补骨脂素结构式 66d

异佛手柑内酯（isobergapten） 66f

异佛手柑内酯结构式 67a

异甘草素（isoliquiritigenin） 84a

异甘草素结构式 84a

异核化学位移相关谱 30b

异槲皮苷（isoquercitrin） 81a

异槲皮苷结构式 81b

异黄酮（isoflavones） 82b

异黄酮母核结构 82c

异苦鬼臼脂酮（isopicropodophyllone） 71c

异苦鬼臼脂酮结构式 71d

异喹啉结构式 132a

异喹啉类生物碱（isoquinoline alkaloids） 131f

异喹啉类生物碱母核结构 132a

异螺甾烷醇型皂苷（isospirostanol saponins） 119b

异螺甾烷醇型皂苷元母核结构 120a

异芒果苷（isomangiferin） 85c

异芒果苷结构式 85c

异欧前胡素（isoimperatorin） 67c

异欧前胡素结构式 67c

异羟基洋地黄毒苷（digoxin） 111f

异羟基洋地黄毒苷结构式 112a

异鼠李素（isorhamnetin） 80c

异鼠李素结构式 80c

异香豆素（isocoumarin） 68e

异香豆素母核 68e

异紫草素（alkannin） 52f

异紫草素结构式 52f

异紫杉脂素（isotaxiresinol） 70f

异紫杉脂素结构式 71a

益母草碱（leonurine） 131e

益母草碱结构式 131f

翼核果素（ventilagolin） 53a

翼核果素结构式 53a

茵芋碱（skimmianine） 134e

茵芋碱结构式 134e

银杏多糖（ginkgo biloba polysaccharide） 40e

银杏内酯（ginkgolides） 91d

银杏内酯类衍生物 92c

吲哚类生物碱（indole alka loids） 135d

吲哚类生物碱母核结构 135e

吲哚里西啶生物碱结构式 129c

蚓激酶 152c

隐丹参醌（cryptotanshinone） 55b

隐丹参醌结构式 55b

隐丹参酮 55b

印度中药化学相关研究发展 1e

罂粟碱（papaverine） 132a

罂粟碱结构式 132b

硬脂酸（stearic acid） 148b

硬脂酸结构式 148d

有机含硫化合物（organosulfur compound） 157c

有机酸类化学成分（organic acids） 145d

有机絮凝剂 15e

右旋石英 32d

鱼藤酮（rotenone） 83e

鱼藤酮结构式 83e

鱼腥草多糖（Houttuynia cordata polysaccharide） 43b

鱼腥草素 108b

鱼腥草油（houttuynia oil） 108a

羽扇豆醇（lupeol） 96f

羽扇豆醇结构式 96f

玉米黄素（zeaxanthin） 104a

玉米黄素结构式 104b

薁（azulenes） 89c

薁类母核结构 89c

芫花黄素结构式 77b

芫花素（genkwanin） 77a

芫花酯甲（yuanhuacin） 91b

芫花酯甲结构式 91c

原儿茶酸（protocatechuate） 147c

原儿茶酸结构式 147d

原海葱苷 A（proscillaridin A） 115f

原海葱苷 A 结构式 116a

原生苷 44e

原生苷提取方法 44f

圆二色谱（circular dichroism，CD） 32f

圆二色谱对映性规则 33b

圆二色谱附近性规则 33b

圆二色谱基本谱图 33a

圆二色谱激子手性法 33b

圆二色谱研究规则 33b

圆二色性 32f

月桂酸 148b

月见草素 B（oenothein B） 141b

月见草素 B 结构式 142a

云芝多糖（Coriolus versciclor polysaccharides） 44b

芸香吖啶酮（rutacridone） 135b

芸香吖啶酮结构式 135c

芸香苷 79b

孕甾烷结构式 122a

Z

杂多糖（heteropolysaccharide） 37e

甾体类化合物母核结构 110b

甾体类化学成分（steroids） 110a

甾体类化学成分分离方法 110b

甾体类化学成分检识方法 110c

甾体类化学成分提取方法 110b

甾体类生物碱（steroidal alkaloids） 137c

甾体皂苷（steroidal saponins） 117f

甾体皂苷大孔吸附树脂柱色谱分离法 118c

甾体皂苷分离方法 118b

甾体皂苷分配柱色谱分离法 118c

甾体皂苷检识方法 118d

甾体皂苷结构鉴定方法 118e

甾体皂苷凝胶色谱分离法 118d

甾体皂苷提取方法 118b

皂苷类化合物 98e

泽兰内酯（eupatolide） 90c

泽兰内酯结构式 90c

獐牙菜苦苷 89a

樟醇（borneol） 106e

樟醇结构式 106e

樟柳碱（anisodine） 128a

樟柳碱结构式 128a

樟脑油（camphor oil） 106c

樟酮（camphor） 106d

樟酮结构式 106d

长霜 1a

蔗果低聚糖 36f

正常的旋光光谱线 32e

正性科顿（Cotton）效应 33a

知母皂苷 A–Ⅲ（timosaponin A–Ⅲ） 119a

知母皂苷 A–Ⅲ结构式 119d

脂蟾毒配基（resibufogenin） 116e

脂蟾毒配基结构式 116f

脂肪酸类化学成分（fatty acids） 147e

脂肪酸类化学成分超临界流体萃取法 147f

脂肪酸类化学成分分离方法 147f

脂肪酸类化学成分提取方法 147f

脂肪酸类化学成分有机溶剂提取法 147f

脂肪族有机酸（aliphatic organic acid） 145e

植物蜕皮素（phytoecdysones） 122f

植物甾醇（phytosterols） 122a

纸色谱 16b

指甲花醌（lawsone） 53c

指甲花醌结构式 53c

指纹区（红外光谱） 25a

指纹图谱 162e

酯苷 45d

制备薄层色谱法（preparative thin layer chromatography，PTLC） 22d

质量分析器 25c

质谱（mass spectrum，MS） 25b

质谱仪 25b

质子宽带去偶法（broad band decoupling，BBD） 28e

质子噪音去偶法（proton noise decoupling spectrum） 28e

中低压液相色谱法（medium and low pressure liquid chromatography） 18b

中国棓鞣质（chinese gallotannin） 139d

中位二蒽酮（meso-dianthrone） 58c

中位二蒽酮结构式 58e

中位萘骈二蒽酮（meso-naphthadianthrone） 59f

中位萘骈二蒽酮母核结构 60a

中性皂苷 117f

中药复方 161f

中药复方化学成分（chemical constituents of Traditional Chinese Medicine in compound prescriptions） 161f

中药化学（chemistry of Traditional Chinese Medicine） 1a

中药化学成分肠代谢 161b

中药化学成分肠吸收 161b

中药化学成分的生物转化 2f

中药化学成分分离方法（separation methods of chemical constituents of Traditional Chinese Medicine） 12f

中药化学成分肝代谢 161c

中药化学成分结构鉴定方法（structural identification methods of chemical constituents of Traditional Chinese Medicine） 24a

中药化学成分结构鉴定经典化学方法 24b

中药化学成分结构鉴定现代谱学方法 24b

中药化学成分结构修饰（structural modification of chemical constituents of Traditional Chinese Medicine） 161d

中药化学成分结构转化（structure transformation of chemical constituents of Traditional Chinese Medicine） 160b

中药化学成分生物合成途径（chemical biosynthesis pathway of Traditional Chinese Medicine） 3f

中药化学成分生物转化（biotransformation of chemical constituents of Traditional Chinese Medicine） 160e

中药化学成分提取方法（extraction methods of chemical composition of Traditional Chinese Medicine） 5f

中药有效成分代谢（metabolism of active ingredients of Traditional Chinese Medicine） 161a

钟乳石 159a

重结晶 15f

重金属盐沉淀反应 139a

朱砂 159a

猪去氧胆酸（hyodesoxycholic acid） 124e

猪去氧胆酸结构式 124e

专属试剂沉淀法（exclusive reagent precipitation method） 14e

紫草素（shikonin） 52e

紫草素结构式 52e

紫丹参甲素（przewaquinone A） 55c

紫丹参甲素结构式 55d

紫丁香苷（syringin） 61f

紫丁香苷结构式 62a

紫花前胡苷（nodakenin） 67e

紫花前胡苷结构式 67e

紫花前胡苷元（nodakenetin） 67d

紫花前胡苷元结构式 67d

紫花前胡素（decursin） 68a

紫花前胡素结构式 68b

紫花洋地黄苷 A（purpurea glycoside A） 112b

紫花洋地黄苷 A 结构式 112d

紫罗兰酮（ionone） 88a

紫罗兰酮结构式 88a

紫苏醛（perilla aldehyde） 87e

紫苏醛结构式 87e

紫檀素（pterocarpin） 83b

紫檀素结构式 83c

紫外 – 可见光谱图　24d

紫外 – 可见吸收光谱（ultraviolet–visible absorption spectra）　24c

自然铜　159a

棕榈酸（palmitic acid）　148c

棕榈酸结构式　148d

棕榈油酸（palmitoleic acid）　149b

棕榈油酸结构式　149d

组氨酸（histidine）　155a

组氨酸结构式　155b

醉茄内酯（withanolides）　120e

醉茄内酯结构式　121a

左旋石英　32d

䓬酚酮（troponoids）　88b

䓬酚酮母核结构　88b

拉丁字母

AA–MA 途径　4c

ADMET/Act. 过程　2f，161a

A 型人参皂苷衍生物　99c

amphi– 萘醌结构式　52a

B 型人参皂苷衍生物　99c

C_{21} 甾体化学成分（C_{21} steroides）　121f

C– 苷鞣质（C–glycosidic tannins）　142f

C 型人参皂苷（人参皂苷 Ro）　99d

D– 葡萄糖结构式　35b

Ehrlich 试剂 118e

E 试剂 118e

GBPB–S　40f

GBPB–W　40f

HSCCC 分离原理示意　22c

K・W・舍勒　1a

K– 毒毛旋花子苷（strophanthoside K）　114b

K– 毒毛旋花子苷结构式　114d

L– 阿拉伯糖结构式　34f

L– 苹果酸　145f

l– 细辛脂素（l–Asarinin）　72a

l– 细辛脂素结构式　72b

MVA 途径　4e

pH 梯度萃取法（pH gradient extraction method）　14b

Tschugaev 反应　110c

X 射线　33e

X 射线单晶衍射技术　33e

X 射线衍射技术（X–ray diffraction technology）　33d

希腊字母

α – 菠甾醇（bessisterol）　122d

α – 菠甾醇结构式　122e

α – 姜黄烯（α –curcumene）　108e

α – 姜黄烯结构式　108e

α – 萘醌结构式　52a

α – 蜕皮素（α –ecdysone）　123b,d

α – 蜕皮素结构式　123c

α – 细辛醚（α –asarone）　109d

α – 细辛醚结构式　109e

β – 氨基乙磺酸　155c

β – 藏茴香酮的 IR 图谱　25a

β – 藏茴香酮的紫外 – 可见光谱　24d

β – 淀粉酶结构片段　151d

β – 谷甾醇（β –sitosterol）　122b

β – 谷甾醇结构式　122c

β – 胡萝卜素（β –carotene）　103c

β – 胡萝卜素结构式　103d

β – 萘醌结构式　52a

β – 蜕皮素（β –ecdysone）　123e

β – 细辛醚（β –asarfone）　109f

β – 细辛醚结构式　109f

β – 隐黄素（β –cryptoxanthin）　103e

β – 隐黄素结构式　103f

β – 紫罗兰酮质子的非去偶谱　28d

γ – 氨基丁酸（γ –aminobutyric acid, GABA）　157b

γ – 氨基丁酸结构式　157b

γ – 醉茄内酯　120e

γ – 醉茄内酯结构式　121c

δ – 醉茄内酯　120e

δ – 醉茄内酯结构式　121a

ω –3　148e

ω –6　148e

阿拉伯数字

1,4– α –D– 葡聚糖水解酶　151c

1,8– 桉叶素（cineole）　107a

1,8– 桉叶素结构式　107a

^1H–^1H COSY 谱　30c

2,6– 二甲氧基对苯醌（2,6-dimethoxy-p-benzoquinone）　51e

2,6- 二甲氧基对苯醌结构式　51e

20（S）- 原人参二醇［20（S）–protopanaxadiol］　93f

20（S）- 原人参二醇结构式　94a

20(S)-原人参三醇[20(S)-protopanaxatriol]　94b

20（S）- 原人参三醇结构式　94c

2- 苯基色原酮（2–phenylchromone）　75a

2- 苯基色原酮结构式　75a

3,4,5- 三咖啡酰奎宁酸（3,4,5–tricaffeoylquinic acids）　144c

3,4,5- 三咖啡酰奎宁酸结构式　144d

4- 萜品醇（terpinen–4–ol）　108d

4- 萜品醇结构式　108e

6'-［（E）-2"- 羟甲基，2"- 丁烯酰基］熊果苷的 HMQC 谱　31a

7–O–7'- 环合单环氧木脂素　69d

7–O–9'- 环合单环氧木脂素　69f

9–O–9'- 环合单环氧木脂素　69d

罗马数字

Ⅰ型强心苷　110e

Ⅰ型瞿麦皂苷　102a

Ⅰ型仙茅皂苷　102b

Ⅱ型强心苷　110e

Ⅱ型瞿麦皂苷　102c

Ⅱ型仙茅皂苷　102d

Ⅲ型强心苷　110e

Ⅲ型瞿麦皂苷　102e

Ⅲ型仙茅皂苷　102f

本卷主要编辑、出版人员

执行总编　谢　阳

责任编审　袁　钟

责任编辑　李亚楠

索引编辑　赵　健

名词术语编辑　陈丽丽

汉语拼音编辑　曾爱英

外文编辑　景黎明

参见编辑　杨　冲

美术编辑　北京天露霖文化科技有限公司

责任校对　苏　沁

责任印制　陈　楠

装帧设计　雅昌设计中心·北京